YINGBING ZHONGYI GUJI JINGXUAN

瘿病中医古籍精选

主编　陈宏志　陈翰翰　时光喜　李静蔚

U0339757

上海交通大学出版社
SHANGHAI JIAO TONG UNIVERSITY PRESS

内容提要

中医古籍文献作为中医学的重要组成部分，是中华文明结晶的重要体现，是中国医药卫生和中医学术发展的历史见证，是中医学术保存和传承的载体。本书着眼于与瘿病相关的中医古籍，对古籍进行整理，并且按照朝代顺序排列，最终汇总成7个章节，内容包括绪论、瘿病的病因病机、瘿病的鉴别诊断、瘿病的辨证论治、瘿病的外治法、瘿病的常用本草、瘿病的医案。本书内容丰富、层次清晰，适合各级中医师，以及相关专业的医学生阅读参考。

图书在版编目（CIP）数据

瘿病中医古籍精选 / 陈宏志等主编. --上海 ： 上海交通大学出版社，2023.12
　ISBN 978-7-313-29669-6

Ⅰ．①瘿…　Ⅱ．①陈…　Ⅲ．①甲状腺疾病－中医疗法

Ⅳ．①R259.81

中国国家版本馆CIP数据核字（2023）第201219号

瘿病中医古籍精选
YINGBING ZHONGYI GUJI JINGXUAN

主　　编：陈宏志　陈翰翰　时光喜　李静蔚
出版发行：上海交通大学出版社
邮政编码：200030
印　　制：广东虎彩云印刷有限公司
开　　本：710mm×1000mm 1/16
字　　数：300千字
版　　次：2023年12月第1版
书　　号：ISBN 978-7-313-29669-6
定　　价：198.00元

地　　址：上海市番禺路951号
电　　话：021-64071208
经　　销：全国新华书店
印　　张：24.5
插　　页：4
印　　次：2023年12月第1次印刷

编 委 会

◎ **主 编**

陈宏志　陈翰翰　时光喜　李静蔚

◎ **副主编**

朱建敏　张　倩　孙小慧　高　尚

◎ **编　委**（按姓氏笔画排序）

马　娟	王　达	王　博	王　静
王　蕾	王艺涵	冯丹丹	邢基祥
乔　雪	任英楠	刘　杨	刘　洁
刘春妘	刘炳蔚	刘晓菲	闫鹏飞
许继升	孙一华	孙子渊	孙庆颖
孙琳琳	牟思霖	杜紫薇	李　莎
李书园	李帅帅	李颖慧	杨　榕
连文静	张　洋	张亚蒙	张梦棣
陈廷婵	房小芳	孟晓凡	赵鹏玲
侯　婕	浦冬青	梁　爽	梁鸿艺
董妍伶	程怡忻		

主编简介

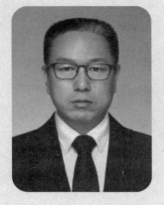

◎ 陈宏志

　　山东中医药大学教授、山东中医药大学全科医学硕士研究生导师。兼任中华中医药学会全科医学分会委员、山东省健康促进与教育学会全科医学分会副主任委员、山东中医药学会中医全科医学分会委员。2000年获山东中医药大学医学硕士学位，2013年获上海中医药大学医学博士学位。硕士毕业后在山东中医药大学工作至今，主要从事中医全科医学，以及甲状腺疾病方向的教学、科研工作。致力于中医全科医学人才培养模式探索与评价指标研究，桥本氏甲状腺炎的中医药规范化诊疗及辨证客观化方面研究。主持山东省研究生教育教学改革研究项目1项、山东省教育教学研究课题1项、学校高等教育研究课题1项；主持省中医药管理局课题1项、山东省医药卫生科技发展计划项目1项，参研国家自然科学基金2项。在核心期刊发表论文20多篇，其中SCI收录论文3篇。获软件著作权1项，获山东省中医药科学技术奖励二等奖1项、三等奖1项。

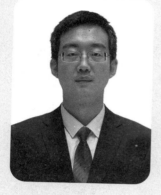

◎ 陈翰翰

医学硕士，副主任医师。兼任中华医学会疡科专业委员会青年委员、山东省中医药学会乳腺病专业委员会委员、山东省中西医结合学会第一届普通外科专业委员会委员、山东省临床肿瘤学会第一届乳腺专家委员会青年委员。从事中医及中西医结合乳腺甲状腺外科医、教、研工作。坚持中西医并重，主要致力于乳腺癌的中医药预防和治疗、乳腺和甲状腺疾病的规范化诊疗。主持山东省中医药科技发展技术项目1项，山东省中医药新产品研发推广项目1项，山东省医药卫生发展计划项目1项。研究成果获省级科技进步二等奖1项，省级科技进步三等奖2项。发表学术论文20多篇，参编著作4部。

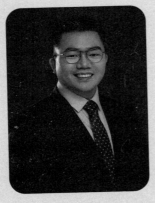

◎ 时光喜

副主任医师,医学硕士,博士在读,现任山东中医药大学附属医院乳腺甲状腺外科副主任。山东省中医药学会乳腺病专业委员会常委委员兼秘书、中国中西医结合学会疡科专业委员会青年委员、中国民族医药学会健康产业分会理事、山东省中西医结合学会普通外科专业委员会委员、山东省临床肿瘤学会临床研究专家委员会常务委员、山东省研究型医院协会乳腺肿瘤MDT专业委员会委员、山东省研究型医院协会甲状腺外科学分会委员、山东省临床肿瘤学会乳腺专家委员会青年委员。主要从事中西医结合乳腺、甲状腺疾病的临床医疗、科研及教学工作。擅长各种乳腺、甲状腺疾病,尤其是良恶性肿瘤的早期诊断及手术治疗,重视恶性肿瘤的个体化及多学科综合治疗,擅长甲状腺结节细针穿刺、射频消融、乳腺微创旋切手术,突出微创美容及功能保护的外科理念。主持山东省医药卫生发展计划项目1项,参与国家自然科学基金项目2项,山东省自然科学基金2项及多项厅局级课题。参编著作4部;获得山东省科技进步二等奖1项,中国民族医药协会科技进步奖三等奖1项,山东省中医药科技成果奖一等奖1项。

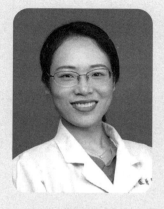

◎ 李静蔚

中医外科学博士,中西医结合博士后,山东中医药大学附属医院主任医师,博士研究生导师,博士后合作导师,全国中医临床特色技术传承骨干人才,齐鲁卫生与健康领军人才,山东省中医药高层次人才领军人物,美国休斯敦卫理会医院研究所高级访问学者,英国曼彻斯特格兰克劳伊德医院海外研修学者。兼任中华中医药学会乳腺病分会副主任委员,山东省中医药学会乳腺病专业委员会主任委员,山东省医学会医学科研管理分会副主任委员,山东省研究型医院协会医学科研管理分会副主任委员,山东省护理学会血管通路MDT专业委员会副主任委员,山东省临床肿瘤学会乳腺肿瘤分会常务委员。主要从事中医及中西医结合乳腺、甲状腺疾病的临床诊治、科研和教学工作。擅长中西医结合诊治乳腺癌、乳腺增生病、急性/肉芽肿性/浆细胞性乳腺炎、乳腺纤维腺瘤等各类乳腺疾病,以及甲状腺癌、结节性甲状腺肿、急性/亚急性/桥本氏甲状腺炎、甲状腺腺瘤等甲状腺疾病。主要致力于乳腺癌的中医药干预治疗、乳腺增生病的规范化诊疗以及乳腺疾病诊断和辨证客观化方面的研究,并且致力于乳腺增生病的中医规范化研究,重视中医药在预防乳腺癌的发生以及复发转移方面的应用研究。负责国家级和省部级课题7项,参研30多项,发表学术论文90多篇,主编专著3部,主持成果获山东省科技进步奖二等奖1项。

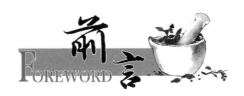

　　中医古籍作为中医学的重要组成部分，是中华文明结晶的重要体现，是中国医药卫生和中医学术发展的历史见证，是中医学术保存和传承的载体。通过研读中医古籍，可以深刻理解中医理论的形成、发展和演变过程，了解中医学的深厚底蕴和悠久历史，有助于临床医师更好地把握中医学的本质和特点。中医古籍中包括各代医家的诊治记录，凝聚了千百年来的智慧和经验结晶，尤其是在瘿病的临床治疗中，其中记载的方药、针灸等治疗方法给了现代医师很多启示。

　　瘿病是由情志内伤、饮食及水土失宜，以致气滞、痰凝、血瘀，壅结颈前所引起的，以颈前喉结两旁结块肿大为主要临床特征的一类疾病，相当于西医学中的甲状腺疾病。甲状腺疾病包括甲状腺退行性变、炎症、自身免疫性甲状腺病、甲状腺肿、腺瘤、甲状腺癌等多种病变，发病率呈升高趋势，已成为严重危害人类健康的一类常见疾病。从先秦到近代，少有瘿病专著及专攻医家，相关论述与方药及诊治经验散见于中医内科、外科、经典、方书类以及医案医话类等著作中。在数千年的医疗实践活动中，随着历代医家对瘿病的认识不断深入，中医逐步形成对瘿病的病因病机、诊断、治疗等全面的认识，并积累了丰富的临床经验。

　　查阅历代中医药文献，梳理历代医家关于瘿病理论论述，探讨中医对于瘿病的治疗方法，建立中医瘿病的理论框架体系，这对于瘿病的传承和发展及现代对甲状腺疾病的深入研究具有重要的借鉴与指导意义。本书对大量的瘿病相关古籍进行整理,并且按照朝代顺序排列,最终汇总成7个章节,内容包括绪论、瘿病的病因病机、瘿病的鉴别诊断、瘿病的辨证论治、瘿病的外治法、瘿病的常用本草、瘿病的医案。本书内容丰富、层次清晰,适合各级中医、中药医师,以及相关专业的医学生阅读参考。

由于编者时间有限,书中若存在疏漏之处,恳请广大读者提出宝贵意见,以期再版时修改、完善。

《瘿病中医古籍精选》编委会

2023年8月

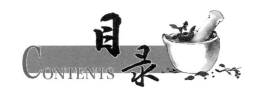

目录
CONTENTS

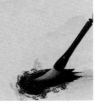

第一章 绪 论

第一节 "瘿"字含义及演变

"瘿"字最早来源于"婴","婴之会意,从女,賏",《说文解字·贝部》载"賏,颈饰也,从二贝,鸟茎切"。女字作旁,在古代为女子的一种饰物,《篇海》曰"连賏饰颈曰賏,女子饰也"。《释名·释长幼》载"人始生曰婴儿,胸前曰婴,抱之婴前乳养之也"。可见,婴主要指前面。朱骏生在其《说文通训定声》中言"婴与賏为一字也"。颈部有前后之分,前名为颈,后名为项,古人颈饰,即是挂在前部的饰物,为现代项链一类的装饰品。由于颈饰绕在颈部,状如缨带、缨核,"瘿"同"婴",有缠绕、围绕之义,古如婴怀(萦怀、牵挂于心)、婴意(挂心、在意)、婴纶(羁绊、束缚)、婴物(为外界事物所累、萦怀世务)。荀子《富国》载"是犹使处女婴宝珠",并注:婴,系之于颈也。《后汉书》中《卓茂传》有言"婴城者相望",《汉书·蒯通传》"必将婴城固守",并注:婴城,环城坚守。《淮南子》载"是与天和相婴薄",并注:婴薄,环绕接近、触碰。刘熙《释名》载:"瘿,婴也,谓婴之病状,有如贝壳编成之圈,佩于颈也"。婴字加病旁而变成"瘿"字,其作为病名首见于春秋战国时期。《山海经》是先秦重要古籍,书中有关瘿病的记载亦较为详实。《山海经·西山经》载:"又西三百五十里,曰天帝之山,上多棕枬,下多菅蕙……名曰杜衡,可以走马,食之已瘿"。其所载"食之已瘿",可见早在先秦以前人类就已经认识到瘿病的存在,并积累了瘿病的防治经验。《释名·释疾病》中言:"瘿,婴也,在颈婴喉也。"瘿,《说文解字》一书言"颈病也"。《吕氏春秋·尽数篇》载"轻水所,多秃与瘿人""高诱注:瘿,咽疾"。瘿与靥,靥即靥,形声,从面,厌声,本义指面颊上嘴两旁的小圆窝儿,俗称酒窝儿,"如笑酒靥"。"官人正靥黄",旧指女子在面部点搽妆饰,即古代妇女面颊上涂点的饰物。古代医籍有关瘿病治疗的内服处方,以使用海藻、昆布、猪靥、鹿靥、羊靥的方剂为多,这里所述之"靥",指牛、羊、鹿等动物的甲状腺。至此,"瘿"字意指甲状腺疾病。全国高等中医药院校规划教材《中医内科学·瘿病》:"瘿病是以颈前喉结两旁结块肿大为主要临床特征的一类疾病,古籍中有称瘿、瘿气、瘿瘤、瘿囊、影袋等名者。"西医学中甲状腺疾病包括单纯性甲状腺肿、甲状腺功能亢进症、甲状腺功能减退、甲状腺炎、甲状腺腺瘤、甲状腺癌等。甲状腺位于哺乳动物颈部甲状软骨下方,气管两旁,是脊椎动物非常重要的内分泌器官,其形似蝴蝶,犹如盾甲,故而得名。

中医瘿病含义包括:①多因郁怒忧思过度、气郁痰凝、血瘀壅结所致。②主要在颈前下方及两旁。③以肿大及结块为主要临床特征。④多种不同的一类疾病。

第二节 中医对瘿病的认识

一、瘿病的分类

瘿病的初始分类始于隋代的太医博士巢元方,他在《诸病源候论》中将瘿病分为血瘿,息肉瘿以及气瘿三种,是按病理、证候进行分类的,后来逐渐发展为五种"瘿"。《诸病源候论》所提及的忧恚气结与饮沙水的两种病因辨证,前面的称为"气瘿"是甲状腺功能亢进。后面的叫做地方性甲状腺肿,古代的书籍中有很多这方面的记载,像《吕氏春秋》中就记载:"轻水所,多秃与瘿人。"《淮南子》中也言:"险阻之气多瘿。"张华在其《博物志》之中说道:"山居多瘿,饮泉水之不流者也。"这些都相当于地方性甲状腺肿。古代明确提出五种"瘿"的是宋代的医家陈言,如在其《三因方》中言道:"年数较远,浸大浸长,坚硬不可以移者,名之石瘿。皮色不变者名之肉瘿。筋脉露结者名之筋瘿。赤脉交结者名之血瘿。随忧愁消长者名之气瘿。"后人"五瘿"之说自陈言起,于气瘿均作:"随忧愁消长。"隋巢元方《诸病源候论》将瘿病分为血瘿、息肉瘿、气瘿,开瘿病分类之先河。嗣后,唐孙思邈《千金要方》提出"石瘿、气瘿、劳瘿、土瘿、忧瘿"五瘿的名称;宋代赵佶《圣济总录·瘿瘤门》将"土瘿"称为"泥瘿",并说"石与泥则因山水饮食而得之;忧劳气则本于七情"。"气瘿",相当于西医学的甲状腺功能亢进之症。中医的理论认为"气瘿"与患者的体质及情志失调、饮食偏嗜等有关,是气郁、血瘀及痰结于颈前而形成的瘿肿,是以烦躁易怒、心慌、汗出、突眼,或大便次数增多等为典型表现的病证。

"痈瘿"或称"瘿痈",是内有郁火,外感风热,邪毒结于颈前所致的以颈前红肿热痛,甚至可化脓破溃为特征的病证。其特征性症状是颈前瘤肿红肿热,为内有郁火、外感风热,邪毒结聚于颈前所致,具有中医外科学"痈"的一般特点,所以命名曰"痈瘿",相当于西医学的急性化脓性甲状腺炎。

"石瘿"是由于气郁、痰结、血瘀日久成毒所致的以颈前出现一侧或双侧结块坚硬如石,触之凹凸不平,坚硬有根,可随吞咽的动作而上下活动为特征的疾病。其发生的机制为在正气虚弱的基础上,气郁、痰结、血瘀聚结颈前,日久蕴结成毒所致,故称为"石瘿",相当于西医学的甲状腺癌等一类的恶性肿瘤。

二、病因病机与瘿病

(一)六淫邪毒与瘿病

中医认为六淫邪毒是常见的致病因素之一。六淫邪毒之所以引起疾病,先决条件是正气虚弱。与甲状腺疾病关系密切的六淫邪毒有风、热、湿邪。风为春季主气,但一年四季均可发生;风为百病之长,因风性上行,故在颈部为患多见;风邪往往又和其他病因结合在一起而发病,如风温、风热等,只是程度不同,温者热之轻,火者热之甚。另外风湿、风痰也可引起甲状腺疾病,如急性甲状腺炎、亚急性甲状腺炎等,多由感受风温、风热之邪,积热上壅,遂致瘿部气血塞滞、经络阻隔,肿胀疼痛而成。

(二)饮食失宜与瘿病

临床上如单纯性甲状腺肿常见于离海较远的高原地区,尤其云贵高原和陕西、山西、宁夏等地区的居民。病因多与水土有关,故《诸病源候论》说:"诸山水黑土中,出泉流者,不可久居,常食令人作瘿病,动气增患。"西医学认为本病的成因与甲状腺素原料碘缺乏有关或甲状腺素合成中的某一环节发生障碍有关。

(三)情志因素与瘿病

《医学入门·瘿病篇》载:"瘿气,今之所谓瘿囊者是也,由忧恚所生",说明忧愁思虑,恼怒怨恨是造成"瘿气"发生的重要原因。

(四)禀赋体质与瘿病

母有瘿疾,子女亦常可患瘿病,《柳州医话》云:"禀乎母气者为多。"这在古代已认识到瘿病"禀乎母气"所致,这与西医学认为甲状腺病与遗传有关相一致。

素体阴虚之人,或肝郁化火伤阴,或产后气阴俱亏;或女子发育、哺乳期间,遇有气郁,极易化火,肝火尤盛,灼伤阴血,则更易患本病,所以本病以青、中年女性较为多见。通过改善和调理体质可以预防甲状腺病的发生。

三、治则治法

在治则治法方面,宋代陈无择《三因极一病证方论·瘿瘤证治》:"五瘿皆不可妄决破……多致亡。"宋代杨士瀛《仁斋直指方论·瘿瘤》指出:"瘿瘤二者……不可决破……必致杀人。"认为治疗瘿病应以内服药物为主,不可轻易施以刀、针等外治法。后世医家如明代李梴《医学入门·外科脑颈部》、清代吴谦《医宗金鉴·瘿瘤》等皆有相关论述。明代徐春甫《古今医统大全·瘿瘤候》记载:"治瘿瘤以削坚开郁行气为本。"明代陈实功《外科正宗·瘿瘤论》在治法方面提出"初起……结成形者,宜行散气血;已成无痛无痒,或软或硬色白者,痰聚也,宜行痰顺气;已成色红坚硬,渐大,微痒微痛者,宜补肾气,活血散坚。"并根据此治疗思路创立海藻玉壶汤、活血消瘿汤等著名方剂。清代吴谦《医宗金鉴·瘿瘤》将筋瘿、血瘿、肉瘿、气瘿、石瘿等"五瘿"治法分别对应于肝、心、脾、肺、肾五脏。清代林珮琴《类证治裁·瘰疬结核瘿瘤马刀论治》亦提出五瘿的治疗:"筋瘿者宜消瘿散结,血瘿者宜养血化瘿,肉瘿者宜补气化瘿,气瘿者宜理气消瘿,石瘿者宜软坚散结。"认为治疗瘿病应该缓消缓补,不可操之过急。透过上述历代医家治疗瘿病的论述,可得之对于瘿病的治则治法随着朝代推进而有所进化,在隋朝以前仍有使用外科手段治疗瘿病,但在宋朝以后的医家大多建议内科治疗。东汉时期《神农本草经》中记载海藻"主瘿瘤气",提示以内治法治疗瘿病的思路已悄然萌芽,促使东晋时期第一个治瘿方剂"海藻酒"诞生。唐宋时期对于瘿病的方药认识和使用逐渐发展,到了明清时期已大抵成熟,虽后期医家对于瘿病的治法不尽相同,但说明使用内科汤药治疗瘿病俨然成为共识。总之,历经千年的发展,古代医家对瘿病的治则治法已有了相当明确的认识,对于现代临床有一定的指导意义。

(一)理气解郁法

理气解郁法理气解郁法适用于发病与精神因素有关者,病变在肝经部位,结块漫肿柔软,胸胁胀痛,舌苔薄白,脉弦滑,如甲状腺肿或甲状腺腺瘤初期。宜用追逐散加减。常用药物如柴胡、川楝子、延胡索、香附、青皮、陈皮、木香、八月札、砂仁、枳壳、郁金等。

(二)活血化瘀法

活血化瘀法适用于肿块色紫坚硬,或肿块表面青筋盘曲,痛有定处,舌质紫暗、瘀点瘀斑,脉濡涩,如甲状腺腺瘤、甲状腺癌等。宜用桃红四物汤加减。常用药物如桃仁、红花、赤芍、丹参、三棱、莪术、当归、泽兰、王不留行、乳香、没药、自然铜、地鳖虫、石见穿、血竭等。

(三)化痰软坚法

化痰软坚法适用于结块位于皮里膜外,患处不红不热,按之坚实或有囊性感,舌苔薄腻,脉滑,如单纯性甲状腺肿大等。宜用海藻玉壶汤加减。常用药物如海藻、昆布、海带、夏枯草、海蛤壳、海浮石、生牡蛎、半夏、贝母、黄药子、山慈菇、白芥子等。

(四)疏风清热法

疏风清热法适用于颈部肿大压痛明显,伴发热恶寒,头痛咽痛,多汗,骨节酸痛,舌红、苔薄黄,脉浮数,如亚急性甲状腺炎初起。宜用银翘散加减。常用药物如金银花、连翘、板蓝根、大青叶、生地黄、赤芍、夏枯草、浙贝母、桔梗、延胡索等。

(五)清热泻火法

清热泻火法适用于颈前轻度或中等肿大,柔软光滑,性情急躁易怒,心烦,怕热,容易出汗,面部烘热,口苦,眼球突出,手指颤抖,舌质红、苔薄黄,脉弦数,如甲状腺功能亢进症。宜用栀子清肝汤加减。常用药物如栀子、牡丹皮、黄芩、连翘、柴胡、当归、白芍、夏枯草、白芥子、龙胆草、生石膏、知母等。

(六)清热利湿法

清热利湿法适用于颈部肿胀,精神紧张,头痛咽干,口苦,大便秘结,舌红苔黄腻,脉数,如亚急性甲状腺炎早期、甲状腺囊肿。宜用丹栀逍遥散加减。常用药物如栀子、牡丹皮、黄芩、赤芍、泽泻、薏苡仁、车前草等。

(七)益气养阴法

益气养阴法适用于颈前瘿肿,心悸心慌,气短汗多,倦怠乏力,大便溏薄,舌苔薄白,脉细数无力,如甲状腺功能亢进症。宜用生脉散加味。常用药物如太子参、麦门冬、五味子、白芍、山药、薏苡仁、浮小麦等。

(八)滋阴潜阳法

滋阴潜阳法适用于瘿肿或大或小,质地较软,头晕目眩,目睛突出,口咽干燥,颧红耳鸣,急躁易怒,心悸易惊,失眠多梦,手指震颤,甚则卒然晕倒,手足拘急或抽搐,腰膝酸软,男子或见遗精,女子或见月经不调,舌红或绛、无苔,脉弦细数,如甲状腺功能亢进症。宜用大定风珠加减。常用药物如玄参、人参、天门冬、麦门冬、生地黄、生牡蛎、鳖甲、天麻、白蒺藜、钩藤、白芍、珍珠母、酸枣仁等。

(九)温补脾肾法

温补脾肾法适用于瘿肿质较软,表情淡漠甚或神情呆滞,神疲乏力,畏寒肢冷,纳差腹胀,大便溏薄,头晕目眩,懒言嗜卧,腰膝酸软,或面浮足肿,毛发脱落,男子阳痿,女子月经不调,舌质淡胖,或舌边有齿痕,舌苔薄白或薄腻,脉沉细弱或沉迟,如甲状腺功能减退症。宜用右归丸加减。常用药物如党参、熟地黄、当归、山药、鹿角片、制附片、麻黄、白芥子、防己、海藻、丹参、仙茅、仙灵脾等。

四、鉴别诊断

(一)瘿病与瘰疬

瘿病肿块在颈部正前方,肿块一般较大,瘰疬颈项的两侧或颌下,肿块一般较小,每个约黄豆大,个数多少不等。

(二)瘿病与消渴

瘿病中的阴虚火旺证型,应注意与消渴病鉴别。消渴病以多饮、多食、多尿为主要临床表现,三消的症状常同时并见,尿中常有甜味,而颈部无瘿肿。瘿病中的阴虚火旺证虽有多食易饮,但无多饮、多尿等症,而以颈前有瘿肿为主要特征,并伴有烦热心悸,急躁易怒,眼突,脉数等症。

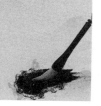

第二章　瘿病的病因病机

第一节　概　　述

历代医家对瘿病的病因认识主要涉及情志抑郁、地域水土、外感六淫等方面。隋代巢元方在《诸病源候论》指出"忧恚气结"、"饮沙水"是导致瘿病发生的原因。长期情志不畅，忿郁恼怒，或忧恚气结，即所谓"动气增患"，可导致瘿病。《太平圣惠方》云："夫小儿瘿气之状，颈下皮宽，内结突起垒垒然，亦渐长大，气结所成也。小儿啼未止，因以乳饮之，令气息喘逆，不得消散，故结聚成瘿也。"指出小儿瘿病与气机不顺相关。《素问·阴阳应象大论》中说"人有五脏化五气，以生喜怒悲忧恐"，可见情志活动是以五脏的精气血为物质基础的。如果突然受到剧烈的精神创伤、强烈或长期持久的情志刺激，超过了人体本身的正常生理活动范围，使人体气机紊乱，脏腑阴阳气血失调，就会导致疾病的发生。朱丹溪《金匮钩玄·六郁》有云："气血中和，万病不生，一有怫郁，诸病生焉"。肝主疏泄，性喜条达。若长期情志不畅，或情绪骤变，致肝气郁结，肝郁则气滞，气滞则津液不运，凝结成痰，以致气郁痰凝壅结颈前而成本病。暴怒伤肝，疏泄无权或气郁日久化火，灼津成痰。又忧思伤脾，致使脾失健运，久则痰湿内蕴；且肝脾两脏在病理上又可相互影响，以致气郁、火郁、湿痰阻于经络，并与气血瘀滞，结聚成块，聚于颈前，产生瘿病。

临床上如单纯性甲状腺肿常见于离海较远的偏远地区，尤其云贵高原和陕西、山西、宁夏等地区的居民。病因多与水土有关。南北朝时，医家就发现"长安及襄阳蛮人其饮沙水喜瘿，有核瘰瘰耳，无根，浮动在皮中，其地妇人患之，肾气实，沙石性合于肾，则令肾实，故病瘿也。"指出瘿病与"饮沙水"相关，明确区域饮水习惯与发病的关联。《杂病源流犀烛》曰："何谓瘿，其皮宽，有似樱桃，故名瘿……西北方依山聚涧之民，食溪谷之水，受冷毒之气。"同样验证了这一说法。饮食失调，或居住地域与生存环境，水土失宜，一则影响脾胃的功能，使脾失健运，不能运化水湿，湿聚成痰；二则导致气血运化失常，气滞血瘀而发本病。现多认为与环境中如土壤、水源和食物中缺乏碘元素有关。

明清医家在情志及地域因素影响的基础上又逐渐认识到与外感六淫、体质等因素密切相关。风、湿、热等外邪及邪毒侵袭人体可以影响机体气血津液的正常输布，久则煎熬气血津液而致瘀凝痰结，结聚于颈部而成瘿病。明代李梴在《医学入门》中谈到了"瘿"的病因往往是"因七情劳欲，复被外邪，生痰聚瘀，随气留注，故生瘤赘，总皆气血凝滞结成。惟忧恚耗伤心肺，故瘿多着颈项及肩。"清代吴谦所编纂的《医宗金鉴》中认为瘿"多外因六邪，荣卫气血凝郁；内因七情，忧恚怒气，湿痰瘀滞，山岚水气而成"。清代邹岳《外科真诊》亦提出"瘿瘤多外因六邪，营卫气血凝郁，内因七情，郁恚怒气湿痰瘀滞，山岚水气而成。外感六淫之邪，客于肺卫，腠理闭塞，气机失于通调，津液碍于输布，邪当以汗解，因汗出不彻，郁而成痰"；情志致伤，气机郁滞，气郁日久则化火，化火便灼肺碍气升降，炼津成痰，遂成痰火之证；各种原因导致血液运行障碍，瘀滞不行，气不流通，升降失职，水津不布，痰液由生。此外，正气不足，体质虚弱，多能使气机阻滞，津液聚集为痰。痰瘀共同存在，相互为患，必成症瘕积聚。《丹溪医籍》云"块乃有形之物，痰与食积死血而成也"。

而在体质方面，《圣济总录》首次指出的"妇人多有之，缘忧恚有甚于男子也"。唐代王焘《外台秘要》引《小品方》论瘿病也提出"长安及襄阳蛮人，其饮沙水喜瘿，有核瘰瘰耳，无根，浮动在皮中，其地妇人患之"。再如沈金鳌也在《杂病源流犀烛》中提及"然西北方依山聚涧之民，食溪谷之水，受冷毒之气，其间妇女，往往生结囊如瘿"。诸上文献皆描述妇女更易患瘿病。妇女的经、孕、产、乳等生理特点与肝经气血密切相关。妇人以血为本，经、孕、产、乳均以血为用。气为血之帅，血为气之母，故血病及气，气病又可及血。遇有情志、饮食等致病因素，常引起气郁痰结、气滞血瘀及肝郁化火等病理变化，故女性易患瘿病。明陈实功《外科正宗》"夫人生瘿瘤之症，非阴阳正气结肿，乃五脏瘀血、油气、痰滞而成，为五脏失调。"认为瘿之病因病机乃由五脏瘀血、油气、痰滞而成。在诸类致病因素的作用下，使肝郁不舒，脾失健运，脏腑功能失调，经络阻滞，导致气滞、痰凝、血瘀等病理变化，生成的病理产物结于颈部，时间长了之后就形成了瘿病。

第二节　病因病机的中医古籍精选

1.东汉-华佗神方-华佗-卷一华佗论病理神方-一·论人法于天地

人者,上禀天,下委地,阳以辅之,阴以佐之。天地顺则人气泰,天地逆则人气否。天地有四时五行,寒暄动静。其变也,喜为雨,怒为风,结为霜,张为虹;人体有四肢五脏,呼吸寤寐,精气流散,行为荣,张为气,发为声,阳施于形,阴慎于精,天地之同也。失其守则蒸热发,否而寒生,结作瘿瘤,陷作痈疽,盛而为喘,减而为枯,彰于面部,见于肢体,天地通塞,一如此矣。故五纬盈亏,星辰差忒,日月交蚀,彗孛飞走,天地之灾怪也;寒暄不时,天地之蒸否也;土起石立,天地之痈疽也;暴风疾雨,天地之喘乏也;江河竭耗,天地之枯焦也。明于其故者,则决之以药,济之以针,化之以道,佐之以事,故形体有可救之病,天地有可去之灾。人之危厄生死,禀于天地。阴之病,来亦缓而去亦缓;阳之病,来亦速而去亦速。阳生于热,热则舒缓;阴生于寒,寒则拳急。寒邪中于下,热邪中于上,饮食之邪中于中。人之动止,本乎天地,知人者有验于天,知天者亦有验于人,人合于天,人法于天,观天地逆从,则知人衰盛。人有百病,病有百候,候有百变,皆天地阴阳逆从而生,苟能穷究乎此,则思过半矣。

2.东汉-华佗神方-华佗-卷五华佗外科神方-二十四·华佗治瘿神方

瘿之种类甚多,形亦各异,然皆为湿热之病,由小而大,由大而破,由破而死。

3.东汉-华氏中藏经-华佗-卷上-人法于天地论第一

人有四肢五脏,呼吸寤寐,精气流散,行为荣,张为气,发为声,此人之常也。阳施于形,阴慎于精,天地之同也。失其守,则蒸而热发,否而寒生,结作瘿瘤,陷作痈疽,盛而为喘,减而为枯,彰于面部,见于形体,天地通塞,一如此矣!

4.南北朝-集验方-姚僧垣-集验方卷第八-治瘿病方

瘿病者,始作与瘿核相似,其瘿病喜当颈下,当中央不偏两边也,乃不急腽然,则是瘿也。中国人息气结瘿者,但垂腽腽无核也。长安及襄阳蛮人其饮沙水喜瘿,有核瘰瘰耳,无根,浮动在皮中,其地妇人患之,肾气实,沙石性合于肾,则令肾实,故病瘿也。北方妇人饮沙水者,产乳其于难,非针不出,是以比家有不救者,良由此也。

5.隋-诸病源候论-巢元方-卷三十一-瘿瘤诸病

瘿者,由忧恚气结所生,亦曰饮沙水,沙随气入于脉,搏颈下而成之。初作与瘿核相似,而当颈下也,皮宽不急,垂捶捶然是也。恚气结成瘿者,但垂核捶捶,无脉也;饮沙水成瘿者,有核瘰瘰无根,浮动在皮中。又云有三种瘿:有血瘿,可破之;有瘜肉瘿,可割之;有气瘿,可具针之。

《养生方》云:诸山水黑土中出泉流者,不可久居,常食令人作瘿病,动气增患。

6.隋-诸病源候论-巢元方-卷三十九-妇人杂病三

瘿病者,是气结所成。其状,颈下及皮宽腿腿然,忧恚思虑,动于肾气,肾逆,结宕所生。又,诸山州县人,饮沙水多者,沙搏于气,结颈下,亦成瘿也。

7.隋-诸病源候论-巢元方-卷五十-小儿杂诸病六

气瘿之状,颈下皮宽,内结突起,腿腿然,亦渐长大,气结所成也。小儿啼未止,因以乳饮之,令气息喘逆,不得消散,故结聚成瘿也。

8.隋-巢氏病源补养宣导法-巢元方-卷下续编-瘿瘤等病诸候

《养生方》云:诸山水黑土中出泉流者,不可久居,常食令人作瘿病,动气增患。

9.唐-备急千金要方-孙思邈-卷第二十七养性-道林养性第二

言语既慎,仍节饮食。是以善养性者,先饥而食,先渴而饮。食欲数而少,不欲顿而多,则难消也。常欲令如饱中饥、饥中饱耳。盖饱则伤肺,饥则伤气,咸则伤筋,醋则伤骨,故每学淡食。食当熟嚼,使米脂入腹,勿使酒脂入肠。人之当食,须去烦恼(暴数为烦,侵触为恼)。如食五味,必不得暴嗔,多令神气惊,夜梦飞扬。每食不用重肉,喜生百病,常须少食肉,多食饭及少菹菜,并勿食生菜生米小豆陈臭物。勿饮浊酒食面,使塞气孔。勿食生肉,伤胃,一切肉惟须煮烂,停冷食之。食毕,当嗽口数过,令人牙齿不败,口香。热食讫,以冷醋浆嗽口者,令人口气常臭。又,诸热食咸物后,不得饮冷醋浆水,喜失声,成尸咽。凡热食汗出,勿当风,发痉头痛,令人目涩多睡。每食讫,以手摩面及腹,令津液通流。食毕,当行步踌躇,计使中数里来,行毕,使人以粉摩腹上数百遍,则食易消,大益人,令人能饮食,无百病,然后有所修为,为快也。饱食即卧,乃生百病。不消,成积聚。饱食仰卧,成气痞,作头风。触寒来者,寒未解食热,成刺风。人不得夜食,又云夜勿过醉饱。食勿精思,为劳苦事,有损。余虚损人,常须日在巳时食讫,则不须饮酒,终身无干呕。勿食父母本命所属肉,令人命不长。勿食自己本命所属肉,令人魂魄飞扬。勿食一切脑,大损人。茅屋漏水堕诸脯肉上,食之成瘕结。凡暴肉作脯不肯干者,害人。祭神肉无故自动,食之害人。饮食上蜂行住,食之必有毒,害人。腹内有宿病,勿食陵鲤鱼肉,害人。湿食及酒浆临上看视不见人物影者,勿食之,成卒注。若已食腹胀者,急以药下之。每十日一食葵,葵滑,所以通五藏拥气,又是菜之主,不用合心食。又,饮酒不欲使多,多则速吐之为佳,勿令至醉,即终身百病不除。久饮酒者,腐烂肠胃,溃髓蒸筋,伤神损寿。醉,不可以当风向阳,令人发强,又不可当风卧,不可令人扇之,皆即得病也。醉,不可露卧及卧黍穰中,发癞疮。醉,不可强食,或发痈疽,或发暗,或生疮。醉饱,不可以走车马及跳踯。醉,不可以接房,醉饱交接,小者面黚咳嗽,大者伤绝藏脉,损命。凡人饥欲坐小便,若饱则立小便,慎之无病。又忍尿不便,膝冷成痹。忍大便不出,成气痔。小便勿努,令两足及膝冷。大便不用呼气及强努,令人腰疼目涩,宜任之佳。凡遇山水坞中出泉者,不可久居常食,作瘿病。又,深阴地冷水不可饮,必作疟疟。

10. 唐-外台秘要-王焘-卷第二十三(瘿瘤咽喉病瘘二十八门)-瘿病方一十八首

《病源》瘿者,由忧恚气结所生,亦由饮沙水,沙随气入于脉,搏颈下而成之。初作与瘿核相似,而当颈下也,皮宽不急,垂腮腮然是也。恚气结成瘿者,但垂核捶捶然无脉也。饮沙水成瘿者,有核瘰瘰然无根,浮动在皮中。

又云:有三种瘿:有血瘿,可破也;息肉瘿,可割之;有气瘿,可具针之。

《养生方》云:诸山水黑土中出泉流者,不可久居,常食令人作瘿病,动气增患。出第三十一卷中。

《小品》瘿病者,始作与瘿核相似,其瘿病喜当颈下,当中央不偏两边也。乃不急腮(直伪切,重腮病也)然,则是瘿也。中国人息气结瘿者,但垂腮腮无核也。长安及襄阳蛮人,其饮沙水喜瘿,有核瘰瘰耳,无根浮动在皮中,其地妇人患之。肾气实,沙石性合于肾,则令肾实,故病瘿也。北方妇人饮沙水者,产乳其于难,非针不出,是以比家有不救者,良由此也。

11. 唐-重广补注黄帝内经素问-王冰-卷第二十二-至真要大论篇第七十四

帝曰:善。五味阴阳之用何如?

岐伯曰:辛甘发散为阳,酸苦涌泄为阴,咸味涌泄为阴,淡味渗泄为阳。六者或收或散,或缓或急,或燥或润,或软或坚,以所利而行之,调其气使之平也。

（涌，吐也。泄，利也。渗泄，小便也。言水液自回肠，泌别汁，渗入膀胱之中，自胞气化之，而为溺以泄出也。新校正云：按《藏气法时论》云：辛散，酸收，甘缓，苦坚，咸耎。又云：辛酸甘苦咸，各有所利，或散或收，或缓或急，或坚或耎，四时五藏，病随五味所宜也。）

帝曰：非调气而得者，治之奈何，有毒无毒，何先何后？愿闻其道。（夫病生之类，其有四焉，一者始因气动而内有所成，二者不因气动而外有所成，三者始因气动而病生于内，四者不因气动而病生于外。夫因气动而内成者，谓积聚癥瘕，瘤气瘿气，结核癫痫之类也。外成者，谓痈肿疮疡，痂疥疽痔，掉瘛浮肿，目赤瘭胗，胕肿痛痒之类也。不因气动而病生于内者，谓留饮澼食，饥饱劳损，宿食霍乱，悲恐喜怒，想慕忧结之类也。生于外者，谓瘴气贼魅，虫蛇蛊毒，蜚尸鬼击，冲薄坠堕，风寒暑湿，斫射刺割捶朴之类也。如是四类，有独治内而愈者，有兼治内而愈者，有独治外而愈者，有兼治外而愈者，有先治内后治外而愈者，有先治外后治内而愈者，有须齐毒而攻击者，有须无毒而调引者。凡此之类，方法所施，或重或轻，或缓或急，或收或散，或润或燥，或耎或坚，方士之用，见解不同，各擅己心，好丹非素，故复问之者也。）

12.北宋-神巧万全方-刘元宾-二十九、瘿瘤

瘿有二种，有气瘿，有石瘿。气瘿因忧怒气结而成，石瘿由饮沙水而成，硬如石也，或血或瘜肉结成也。

13.北宋-太平圣惠方（上）-王怀隐-卷第三十五（凡二十五门论一首病源二十二首方共计二百四十三道）-治瘿初结诸方

夫瘿初结者，由人忧恚气逆，蕴蓄所成也。久饮沙石流水，毒气不散之所致也。皆是脾肺壅滞，胸膈否塞，不得宣通，邪气搏于咽颈，故令渐渐结聚成瘿。

14.北宋-太平圣惠方（上）-王怀隐-卷第三十五（凡二十五门论一首病源二十二首方共计二百四十三道）-治瘿气诸方

夫瘿者，由忧恚气结所生也。亦由饮沙水，随气入于脉，搏颈下而为之也。初作与瘿核相似，而当颈下也皮宽不急，垂捶捶然是也。恚气结成瘿者，但垂核，捶捶无脉也。饮沙水成瘿者，有核瘰瘰，无根浮动在皮中。

张涣谨按：小儿痈疽、毒肿、疮疖、瘰疬、结核、瘿气、诸瘘、痔疮等，皆与大人无异。经云：五脏不和，则九窍不通，六腑不和，则流结为痈，皆由寒热结搏。浅则为痈，甚则为疽。毒肿者挟风，又肿及寸者为疖。邪热上冲于头面则生疮，结于皮肤间则成瘰疬。气结于颈下则成瘿，病久不瘥则成瘘，甚则成痔，本根一也。

15.北宋-太平圣惠方(上)-王怀隐-卷第三十五(凡二十五门论一首病源二十二首方共计二百四十三道)-治瘿气咽喉肿塞诸方

夫瘿气咽喉肿塞者,由人忧恚之气在于胸膈不能消散,搏于肺脾故也。咽门者,胃气之道路。喉咙者,肺气之往来。今二经俱为邪之所乘,则经络否涩,气不宣通,故令结聚成瘿,致咽喉肿塞也。

16.北宋-太平圣惠方(下)-王怀隐-卷第八十九(凡三十一门病源三十首方共计二百八十道)-治小儿瘿气诸方

夫小儿瘿气之状,颈下皮宽,内结突起垒垒然,亦渐长大,气结所成也。小儿啼未止,因以乳饮之,令气息喘逆,不得消散,故结聚成瘿也。

17.南宋-保婴全方-郑端友-卷第三-论小儿医难于大人

儿啼未定便乳生瘿气

《圣惠方》云:儿啼未定,以乳乳之,令气不得消散,故结聚成瘿气也。孟氏云:儿啼未定,肺窍开便即乳儿,与气相逆,气结停积,多成瘰病也。

18.南宋-幼幼新书-刘昉-卷第三十六(痈疽瘰疬)凡十一门-痈第一

张涣谨按:小儿痈疽、毒肿、疮疖、瘰疬、结核、瘿气、诸瘘、疳疮等,皆与大人无异。经云:五脏不和,则九窍不通,六腑不和,则流结为痈,皆由寒热结搏。浅则为痈,甚则为疽。毒肿者挟风,又肿及寸者为疖。邪热上冲于头面则生疮,结于皮肤间则成瘰疬。气结于颈下则成瘿,病久不瘥则成瘘,甚则成疳,本根一也。

19.南宋-幼幼新书-刘昉-卷第三十六(痈疽瘰疬)凡十一门-瘿气第十一

《巢氏病源》小儿瘿气候:瘿气之状,颈下皮宽,内结突起腮腮然亦渐长大,气结所成也。小儿啼未止,因以乳饮之,令气息喘逆而不得消散,故结聚成瘿气也。

20.南宋-三因极一病证方论-陈无择-卷之十五-瘿瘤证治

夫血气凝滞,结瘿瘤者,虽与痈疽不同,所因一也。瘿多着于肩项,瘤则随气凝结,此等皆年数深远,浸大浸长。

21.南宋-十便良方-郭坦-卷第三十五-杂方二(养生禁戒)

饮食之戒

凡遇山水坞中出泉者,不可久居,常食作瘿病。又深阴地冷,水不可饮,必作痎疟。

22.南宋-严氏济生方-严用和-瘿瘤瘰疬门-瘿瘤论治

夫瘿瘤者,多由喜怒不节,忧思过度,而成斯疾焉。大抵人之气血,循环一身,常欲无滞留之患,调摄失宜,气凝血滞,为瘿为瘤。

23.南宋-女科百问-齐仲甫-卷上-第二十问妇人之病多因气生者,何也?

答曰:气以形载,形以气充,惟气与形,两者相待,气和则生,气戾则病。结为积聚,气不舒也;逆为狂厥,气不降也,宜通而塞则为痛,气不达也;宜消而息则为痏,婴之为瘿,留之为瘤,亦气之凝耳。《内经》曰:怒则气上,喜则气缓,悲则气消,恐则气下,寒则气收,热则气泄,劳则气耗,思则气结,惊则气乱。九气不同,故妇人之病,多因气之所生也。

24.南宋-黎居士简易方论-黎民寿-卷之一-方论(二十三篇)

颈项者,诸阳辐凑之地。六阳之脉,皆自肩颈出入缺盆下,络五脏。所以古人取人迎动脉于颈间,以候五脏六腑之气有余不足。其为病则不一,或颈项强痛不可回转,或颈项痛而嗌干,或颈项痛连入缺盆,则各随其经脉所属而为病焉。至于九痛瘰疬瘿瘤,多生于颈项者,亦由经脉之所聚也。

25.南宋-摄生要义-河滨丈人-居处篇

《左传》曰:土厚水深,居之不疾。《淮南子》曰:坚土人刚,弱土人肥,垆土人大,沙土人细,息土人美,耗土人丑;山气多男,泽气多女,水气多痦,风气多聋,林气多癃,木气多伛,湿气多肿,石气多力,阴气多瘿,暑气多夭,寒气多寿,谷气多痹,丘气多狂,野气多仁,陵气多贪;轻土人利,重土人迟,清水音小,浊水音大,湍水人轻,迟水人重;中土多圣。黄帝问曰:天不足西北,左寒而右凉。地不满东南,右热而左温。其故何也?岐伯曰:东南阳也,其精降于下;西北阴也,其精奉于上。是以地有高下,气有温凉。高者气寒,下者气热。帝曰:其于寿夭何如?岐伯曰:阴精所奉,其人寿,阳精所降,其人夭。帝曰:一州之气生化,寿夭不同,其故何也?岐伯曰:高下之理,地势使然也。崇高则阴气治之,污下则阳气治之。高者其气寿,下者其气夭。由是观之,人之寿夭美恶,由于水土之气如此。善养生者,择地而居,此为至要。或曰:古者巢居穴处,而人多寿何也?曰:古人淳朴,寡于嗜慾,此实寿本。况巢居则高迥而多寒,穴处则固密而无风湿之患,岂不得寿。今之居处当何如?曰:由水深土厚阴精所奉之说观之,居处高耸,于生乃宜。曰:生之所寓,人有定区,高山峻土,恶乎能齐?曰:有山阜则就山阜,临平漫则起楼台。庶乎日袭阴气而不为阳泄矣。古谓仙人好楼居,得非以是乎哉!虽然坐卧之处,必须固密,若值细隙之风,其毒中人尤甚。久之或半身不遂,或角弓反张,或言语謇涩。盖身既中风,鬼邪易入,众病总集,遂致夭其天年尔。是故洼下之地不可处,慎其湿也。疏漏之地不可处,慎其风也。久闭之室不可处,慎其土气之恶也。幽冥之壑不可处,慎其阴郁之毒也。四者皆能病人,养生之士尤宜避之也。

26.南宋-养生类纂-周守忠-卷上-地理部

水

凡遇山水坞中出泉者,不可久居,当食作瘿病。(《千金要方》)

27.南宋-医说-张杲-医说卷第八-疾证

山气多男,泽气多女,水气多喑,风气多聋,木气多伛,石气多力,险气多瘿,暑气多残,云气多寿,谷气多痹,丘气多尪,衍气多仁,陵气多贪。脑神曰觉元,发神曰玄华,目神曰虚监,鼻神曰冲龙,舌神曰始梁。(《琐碎录》)

28.南宋-医说-张杲-医说卷第九-养生修养调摄

孙真人养生杂诀

人年四十以上,勿服泻药,常饵补药大佳。人有所怒,血气未定,因以交合,令人发痈疽。远行疲乏,来入房室,为五劳虚损,少子。水银不可近阴,令人消缩。鹿猪二脂不可近阴,令阴痿不起。故善养生者,常少思,少念,少欲,少事,少语,少笑,少愁,少乐,少喜,少怒,少好,少恶。此十二少者,养性之都契也。养性之道,常欲少劳,但莫大疲及强所不能堪耳。且流水不腐,户枢不蠹,以其运动故也。常当习黄帝内视法,存想思念,令见五脏如悬磬,五色了了分明勿辍也。常以鼻引气,口吐气,小微吐之,不得开口。复欲得出气少,入气多。每欲食,送气入腹,气为主人也。凡心有所爱,不用深爱,有所憎,不用深憎,并皆损性伤神。常欲令如饱中饥,饥中饱。盖饱则伤肺,饥则伤气。常须少食肉,多食饭,勿食生菜生肉,令人伤胃。一切肉唯须煮烂,停冷食之,食毕当漱口数过,令人牙齿不败。勿食父母本命所属肉,令人寿命不长。勿食自己本命所属肉,令人魂魄飞扬。勿食一切脑,大损人。忍尿不便,膝冷成痹,忍大便不便,成气痔。大小便不可努,成病,任之佳。凡遇山水坞中出泉者,不可久居,常食令人患瘿病。又深阴地冷水不可饮,必作痎疟。湿衣及汗衣,皆不可久着,令人发疮。春天不可薄衣,令人伤寒霍乱。头勿向北卧,头边勿安火炉。夜卧常习闭口,开则失气,且邪恶从口入,及失血色。凡人夜魇,不得燃灯唤之,定死无疑,暗唤之吉;亦不得近而急唤。夜梦恶不须说,清旦以水面东方噀之,咒曰:恶梦著草木,好梦成宝玉,即无咎矣。又梦之善恶,并勿说为吉。凡冬月忽有大热,夏月忽有大寒,皆勿受之。人有患天行时气,皆犯此也。凡人居处,勿令有小隙,致有风气得入。小觉有风,勿强忍之,久坐须急避之,使人中风。古来忽得偏风,四肢不随者,皆由忽此耳。

凡在家及外行,忽逢大风暴雨,震雷昏雾,皆是诸龙鬼神行动经过所致,宜入室闭户,烧香静坐,安心以避之,待过后乃出,不尔损人。

29.南宋-仁斋直指方论-杨士瀛-卷之二十二-瘿瘤

瘿瘤方论

气血凝滞,结为瘿瘤。

30.金-医学启源-张元素-卷之上-六、四因之病

注云:外有风寒暑湿,天之四令,无形者也;内有饥饱劳逸,亦人之四令,有形者也。

一者,始因气动而内有所成者,谓积聚癥瘕,瘤气、瘿气、结核,狂瞀癫痫。

二者,始因气动而外有所成者,谓痈肿疮疡,疥癣疽痔,掉瘛浮肿,目赤瘭胗者痊,胕肿痛痒。

三者,不因气动而病生于内者,谓留饮癖食,饥饱劳逸,宿食霍乱,悲恐喜怒,想慕忧结。

四者,不因气动而病生于外者,谓瘴气魅贼,虫蛇蛊毒,蠹尸鬼击,冲薄坠堕,风寒暑湿,斫射刺割等。

31.金-儒门事亲-张从正-卷一-七方十剂绳墨订一

方有七,剂有十,旧矣。虽有说者,辨其名而已,敢申昔人已创之意而为之订。夫方者,犹方术之谓也。《易》曰:方以类聚。是药之为方,类聚之义也。或曰:方,谓五方也。其用药也,各据其方。如东方濒海卤斥,而为痈疡;西方陵居华食,而多䐔睡赘瘿;南方瘴雾卑湿,而多痹疝;北方乳食,而多脏寒满病;中州食杂,而多九疸、食痨、中满、留饮、吐酸、腹胀之病。盖中州之地,土之象也,故脾胃之病最多。其食味、居处、情性、寿夭,兼四方而有之。其用药也,亦杂诸方而疗之。如东方之藻蒂,南方之丁木,西方之姜附,北方之参苓,中州之麻黄、远志,莫不辐辏而参尚。故方不七,不足以尽方之变;剂不十,不足以尽剂之用。剂者,和也。方者,合也。故方如瓦之合,剂犹羹之和也。方不对病,则非方,剂不蠲疾,则非剂也。七方者,大、小、缓、急、奇、偶、复也;十剂者,宣、通、补、泻、轻、重、滑、涩、燥、湿也。

32.金-儒门事亲-张从正-卷四-瘿四十五

夫瘿囊肿闷,嵇叔夜《养生论》云:颈如险而瘿,水土之使然也。可用人参化瘿丹,服之则消也。又以海蒂、海藻、昆布三味,皆海中之物,但得三味,投之于水瓮中,常食,亦可消矣。

33.金-儒门事亲-张从正-卷十-撮要图

外有风寒暑湿,属天之四令,无形也。

内有饥饱劳逸,属天之四令,有形也。

一者,始因气动而内有所成者,谓积聚、癥瘕、瘤气、瘿起、结核、狂督、癫痫。疏曰:癥,坚也,积也;瘕,气血也。

二者,始因气动而外有所成者,谓痈肿、疮疡、疥癣、疽痔、掉瘈、浮肿、目赤、瘭痤,胕肿、痛痒之类是也。

三者,不因气动而病生于内者,谓留饮、癖食、饥饱、劳损、宿食、霍乱、悲、恐、喜、怒、想慕、忧结之类是也。

四者、不因气动而病生于外者,谓瘴气、贼魅、虫蛇、蛊毒、伏尸、鬼击、冲薄、坠堕、风、寒、暑、湿、斫、射、割刺之类是也。

34.金-儒门事亲-张从正-卷十一-风门

凡头肿痛、瘰疬,及胸臆肷胁之间,或有疮痂肿核不消,及脓水不止,可用沧盐一二两炒过,以长流水一大碗煎之,放温,作三五次顿服讫。良久,于咽喉中以钗股探引吐之,去冷痰三二升,次服和血通经之药。《内经》曰:咸味涌泄为阴。《铜人》记:少阳起于目锐眦,行耳后,下胁肋,过期门。瘰疬、结核、马刀挟瘿,足少阳胆经多气少血之病也。

凡瘿袋胀闷,《养生论》云:两山挟水,其人多瘿疾。土厚水深,其人多瘿。地势使然也。此可服人参化瘿丹自消。瘿药多用海藻、海带,味属咸寒。

35.金-儒门事亲-张从正-卷十四-四因

夫病生之类,其有四焉:一者,始因气动而内有所成;二者,始因气动而外有所成;三者,不因气动而病生于内;四者,不因气动而病生于外。

因气动而内成者,谓积聚、癥瘕、瘤气、瘿起、结核、癫痫之类是也。

36.金-素问病机气宜保命集-刘完素-卷上-本草论第九

王注曰:"夫病生之类,其有四焉。"一者,始因气动而内有所成,为积聚、症瘕、瘤气、瘿起、结核、癫痫之类是也;二者,始因气动而外有所成,谓痈肿、疮疡、疥疥、疽痔、掉瘈、浮肿、目赤、瘭疹、胕肿、痛痒之类是也;三者,不因气动而病生于内,为留饮、澼食、饥饱、劳损、宿食、霍乱、悲恐喜怒、想慕忧结之类是也;四者,不因气动而病生于外,为瘴气、贼魅、蛊毒、蜇尸、鬼击、冲薄、堕坠、风寒暑湿、斫射、刺割、捶扑之类是也。

37.金-新刊图解素问要旨论-刘完素-卷之八-守正防危篇第九

故曰"洗心曰斋,防患曰戒",斯之道矣。然病生之绪,其有四焉,一者因其变动而内成积聚、癥痕、瘤气、瘿气、结核、癫痫之类;二者因其变动而外成痈肿、疮疡、痂疥、疽、痔、掉瘛、胕肿、目赤、瘰疬、痛痒之类也;三者不因气之变动而病生于内,则留饮、痞湿、饥饱、劳损、霍乱、悲恐、喜怒、想慕、忧结之类也;四者不因气之变动而疾病生于外,则暗气、贼魅、虫蛇、蛊毒、飞矢、鬼击、冲薄、坠堕、斫射、刺割、摇仆、打扑、磕位、触抹、风寒暑湿之类也。凡此之类,乃一切祸患之由,岂非留于七情之邪而祸患无由生矣。然六欲者,眼、耳、鼻、舌、身、意,此之六贼是也。七情者,喜、怒、哀、乐、好、恶、爱是也。凡此六欲七情之邪,而为祸患之本,死亡之因,世人不无恣纵其心,谵乐其志,有忤养生之道,不畏危亡,种种耗失天真之气,而致精神衰弱,根蒂不坚,多感邪而生其祸患,及乎殆而渐矣。故《养身法》曰:少思寡欲,而以养心;绝念妄起,而以养身;谨食有节,而以养形;劳逸有度,而以养性;鼻引清气而入,口吐浊气而出以养气;绝淫戒色,而以养精。

38.元-饮食须知-贾铭-卷一水火-诸水有毒

诸水有毒:人感天地氤氲而产育,资禀山川之气相为流连,其美恶寿夭,亦相关涉。金石草木,尚随水土之性,况人为万物之灵乎!贪淫有泉,仙寿有井,载在往牒,必不我欺。《淮南子》云:"土地各以类生人。"是故山气多男,泽气多女,水气多喑,风气多聋,林气多荫,木气多伛,下气多瘴,石气多力,险气多瘿,暑气多夭,寒气多寿,谷气多痹,邱气多狂,广气多仁,陵气多贪,坚土人刚,弱土人脆,垆土人大,沙土人细,息土人美,耗土人丑,轻土多利,重土多迟,清水音小,浊水音大,湍水人轻,迟水人重,皆应其类也。又《河图括地象》云:"九州殊题,水泉刚弱各异。"青州角徵,会其气慓轻,人声急,其泉酸以苦;梁州商徵接,其气刚勇,人声塞,其泉苦以辛;兖、豫宫徵会,其气平静,人声端,其泉甘以苦;雍、冀商羽合,其气壮烈,人声捷,其泉甘以辛。人之形赋有厚薄,年寿有短长,由水土资养之不同,验诸南北人物之可见。水之有毒而不可犯者,亦所当知。

水中有赤脉,不可断。井中沸溢,不可饮,三十步内取青石一块投之,即止。古井眢井不可入,有毒杀人。夏月阴气在下,尤忌。用鸡毛试投,旋舞不下者,有毒。投热醋数斗,可入,古冢亦然。古井不可塞,令人聋盲。阴地流泉有毒,二八月行人饮之,成瘴疟,损脚力。泽中停水五六月,有鱼鳖遗精,误饮成瘕。沙河中水,饮之令人喑。两山夹水,其人多瘿。流水有声,其人多瘦。花瓶水误饮杀人,腊梅尤甚。铜器内盛水过夜,不可饮。炊汤洗面令人无颜色,洗体令人生癣,洗足令疼痛生疮。铜器上汗,误食生要疽。冷水沐头,热泔沐头,并令头风,女人尤忌。经宿水而有五色者,有毒,勿洗手。时病后浴冷水,损心胞。盛暑浴冷水,令伤寒病。汗后入冷水,令人骨痹。产后当风洗浴,发痓病,多死。酒中饮冷水,令手战。酒后饮冷茶汤,成酒癖。饮水便睡,成水癖。夏月远行,勿以冷水洗足。冬月远行,勿以热水濯足。小儿就瓢瓶饮水,令语讷。

39.元-世医得效方-危亦林-卷二十孙真人养生书-道林养性

凡遇山水坞中出泉者,不可久居,常食作瘿病。又深阴地冷,水不可饮,必作疟疾。饮食以调,时慎脱着。

40.元-永类钤方-李仲南-卷七-瘿瘤

巢氏云:诸山水黑土、石中出泉流者,不可久居,令人气凝血滞为瘿瘤。瘿者,多结于颈项之间。瘤者,随气凝结于皮肤之中。当节喜怒,忌食甘草、鲫鱼、猪肉、五辛、生菜、诸杂等物。

41.元-读素问钞-滑寿-卷中之二-论治

《经》曰:五味各有所利,或散,或收,或缓,或急,或坚,或软,四时五脏病,随五味所宜也。)帝曰:非调气而得者,(不因于气也。)治之奈何?有毒无毒,何先何后?愿闻其道。(病生之类有四。一者始因气动而内有所成,二者因气动而外有所成,三者不因气动而病生于内,四者不因气动而病生于外。夫因气动而内成者,谓积聚、癥瘕、瘤瘿、结核、癫痫之类;外成者,谓痈肿、疮疡、痂疥、疽庤、掉瘈、浮肿、目赤、瘭疹、胕肿、痛痒之类;不因气动而病生于内者,谓留饮、辟食、饥饱、劳损、宿食、霍乱、悲、恐、喜、想、慕、忧结之类;生于外者,谓瘴气、贼魅、虫蛇、蛊毒、飞尸、鬼击、冲薄、坠堕、风寒暑湿、斫射、刺割、捶仆之类。如是四类,有独治内而愈者,有兼治内而愈者,有独治外而愈者,有兼治外而愈者,有先治内而后治外而愈者,有先治外而后治内而愈者,有须毒剂而攻击者,有须无毒而调引者。凡此之类,方法所施,或重或轻,或缓或急,或收或散,或润或燥,或软或坚,方士之用,见解不同,各擅己心,好用非素,故复问之。)岐伯曰:有毒无毒,所治为主,适大小为制也。

42.明-本草乘雅半偈-卢之颐-第七帙-神农食经

疆理天下,物其土宜。广谷大川异制,人居其间异形。瘠土民癯,沃土民厚,坚土民刚,垆土民丑。城市民嚚而漓,山乡民朴而陋。齿居晋而黄,项处齐而瘿。皆象其气,悉效其形,知其利害,达其志欲,定其山川,分其圻界,条其物产,辨其贡赋,斯为得地。人犹如此,奚惟莙乎?

43.明-本草纲目(上)-李时珍-水部第五卷·水之一(天水类一十三种)-井泉水

时珍曰:凡井以黑铅为底,能清水散结,人饮之无疾;入丹砂镇之,令人多寿。按麻知几《水解》云:九畴昔访灵台太史,见铜壶之漏水焉。太史召司水者曰:此水已三周环,水滑则漏迅,漏迅则刻差,当易新水。子因悟曰:天下之水,用之灭火则同,濡槁则同;至于性从地变,质与物迁,未尝同也。故蜀江濯锦则鲜,济源烹楮则晶。南阳之潭渐于菊,其人多寿;辽东之涧通于参,其人多发。晋之山产矾石,泉可愈疽;戎之麓伏硫黄,汤可浴疠。扬子宜荈,淮菜宜醪;沧卤能盐,阿井能胶。澡垢以污,茂田以苦。瘿消于藻带之波,痰破于半夏之洳。冰水咽而霍乱息,流水饮而癃闷通。雪水洗目而赤退,咸水濯肌而疮干。菜之为菹,铁之为浆,麹之为酒,蘗之为醋,千派万种,言不可尽。至于井之水一也,尚数名焉,况其他者乎。反酌而倾曰倒流,出甃未放曰无根,无时初出曰新汲,将旦首汲曰井华。夫一井之水,而功用不同,岂可烹煮之间,将行药势,独不择夫水哉?昔有患小溲閟者,众不能瘳。张子和易之以长川之急流,煎前药,一饮立溲。此正与《灵枢经》治不暝半夏汤,用千里流水同意味。后之用水者,当以子和之法为制。予于是作《水解》。

时珍曰:井泉地脉也,人之经血象之,须取其土厚水深,源远而质洁者,食用可也。《易》曰,井泥不食,井洌寒泉食,是矣。人乃地产,资禀与山川之气相为流通,而美恶寿夭,亦相关涉。金石草木,尚随水土之性,而况万物之灵者乎。贪淫有泉,仙寿有井,载在往牒,必不我欺。《淮南子》云:土地各以类生人。是故山气多男,泽气多女,水气多瘖,风气多聋,林气多癃,木气多伛,岸下气多尰,石气多力,险阻气多瘿,暑气多夭,寒气多寿,谷气多痹,丘气多狂,广气多仁,陵气多贪。坚土人刚,弱土人脆,垆土人大,沙土人细,息土人美,耗土人丑,轻土多利,重土多迟。清水音小,浊水音大,湍水人轻,迟水人重。皆应其类也。又《河图括地象》云:九州殊题,水泉刚柔各异。青州角徵会,其气慓轻,人声急,其泉酸以苦。梁州商徵接,其气刚勇,人声塞,其泉苦以辛。兖豫宫徵会,其气平静,人声端,其泉甘以苦。雍冀商羽合,其气駃烈,人声捷,其泉咸以辛。观此二说,则人赖水土以养生,可不慎所择乎。

44.明-本草纲目(上)-李时珍-水部第五卷·水之一(天水类一十三种)-诸水有毒

两山夹水,其人多瘿。

流水有声,其人多瘿。

45.明-本草纲目(上)-李时珍-金石部第八卷·金石之一(金类二十八种)-锡

[时珍曰]洪迈夷坚志云:汝人多病瘿。地饶风沙,沙入井中,饮其水则生瘿。故金、房间人家,以锡为井阑,皆以夹锡钱镇之,或沉锡井中,乃免此患。

46.明-本草纲目(下)-李时珍-人部第五十二卷·人之一(凡三十五种,附二条)-方民

土地生人,各以类应。故山气多男,泽气多女,水气多暗,风气多聋,林气多癃,木气多伛,石气多力,岸下气多尰,险阻气多瘿,谷气多痹,丘气多狂,广气多仁,陵气多贪,暑气多夭,寒气多寿,轻土多利,重土多迟,清水音小,浊水音大,湍水人轻,迟水人重,中土多圣贤。

47.明-保幼新编-无忌先生-小儿病源总论

小儿之病,皆出于热,何也?盖男多肾火,女多肝火,肾有火则精热,肝有火则血热。小儿禀受父母之精血而成胎,故小儿之病,皆由于胎热也。

经曰:热生风。又曰:热生痰。盖胎热挟风上升则为头疮、聤耳、齿疳、雀目之证;外散则为丹毒、瘾疹、遍身胎肿之证。胎热挟风与痰而流注于头项、胸背、腋胁、肢节,则为瘰疬、瘿瘤、走马、飞、痰厥、不仁、不遂、龟胸、龟背之证。风痰火乘虚。而聚合于五内,则为急惊(实热)、慢惊(虚热)、狂(实热)、癫(虚热)、痫、钓、痓(柔)、痉(强)、疝、淋、浮、胀之证。是以胎热变生六证(风、热、痰、火、燥、湿),六证养成百病,百病根委不过曰胎热而已(热生痰者,热多则津液煎熬而成痰也)。

48.明-全幼心鉴-寇平-卷一-小儿得病之源

儿啼未定便乳,生瘿气。《圣惠方》云:儿啼未定,以乳乳之,令气不得消散,故结聚成瘿气也。孟氏云:儿啼未定,肺窍开便即乳儿,与气相逆,气结停积,多成瘿病也。

49.明-医方便览-殷之屏-首卷-病机赋

仁和皇甫云洲撰注

论夫五行各一其性,惟火有二,君、相是也,此二火出于天成。又有五志过极,扰乱妄动,五脏之火随起,名曰五志之火,出于人为。丹溪所谓一水不能胜七火,所以火之为病甚多。《内经》病机一十九条,而属火者五。河间又推广其说,

火之致病甚悉。如喘嗽呕吐,暴注下迫,转筋,小便混浊,腹胀大,鼓之如鼓,痈疽疡疹,瘿瘤结核,吐下霍乱,瞀郁肿胀,鼻窒衄衊,血溢血泄,淋闭,身热,恶寒战栗,惊惑,悲笑谵妄,衄蔑血污之病,皆手少阴君火之为病也。如瞀瘛暴喑,冒昧,躁扰狂越,骂詈惊骇,胕肿酸疼,气逆冲上,禁栗如丧神守,嚏呕,疮疡喉痹,耳鸣及聋呕涌溢,食不下,目昧不明,暴注瞤瘛,暴病暴死,此皆属手少阳相火之为病也。然火病既非一端,治法难拘一理,当审其虚实之候,究其受病之由,随其阴阳之性,委曲调治,则火易伏。否则,激薄其性,反致燔灼,莫能御也。

50.明-医方便览-殷之屏-卷之四外科-瘤瘿结核七十九

气滞痰凝血不周,若生肌体便成瘤(人之元气,周流脉络清顺,何有瘿瘤结核之症。或因忿怒郁闷,或因脾气不输,以致气滞不通,痰血凝滞,生于头面体肤者,为瘤……结于颐项名为瘿,核生痰凝不足忧(结于颈项两颐者,为瘿。有五:气血石筋肉大也。

51.明-种杏仙方-龚廷贤-附:经验秘方

春雪歌:血瘤同瘿滞,肺气并黑斑。

52.明-考证病源-刘全德-十、考证病源七十四种

百病皆因乎六气

六气者,风湿热火燥寒也……诸热喘咳,呕血暴注,下迫转筋,小便浑浊,腹胀肿大,鼓之如鼓,痈疽疡疹,瘿瘤结核,吐下霍乱,瞀郁肿胀,鼻塞衄衄,血溢血泄,淋闭身热,恶寒战栗,惊惑悲笑,谵妄衄衊,血污之病,皆属于热。

53.明-订补明医指掌-皇甫中撰,王肯堂订补-卷之一-病机赋

病之所起,枢机不越乎四因。(《经》云:有始因气动而内有所成者,如:积聚癥瘕、瘿瘤结核、颠痫之类。

54.明-订补明医指掌-皇甫中撰,王肯堂订补-卷之二-火症(七)

如喘嗽呕吐,暴注下迫,转筋,小便混浊,腹胀大,鼓之如鼓,痈疽疡疹,瘿瘤结核,吐下霍乱,瞀郁肿胀,鼻窒衄衄,血溢血泄,淋闭,身热,恶寒战栗,惊惑,悲笑谵妄,衄蔑血污之病,皆手少阴君火之为病也。

55.明-订补明医指掌-皇甫中撰,王肯堂订补-卷之三-痰症(三)

[歌]:水谷消磨气血成,滋荣脉络壮元精。七情四气时冲逆,脾胃旋伤懒运行。胃口从兹留宿饮,致令津液作痰凝。因而隧道皆壅塞,却是痰涎滞在经。或痒或麻或痛痹,或留肌膜结瘤瘿。

56.明-订补明医指掌-皇甫中撰,王肯堂订补-卷之八杂科-瘿瘤(八)

〔歌〕:五瘿多缘气与痰,结于颈项两颐间。若生身体肌肤内,气聚成瘤不等闲。

〔论〕夫瘿有五:气、血、石、筋、肉是也。瘤有六:骨、肉、脓、血、脂、石是也。瘿但生于颈项之间;瘤则遍身体头面、手足,上下不拘其处,随气凝结于皮肤之间,日久结聚不散,累积而成。若人之元气循环,周流脉络,清顺流通,焉有瘿瘤之患也,必因气滞痰凝,隧道中有所留止故也。瘿气决不可破,破则脓血崩溃,多致夭枉,但当破气豁痰,咸剂以软其坚结,自然消散。丹溪云:瘿气先须断厚味。只此一言,深达病机之旨也。盖瘿初起如梅、李,久则滋长如升、斗,大小不一,盖非一朝一夕之故也。然六瘤中惟脂瘤可破,去脂粉则愈,余皆不可轻易决破也。慎之!慎之!

57.明-古今医鉴-龚信纂辑,龚廷贤续编,王肯堂订补-卷九-瘿瘤病

夫瘿瘤,皆因气血凝滞,结而成之,瘿则喜怒所生,多着于肩项,皮宽不急,捶捶而垂是也,瘤则随留住,初作如梅李之状,皮嫩而光,渐如杯卵是也。

58.明-医经小学-刘纯-卷之四-病机第四

内积者,因气动而内成,谓积聚癥痕、瘤气瘿起、癫痫之类;外积者,因气动而外成,谓痈疽疮疡之类。

59.明-医学启蒙汇编-翟良-卷之二-痰饮证歌

气盛痰涎转运行,更无形迹病来成。若还脾困而气滞,痰饮随之便着凝,凝滞脉络成诸病,或痒或麻或痛痹,或留肌膜结瘤瘿,皮间肿痛燔如火。

60.明-医学启蒙汇编-翟良-卷之二-火证注释

《内经》病机一十九条,而属火者五,河间又推广其说,火之致病甚悉,如喘嗽、呕吐、暴注下迫、转筋、小便浑浊,腹胀大鼓之如鼓,痈疽疡疹,瘿瘤结核,吐下霍乱,瞀郁肿胀,鼻窒鼽衄,血溢血泄,淋闭,身热恶寒,战栗惊惑,悲喜谵妄,衄蔑血污之病,皆手少阴君火之为病也,如瞀瘛暴瘖,冒昧躁扰狂越骂詈惊骇,胕肿酸疼,气逆冲上,禁栗如丧神守,嚏呕,疮疡喉痹,耳鸣及聋,呕涌溢食不下,目昧不明,暴注瞤瘛,暴病暴死,此皆属手少阳相火之为病也。

61.明-医学碎金-周礼-卷之一-论人之孕育

八风,八方之风也,变则为痈肿,筋挛、骨痛者,伤东风、北风之变也。

风从东方来,名曰婴儿风。其伤人也,外在筋纽。

风从东南来,名曰弱风。其伤人也,外在于肌。

风从西南来,名曰谋风。其伤人也,外在于肉。

风从北来者,名曰大刚风。其伤人也,外在于骨。

由此四方之变,而病乃生。

胆之经,足少阳风甲木。是动则病口苦,善太息,心胁痛,不能转侧,甚则面微尘,体无膏泽,足外反热,是谓阳厥。或头痛目锐眦痛,缺盆中肿痛,腋下痛,马刀,瘰疬,瘿,汗出振寒,疟。

62.明-原病集-唐椿-释音(内有医书中疑字,虽非本集上者,附之以备考读)

瘿(音影,颈瘤肿下)

其项疽、瘿气、丁肿、瘰疬、马刀、臀痈、肾痈、便毒、牙痈、胁疽、臂痈、腹痈、肠痈、胃痈、肺痈、坐马痈,皆毒气郁积于内,发而为此。

63.明-外科百效全书-龚居中-卷之二-脑颈部

夫瘿瘤皆因血气凝滞,结而成之。瘿则喜怒所生,多着于肩项,皮宽不急,捶捶而垂是也;瘤则随留住,初作如梅李之状,皮嫩而光,渐如杯卵是也。

64.明-外科活人定本-龚居中-卷之一-调治心法

至若痰核瘿瘤之病,瘰疬马疬之疮,俱由湿热生痰,痰盛生火,火盛生热,热急则疮毒作成矣。皆由内蕴七情,外感六欲,宜清痰降火之剂,宣热拔毒之方。既甚必用外消,始觉行艾灸,勿信下工妄行烂割。

65.明-外科精要-陈自明-卷上-马益卿先生痈疽论第十二

至其失也,蒸则生热,否则生寒,结而为瘤赘,陷而为痈疽,凝而为疮癣,愤则结瘿,怒则结疽;又五脏不和,则九窍不通;六气不和,则流结为痈。皆经络涩滞,气血不流畅,风毒乘之,而致然也。

66.明-外科启玄-申拱辰-卷之四-瘿瘤发

此疮发于脊之正中,近于大椎、陶道、身柱三穴之端,俱督脉之所络处,甚利害,急早托之,是阳脉之海,督领百脉。经云:营气不从,逆于肉理,乃生痈肿。督脉不能统督之意,可见之凶吉也。

67.明-万氏秘传外科心法-万全-卷之一-总论大法

又有痰核、瘿瘤并马刀疮之类,皆是湿热生痰,痰甚生火,火甚生风,风甚生热,热甚极而病作矣。

68.明-寿世保元-龚廷贤-己集六卷-瘿瘤

夫瘿瘤者,多因气血所伤,而作斯疾也。大抵人之气血循环,无滞瘿瘤之患。如调摄失宜,血凝结皮肉之中,忽然肿起,状如梅子,久则滋长。

69.明-万病回春-龚廷贤-卷之五-瘿瘤

瘿多著于肩项,瘤则随气凝结。此等年数深远,侵大侵长,坚硬不可移者,名曰石瘿。皮色不变者,名曰肉瘿。筋脉露结者,名曰筋瘿。赤脉交结者,名曰血瘿。随忧愁消长者,名曰气瘿。五瘿者,不可决破。决破则脓血崩溃,多致夭枉难治。瘤则有六种:骨瘤、脂瘤、肉瘤、脓瘤、血瘤、筋瘤。亦不可决破,决破则亦难医。肉瘤尤不可治,治则杀人。唯脂瘤破而去其脂粉则愈。

瘿瘤,气血凝滞也。

瘿瘤之症,皆因恚怒所生,使气血凝滞,结而成瘿者,多生于肩项,皮宽不急,虚软而垂是也。瘤者,随气瘤注,初如梅李,皮嫩而光,渐如杯大是也。瘿名有五,肉色不变,谓之肉瘿;筋脉现露,谓之筋瘿;赤脉交络,谓之血瘿;随怒而消长,谓之气瘿;坚硬而不移,谓之石瘿。瘤亦有六种,脂瘤即粉肉瘤,血瘤,脓瘤,骨瘤即筋石瘤,名虽不一,亦无痛痒,切不可决破,恐脓血崩溃,必致伤人。大抵瘿瘤之类,惟气瘤、脂瘤可以攻疗,余则难治矣。

70.明-医方集宜-丁凤-《医方集宜》卷之十-外科

瘿瘤之症,皆因恚怒所生,使气血凝滞,结而成瘿者,多生于肩项,皮宽不急,虚软而垂是也。瘤者,随气瘤注,初如梅李,皮嫩而光,渐如杯大是也。瘿名有五,肉色不变,谓之肉瘿;筋脉现露,谓之筋瘿;赤脉交络,谓之血瘿;随怒而消长,谓之气瘿;坚硬而不移,谓之石瘿。瘤亦有六种,脂瘤即粉肉瘤,血瘤,脓瘤,骨瘤即筋石瘤,名虽不一,亦无痛痒,切不可决破,恐脓血崩溃,必致伤人。大抵瘿瘤之类,惟气瘤、脂瘤可以攻疗,余则难治矣。

71.明-医学碎金-周礼-卷之三-五运化生并

胆之经,足少阳风甲木。是动则病口苦,善太息,心胁痛,不能转侧,甚则面微尘,体无膏泽,足外反热,是谓阳厥。或头痛目锐眦痛,缺盆中肿痛,腋下痛,马刀,瘰疬,瘿,汗出振寒,疟。

72.明-新刊外科正宗-陈实功-卷之一痈疽门-病有三因受病主治不同论第十二

三因者,内因、外因、不内外因,此说从于先古,其词意尚有发而未尽者。内因者,皆起于七情蕴结于内,又兼厚味膏粱熏蒸脏腑,房欲劳伤亏损元气,乃五脏受之,其病由此内发者,但发之多在富贵人及肥胖者十有八九。其见症,疮多坚硬,根蒂深固,二便不调,饮食少进,外软内坚,平陷无脓,表实里虚,毒多难出,得此者即病症之内伤也,故曰内因。外因者,皆起于六淫体虚之人,夏秋露卧,当风取凉,坐眠湿地,以致风寒湿气袭于经络。又有房事后得之,其寒毒乘虚深入骨髓,与气血相凝者尤重,或外感风邪,发散未尽,遂成肿痛。此肌肉血脉筋骨受之,其病由此外来者,发之多在不善调摄,浇薄劳碌人十有八九。见症多寒热交作,筋骨疼痛,步履艰辛,湿痰流毒以及诸风瘫痪,口眼歪斜,半身不遂,风湿、风温、天行时毒等症,得此者即疾病之外感也,故曰外因。又有不内外因,内无七情干内,外无六淫伤外,何由来也?其病得之于饥饱劳役,喜怒不常,饮食者冷热不调,动作者勤劳不惜,以致脏腑不和,荣卫不顺,脾胃受伤,经络凝滞。故为疾者,外无六经形症,内无便溺阻隔,其病多生于膜外肉里肌肤之间,似瘰疬、痰注、气痞、瘿瘤之属,治法不必发表攻里,只当养气血、调经脉,健脾和中、行痰开郁治之,法为最善。此是三因,理之尽矣。

73.明-新刊外科正宗-陈实功-卷之二上部疽毒门-瘿瘤论第二十三

夫人生瘿瘤之症,非阴阳正气结肿,乃五脏瘀血、浊气、痰滞而成。

74.明-徐评外科正宗-陈实功-徐评外科正宗卷一-病有三因受病主治不同论

三因者,内因、外因、不内外因。内因者,皆起于七情蕴结,又兼厚味膏粱,薰蒸脏腑,房欲劳伤,亏损元气,其病五脏受之,发之富贵人及肥胖者十有八九。其见症疮多坚硬,根蒂深固,二便不调,饮食少进,外软内坚,平昭无脓,表实里虚,毒多难出,病由内伤,故曰内因。外因者,皆起于六淫,体虚之人,夏秋露卧,当风取凉,坐卧湿地,以致风寒湿气袭于经络;又有房事后得之,其寒毒乘虚深入骨髓,与气血相凝者尤重,或外感风邪,发散未尽,遂成肿痛。其病肌肉血脉筋骨受之,发之不善调摄寡薄劳碌之人,十有八九。见症多寒热交作,筋骨疼痛,步履艰辛,湿痰流注,以及诸风瘫痪,口眼歪斜,半身不遂,风湿风温,天行时毒等症。病属外感,故曰外因。不内外因者,内无七情干内,外无六淫伤外,其病得之饥饱劳役,喜怒不常,饮食冷热不调,动作勤劳不惜,以致脏腑不和,荣卫不顺,脾胃受伤,经络凝滞,故外无六经形症,内无便溺阻隔,其病多生于膜外肉里肌肤之间,如瘰疬痰注气痞瘿瘤之属。治法不必发表攻里,只当养气血,调经脉,健脾和中,行痰开郁为最善。三因之理尽矣。

75.明-徐评外科正宗-陈实功-徐评外科正宗卷六-瘿瘤论

夫人生瘿瘤之症,非阴阳正气结肿,(此句徐勒。批曰:不通。)乃五脏瘀血浊气痰滞所成。瘿者阳也。(徐曰:瘿瘤二症倒说了,此句当作瘤者,阳也。)色红而高突,或蒂小而下垂。瘤者阴也。(徐曰:此句当作瘿者阴也。)白而漫肿,(徐曰:瘤亦有根大平塌肉色不变者。)亦无痒痛,人所不觉。又立斋云:筋骨呈露曰筋瘿。赤交结曰血瘿。皮色不变曰肉瘿。随忧喜消长曰气瘿。坚硬不可移曰石瘿。此瘿之五名也。

76.明-证治准绳·疡医-王肯堂-卷之五-瘿瘤

《灵枢》云:虚邪之入于身也深,寒与热相搏,久留而内着,寒胜其热,则骨疼肉枯,热胜其寒,则烂肉腐肌为脓,内伤骨。内伤骨为骨蚀,有所疾前筋,(疾前二字,衍文也。筋当作结。)筋屈不得伸,邪气居其间而不反发,为筋瘤。有所结气归之,卫气留之,不得反,津液久留,合为肠瘤。久者数岁乃成,以手按之柔。已有所结,气归之,津液留之,邪气中之凝结,日以易甚,连以聚居,为昔瘤,以手按之坚。有所结,深中骨,气因于骨,骨与气并,日以益大,则为骨疽。有所结,中于肉,宗气居之,邪留而不去,有热则化而为脓,无热则为肉疽。凡此数气者,其发无常处,而有常名也。("刺节真邪篇"。此皆虚邪中人为病,弗去而久留着,故积岁累月而成疽瘤也。)《三因》云:瘿多着于肩项,瘤则随气凝结,此等皆年数深远,浸大浸长,坚硬不可移者,名曰石瘿。皮色不变者,名曰肉瘿。筋脉露结者,名曰筋瘿。赤脉交结者,名曰血瘿,随忧愁消长者,名曰气瘿。五瘿皆不可妄决破,决破则脓血崩溃,多致夭枉。瘤则有六,骨瘤、脂瘤、气瘤、肉瘤、脓瘤、血瘤,亦不可决溃,肉瘤尤不可治,治则杀人。唯脂瘤,破而去其脂粉则愈。丹溪云:服瘿瘤药,先须断厚味。

77.明-福寿丹书-龚居中-新镌五福万寿丹书安养篇(一福)-饮食

凡遇山水坞中出泉者,不可久居,饮食作瘿病。又深阴地,冷水不可饮,必作痎疟。

78.明-养生余录-徐春甫-养生余录下-摄生要义

服食之法何如?曰:《参同契》《龙虎经》《石函记》皆已言之。盖疏达腠理,坚固体质之义也。虮处头而黑,麝食柏而香,颈处汉而瘿,齿生晋而黄,乃所食气蒸性炼形,故不期而变,此亦至理存也。但伏炼金石,反以戕生矣。

《左传》曰:土厚水深,居之不疾。《淮南子》曰:坚土人刚,弱土人肥,垆土人大,沙土人细,息土人美,耗土人丑。山气多男,泽气多女;风气多聋,林气多癃,木气多伛,湿气多肿,石气多力,阴气多瘿,暑气多夭,寒气多寿,谷气多痹,丘气多狂,野气多仁,陵气多贫。轻土人利,重土人迟。清水音小,浊水音大。湍水人轻,迟水人重,中土多圣。

79.明-古今医家经论汇编-徐常吉-卷之一-地宜

《琐碎录》辨方论

山气多男,泽气多女,障气多喑,风气多聋,木气多伛,石气多力,险气多瘿,暑气多残,寒气多寿,谷气多痹,丘气多狂,衍气多仁,陵气多贪。夹河风性寒,民多伤风。河洛以东地咸,水性冷,故民虽哺粟食麦而无热疾。滑台风水性寒冷尤甚,士民服附子如芋栗。

80.明-古今医家经论汇编-徐常吉-卷之五-经解

瘿,婴也,在颈婴喉也,痈喉气者,喉中不通,稽成痈也。

81.明-类经-张介宾-十二卷论治类-四、气味方制治法逆从

非调气,谓病有不因于气而得者也。王太仆曰:病生之类有四:一者始因气动而内有所成,谓积聚癥瘕,瘤气瘿气,结核癫痫之类也;二者因气动而外有所成,谓痈肿疮疡,疣疥疽痔,掉瘈浮肿,目赤熛疹,胕肿痛痒之类也;三者不因气动而病生于内,谓留饮癖食,饥饱劳损,宿食霍乱,悲恐喜怒,想慕忧结之类也;四者不因气动而病生于外,谓瘴气贼魅,虫蛇蛊毒,蜚尸鬼击,冲薄坠堕,风寒暑湿,斫射刺割捶朴之类也。凡此四类,有独治内而愈者,有兼治内而愈者,有独治外而愈者,有兼治外而愈者,有先治内后治外而愈者,有先治外后治内而愈者,有须齐毒而攻击者,有须无毒而调引者。其于或重或轻,或缓或急,或收或散,或润或燥,或软或坚,用各有所宜也。

82.清-本草汇-郭佩兰-卷六-外科病机略

瘿瘤:瘿则着于肩项,瘤则随气凝结。忌妄破决,忌厚味。浸大浸长,坚硬不可移者,名曰石瘿。皮色不变,即名肉瘿。筋脉露结者,名曰筋瘿。赤脉交结者,名曰血瘿。随忧愁消长者,名曰气瘿。五瘿,皆不可妄决破。唯胎瘤破,而去其脂粉则愈。

83.清-医宗宝镜-邓复旦-卷三论证-病机赋

病之所起,枢机不越乎四因(经云:有始因气动而内有所成者,如积聚癥瘕、瘿瘤结核、颠痫之类;有始因气动而外有所成者,如:痈疽、疮疥、痛痒之类;不因气动而病生于内者,如:饥饱、劳损、宿食、霍乱之类;不因气动而病生于外者,如

瘅气、邪魅、刺割捶扑之类。四者,百病所起之因也。

84.清-疡科心得集-高秉钧-卷上-辨瘰疬瘿瘤论

瘿瘤者,非阴阳正气所结肿,乃五脏瘀血浊气痰滞而成也。瘿者阳也,色红而高突,或蒂小而下垂;瘤者阴也,色白而漫肿,无痒无痛,人所不觉。《内经》云:肝主筋而藏血,心裹血而主脉,脾统血而主肉,肺司腠理而主气,肾统骨而主水。若怒动肝火,血涸而筋挛者,自筋肿起,按之如筋,久而或有赤缕,名曰筋瘤。若劳役火动,阴血沸腾,外邪所搏而为肿者,自肌肉肿起,久而有赤缕,或皮俱赤者,名曰血瘤。若郁结伤脾,肌肉消薄,外邪所搏而为肿者,自肌肉肿起,按之石软,名曰肉瘤。若劳伤肺气,腠理不密,外邪所搏而壅肿者,自皮肤肿起,按之浮软,名曰气瘤。若劳伤肾水,不能荣骨而为肿者,自骨肿起,按之坚硬,名曰骨瘤。当各求其所伤而治其本。大凡属肝胆二经结核,宜八珍加山栀、胆草,以养气血、清肝火,六味丸以养肺金、生肾水。若属肝火血燥,须生血凉血,用四物、二地、丹皮、酒炒黑胆草、山栀。若中气虚者,补中益气汤兼服之。倘治失其法,脾胃亏损,营气虚弱,不能濡于患处,或寒气凝于疮口,营气不能滋养于患处,以致久不生肌而成漏者,悉宜调补脾气,则气血壮而肌肉自生。若不慎饮食起居及七情六淫,或用寒凉蚀药,蛛丝缠、芫花线等法以治其外,则误矣。又瘿瘤诸证,只宜服药消磨,切不可轻用刀针掘破,血出不止,多致危殆。

85.清-罗氏会约医镜-罗国纲-卷十一杂证-四十、论瘿疬

凡有身体头项及心胸腹背皆有坚核,不痛,但作寒热者,此名为结风气肿也。审其是风是火,或虚或实治之。此外又有瘿瘤者,瘿则着于肩项,瘤则随气凝结。戒食厚味,忌用破决。凡长大坚硬不移者,名曰石瘿;皮色不变,名曰肉瘿;筋脉露结,名曰筋瘿;赤脉交结者,名曰血瘿;随忧愁消长者,名曰气瘿。皆不可妄破,照证立方治之。惟胎瘿破而出其脂粉则愈。

86.清-嵩厓尊生书-景日昣-卷之六上身部-颈项分

颈项分病论

瘰疬

生于耳前后项侧胸肋间,人但知为少阳经病,不知属肝脾肾三家,而肝经血燥为多。《外台秘要》云:肝肾虚热则生瘰。病机云:瘰疬非膏粱丹石之毒,因虚劳气郁所致。虚劳气郁,伤损肝脾,恚怒风热,肝胆水涸,或妇人胎产血崩,亏损肾肝,则累累如贯珠,切不可轻用散坚追毒之剂。

87.清-证治合参-叶盛-卷之十二-瘿瘤

[证]非我身本来之所有，名曰赘疣。乃气血不和，分肉空虚，湿痰死血，流注经络，结为瘿瘤，日渐长大，破形裂肤，可厌之疾也。

88.清-一见能医-朱时进-卷之五-病因赋上

六气者，风、寒、暑、湿、燥、火也。《经》云：诸风掉眩，皆属于肝。诸痛痒疮，皆属于心。诸湿肿满，皆属于脾。诸气膹郁，皆属于肺。诸寒收引，皆属于肾。此五运主病也。六气为病者：诸暴强直，肢痛软戾，里急筋缩，皆属于风。厥阴风水，乃肝胆之气也。诸病喘呕，吐酸，暴注下迫，转筋，小便浑浊，腹胀肿大，鼓之如鼓，痈疽疡疹，瘿瘤结核，吐泻霍乱，瞀郁肿胀，鼻塞衄衊，血溢，淋闭，身热，恶寒战栗，惊恐悲笑，谵妄衄蔑血污之病，皆属于热。少阴君火，乃真心小肠之气也。

89.清-医级-董西园-女科卷之六-胎前症治

四因者，成病之因也。人有疾病，不外六淫七情之气，然必气动于内外，而后内外之病成。如因气动而成内病者，积聚癥瘕、瘿瘤结核及癫痫痰饮是也；如因气动而外病发现者，斑疹、痈疮、寒热是也。有不因气动，而病生于内者，劳役饥饱之属也；有不因气动，而病生于外者，邪魅、割刺、跌仆伤损之属也。所谓内外因，不内不外因，凡病不外此四因也。

90.清-冯氏锦囊秘录-冯兆张-杂症大小合参卷二-病源详揭（儿科）

悲喜未定即乳，则成涎嗽，盖心主喜，而肝属悲，悲喜未定即乳，则伤肝心，是以风火交激成痰，流滞于肺，故为涎嗽，悲喜未定，饮水则成吐血，盖悲喜未定，则血气未和，饮水则逆其气，气逆则胜血，气上奔而血亦为之吐出也，儿啼未定便乳，则生瘿气，盖见啼未定，则息候未调，便即与乳，则气逆不得消散，故积聚而成瘰疬瘿气也。儿啼未定饮水，则成胸高喘急，盖气逆之际，寒冷所加则气伤于肺，是以痰结喘急，肺胀胸高矣。母方淫泆情乱乳儿，则令吐泻，身热啼叫，必发惊痫。其母试浴未干乳儿，则生疮疥，盖湿热之气，流入乳络，水湿有伤心脾，脾主肌肉，故湿热熏蒸而然也。拭浴未干饮水，则成头疼身热，盖外既受寒，内又饮冷，则表里俱伤故也。此皆保婴之要旨，百病之由生，可不详与！

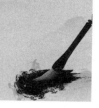

第三章　瘿病的鉴别诊断

第一节　概　　述

瘿病有广义和狭义之分。广义上的瘿病指病区表层部位异常凸起。关于瘿病的广义阐述,最早见于《黄帝内经》,《灵枢·痈疽篇》。记载"其痛而不坚者为马刀侠瘿"。《说文解字》曰:"颈瘤也",《黄帝内经》最先将甲状腺肿物统称为"瘿"。

"马刀侠瘿"多指"瘰疬",出自《灵枢·经脉》,指瘰疬成串,形长质坚,生于腋下者,称马刀,又称"马刀疮";生于颈项者,称侠瘿,两处病变常相关联,多由气滞痰结所致。基于现代解剖学分析,可知瘰疬为颈腋部淋巴结结核。

宋代方书多见"瘿瘤"并称。瘿瘤,临床中虽名为一症,但实际上包含两病,即为瘿病与瘤病的合称,前者"瘿"解释为围绕、缠绕、累赘之意,而后者"瘤"则多见于痰湿等有形之邪结聚于颈前而成,由于"瘿""瘤"共同的临床特点均表现为机体组织的肿块,故历代医家在医籍中多将两病合称为"瘿瘤",如《仁斋直指方论》载"气血凝滞,结为瘿瘤,瘿则忧恚所生,多着于肩项,皮宽不急,槌槌而垂是也;瘤则随气留住,初作梅李之状,皮嫩而光,渐如杯卵是也。其肉色不变者,谓之肉瘿;其筋脉呈露者谓之筋瘿;其赤脉交络者,谓之血瘿;随忧愁而消长者,谓之气瘿;坚硬而不可移者,谓之石瘿,瘿之名有五者此也……一曰骨瘤,二曰脂瘤,三曰肉瘤,四曰脓瘤,五曰血瘤,六曰石瘤,瘤之种有六者此也"。可见在古代,"瘿"和"瘤"为两种不同的病名。

全国高等中医药院校教材《中医外科学》,"瘿"与"瘤"分而论之,"瘿"多指甲状腺疾病,"瘤"多指各种组织增生疾病。有近代名医认为,"瘿瘤形状并不一致,有或消或长,软而不坚,皮色如常的;有软如棉,硬如馒,不紧不宽,形如覆碗的;

有坚而色紫青筋盘曲,形如蚯蚓的;有色现紫红,腺络露见,软硬相兼,时有牵痛,触破流血不止的;有形色紫黑,坚硬如石,推之不移,紧贴于骨的;也有皮色淡红,软而不硬的"。可见"瘿瘤"之病名是一个总称,包括多种疾病。

狭义的瘿病就是西医学中的甲状腺疾病。众多医师在古代瘿病命名基础上结合西医学的诊断,提出了"瘿瘤""气瘿""肉瘿""石瘿"等多种称谓以对应不同的甲状腺疾病。

隋代巢元方《诸病源候论·瘿候》首次将瘿病进行分类,开瘿病分类之先河,并指出:"又云有三种瘿:有血瘿,可破之;有息肉瘿,可割之;有气瘿,可具针之。"《千金翼方》将"瘿病"分为气瘿、劳瘿、忧瘿、泥瘿、石瘿。"劳瘿"即由"劳"所致的甲状腺病变,指甲状腺功能减退症。"瘿劳"是在各种瘿病的后期或发展过程中,由于治疗、药物或疾病的变化而发生甲状腺功能减退症的表现,用于描述甲状腺功能减退症的系列症状。但因"劳瘿""瘿劳"相关文献记载较少,猜测古代医家根据甲状腺功能减退症的临床表现将其归为"虚劳"论述的可能性大。《圣济总录·瘿瘤门》曰:石瘿、泥瘿、劳瘿、忧瘿、气瘿,是为五瘿。"石与泥则以山水饮食而得之,忧劳气则本于七情之所感,气则随之,或上而不下,或结而不散是也。瘤之为义,留滞而不去也。气血流行,不失其常,则形体和平,无或余赘,及郁结壅塞,则乘虚投隙,瘤所以生。初为小核,寝以长大,若杯盂,不痒不痛,亦不结强。方剂所治,以治瘿法同,但瘿有可针割,而瘤慎不可破尔。"至此,瘿病分类更加完善,并指出瘿病病因本于七情。元代医家危亦林《世医得效方》承袭陈无择五瘿之论,"坚硬不可移,名石瘿;皮色不变,名肉瘿;筋络露结,名筋瘿;赤脉交络,名血瘿;随忧愁消长,名气瘿"。《医学入门》亦秉承症状分类法:"筋脉呈露曰筋瘿,赤脉交络曰血瘿,皮色不变曰肉瘿,随忧愁消长曰气瘿,坚硬不可移曰石瘿。瘿之名有五者,此也"。薛己《外科发挥》医案里首次提到了根据整体症状与局部症状出现的先后顺序不同来分类,"因怒项肿,后月经不通,四肢浮肿,小便如淋,此血分证;也有先因小便不利,后身发肿,致经水不通,名曰水分"。至清代,医家大多承袭前人,按照症状对瘿病进行分类辨证。《杂病源流犀烛》云:"筋脉呈露曰筋瘿;赤脉交络曰血瘿;皮色不变曰肉瘿;随忧愁消长曰气瘿;坚硬不可移曰石瘿。"《医宗金鉴》言:"瘿有五种:肉色不变者,为肉瘿;其筋脉现露者,为筋瘿;若赤脉交络者,名血瘿;随喜怒消长者,名气瘿;坚硬推之不移者,名石瘿。"《类证治裁》曰:"瘿有五:筋瘿者,筋脉呈露;血瘿者,赤脉交络;肉瘿者,皮色不变;气瘿者,随忧思消长;石瘿者,坚硬不移。"总而言之,古代瘿病多从病因的角度分类,分为石瘿、泥瘿、忧瘿、气瘿、劳瘿,或者依据局部表现不同进行分类,分为石瘿、肉瘿、筋瘿、血瘿、气瘿等。

　　临床上气瘿、肉瘿、石瘿仍较常见,而血瘿与筋瘿多属颈部血管瘤、颈部动脉体瘤,或因肿大的甲状腺压迫深部静脉引起颈部浅表静脉扩张的并发症。古代文献无瘿痈病名,因其具有局部肿胀疼痛等痈的特点,与西医学的亚急性甲状腺炎相对应而定名。桥本氏甲状腺炎尚未归纳在上述瘿病分类之中。

第二节　鉴别诊断的中医古籍精选

1.东汉-华佗神方-华佗-卷五华佗外科神方-二十四·华佗治瘿神方

瘿与瘤不同,瘿连肉而生,根大而身亦大;瘤则根小而身大。

2.唐-外台秘要-王焘-卷第二十三(瘿瘤咽喉病瘘二十八门)-瘤方三首

《肘后》云:皮肉中忽肿起,初如梅李渐长大,不痒不痛,又不坚强,按之柔软,此血瘤也。不疗乃至如盘大,则不可复消,而非杀人病尔,亦慎不可破。方乃有大疗,今如觉,但依瘿家疗,疗若不消,更引别大方。出中卷。

3.北宋-神巧万全方-刘元宾-二十九、瘿瘤

瘤者不在颈下,初起如梅李,渐长大者如碗盏,治如瘿法。

4.南宋-三因极一病证方论-陈无择-卷之十五-瘿瘤证治

坚硬不可移者,曰名石瘿;皮色不变,即名肉瘿;筋脉露结者,名筋瘿;赤脉交络者,名血瘿;随忧愁消长者,名气瘿。

5.南宋-严氏济生方-严用和-瘿瘤瘰疬门-瘿瘤论治

瘿者,多结于颈项之间;瘤者,随气凝结于皮肉之中,忽然肿起,状如梅李子,久则滋长。医经所谓:瘿有五种,瘤有六证。五瘿者,石瘿、肉瘿、筋瘿、血瘿、气瘿是也。六瘤者、骨瘤、脂瘤、脓瘤、血瘤、石瘤、肉瘤是也。

6.南宋-仁斋直指方论-杨士瀛-卷之二十二-瘿瘤

瘿则忧患所生,多着于肩项,皮宽不急,槌槌而垂是也。瘤则随气留住,初作梅李之状,皮嫩而光,渐如杯卵是也。其肉色不变者,谓之肉瘿;其筋脉呈露者,谓之筋瘿;其赤脉交络者,谓之血瘿;随忧愁而消长者,谓之气瘿;坚硬而不可移者,谓之石瘿,瘿之名有五者此也。一曰骨瘤,二曰脂瘤,三曰肉瘤,四曰脓瘤,五

曰血瘤,六曰石瘤,瘤之种有六者此也。

7.元-世医得效方-危亦林-卷十九疮肿科-项瘿

破结散

治五瘿。坚硬不可移,名石瘿;皮色不变,名肉瘿;筋络露结,名筋瘿;赤脉交络,名血瘿;随忧愁消长,名气瘿。五瘿皆不可妄决破,破则脓血崩溃,多致夭枉。服此十日知,二十日愈。

8.元-永类钤方-李仲南-卷七-瘿瘤

五瘿。石瘿,坚硬不可移。肉瘿,皮色不变。筋瘿,筋脉露结。血瘿,赤脉交络。气瘿,随忧愁消长。

六瘤。骨瘤、脂瘤、风瘤、血瘤、石瘤、肉瘤。忽然肿起状如梅李核,久则滋长,皆喜怒忧思所致。切不可决溃,惟脂瘤可破,去脂粉则愈。

瘿状,多著肩项,如坚硬不可移,名石瘿。皮色不变,名内瘿。赤脉交络,名血瘿。筋脉露结,名筋瘿。随忧怒消长,名气瘿。

瘤状,随气凝结,有骨脂、脓血、肉。

瘿状多着肩背。如坚硬不可移,名石瘿;皮色不变,名肉瘿。如筋脉露结,名筋瘿;赤脉交错,名血瘿;随忧愁消长,名气瘿。

瘤状随气凝结,有骨、筋、肉、脓、血之瘤。

9.明-新刊外科正宗-陈实功-卷之一痈疽门-痈疽图形第十五(图省)

马刀瘰疬气瘿疮,一气生来在颈项,虎毒龙泉唇上下,对口原来发下藏。牙根唇上痛莫异,牙下生之疽一行,顶牙缝突为疔治,休作人间容易疮。

10.外科-新刊外科正宗-陈实功-卷之二上部疽毒门-瘿瘤论第二十三

瘿者阳也,色红而高突,或蒂小而下垂;瘤者阴也,色白而漫肿,亦无痒痛,人所不觉,薛立斋分别甚详。又观立斋云:筋骨呈露曰筋瘿,赤脉交结曰血瘿,皮色不变曰肉瘿,随忧喜消长曰气瘿,坚硬不可移曰石瘿,此瘿之五名也。

11.明-徐评外科正宗-陈实功-徐评外科正宗卷三-痈疽诸名歌

马刀瘰疬气瘿疮,一气生来在颈项,龙泉虎毒唇上下,对口原来发下藏。牙根唇上痛须记,牙下生之疽一行,顶牙缝突为疔治,切莫看成小小疮。

12.明-本草权度-黄济之-卷之下-痈疽(附瘿瘤)

瘿状,多着肩背。如坚不可移,名石瘿;皮色不变,名肉瘿;如筋脉露结,名筋瘿;赤脉交络,名血瘿;随忧愁消长,名气瘿。

13.明-本草权度-黄济之-卷之下-瘰

大抵食味之厚,郁气之积,曰毒,曰风,曰热,皆此三端,拓饮变换。须分虚实,实者易治,虚者可虑。夫初发于少阳一经,不守禁戒,延及阳明。盖胆经主决断,有相火,而且气多血少。

外有虾蟆瘟(无核但肿)。瘰(在阳明、少阳经)。瘿(或隐僻处)。结核(按之走痛)。劳瘵结核(连数个耳边,或聚或散)。瘤等亦同。

14.明-古今医鉴-龚信纂辑,龚廷贤续编,王肯堂订补-卷九-瘿瘤

瘿有五种,其肉色不变者,谓之肉瘿,其筋脉现露者,谓之筋瘿,若赤脉交络者,名曰血瘿,若随忧恼而消长者,名曰气瘿,若坚硬而不可移者,名曰石瘿。瘤亦有六种:一曰骨瘤,二曰脂瘤,三曰肉瘤,四曰脓留,五曰血瘤,六曰石瘤。瘿瘤二者,虽无痒痛,最不可决破,恐脓血崩溃,渗漏无已,必致杀人,其间肉瘤不可攻疗。

15.清-本经疏证-邹澍-第八卷-海藻

瘿瘤为气结,硬核为痰结,痛及痛肿为热结,《灵枢·寒热》篇黄帝问于岐伯曰:寒热瘰疬在颈腋者,何气使生?岐伯曰:此寒热毒气留于脉而不去者也。帝曰:去之奈何?岐伯曰:鼠瘘之本,皆在于脏,其末上出于颈腋之间,浮于脉中,未著于肌肉,外为脓血。是瘿瘤、瘰疬,虽根于五脏,其患止能及颈腋,不能上头者,正为海藻之所主,较之于荷、于蒲专治头目之疾者,可对待观矣。

16.清-本经序疏要-邹澍-卷六-瘿瘤

曹青岩曰:瘿瘤皆气结疾也。《灵枢·刺节真邪论》曰:有所结气,归之津液,邪气凝结日甚,连以聚居为昔瘤,是瘿瘤悉缘积累而成,瘿专主气,瘤兼主血。瘿不治则能妨咽,瘤不治惟日堰大而无痛痒,故《病源》有瘿可破,瘤不可破之戒,恐气血外竭而致毙也。二候初觉,但宜解结气,通津液,使不连聚堰大,化热为脓,则善矣。

17.清-婴儿论-周士祢-辨疮疹脉证并治第四

问曰:有赘,有瘿,其状如何?答曰:瘿者,如樱桃是也。瘤者,留结之谓也。赘者,赘出者是也。

瘿瘤,若大若小,无痛痒者,是也。

问曰:五瘿六瘤如何也?答曰:石、肉、筋、血、气,此为五瘿也。骨、肉、脓、血、石、脂,此为六瘤也。俱不可剪割,唯脂瘤当割破而去脂也。

18.清-串雅内外编-赵学敏-串雅内编卷二-截药外治门

庚生按瘿、瘤二症虽异实同,有痰瘤、有渣瘤、有虫瘤,此瘤之可去者也;有气瘤、有血瘤、有筋瘤、有骨瘤,此瘤之不可去者也。瘿亦如之。近来西医不问可破与否,一概刀割线扎,其立除患苦者固多,而气脱血尽而毙者亦复不少。西医器精手敏,而又有奇验之药水药散以济之,尚复如此,瘤固可轻言破乎?予在沪与西人相处最久,目击心伤,因志此以告世之治此症者,宜加慎焉。

19.清-经验丹方汇编-钱峻-瘿瘤

瘿多著于肩顶,瘤则随气凝结,此等年数远侵大侵长。坚硬不可移者,名曰石瘿;皮色不变者,名曰肉瘿;筋脉露结者,名曰筋瘿;赤脉交结者,名曰血瘿;随忧愁消长者,名曰气瘿。五瘿皆不可决破,决破则浓血崩溃多致夭枉,难治。瘤有六种:骨瘤、脂瘤、肉瘤、脓瘤、血瘤、筋瘤,亦不可决破,决破则亦难治。肉瘤尤不可治,治则杀人。唯脂瘤去其脂粉则愈。

20.清-经验选秘-胡增彬-卷二-痈疽总论

王洪绪曰:阴毒之症,皮色皆同。然有肿有不肿,有痛有不痛;有坚硬难移,有柔软如绵,不可不为之辨。夫肿而不坚,痛而难忍,流注也。肿而坚硬微痛,贴骨、鹤膝、横痃、骨槽等类是也。不肿而痛,骨骱麻木,手足不仁,风湿也。坚硬如核,初起不痛,乳岩、瘰疬也。不痛而坚,形大如拳恶核,失荣也。不痛不坚,软而渐大,瘿瘤也。不痛而坚如金石,形如升斗。石疽也。此等症候,尽属阴虚,无论平塌大小,毒发五脏,皆曰阴痈。如其初起疼痛者易消,重按不痛而坚者,毒根深固,消之难。速治之法,方有一定,学者览之瞭然。

21.清-灵验良方汇编-沈铭三撰,田间来增辑-卷之二外科-治瘿瘤

瘿瘤乃五脏瘀血、浊气痰滞而成。瘿者阳也,色红而高突,或蒂小而下垂;瘤者阴也,色白而漫肿,亦无痒痛,人所不觉。瘤有筋瘤、血瘤、肉瘤、气瘤、骨瘤之分。瘿有筋瘿、血瘿、肉瘿、气瘿、石瘿之异。《外科正宗》内辨之甚详,患者宜细考之。通治瘿瘤,用海藻玉壶汤,或六军丸。选而服之,自然缩小消磨。切不可轻用针刀掘破,出血不止,多致伤人。又有粉瘤、黑砂瘤,发瘤等,则宜针刺。

22.清-神仙济世良方-柏鹤亭-下卷-治瘿瘤方

华真人曰:自青囊失后,数千载矣,今不敢以传世,叹前车可鉴。今以瘿瘤之类,吾不敢秘,再传世人,以全活人可也。瘿瘤不同,瘿者,连肉而生,根大而身亦大;瘤者,根小而身大也。即瘤之中又各不同,有粉瘤、肉瘤、筋瘤、物瘤,不可治

亦不必治,终身十载不过如桃。

23.清-类证治裁-林佩琴-卷之八-瘰疬结核瘿瘤马刀

　　更有瘿瘤初生,如梅李状,皮嫩而光,渐如杯卵。瘿生肩项,瘤随处皆有,其症属五脏,其原由肝火。瘿有五:筋瘿者,筋脉呈露,(宜玉壶散、破结散。)血瘿者,赤脉交络,(宜化瘿丹合四物汤。)肉瘿者,皮色不变,(宜人参化瘿丹。)气瘿者,随忧思消长,(宜白头翁丸、消瘿散、归脾丸。)石瘿者,坚硬不移,(宜破结散。)瘤有五:筋瘤者,自筋肿起,按之如筋,或有赤缕。此怒动肝火,血涸而筋挛也,(六味汤,或四物汤加山栀、木瓜。)血瘤者,自肌肉肿起,久而现赤缕,或皮色赤,此劳役动火,血沸而邪搏也,(四物汤加茯苓、远志。)肉瘤者,自肌肉肿起,按之实软。此郁结伤脾,肌肉伤而邪搏也,(归脾汤、补中益气汤。)气瘤者,自皮肤肿起,按之浮软,此劳伤肺气,腠疏而邪搏也,(补中益气汤。)骨瘤者,自骨肿起,按之坚硬,此房劳肾伤,阴虚不荣骨也,(六味丸。)外有脓瘤,(宜海藻丸。)石瘤,(神效开结散、一井散。)脂瘤,(用针挑去脂粉)自愈。凡瘿瘤皆忌决破,令脓血崩溃,多致夭枉。(宜敷桃花散,止血药。)惟脂粉瘤红色,全是痰结,可决去脂粉。又有形似垂茄,根甚小者,(用五灰膏点其蒂。)俟茄落,以(生猪脂贴)自愈。又有手背生瘤,如鸡距,如羊角,向明照之如桃胶,名胶瘤,(以排针刺破,按出脓)立平。生于面名粉瘤,(海藻浸酒饮。)有翻花瘤,(用马齿苋烧灰,研猪脂调服。)立斋云:瘤者留也,随气留滞,皆因脏腑受伤,气血乖违。当求其属而治其本,勿用蛛丝缠芫花腺等治。又有毒坚如石,形长似蛤,疮名马刀,亦属肝胆三焦经部分,浸及太阳阳明,流注胸胁腋下,不论未溃已溃,(用鲜夏枯草熬膏服,并敷患处。)初起气血未损,(用立应散一钱,浓煎木通汤下。)毒从小便出如粉片血块是也,倘小便涩,(用益元散,煎灯芯汤调下。)宣毒后,(接服薄荷丹。)疏散风热。若肿犹不消,(海藻溃坚汤、消肿汤。)气血已亏,(补中胜毒饼。)溃久不愈,依前瘰疬法治。

24.清-石室秘录-陈士铎-卷一(礼集)-碎治法(论瘤论瘿论治顽癣论接舌生舌论生齿固齿)

　　瘿瘤不同。瘿者连肉而生,根大而身亦大;瘤者根小而身大也。即瘤之中又各不同,有粉瘤,有肉瘤,有筋瘤,有物瘤。筋瘤不可治,亦不必治,终身十载,不过大如核桃。粉瘤则三年之后,彼自然而破,出粉如线香末,出尽自愈,亦不必治也。肉瘤最易治,用水银一钱,儿茶三钱,冰片三分,硼砂一钱,射香三分,黄柏五钱,血竭三钱,各为细末。将此药擦于瘤之根处,随擦随落,根小者无不落也。物瘤则根大,最难治。不时而动,无故而鸣,或如虫鸣,或如鸟啼。必须用刀破其中孔,则物自难居,必然突围而出。后用生肌神药敷之,则瘤化为水,平复如故矣。此乃不敬神鬼,触犯岁君而得,病不可测,非理可谈,故吾《内经》不言,然世未尝无此病也。

25.清-古今医诗-张望-第三十四卷-阴疽总序

阴疽色白而冷,不肿不痛,然其类甚多。有肿而不坚,痛而难忍者,流注也;有肿而结硬,微痛者,贴骨(疽)、鹤膝(风)、横痃、骨槽风(在牙根)等类也;有手、足无名之指肿而痛甚者,脱骨疽也;有坚硬如核,初起不痛者,乳疽、瘰疬也。有不痛而坚,颈项如拳起者,失营也;有不痛不坚,坚如金石,形大如升斗者,石疽也;有不痛不坚,软而渐大者,瘿瘤也。

26.清-杂病源流犀烛-沈金鳌-卷二十六-颈项病源流

瘿瘤者,气血凝滞,年数深远,渐长渐大之证。何谓瘿?其皮宽,有似樱桃,故名瘿,亦名瘿气,又名影袋。何谓瘤?其皮急,有似石榴,故名瘤,亦名瘤赘。是瘿瘤本异证也。其证皆隶五脏,其原皆由肝火。盖人怒动肝邪,血涸筋挛,又或外邪搏击,故成此二证。惟忧恚耗伤心肺,故瘿多着颈项及肩。惟有所劳欲,邪乘经气之虚而住留,故瘤随处皆有。

薛立斋曰:筋脉呈露曰筋瘿(宜玉壶散、破结散)。赤脉交络曰血瘿(宜化瘿丹、四物汤合用)。皮色不变曰肉瘿(宜人参化瘿丹)。随忧愁消长曰气瘿(宜白头翁丸、消瘿散、海带丸)。坚硬不可移曰石瘿(宜破结散)。《三因》言五瘿之名亦同,谓皆不可决破,破则脓血崩溃,多致夭枉(如破,宜桃花散、止血药)。其言是也。然西北方依山聚涧之民,食溪谷之水,受冷毒之气,其间妇女,往往生结囊如瘿,皮色不变,不痛不痒,余前游宣化府,曾立方治数妇人,皆得效,此方书所未及者(宜沈氏瘿囊丸)。故特志之。

27.清-证因通考-王藻堰-证因通考卷十-发无定处

瘿瘤

生无定处,色状不一,头大蒂小而下垂者为瘿,属阴,项小蒂大而高突者为瘤,属阳。瘿有石瘿、泥瘿、气瘿、肉瘿、筋瘿、血瘿之分,古又有劳瘿、忧瘿,实即气瘿也。瘤有肉瘤、筋瘤、血瘤、气瘤、骨瘤之异,古又有肠瘤、昔瘤。凡瘿瘤皆不可决破,破则伤生。若溃破之后,脓出如痰者名痰瘤,如豆渣者名渣瘤,古皆谓之粉瘤。此外如黑砂瘤、发瘤、虱瘤、虫瘤、胶瘤,皆可针破,然必有内膜,须化净方能收口。又有小儿生者名胎瘤,色红者名丹瘤。

《圣济总录》曰:石瘿、泥瘿、劳瘿、忧瘿、气瘿,是为五瘿。石与泥则以山水饮食而得之,忧劳气则本于七情之所感,气则随之,或上而不下,或结而不散是也。瘤之为义,留滞而不去也。气血流行,不失其常,则形体和平,无或余赘,及郁结壅塞,则乘虚投隙,瘤所以生。初为小核,寝以长大,若杯盂,不痒不痛,亦不结强。方剂所治,以治瘿法同,但瘿有可针割,而瘤慎不可破尔。

巢元方云:瘿者由忧恚气结所生,亦曰饮沙水,沙随气入于脉,搏颈下而成之。初作与樱核相似而当颈下也,皮宽不急,垂搥搥然是也。恚气结成瘿者,但垂核搥搥,无脉也。饮沙水成瘿者,有核瘰瘰无根,浮动在皮中。瘤者,皮肉中忽肿起,初梅李大,渐长大,不痛不痒,又不结强,言留结不散,谓之为瘤,不治乃至极大,则不复消,不能杀人,亦慎不可辄破。

陈无择云:瘿多着于肩项,瘤则随气凝结。

李东垣云:若发肿都软而不痛者,血瘤也;发肿日渐增长而不大热,时时牵痛者,气瘤也。气结微肿,久而不消,后亦成脓,此是寒热所为也。留积经久,极阴生阳,寒化为热,以此溃多,必成瘘。

《金鉴》曰:瘿瘤二证发于皮肤血肉筋骨之处,瘿者如缨络之状,瘤者随气留住,故有是名也。多外因六淫邪,荣卫气血凝郁,内因七情,忧恚怒气,湿痰瘀滞,山岚风水气而成,皆不痛痒。瘿有五种:皮色不变者为肉瘿,其经脉现露者为筋瘿,若赤脉交络者为血瘿,随喜怒消长者名气瘿,坚硬推之不移者名石瘿。五瘿皆不可破,破则脓血崩溃,多致伤生。瘤有六种:坚硬紫色,累累青筋,盘曲若蚯蚓状者,名筋瘤;微紫微红,软硬间杂,皮肤中隐隐若红丝纠缠,时时牵痛,误有触破而血流不止者,名血瘤;或软如绵,或硬如馒,皮色如常,不紧不宽,始终只似覆肝,名肉瘤;软而不坚,皮色如常,随喜怒消长,无寒无热者,名气瘤;日久化脓流出,又名脓瘤也;形色紫黑,坚硬如石,疙瘩叠起,推之不移,昂昂坚贴于骨者,名骨瘤;软而不硬,皮色淡红者,名脂瘤,即粉瘤也。六瘤之形色如此。凡瘿多生于肩项两颐,瘤则随处有之。夫肝统筋,怒气动肝则火盛血燥,致生筋瘿,筋瘤宜清肝解郁,养血舒筋;心主血,暴戾太甚则火旺逼血沸腾,复被外邪所搏,致生血瘿,血瘤宜养血凉血,抑火滋阴,安敛心神,调和血脉。脾主肌肉,郁结伤脾,肌肉浇薄,土气不行,逆于肉里,致生肉瘤,肉瘤宜理脾宽中,疏通戊土,开郁行痰,调理饮食;肺主气,劳伤元气,腠理不密,外寒搏之,致生气瘿,气瘤宜清肺气,调经脉,理劳伤,和荣卫;肾主骨,恣欲伤肾,肾火郁遏,骨无荣养,致生石瘿、骨瘤,骨瘤尤宜补肾散坚,行瘀利窍。瘿瘤诸证,用药缓缓消磨,自然缩小。若久而脓血崩溃,渗漏不已者,皆为逆证。不可轻用刀针决破,以致出血不止,立见危殆。惟粉瘤可破,其色粉红,多生耳项前后,亦有生于下体者,全系痰凝气结而成,治宜铍针破其粉脂。又有一种黑砂瘤,多生于臀腿,肿突大小不一,以手撮起,内有黑色即是,亦用针刺出黑砂有声,软硬不一。又有发瘤,多生于耳后发下寸许,软小高突,按之不痛,亦用针刺之,粉发齐出。又有虱瘤,发后其痒彻骨,开破出虱无数,内有极大一虱出,其虱方尽。黑砂、发、虱三瘤,外治皆同粉瘤之法,其口方收。又有虫瘤,每生肋下,但本忧思化成,每难获效。诸证形状各异,皆五脏湿热邪火浊瘀各有所感而成,总非正气之所化也。

沈金鳌云:瘿瘤者,其证皆隶五脏,其源皆由肝火。盖人怒动肝邪,血涸筋挛,又或外邪搏击,故成此二证。惟忧恚耗伤心肺,故瘿多着颈项及肩;惟有所劳欲,邪乘经气之虚而住留,故瘤随处皆有。有手背生瘤,或如鸡距,或如羊角,向明照之如桃胶,曰胶瘤。西北方依山聚涧之民,食溪谷之水,受冷毒之气,其间妇女往往生结囊如瘿,皮色不变,不痛不痒。

28.清-外科备要-易凤翥-卷四方药-外科针法

气瘿壅肿而绵软不痛,血瘿焮肿而肉累成块,血瘤软硬间杂、红丝纠缠,骨瘤疙瘩叠起,推之不移以及顽毒紫硬、痰气结核、阴分瘰疬之类,骨节近节之处,冬月闭藏之时,皆忌用刀针。

29.清-外科选要-清-徐惠铨-卷四-瘿瘤

《百效全书》曰:夫瘿瘤,皆由气血凝滞,结而成之。瘿则喜怒所生,多着于肩项,皮宽不急,垂垂而重者是也。瘤则随留所住,初如梅李之状,皮嫩而光,渐如杯卵者是也。瘿虽有五,瘤则类多,不痛不痒,切不可决破,恐脓血崩溃,渗漏无已,必致杀人。惟肉瘤更不可攻,疗如脂瘤、气瘤,体气充实者,如海藻散坚丸,东垣散肿溃坚汤,多服亦可消散。如虚弱者,又宜斟酌,不可纯用化痰行气破坚之药。

30.清-外科真诠-邹岳-卷下-发无定位部

瘿瘤发于皮肤血肉筋骨之外,瘿者如缨络之状,瘤者随气留住,故有是名也。多外因六邪,营卫气血凝郁,内因七情,忧恚怒气,湿痰瘀滞,山岚水气而成。皆不痛痒。且瘿症属阳,色红而高突,皮宽不急,蒂小而下垂。瘤症属阴,白色而漫肿,皮嫩而光亮,头小而根大。但瘿有五种,瘤有六种,宜分别治之。

筋瘿者,筋脉呈露。血瘿者,亦脉交结。肉瘿者,皮色不变。气瘿者,随喜怒而消长。石瘿者,坚硬不移,此五瘿也。初起元气实者,海藻玉壶汤、六军丸,久而元气虚者,琥珀黑龙丹、十全流气饮选而服之,自然缩小,渐渐消磨。若久而脓血崩溃,渗漏不已者,不治。

31.清-外科证治全书-许克昌、毕法-卷四-发无定处证

大者为瘿,小者为瘤。瘿证蒂小而下垂,瘤证顶小而根大。瘿多生于肩项两颐,瘤则随处可生。诸书虽有五瘿、六瘤之名类,要皆七情六欲,脏腑受伤,经膲乖变,气凝阻逆所致。瘤证易治,瘿证鲜有瘥者。瘿证内用开结散、内府神效方,外用蛛丝缠法,或甘草缩法,缓缓消磨,亦能缩愈。切勿轻用刀、针,致血出不止,立见危殆。

32.清-黄帝内经素问详注直讲全集-高士亿-卷八-本病论篇第七十三

帝曰:诸瘿奈何?岐伯曰:水气之积也,肉色不变者,发于脾;筋脉太露者,发于肝;色赤脉络交互者,发于心;消长无常者,发于肺;坚实不移者,发于肾。〔(批)此言诸瘿之本也。〕

注:瘿,婴也,谓疾之在婴喉颈分者。水之积者,言为水气所积而成也。脾主肌肉,故瘿发而肉色如常者,病本在脾。肝主筋脉,故瘿发而筋脉大现者,病本在肝。心色赤而主血,故瘿发色赤而脉络交互者,病本在心。肺主气,故瘿发而时消时长,无常在者,病本在肺。肾主寒,寒则凝固,故瘿发而坚实不移者,病本在肾也。

讲:黄帝问曰:诸血与气及诸阴阳,其所本固如是矣,然则病诸瘿者,其本奈何?岐伯对曰:诸婴之病,皆水气所积而本于水者也。然其所发,各本于脏。如证见肉色如常,不因病瘿而有变者,此水积于脾,而瘿从脾发也。如证见筋脉高起,现于瘿所者,此水积于肝,而瘿从肝发也。如证见肉色纯赤,脉络交互于瘿间者,此水积于心,因伤血从心发也。如证见消长不一,兼移动无常者,此水之积于肺,因感气而从肺发也。如证见坚实异常,且不动移者,此水之积于肾,因感寒而从肾发也。瘿之所本如是,而其他可知矣。

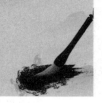

第四章　瘿病的辨证论治

第一节　概　　述

瘿病是由于情志内伤，饮食及水土失宜等因素引起的，以致气滞、痰凝、血瘀壅结颈前为基本病机，以颈前结喉两旁结块肿大为主要临床特征的一类疾病。瘿病一名，首见于《诸病源候论·瘿候》。

一、辨病因

(一)情志内伤

忿郁恼怒或忧愁思虑日久，肝气失于条达，气机郁滞，则津液不得正常输布，易于凝聚成痰，气滞痰凝，壅结颈前，则形成瘿病。正如《诸病源候论·瘿候》说："瘿者，由忧恚气结所生"，"动气增患"。《重订严氏济生方·瘿瘤论治》说："夫瘿瘤者，多由喜怒不节，忧思过度，而成斯疾焉。大抵人之气血，循环一身，常欲无滞留之患，调摄失宜，气凝血滞，为瘿为瘤。"

(二)饮食及水土失宜

饮食失调，或居住在高山地区，水土失宜，一是影响脾胃的功能，使脾失健运，不能运化水湿，聚而生痰；二是影响气血的正常运行，致气滞、痰凝、血瘀壅结颈前则发瘿病。《圣济总录》所谓的"泥瘿"即由此所致。《诸病源候论·瘿候》谓"饮沙水"容易发生瘿病。《杂病源流犀烛·颈项病源流》也说："西北方依山聚涧之民，食溪谷之水，受冷毒之气，其间妇女，往往生结囊如瘿。"

(三)体质因素

妇女以肝为先天，妇女的经、孕、产、乳等生理特点与肝经气血有密切关系，遇有情志、饮食等致病因素，常引起气郁痰结、气滞血系及肝郁化火等病理变化，故女性易患瘿病。另外,素体阴虚之人,痰气郁滞之后易于化火,更加伤阴,常使病机复杂,病程缠绵难愈。

二、辨病机

(一)基本病机

气滞、痰凝、血瘀壅结颈前是瘿病的基本病机。

(二)病程

本病初期多为气机郁滞,津凝痰聚,痰气搏结颈前,日久则可引起血脉瘀阻,进而气、痰、瘀三者合而为患。

(三)病变部位

病变部位主要在肝脾,与心有关。肝郁则气滞,脾伤则气结,气滞则津停。脾虚则酿生痰湿,痰气交阻,血行不畅,则气、血、痰壅结而成瘿病。瘿病日久,在损伤肝阴的同时,也会伤及心阴,出现心悸、烦躁、脉数等症。

(四)病理性质

病理性质以实证居多,久病由实致虚,可见气虚、阴虚等虚候或虚实夹杂之候。

三、辨证要点

(一)辨在气与在血

颈前肿块光滑,柔软,属气郁痰阻,病在气分;病久肿块质地较硬,甚则质地坚硬,表面高低不平,属痰结血瘀,病在血分。

(二)辨火旺与阴伤

烦热、易汗、性情急躁易怒,眼球突出,手指颤抖,面部烘热,口苦,舌红苔黄,脉数者,为火旺;如见心悸不宁,心烦少寐,易出汗,手指颤动,两目干涩,头晕目眩,倦怠乏力,舌红,脉弦细数者,为阴虚。

(三)辨病情的轻重

若肿块在短期内迅速增大,质地坚硬,表现有节结,高低不平,或阴虚火旺症状较重,出现高热,大汗,烦躁,谵妄,神志淡漠,脉疾或微细欲绝者,均为重症。

四、论治

理气化痰,消瘿散结为基本治则。瘿肿质地较硬及有结节者,应适当配合活血化瘀。肝火亢盛及火热伤阴者,则当以清肝泄火及滋阴降火为主。

(一)气郁痰阻证

(1)症状:颈前正中肿大,质软不痛;颈部觉胀,胸闷,喜太息,或兼胸胁窜痛,病情的波动常与情志因素有关,苔薄白,脉弦。

(2)治法:理气舒郁,化痰消瘿。

(3)方药:四海舒郁丸加减。

本方功能理气解郁,化痰软坚,消瘿散结,适用于瘿病早期由痰气郁结所致者。方中以青木香、陈皮疏肝理气,昆布、海带、海藻、海螵蛸、海蛤壳化痰软坚,消瘿散结。

胸闷、胁痛者,加柴胡、郁金、香附理气解郁。咽颈不适加桔梗、牛蒡子、木蝴蝶、射干利咽消肿。

(二)痰结血瘀证

(1)症状:颈前出现肿块,按之较硬或有结节,肿块经久未消,胸闷,纳差,苔薄白或白腻,脉弦或涩。

(2)治法:理气活血,化痰消瘿。

(3)方药:海藻玉壶汤加减。

本方既能理气化痰消瘿,又能养血活血,适用于气滞、痰阻、血瘀壅结颈前所致的瘿病。方中以海藻、昆布、海带化痰软坚,消瘿散结;青皮、陈皮、半夏、贝母、连翘、甘草、理气化痰散结;当归、川芎养血活血,共同起到理气活血,化痰消瘿的作用。

结块较硬及有结节者,可酌加黄药子、三棱、莪术、露蜂房、山甲片、丹参等,以增强活血软坚,消瘿散结的作用。胸闷不舒加郁金、香附理气开郁。郁久化火而见烦热、舌红、苔黄、脉数者,加夏枯草、丹皮、玄参以清热泻火。纳差便溏者,加白术、茯苓、淮山药健脾益气。

(三)肝火旺盛证

(1)症状:颈前喉结两旁轻度或中度肿大,一般柔软光滑,烦热,容易出汗,性情急躁易怒,眼球突出,手指颤抖,面部烘热,口苦,舌质红,苔薄黄,脉弦数。

(2)治法:清肝泻火,消瘿散结。

(3)方药:栀子清肝汤合消瘰丸加减。

栀子清肝汤清肝泻火,适用于肝郁化火之瘿病;消瘰丸清热化痰,软坚散结,适用于痰结化热之瘿病。

肝火亢盛,烦躁易怒,脉弦数者,可加龙胆草、夏枯草清肝泻火。风阳内盛,手指颤抖者,加石决明、钩藤、白蒺藜、牡蛎平肝熄风。兼见胃热内盛而见多食易饥者,加生石膏、知母清泄胃热。

(四)心肝阴虚证

(1)症状:颈前喉结两旁结块或大或小,质软,病起较缓,心悸不宁,心烦少寐,易出汗,手指颤动,眼干,目眩,倦怠乏力,舌质红,苔少或无苔,舌体颤动,脉弦细数。

(2)治法:滋阴降火,宁心柔肝。

(3)方药:天王补心丹或一贯煎加减。

天王补心丹滋阴清热,宁心安神,适用于心阴亏虚为主者;一贯煎养阴疏肝,适用于肝阴亏虚兼肝气郁结者。方中以生地、玄参、麦冬、天冬养阴清热;人参、茯苓、五味子、当归益气生血;丹参、酸枣仁、柏子仁、远志养心安神。

肝阴亏虚、肝经不和而见胁痛隐隐者,可仿一贯煎加枸杞子、川楝子养肝疏肝。虚风内动,手指及舌体颤动者,加钩藤、白蒺藜、白芍药平肝熄风。脾胃运化失调致大便稀溏,便次增加者,加白术、苡仁、淮山药、麦芽健运脾胃。肾阴亏虚而见耳鸣、腰酸膝软者,酌加龟板、桑寄生、牛膝、菟丝子滋补肾阴。病久正气伤耗、精血不足而见消瘦乏力,妇女月经少或经闭,男子阳痿者,可酌加黄芪、山茱萸、熟地、枸杞子、制首乌等补益正气、滋养精血。

第二节　辨证论治的中医古籍精选

1.南北朝-集验方-姚僧垣-集验方卷第八-治瘿病方

小麦一升、醇苦酒一升,渍小麦令释,漉出暴燥,复渍,使苦酒尽,暴麦燥捣筛,以海藻三两别捣,以和麦末令调,酒服方寸匕,日三。禁盐、生鱼、生菜、猪肉。(《外台》卷二十三)

又方。

小麦(三升)。

右以三年米酢三升,渍麦暴干,干更浸,使酢尽,又暴干,捣筛为散,别捣昆布为散,每服取麦散二匕,昆布散一匕,旦饱食讫,清酒和服之,若不能饮酒者,以水和服亦得,服尽即差,多服弥善,无所禁,但不用举重及悲啼、烦恼等事。(《外台》

卷二十三）

治瘿酒方。

是水雨经露出柳根（三十斤）。

右以水一斛，煮得五斗，同米三斗酿之，酒成，先食服一升，日三。（《外台》卷二十三）

杨树酒，治瘤瘿方。

河边水所注杨树根三十斤，熟洗细挫，以水一石，煮取五斗，用米三斗，面三斤，酿之，酒成服一升。（《医心方》卷十六）

2.南北朝-小品方-陈延之-小品方卷第十-治瘿病诸方

治瘿方。

小麦一升，醇苦酒一升，渍小麦令释，漉出暴燥，复渍使苦酒尽，暴麦燥，捣筛，以海藻三两别捣，以和麦末令调，酒服方寸匕，日三。禁盐、生鱼、生菜、猪肉。

治瘿瘤诸瘘，昆布丸方。

昆布（八两，炙）、海藻（七两，洗，炙）、小麦（一升，熬）、海蛤（五两）、松萝（四两）、连翘（二两）、白头翁（二两）。

右七物，捣下筛，和蜜丸如梧子，服十丸，日三。稍加三十丸。

3.唐-千金翼方-孙思邈-卷第二十杂病下-瘿病第七

方九首

治五瘿方取鹿厌酒渍令没，火炙干，内于酒中，更炙令香，含咽汁，味尽更易，尽十具即愈。

又方：小麦面一斤、特生礜石十两、烧海藻一斤。

右三味，取三年醋一升渍小麦面，暴干，更浸令醋尽，各捣为散，每服两方寸匕，日四五服，药含乃咽之。忌姜辛猪鱼生菜辛菜吹火读诵及大语用气。

又方：昆布三两、海蛤二两、松萝二两、海藻三两、白敛二两、通草二两、桂心二两。

右七味捣为散，每以酒服方寸匕，日三服。

又方：小麦一升、醋一升，夜浸昼暴昆布洗，各二两海藻洗。

右三味捣为散，食后饮服方寸匕，日三，以差为度。

又方：昆布一两、海藻一两、海蛤二两、半夏一两，洗细辛一两、土瓜一两、松萝一两、通草二两、白敛二两、龙胆二两。

右一十味捣筛，酒服方寸匕，日再。不得作生活劳动也。

又方:昆布二两。

右一味切如指大,醋渍,含咽汁尽,愈。

又方:海藻一斤、小麦面一升。

右二味,以三年醋一升以溲面末,暴干,往反令醋尽,合捣散,酒服方寸匕,日三。忌怒。

陷脉散主二三十年瘿瘤,及骨瘤石瘤,肉瘤脓瘤,血瘤,或大如杯盂,十年不差,致有漏溃,令人骨消肉尽,或坚或软或溃,令人惊惕,寐卧不安,体中掣缩,愈而复发,治之方。(《千金》云陷肿散)

乌贼、鱼骨一分,白石英半两,石硫黄一分,紫石英半两,钟乳半两,粉干姜一两,丹参三分,琥珀一两,大黄一两,蜀附子一两,炮,去皮。

右一十味捣为散,贮以韦囊,勿令泄气,若疮湿即傅,无汁者以猪膏和傅之,日三四,以干为度。若汁不尽者,至五剂十剂止,勿惜意不作也。著药令人不疼痛。若不消,加芒消二两,益佳。(《千金》有胡燕屎一两)

治瘿方

菖蒲二两、海蛤一两、白敛一两、续断一两、海藻一两、松萝一两、桂心一两、蜀椒一两,汗,去目闭口者羊靥二百枚,炙神曲三两半夏一两,洗倒挂草一两。

右一十二味各捣下筛,以酱清、牛羊髓脂丸之,一服三丸如梧子,日一服。

4.唐-外台秘要-王焘-卷第二十三(瘿瘤咽喉疬瘘二十八门)-瘿病方一十八首

《肘后》疗颈下卒结囊,渐大欲成瘿,海藻酒方。

海藻(一斤,去去咸),清酒(二升)。

右二味,以绢袋盛海藻,酒渍,春夏二日,一服二合,稍稍含咽之,日三,酒尽更以酒二升渍,饮之如前,滓曝干末,服方寸匕,日三,尽更作,三剂佳。崔氏、文仲同。

又方:

昆布、海藻等分末之,蜜丸,含如杏核大,含稍稍咽汁,日四、五。并出中卷。

深师疗瘿方。

桂心、昆布(洗)、海藻(洗)、甘草(炙)、白面(熬,各三分)、龙胆、海蛤(研)、土瓜根、半夏(洗)、吴茱萸、牡蛎(熬,各一两)。

右十一味为散,酢浆水服五分匕,先食,日三,十日知,尽药愈。节食盐、羊肉、饧、生葱、菘菜。

又方：

海藻（二分，洗）、龙胆（二分）、昆布（二分，洗）、土瓜根（二分）、半夏（二分，洗）、小麦面（二分，炒）。

右六味为散，先食酒服方寸匕，日三，二十日知，三十日愈。忌羊肉、饧。并出第二十九卷中。

《小品》瘿病者，始作与瘿核相似，其瘿病喜当颈下，当中央不偏两边也。乃不急膇（直伪切，重膇病也）然，则是瘿也。中国人息气结瘿者，但垂膇膇无核也。长安及襄阳蛮人，其饮沙水喜瘿，有核瘰瘰耳，无根浮动在皮中，其地妇人患之。肾气实，沙石性合于肾，则令肾实，故病瘿也。北方妇人饮沙水者，产乳其于难，非针不出，是以比家有不救者，良由此也。疗瘿方。

小麦一升，淳苦酒一升，渍小麦令释，漉出曝燥，复渍使苦酒尽，曝麦燥，捣筛。以海藻三两别捣，以和麦末令调，酒服方寸匕，日三。禁盐、生鱼、生菜、猪肉。《肘后》、崔氏、《备急》云疗三十年瘿疾。《集验》、文仲、范汪等同。出第十卷中。（《肘后》用海藻五两。）

《集验》疗瘿酒方。

是水雨经露出柳根（三十斤）。

右以水一斛，煮得五斗，同米三斗酿之，酒成，先食服一升，日三。范汪同。出第四卷中。

崔氏海藻散，疗瘿方。

海藻（八两，洗去咸汁）、贝母（二两）、土瓜根（二分）、小麦曲（二分，炒）。

右四味作散，酒服方寸匕，日三。

又方：

秫米（三升，依酒法炊）。

右一味，取圆叶白杨皮十两去上苍者，慎勿令见风，细切，以水五升，煮取二升浓汁，渍曲末五两，用前件秫米依酒洗酘之熟讫，封塞一七日，然后空腹服一大盏，日再服，三日内即效，神验无比。并出第四卷中。

张文仲《隐居效验》疗瘿方。

昆布（洗）、松萝（各三分）、海藻（五分）。

右三味，捣，蜜丸如杏核大，含咽津，日三夜二，大佳。《备急》、《肘后》同。

又疗瘿，司农杨丞服效。第一方。

昆布（六分，洗）、海藻（七分）、松萝、干姜桂心（各四分）、通草（五分）。

右六味，捣筛，蜜丸如梧子，一服吞七丸，即住在颈下瘿处，欲至食时，即先饮少酒。下却丸子,然进食。禁酢、蒜、盐、酪、臭肉、仓米等。若瘿大者,加药令多,取瘥。

又第二方。

昆布(洗)、海藻(洗,各一斤)。

右二味,细切,好酒五升,浸七日,量力取数服,酒尽以酒更浸;两遍药力尽,当以此酒下前丸药益善。《备急》《肘后》同。

又方:

小麦(三升)。

右以三年米酢三升,渍麦曝干,干更浸,使酢尽,又曝干,捣筛为散,别捣昆布为散,每服取麦散二匕,昆布散一匕,旦饱食讫,清酒和服之。若不能饮酒者,以水和服亦得,服尽即瘥。多服弥善,无所禁,但不用举重,及悲啼烦恼等事。《肘后》《备急》《集验》同。

又含丸方。

槟榔人(三两)、马尾海藻(三两,洗)、昆布(三两,洗)。

右三味,末之,蜜丸如鸡子黄大,每日空腹含一丸,徐徐令津液取汁咽之。忌盐。并杨丞方,服验。《肘后》《备急》同。并出第六卷中。

《古今录验》疗气瘿方。(晋州熙公奏徐公方。)

问荆(一两,出海岛)、羖羊靥(五具,去脂炙)、白敛、椒目、甘草(炙,各一分)、小麦曲末(二两,熬)。

右六味,捣筛为散,羊靥一种,别捣为末,相和,好浆浸,更捣作丸如小枣大,一服五丸,无禁。

又方:(县令祖宗进二方。)

羊靥一百枚,暖汤浸去脂炙,大枣二十枚,去皮,作丸服。忌慎如常药法。

又方:

取羊靥一具,去脂含汁,汁尽去皮,日一具,七日含便瘥。

又疗瘿,海藻散方。

海藻(十分,洗)、昆布(一两,洗)、海蛤(一两,研)、通草(一两)、菘萝(洗)、干姜、桂心(各二两)。

右七味,下筛,酒服一钱匕,日三。出第四十一卷中。(《肘后》无干姜,有白敛。)

5.唐-外台秘要-王焘-卷第二十三(瘿瘤咽喉病瘰二十八门)-气瘿方一十首

《广济》疗气瘿气,胸膈满塞,咽喉项颈渐粗,昆布丸方。

昆布(二两,洗去咸汁)、通草(一两)、羊靥(二七枚,炙)、马尾、海藻(一两,洗去咸汁)、海蛤(一两,研)。

右五味,蜜丸如弹子,细细含咽汁。无食许后。忌生菜、热面、炙肉、蒜、笋。

又疗冷气筑咽喉噎塞兼瘿气,昆布丸方。

昆布(八分,洗)、干姜(六分)、犀角(六分,屑)、吴茱萸(四分)、人参(八分)、马尾海藻(四分,洗)、葶苈子(六分,熬)、杏人(八分,去皮尖,熬)。

右八味,捣筛,蜜丸如梧子,空腹以饮服。忌生冷、热面、炙肉、鱼、蒜、笋、粘食、陈臭等。

又疗气妨塞方。

昆布(三两,洗)、菘萝、通草、柳根须(各三两,近水生者)。

右四味,捣筛,蜜丸如弹丸大,以海藻汤浸,细细含之,咽尽勿停。忌举重生嗔忧悲等。

又疗瘿细气方。

昆布(十二分,洗)、马尾、海藻(十分,洗)、杏人(各八分,去皮尖,熬)、通草、麦门冬(去心)、连翘子(各六分)、干姜橘皮(各六分)、茯苓(八分)、松萝(三两)。

右十味,捣末,以袋盛含,乃以齿微微嚼药袋子,汁出入咽中,日夜勿停。看有问荆加四分佳。忌嗔及劳、油腻、黏食。并出第二卷中。

深师苏子膏,疗气瘿方。

腊月猪脂(一升)、苏子、桂心、大黄、当归、干姜、橘皮、蜀椒(汗,各三分)。

右八味,切,以水六升,煮取二升,去滓,纳猪脂,消尽服瘥。忌生葱。出第二十九卷中

崔氏云:凡水瘿、气瘿可瘥,石瘿不可治。疗气瘿方。

平旦手挽瘿令离项,搯(他劳切)其下根,脉断愈。一日一度搯。易愈者七日,如难瘥者三七日愈。

又方:

昆布(二两,洗)、海藻(二两,洗)、龙胆(一两)、马刀(半两,炙)、海蛤(半两,研)、大黄(一分)、熏黄(半两)。

右七味,捣,蜜丸如梧子大,破除日以绵裹一丸含咽津,朝暮空腹服,忌五辛、

猪肉。

又方：

海藻（二两，洗）。

右一味，以淳酒四升，渍二宿，漉去滓，细细暖含咽之，尽即更造，取瘥为度。范汪同。并出第四卷中。

《必效》主气瘿方。

白头翁（半两），昆布（十分，洗），海藻（七分，洗），通草（七分），玄参、连翘子（各八分），桂心（三分），白敛（六分）。

右八味，捣筛，蜜丸如梧子五丸，若冷用酒服。禁蒜、面、猪、鱼、生葱。出第五卷中。

《古今录验》疗瘿有在咽喉初起，游气去来，阴阳气相搏，遂停住喉中前不去，肿起如斛罗，诸疗不瘥，小麦汤方。

小麦（三升），昆布（二两，洗去咸），厚朴（炙，一两），橘皮附子（炮）、海藻（洗，各二两），生姜（五两），半夏（洗，五两），白前（三两），杏人（一百枚，去尖皮）。

右十味，切，以水一斗，煮取三升半，分五服，相去一炊顷。忌猪羊肉、饧、冷水。出第四十一卷中。

6.北宋-千金宝要-郭思-卷之五-头面手足瘰病疮漏第十六

瘿

昆布二两洗，切如指大，酢渍含咽，汁尽愈。

又方：

海藻一斤，（又云三两）。小麦面一升，以三年酢一升，面末曝干，往反酢尽，捣为散，酒服方寸匕，日三。忌努力。

瘿

上气短气，灸肺腧百壮。

瘿

上气胸满，灸云门五十壮。

7.北宋-太平圣惠方(上)-王怀隐-卷第三十五(凡二十五门论一首病源二十二首方共计二百四十三道)-治瘿初结诸方

宜早疗之，便当消散也。

治颈卒生结囊，欲成瘿，宜服木通散方：

木通（一两，剉）、海藻（一两，洗去咸味）、昆布（一两，洗去咸味）、松萝（一两)、桂心(一两)、蛤蚧(一两,涂酥炙令微黄)、白蔹(一两)、琥珀(一两)。

右件药捣细罗为散,每服不计时候以温酒调下二钱。

治咽喉气壅闷,渐结成瘿,宜服海藻散方:

海藻(一两,洗去咸味)、贝母(二两,煨微黄)、土瓜根(半两)、小麦面(半两,炒微黄)。

右件药捣细罗为散,每于食后以温酒调下一钱。

治瘿气初结,咽喉中壅闷,不治即渐渐肿大,宜服昆布圆方:

昆布(一两,洗去咸味)、诃梨勒皮(一两)、槟榔(一两)、松萝(半两)、干姜(半两,炮裂,剉)、桂心(半两)、海藻(一两,洗去咸味)、木通(二两,剉)。

右件药捣罗为末,炼蜜和圆如梧桐子大,每于食后以温酒下二十圆。

又方:

昆布(一两,洗去咸味)、海藻(一两,洗去咸味)、诃梨勒皮(一两)、枳壳(半两,麸炒去瓤)。

右件药捣罗为末,炼蜜和圆如杏核大,常含一圆咽津。

又方:

琥珀(一两)、川大黄(一两,剉碎,微炒)、昆布(半两,洗去咸味)。

右件药捣罗为末,炼蜜和圆如梧桐子大,每日空心及晚食后以温酒下二十圆。

又方:

槟榔(三两)、海藻(二两,洗去咸)、昆布(三两,洗去咸水)。

右件药捣罗为末,炼蜜和圆如小弹子大,常含一圆咽津。

又方:

小麦(三升,以三年米醋三升浸之,曝干更浸,候醋尽为度)、昆布(五两,洗去咸味)。

右捣细罗为散,每于食后以温酒调下二钱。如不饮酒,以水调服之,服尽即差,多服弥佳。不得引重及悲怒。

8.北宋-太平圣惠方(上)-王怀隐-卷第三十五(凡二十五门论一首病源二十二首方共计二百四十三道)-治瘿气诸方

治瘿气结肿,胸膈不利,宜服昆布散方:

昆布(一两,洗去咸味)、海藻(一两,洗去咸味)、松萝(一两)、细辛(一两)、半夏(一两,汤洗七遍去滑)、海蛤(一两,细研)、甘草(一两,炙微赤,剉)、白蔹(一两）、龙胆（三两，去芦头）、土瓜根（一两）、槟榔（一两）。

右件药捣细罗为散，每于食后以温酒调下二钱，不得用力劳动。

治瘿气结硬肿大，诸药无效，服之百日，必得瘥差，方：

黄牛食系（五具，以猛炭火烧为灰，研为末，于瓷瓶内收，密盖瓶口，不得见风）、海藻（五两）、昆布（五两，已上二味以水渍五日，旋换清水，洗去咸味，曝干）、白僵蚕（五两，微炒）。

右件药捣细罗为散，入牛食系末研令匀，每服以温酒调下二钱，日三服，以差为度。

治瘿肿结渐大，宜服此方：

海藻（洗去咸味）、海带海蛤（细研）、昆布（洗去咸味）、木香（已上各一两）、金薄（五十片，细研）、猪靥（七枚，炙干）、羊靥（七枚，炙干）。

右件药捣细罗为散，每夜临卧时以温酒调下二钱，仍不得着枕卧。如是食瘿，即难治。

治瘿气神验方：

琥珀（半两）、昆布（一两，洗去咸味）、乌贼鱼骨（一两）、桔梗（半两，去芦头）、赤小豆（三分，酒煮熟，曝干）、小麦（三分，酒煮熟，曝干）。

右件药捣罗为末，炼蜜和圆如小弹子大，绵裹一圆，常含咽津。

又方：

小麦（一升，以醋一升浸一夜，曝干）、海藻（三两，洗去咸味）、昆布（三两，洗去咸味）。

右件药捣细罗为散，每服以粥饮调下二钱，日三服，以差为度。

治瘿气结肿，宜服此方：

昆布（一两，洗去咸味）、茵芋（半两）、马芹子（半两）、芜荑人（半两）、蒟酱（半两）。

右件药捣罗为末，以醋浸蒸饼和圆如小弹子大，以绵裹一圆，含咽津，日四五服，以差为度。

治瘿气结肿，心胸不利，烦满，宜服此方：

海藻（一两，洗去咸味）、昆布（一两，洗去咸味）、木通（一两，剉）、连翘（一两）、杏人（一两，汤浸，去皮尖，双人，麸炒微黄）、麦门冬（一两半，去心，焙）、赤茯苓（一两）、人参（半两，去芦头）、陈橘皮（半两，汤浸，去白瓤，焙）、牛蒡子（一两）、羊靥（二十枚，炙干）。

右件药捣罗为末，炼蜜和圆如小弹子大，绵裹一圆，含咽津，日三四度。

治瘿气经久不消,神效方:

海带(一两)、海藻(一两,洗去咸味)、昆布(一两,洗去咸味)。

右件药捣罗为末,煮赤小豆并枣肉,同研为圆如小粟子大,以绵裹,每月如大尽取二十八日夜,小尽取二十七日,至月终三夜临卧时净灌漱,含卧咽津,不语至明,别日即不得服。

治瘿气结核,瘤痛肿硬,宜服松萝圆方:

松萝、昆布(洗去咸味)、木通(剉)、柳根须(逆水生者,洗焙干,已上各二两)。

右件药捣罗为末,炼蜜和捣三二百杵,圆如小弹子大,常含一圆,细细咽津,令药味在喉中相接为妙。

又方:

海藻(二两,洗去咸味,捣为末)、小麦面(二合)。

右件药以好醋溶为一剂,曝干,再捣细罗为散,每于食后以醋汤调下一钱,以差为度。

又方:

昆布(一两,洗去咸味)。

右件药捣罗为散,每用一钱,以绵裹于好醋中浸过,含咽津,觉药味尽,即再含之。

治瘿气,咽喉噎塞妨闷,浸酒方:

海藻(一两,洗去咸味)。

右细剉,以清酒四升浸两宿,漉去滓,每取半盏细细含咽,不计时候服之,以差为度。

治瘿气令内消,方:

黄牛食系(三具,干者)。

右内于瓷瓶子中,以瓦子盖头,盐泥固济,候干烧令通赤,待冷取出,细研为散,每于食后以粥饮调下一钱。

又方:

右取鹿靥,以酒浸良久,炙令干,又内酒中,更炙令香,含咽汁,味尽更易之,十具即。

9.北宋-太平圣惠方(上)-王怀隐-卷第三十五(凡二十五门论一首病源二十二首方共计二百四十三道)-治瘿气咽喉肿塞诸方

治瘿气咽喉肿塞,心胸烦闷,宜服半夏散方:

半夏(一两,汤洗七遍去滑)、射干(一两)、牛蒡子(一两,微炒)、杏人(三分,汤浸,去皮尖、双人,麸炒微黄)、羚羊角屑(三分)、木通(三分,剉)、桔梗(三分,去芦头)、昆布(三分,洗去咸味)、槟榔(三分)、枳壳(半两,麸炒微黄,去瓤)、赤茯苓(三分)、甘草(半两,炙微赤,剉)。

右件药捣筛为散,每服四钱,以水一中盏,入生姜半分,煎至六分,去滓,不计时候温服。

又方:

琥珀(一两)、皂荚子人(一两,微炒)、牛蒡子(一两半,生用)。

右捣细罗为散,每服食前葱白汤调下二钱。

治瘿气胸膈壅塞,咽喉渐粗,宜服此方:

商陆(二两)、昆布(二两,洗去咸味)、射干(一两)、木通(一两,剉)、海藻(一两,洗去咸味)、羚羊角屑(一两)、杏人(一两,汤浸,去皮尖、双人,麸炒微黄)、牛蒡子(一两半,微炒)。

右件药捣筛为散,每服三钱,以水一中盏,入生姜半分,煎至六分,去滓,不计时候温服。

治瘿气,咽喉肿塞妨闷,宜服此方:

木通(一两,剉)、昆布(一两,洗去咸味)、干姜(一分,炮裂,剉)、甜葶苈(一两,隔纸炒令紫色)、羚羊角屑(三分)、人参(半两,去芦头)、海藻(半两,洗去咸味)、射干(三分)、槟榔(三分)。

右件药捣罗为末,炼蜜和圆如梧桐子大,不计时候以温酒下二十圆。

又方:

半夏(三分,汤洗七遍去滑)、海藻(三分,洗去咸味)、龙胆(三分,去芦头)、昆布(三分,洗去咸味)、土瓜根(三分)、射干(三分)、小麦(三分)。

右件药捣细罗为散,每服不计时候以生姜酒调下一钱。

又方:

羚羊角屑(一两)、昆布(一两,洗去咸味)、桂心(一两)、川大黄(一两,剉碎,微炒)、木通(一两,剉)。

右件药捣罗为末,炼蜜和圆如梧桐子大,每服不计时候以粥饮下二十圆。

治瘿气,胸中满闷,咽喉肿塞,宜服此方:

昆布(三两,洗去咸味)、川大黄(一两,剉碎,微炒)、木通(一两,剉)、海藻(一两,洗去咸味)、射干(一两)、枳壳(半两,麸炒微黄,去瓤)、杏人(二两,汤浸,去皮尖、双人,麸炒微黄)、牛蒡子(二两)、海蛤(一两,细研)。

右件药捣罗为末,炼蜜和圆如梧桐子大,每服不计时候以粥饮下三十圆。

治瘿气,咽喉肿塞,宜服此方:

松萝(一两)、昆布(二两,洗去咸味)、海藻(二两,洗去咸味)、羚羊角屑(二两)、木通(一两,剉)、柳树根须(一两)、槟榔(一两)。

右件药捣罗为末,炼蜜和圆如梧桐子大,每服不计时候以粥饮下二十圆。

10.北宋-太平圣惠方(上)-王怀隐-卷第三十五(凡二十五门论一首病源二十二首方共计二百四十三道)-治瘤诸方

夫瘤者,为皮肉中忽有肿起如梅李子,渐以长大,不痛不痒,又不结强,按之柔软,言其留结不散,谓之瘤也。若不疗之,乃至碗大,则不复消尔。然非杀人之疾,亦慎不可辄破。但如瘿法疗之,当得差。

治瘤肿闷,宜服此方:

昆布(一两,洗去咸味)、黄耆(一两,剉)、麦门冬(一两,去心)、川大黄(一两,剉碎,微炒)、陈橘皮(半两,汤浸,去白瓤,焙)、甘草(半两,炙微赤,剉)、杏人(半两,汤浸,去皮尖,双人,麸炒微黄)。

右件药捣筛为散,每服三钱,以水一中盏,煎至六分,去滓,不计时候温服。

又方:

川大黄(二两,剉碎,微炒)、昆布(一两,洗去咸味)、海藻(一两,洗去咸味)、玄参(一两)、枳壳(一两,麸炒微黄,去瓤)、芎藭(一两)、杏人(一两,汤浸,去皮尖,双人,麸炒微黄)、延胡索(一两)、琥珀(一两)。

右件药捣罗为末,炼蜜和圆如梧桐子大,每服食后以木通汤下二十圆。

又方:

羊靥(一两,干者)、青橘皮(一两,汤浸,去白瓤,焙)、烧银砂锅(一两)。

右件药捣罗为末,用糯米饭和圆如梧桐子大,每于食后以温酒下五圆至七圆。如不吃酒,煎赤小豆汤下亦得。

治二三十年痛及骨瘤,肉瘤,脓瘤,血瘤,瘾肉,大如杯盂,久不差,致有痈溃,令人骨消肉尽,或溃,令人惊惕,寝寤不安,身体瘦缩,愈而复发,方:

乌贼鱼骨(半两,烧灰)、硫黄(半两,细研)、白石英粉(半两)、钟乳粉(半两)、丹参(三分)、琥珀末(一两)、附子(一两,炮裂,去皮脐)、燕粪(一两)、干姜(一两,炮裂,剉)、川大黄(一两)、川芒消(一两)。

右件药捣细罗为散,以囊盛,勿泄气,若疮湿即干傅之,若疮干以猪脂和傅之,日三四上,以效为度。

治肉中肿起生瘤,如梅李子大,渐渐长大,宜用此方:

芎劳、白矾、当归、川大黄、黄连、黄芩、赤芍药(已上各半两),吴茱黄(一分),白敛(一两)。

右件药捣细罗为散,每用时以鸡子黄调涂于故帛上,随大小贴之。

11.北宋-太平圣惠方(下)-王怀隐-卷第八十九(凡三十一门病源三十首方共计二百八十道)-治小儿瘿气诸方

治小儿瘿气,胸膈噎塞,咽粗,商陆散方:

商陆(一两,微炙)、昆布(一两,洗去咸味)、牛蒡子(三分)、射干、木通(剉)、海藻(洗去咸味)、羚羊角屑、杏人(汤浸,去皮尖,双人,麸炒微黄,已上各半两)。

右件药捣粗罗为散,每服一钱,以水一小盏,入生姜少许,煎至五分,去滓,不计时候量儿大小分减温服。

治小儿瘿气,心胸壅闷,咽喉噎塞,木通散方:

木通(剉)、海藻(洗去咸味)、昆布(洗去咸味)、松萝、桂心、白敛(已上各半两)、蛤蚧(一两,炙微黄)、琥珀(三分)。

右件药捣细罗为散,每服以牛蒡子煎汤调下半钱,不计时候量儿大小以意加减服之。

治小儿瘿气肿闷,宜服昆布散方:

昆布(洗去咸味)、黄耆(剉)、麦门冬(去心,焙)、川大黄(剉,微炒)、陈橘皮(汤浸,去白瓤,焙,已上各半两)、甘草(一分,炙微赤,剉)、杏人(一分,汤浸,去皮尖,双人,麸炒微黄)。

右件药捣粗罗为散,每服一钱,以水一小盏,煎至五分,去滓,量儿大小不计时候加减温服。

治小儿瘿气,肿结渐大,海藻散方:

海藻(洗去咸味)、海带、海蛤、昆布(洗去咸味)、木香(已上各半两)、金薄(三十片)、羊靥(三枚,微炙)、猪靥(三枚,微炙)。

右件药捣细罗为散,每服以温酒调下半钱,量儿大小以意加减,日三四服。

治小儿瘿气,心胸烦闷,半夏散方:

半夏(汤洗七遍去滑)、海藻(洗去咸味)、龙胆(去芦头)、昆布(洗去咸味)、土瓜根、射干、小麦面(已上各一分)。

右件药捣细罗为散,每服以生姜酒调下半钱,日三四服,量儿大小以意加减。

治小儿瘿气,咽喉肿塞妨闷,木通圆方:

木通(剉),昆布(洗去咸味),干姜(炮裂,剉),甜葶苈(隔纸炒令紫色,已上各半两),羚羊角屑,人参(去芦头),海藻(洗去咸味),射干,槟榔(已上各一分)。

右件药捣罗为末,炼蜜和圆如麻子大,不计时候以温酒下十圆,量儿大小以意加减。

治小儿瘿气,咽喉噎塞,陈橘皮圆方:

陈橘皮(汤浸,去白瓤,焙)、麦门冬(去心,焙)、赤茯苓、连翘、海藻(洗去咸味)、商陆(干者,已上各半两),杏人(一分,汤浸,去皮尖、双人,麸炒微黄),羊靥(三枚,炙黄),槟榔(三分)。

右件药捣罗为末,炼蜜和圆如菉豆大,二三岁以温水下七圆。儿大者,绵裹一圆如皂荚子大,不计时候含咽津。

又方:

羚羊角屑、昆布(洗去咸味)、桂心、木通(剉,已上各半两),川大黄(一两,剉,微炒)。

右件药捣罗为末,炼蜜和圆如麻子大,不计时候以粥饮下七圆,量儿大小临时加减。

又方:

昆布(洗去咸味)、海藻(洗去咸味)、诃梨勒皮川大黄(剉,微炒,已上各半两),枳壳(一分,麸炒微黄,去瓤)、木香(一分)。

右件药捣罗为末,炼蜜和圆如麻子大,不计时候以温酒下七圆,量儿大小以意加减。

又方:

槟榔(一两)、海藻(半两,洗去咸味)、昆布(半两,洗去咸味)。

右件药捣罗为末,炼蜜和圆如麻子大,不计时候以温酒下七圆,量儿大小加减服之。

又方:

羊靥(半两,炙令黄)、青橘皮(半两,汤浸,去白瓤,焙)、烧银砂埚(半两)。

右件药捣罗为末,用糯米饭和圆如菉豆大,不计时候以温酒下五圆,量儿大小加减服。

12.南宋-幼幼新书-刘昉-卷第三十六(痈疽瘰疬)凡十一门-瘿气第十一

《圣惠》治小儿瘿气胸膈噎塞咽粗。商陆散方。

商陆(微炙)、昆布(洗去咸味。各一两),牛蒡子(三分),射干,木通(锉),海藻(洗去咸味),羚羊角(屑),杏仁(汤浸去皮尖、双仁,麸炒微黄。各半两)。

上件药捣,粗罗为散。每服一钱,以水一小盏,入生姜少许,煎至五分去滓,不计时候。量儿大小分减温服。

《圣惠》治小儿瘿气,心胸壅闷,咽喉噎塞。木通散方。

木通(锉)、海藻,昆布(二味洗去咸味)、松萝、桂心、白蔹(以上各半两),蛤蚧(一两,炙微黄),琥珀(三分)。

上件药捣,细罗为散。每服以牛蒡子煎汤调下半钱,不计时候。量儿大小,以意加减服之。

《圣惠》治小儿瘿气肿闷,宜服昆布散方。

昆布(洗去咸味)、黄芪(锉)、麦门冬(去心焙)、川大黄(锉微炒)、陈橘皮(汤浸去白瓤焙。以上各半两),甘草(炙微赤,锉)、杏仁(汤浸去皮尖、双仁,麸炒微黄。各一两)。

上件药捣,粗罗为散。每服一钱,以水一小盏,煎至五分去滓。量儿大小,不计时候,加减温服。

《圣惠》治小儿瘿气肿结渐大。海藻散方。

海藻、昆布(各洗去咸味),海带、海蛤、木香(以上各半两),金箔(三十斤),猪羊靥(各三枚。微炙)。

上件药捣,细罗为散。每服以温酒调下半钱。量儿大小以意加减,日三、四度。

《圣惠》治小儿瘿气,心胸烦闷。半夏散方。

半夏(汤浸七遍,去滑),土瓜根、龙胆(去芦头)、射干,昆布、海藻(二味洗去咸味),小麦面(各一分)。

上件药捣,细罗为散。每服以生姜酒调下半钱,日三四服。量儿大小以意加减。

《圣惠》治小儿瘿气,咽喉肿塞妨闷。木通丸方。

木通(锉)、昆布(洗去咸味)、干姜(炮裂锉)、甜葶苈(隔纸炒紫色。各半两),人参(去芦头)、羚羊角(屑)、射干、槟榔、海藻(洗去咸味。各一分)。

上件药捣,罗为末,炼蜜和丸如麻子大。不计时候,以温酒下十丸。量儿大小以意加减。

《圣惠》治小儿瘿气,咽喉噎塞。陈橘皮丸方。

陈橘皮(汤浸去白瓤焙)、麦门冬(去心焙)、赤茯苓、连翘、海藻(洗去咸味)、商陆(干者。各半两),杏仁(一分,汤浸去皮尖、双仁,麸炒微黄),羊靥(三枚、炙黄),槟榔(三分)。

上件药捣,罗为末,炼蜜和丸如绿豆大。二、三岁以温水下七丸,儿大者绵裹一丸,如皂子大,不计时候,含咽津。

《圣惠》又方:

羚羊角(屑)、昆布(洗去咸味)、桂心、木通(锉,以上各半两)、川大黄(一两,锉,微炒)。

上件药捣,罗为末,炼蜜和丸如麻子大。不计时候,以粥饮下七丸。量儿大小临时加减。

《圣惠》又方:

昆布、海藻(各洗咸味)、诃梨勒皮、川大黄(锉微炒。以上各半两)、枳壳(麸炒微黄,去瓤)、木香(各一分)。

上件药捣,罗为末,炼蜜和丸如麻子大。不计时候,以温酒下七丸,量儿大小加减。

《圣惠》又方:

槟榔(一两),海藻、昆布(各半两。洗去咸味)。

上件药捣,罗为末,炼蜜和丸如麻子大。不计时候,以温,酒下七丸。量儿大小加减服之。

《圣惠》又方:

羊靥(炙令黄)、青橘皮(汤浸去白瓤焙)、烧银、砂锅(各半两)。

上件药捣,罗为末,用糯米饭和丸如绿豆大。不计时候,以温酒下五丸。量儿大小加减服之。

张涣昆布丹方治瘿气不散。

昆布、海藻(各洗去咸味)、草龙胆、甜葶苈(隔纸炒令紫色研。各一两),牵牛子(炒)、槟榔(各半两)。

上件药捣,罗为细末,白面糊和如黍米大。每服十粒,煎人参汤下。量儿大小加减。

《刘氏家传》治童男童女风土瘿气及因气结所成者。昆布散。

昆布、蓬莪术、川芎、槟榔、茴香、海藻、荆三棱、甘草(炙。各半两),木香、丁香、青橘皮(各一分)。

上件药为细末。每服二钱,水一中盏,先用猪靥三枚灯焰上用针串在尖上燎熟,入药内同煎至六、七分,和滓温服,临卧每夜止进一服,久服日渐消也。

夔州医者邓俊民治小儿瘿气方。

杏仁(汤浸去皮尖、双仁研),令香熟,破开入药末一字在内,含化咽津。忌油、盐、鸡、鱼,日三服,稍退,可徐徐服半月除根。

13.南宋-三因极一病证方论-陈无择-卷之十五-瘿瘤证治

五瘿皆不可妄决破,决破则脓血崩溃,多致夭枉。瘤则有六:骨瘤、脂瘤、石瘤、肉瘤、脓瘤、血瘤,亦不可决溃。肉瘤尤不可治,治则杀人。唯脂瘤,破而去其脂粉则愈。

破结散

治石瘿、气瘿、劳瘿、土瘿、忧瘿等证。

海藻(洗)、龙胆、海蛤、通草、昆布(洗)、矾石(枯)、松萝(各三分),麦曲(四分)、半夏(二分)。

上为末。酒服方寸匕,日三,忌鲫鱼、猪肉、五辛、生菜、诸杂毒物,十日知,二十日愈。

14.南宋-严氏济生方-严用和-瘿瘤瘰疬门-瘿瘤论治

治疗之法,五瘿不可决破,破则脓血崩溃,多致夭枉。六瘤者,脂瘤可破,去脂粉则愈,外五证,亦不可轻易决溃,慎之!慎之!

破结散治石瘿、气瘿、筋瘿、血瘿、肉瘿等证。

海藻(洗)、龙胆、海蛤、通草、昆布(洗)、贝母(去心,二分)、矾(枯)、松萝(各三分)、麦曲(四分)、半夏(二分,汤泡)。

右为细末,酒服方寸匕,日三。忌甘草、鲫鱼、猪肉、五辛菜诸杂等物。

南星膏治皮肤头面生瘤,大者如拳,小者如粟,或软或硬,不疼不痛,无药可疗,不可辄有针灸。

生南星(大者一枚,去土,薄切)。

右细研,稠黏如膏,滴好醋五、七滴。如无生者,以干者为末,投醋研如膏,先将小针刺病处,令气透,以药膏摊纸上,象瘤大小贴,觉痒,三、五易瘥。

昆布丸治一切瘿瘤,不问新久。

昆布(一两,洗)、海藻(一两,洗)、小麦(一两,好醋煮干)。

右三味为细末,炼蜜为丸,如杏核大,每服一丸,食后噙咽。

15.南宋-扁鹊心书-窦材-卷下-气瘿

若山居人,溪涧中,有姜理石,饮其水,令人生瘿瘤,服消风散。(当是消瘿散。)初者服姜附汤。若血瘿、血瘤则不可治,妄治害人。

16.南宋-扁鹊心书-窦材-神方-消瘿散

治气瘿多服取效,血瘿不治。

全蝎(三十枚,去头足)、猪羊靥(即膝眼骨,各三十枚,炙枯)、枯矾(五钱)共为末,蜜丸梧子大。每服五十丸,饴米糖拌吞或茶任下。

17.南宋-校注妇人良方-陈自明-卷二十四(补遗)疮疡门-妇人结核方论第四

神效开结散,消瘿块甚效。

沉香、木香(各二钱),橘红(四两)、珍珠(四十九粒,入砂锅内,以盐泥封固,煅赤,取出去火毒用)、猪厌肉子(四十九枚,用豚猪者,生项间如枣子大)。

上为末,每服一钱,临卧酒调,徐徐咽下。患小者三五服,大者一剂可愈。切忌酸咸油腻滞气之物,须用除日,于静室修合。

海藻散坚丸,治肝经瘿瘤。

海藻、昆布(各二两),小麦(四两,醋煮晒干),柴胡(二两),龙胆草(酒拌炒焦,一两)。

上为末,炼蜜丸,桐子大,每服二三十丸,临卧白汤送下。嚼化咽之尤好。凡患瘰病,服调治之药,未应,宜佐以前二药。

18.南宋-仁斋直指方论-杨士瀛-卷之二十二-瘿瘤

瘿瘤二者,虽无痛痒,最不可决破,决破则脓血崩溃,渗漏无已,必至杀人,其间肉瘤,攻疗尤所不许。若夫脂瘤、气瘿,随顺用药,尚庶几焉。

瘿瘤证治

海藻丸,瘿瘤通用。

海藻(洗晒,一两),海蛤(煅)、松萝(各七钱半),当归、川芎、官桂、白芷、细辛、藿香、白蔹、明矾(煅)、昆布(洗,晒。各五钱)。

上细末,炼蜜丸弹子大。每一丸,含咽下。

蜡矾丸,瘿瘤通用,常服自然缩小消磨。(方见痈疽门。)

针沙方,专治气瘿。

针沙(浸于水缸,平日饮食皆用此水,十日一换。针沙服之半年,自然消散,针沙能去积也)。

治小瘤方,先用甘草煎膏,笔蘸妆瘤旁四围,干而复妆,凡三次,后以。

大戟、芫花、甘遂。

上等分为细末,米醋调,别笔妆傅其中,不得近着甘草处,次日缩小,又以甘草膏妆小晕三次,中间仍用大戟、芫花、甘遂如前,自然焦缩。

又治瘤方,旧牛皮鞋皮,洗,煎冻,常食之。瘤若破,如豆腐极臭。

附诸方

破结散,治五瘿。

海藻(洗)、龙胆草、海蛤、通草、昆布、明矾(枯)、松萝(各三分),麦曲(四分)、半夏、贝母(各二分)。

上为末。酒调服,日三食。忌甘草、鲫鱼、猪肉、五辛、生菜、毒物。

昆布丸治一切瘿瘤。

昆布(洗)、海藻(洗)、小麦(醋煮干。各一两)。

上为末,炼蜜丸如杏核大。每一丸,食后噙咽。

秘传治瘿方治一切瘿瘤神效。

干猪靥(七个,用灯盏火烘过,干,为末)、海螵蛸、木香、青木香、孩儿茶(各五钱),雄黄、神曲、麦芽、辰砂(各一钱)。

上为细末。用酒送下,食后令睡时服之,即睡,再不可言语,戒恼怒房室。此方系累用无不效验。

海带丸治瘿气久不消者。

海带、贝母、青皮、陈皮。

上各等分,为末,炼蜜丸如弹子大。每服一丸,食后噙化。

一方,治颏下结核不消,经效。

大蜘蛛(不计多少)。

上以好酒浸过,研烂,同酒调开,澄去滓,临卧服。

《外台秘要》治项下卒结囊,渐大欲成瘿者

昆布、海藻(各等分)。

上为末,蜜丸如杏核大。含,稍稍咽津。

针灸法天突一穴,(在结喉下宛宛中,灸三七壮。治诸般瘿疾。)肩髃二穴,在膊骨头肩端两骨间陷宛中,举臂取之,男左十八壮,右十七壮;女左十七壮,右十八壮。

又灸两耳后(发际,七壮)

19.元-南北经验医方大成-孙允贤-新编南北经验医方大成卷之八-痈疽疮疖

[济生方]破结散,治石瘿、气瘿、筋瘿、血瘿、肉瘿等证。

海藻(洗)、龙胆、海蛤、通草、贝母(去心,各二分),昆布(洗)、矾石(枯)、松萝(各三分),麦曲(四分)、半夏。

上为末,每服二钱,酒调服。忌甘草、鲫鱼、鸡肉、五辛、生果等物。

20.元-方书-世医得效方-危亦林-卷十九疮肿科-项瘿

破结散

治五瘿。坚硬不可移,名石瘿;皮色不变,名肉瘿;筋络露结,名筋瘿;赤脉交络,名血瘿;随忧愁消长,名气瘿。五瘿皆不可妄决破,破则脓血崩溃,多致夭枉。服此十日知,二十日愈。

海藻(洗)、龙胆草、海蛤、通草、昆布(洗)、矾石(枯)、松萝(各三分),麦曲(四两)、半夏、海带(各二分)。

上为末。每服方寸匕,酒调,日三服。忌鸡、鱼、猪肉、五辛、生菜及诸毒物。

灸法

治诸瘿。灸大空穴三七壮。又灸肩髃左右相当宛宛处。男左十八壮,右十七壮;女右十八壮,左十七壮。穴在肩端两骨间陷者宛宛中,举臂取之。又灸两耳后髪际,共百壮。

21.元-永类钤方-李仲南-卷七-瘿瘤

《济生》破结散、南星膏、昆布丸,《三因》白膏。

葛仙方

槟榔、昆布(各三两),马尾海藻(二两)。

作末,蜜丸弹子大,空心啥咽。忌食盐。

孙真人治瘿一二年者,以万州黄药子半斤,须紧实者;若虚而轻,即他处产者,用一斤。取无灰酒一斗浸,固济器口,以糠火烧一伏时停,待酒冷却开,患者日饮之,不令酒气绝,经三五日后,以线围颈,觉消即停饮,否则令项细也。用火时不可多,惟烧酒气香出,瓶头有津即止,火不待经宿也,已验如神。忌毒食。

22.元-永类钤方-李仲南-卷十四-诸痈疽疮疖疥癞

破结散治五瘿等证。

海藻(洗)、龙胆、海蛤、通草、昆布(洗)、矾石(枯)、松萝(各一分),麦面(四分)、制半夏、贝母(去心,各二分)。

细末,二钱,酒调服。忌甘草、鲤鱼;鸡肉、五辛、生果等物。

23.元-御药院方-许国祯-卷八-治杂病门

治三种瘿方。

海藻、昆布、雷丸、海带(各等分)。

上件拣择极净,捣罗为细末,烧陈米饭,捣和为丸,如榛子大。每服丸,含化嚥津,不拘时候,常令药力不断。

24.元-金匮钩玄-朱震亨-卷第二-症瘕

瘿气,先须断厚味。

海藻(一两)、黄药(二两)、

右为末,以少许置于掌中,时时舐之,津咽下。如消三分之二须止后药服。

25.元-卫生宝鉴-罗天益-卷十三名方类集-疮肿门

宝金散,偏医瘿气,无不瘥,神效。

猪羊靥(十对,暖水洗去脂膜后,晒干,杵为细末)、海藻、海带(各二两),琥珀(研)、麝香(研)、木香、丁香(各二钱半),真珠(半两,研)。

上为末,入研药合匀,再研极细,重罗。每服一钱,热酒一盏调下。夜卧服,垂头卧。若是在室男女,不十服必效。如男子妇人患,一月见效。妇人有胎不可服,切宜忌之。

海带丸治瘿气久不消。

海带、贝母、青皮、陈皮。

上件各等分为末,炼蜜丸如弹子大,食后嚼化一丸,大效。

海藻溃坚丸治瘿气大盛,久不消散。

海藻、海带、昆布(各一两),广茂、青盐(各半两)。

上为末,炼蜜丸如指尖大,每服一丸,嚼化,食后。

26.元-医垒元戎-王好古-卷四-阳明证(王朝奉集注谵语例)

立效散

瞿麦(一两)、甘草(三分)、栀子(半两)。

上㕮咀,连须葱白、灯草、生姜同煎。加连翘四两,桔梗一两,蜜丸,治瘿瘤结核。

27.元-医垒元戎-王好古-卷五-少阳证(先足经从汤液,次手经从杂例)

治瘰病方,瘤气瘿起,结疣,瘤赘病。

上用黑熟桑椹二升,新布绞汁,砂锅内熬,不犯铁釜,后成膏子,沸汤点服。

又:治瘰病经年久不瘥者,以玄明粉末敷之,日二次。

消瘿丸治结核瘿气。

连翘、栀子、桔梗、甘草、干柿、防风、牡蛎、玄参、丹参、荆芥、续断、鼠李、海藻、昆布、何首乌、白僵蚕、牛李子、白头翁(各等分)。

上为末,炼丸,食后,茶酒任下。

治瘤气瘿起:

连翘、栀子、瞿麦、防风、干柿、桔梗、甘草(各等分)。

上细末,蜜丸桐子大服。

五香连翘汤治痈疽瘰疬,风结肿气,恶疮毒气,疮气入腹,呕逆恶心,并皆治之。

木香、沉香、独活、升麻、甘草、麝香(各半两),连翘、干葛、大黄、桑寄生、薰陆香(各二两),淡竹茹、鸡舌香。

上㕮咀,水煎,终入竹茹。

治瘿鹭鸶丸

海燕、海带、海蛤、木通、青皮、昆布、诃子(去核)、连翘(各等分),晚蚕沙、款冬花。

上细末,炼蜜丸鸡头实大,每服一丸,食后临卧嚼化,津液咽下。

28.元-丹溪秘传方诀-朱震亨-卷之五-瘿气

先须断厚味,海藻(一两),黄药(二两),为末,以少许置掌中,时时舐之,津咽,如消三分之二,止后服。

29.元-丹溪心法-朱震亨-卷四-瘿气八十一(附结核)

瘿气先须断厚味。

入方,海藻(一两)、黄连(二两,一云黄柏,又云黄蘗),右为末,以少许置掌中,时时舐之,津咽下,如消三分之二,止后服。

30.明-本草纲目(上)-李时珍-主治第四卷·百病主治药下-瘿瘤疣痣

[内治]

[草部]杜衡(破留血痰饮,消项下瘿瘤。)、贝母(同连翘服,主项下瘿瘤。)、黄药子(消瘿气,煮酒服。《传信方》,甚神之。)、海藻(消瘿瘤结气,散项下硬核痛。初起,浸酒日饮,滓涂之。)、海带、昆布(蜜丸。)、海苔白头翁(浸酒。)、牛蒡根(蜜丸。)、连翘、丹参、桔梗、夏枯草、木通、玄参、当归、常山(吐。)、篱蔺草(吐。)天门冬、瞿麦、三棱、射干、土瓜根、香附、漏卢。

[菜谷]紫菜龙须菜舵菜(并主瘿瘤结气。)、小麦(消瘿,醋浸,同海藻末,酒服。)、山药(同蓖麻,生涂项核。)、败壶卢(烧搽腋瘤。)、赤小豆。

[果木]橙荔枝(并消瘿。)、瓜蒂松萝(并吐。)、柳根(煮汁酿酒,消瘿气。)、白杨皮(同上。)、问荆(结气瘤痛。)。

[土石]蛭蟷(蚀瘤,熬烧末,猪脂和傅。)、蜣螂丸(烧酒服,治瘿。)、土黄(枯瘤

赘痔乳。）、针沙自然铜（并浸水日饮，消瘿。）、铅浮石。

[介鳞]牡蛎、马刀、海蛤、蛤蜊、淡菜、海螵蛸。

[兽人]鹿靥（并消瘿气结核。）、羊靥、牛靥（并酒浸炙香，含咽。）、猪靥（焙末酒服，或酒浸炙食。）、旄牛靥（烧服，消瘿。）、獐肉（炙热搨瘤，频易，出脓血愈。）、猪屎（血瘤出血，涂之。）、人精（粉瘤，入竹筒内烧沥，频涂。）。

31.明-保幼新编-无忌先生-瘿瘤

（瘿者，细而垂，肉块也；瘤者，圆大如大肿而持久不脓，年久后成虫而脓，难治。盖此症多发颐下或项边。）

破结散（治诸瘿瘤及瘰疬、马刀。马刀疮多发颐下）。

海藻（酒洗）、草龙胆（酒洗）、海粉、通草、贝母（去心，姜炒）、昆布（酒洗）、枯矾、松罗、麦曲、半夏（各七分）。

此剂忌甘草、鲫、鸡等。

十六味流气饮（治乳岩、瘰瘤、马刀等症。马刀肿形如瓜）。

当归、川芎、白芍药（酒洗）、黄芪、人参、官桂、厚朴（姜炒）、桔梗、枳壳（麸炒）、乌药（去皮心，酒洗）、木香、槟榔、白芷、防风、紫苏叶、甘草（各一钱）。

如痰瘿，合二陈汤。（半夏炮干炒、陈皮、赤茯苓各七分。）

有一儿，颈上生血瘿四个，如手指状，长数寸许，服此剂二十余帖，瘿即自枯，根断不复出。

一方：瘰疬、瘿瘤，多服蛇鲶、蛇脯，奇效。

32.明-本草单方-缪希雍-卷十七外科-瘿气

项下瘿气。

用小麦一升，醋一升渍之，晒干，为末；以海藻洗，研末三两和匀。每以酒服方寸匕，日三。《小品》

又，苔脯能消项瘿。曾有僧患此，每食辄用苔作脯，数月全愈。乃知海物皆能除是疾也。《夷坚志》

又，自然铜贮水瓮中。逐日饮食，皆用此水，其瘿自消。《直指方》

瘿气初起。海藻（一两）、黄连（一两）。

为末，时时舐咽。先断一切厚味。丹溪。

项下卒肿，其囊渐大，欲成瘿者。

昆布、海藻等分，为末，蜜丸杏仁大，时时含之，咽汁。《外台秘要》

瘿气结核，瘰瘰肿硬。

以昆布一两洗去咸,晒干,为散。每以一钱,绵裹好醋中浸过,含之咽汁,味尽,再易之。《圣惠方》

疗生瘿疾,一二年者。

以万州黄药子半斤须紧重者为上;如轻虚即是他州者力慢,须用加倍。取无灰酒一斗,投药入中,固济瓶口。以糠火烧一伏时,待酒冷,乃开。时时饮一杯,不令绝酒气。经三五日后,常把镜自照,觉消即停饮。不尔,便令人项细也。《千金方》

33.明-传信尤易方-曹金-传信尤易方卷之六-瘿气门(附瘤赘)

治瘿气,结核肿硬。用昆布一两洗去碱,为散,以一钱绵裹纳于好醋中,浸过含津咽,药味尽,再含之。久则自消散矣。(《圣惠方》)又方:用黄药子一斤净洗,酒一斗浸之,每日晚、早晨常服一盏。忌一切素物,但以线围瘿项,知其效。(《斗门方》)又方:用昆布、海藻、沉香、木香各一钱,末,以酒一壶未满,将药末入内,坐于锅内沸水中煮一炷香,尽时取收,徐徐日夜温服一二盏,任服之,以瘿消为上。又方:用黄柏末一两,海藻末五钱和匀,每日三五次,以一匙放手掌中,徐徐以舌蘸,含汁咽之验。(《丹溪方》)

治瘿气,用羊厌一具去脂,少煎熟,含汁津尽味去,令次日再含,新者易七日,瘥。

治瘿气结瘤硬块,用通草二两,杏仁去皮尖,麸炒;牛蒡子炒,射干、海藻各一两为细末,炼蜜丸如弹子大,每日含一丸,徐徐津化咽之。(《普济良方》)

治额下结核渐大成瘿,用昆布、海藻等分为末,蜜丸如杏核大,稍含咽汁。(《外台秘要》)又方:海藻一斤洗去咸,酒浸饮之。(《肘后方》)又方:用铅注水常服效。(自验方,出《韵府群玉》)

治瘤赘,用芫花根净洗,带湿不犯铁器,于木石臼中捣绞取汁,以线一条浸半日,或一宿,以线系瘤根,经宿自落。如未落,再换一二次,自落后,以龙骨、诃子末傅疮口即合。如无大根,只用芫花泡浓,以浸线。(《千金月令》)

34.明-槐荫精选单方-王廷瑓-卷三-诸疮门

治额下如梅李大瘰疬,或成瘿结核,宜速消之方。

海藻(一斤)、酒二升,渍数日,稍稍温服。

治瘿气结核瘰肿硬方。

昆布(一两,洗去咸,捣为散),每服一钱,绵裹好醋中浸过,含咽津。

35.明-济世碎金方-王文谟-卷之首一卷-经验仙方

疗瘿散

海螵蛸、海带、海桐皮、海布各五钱,洗净。海蛤四两,包煨。海马炒、海葵各二对,醋煨。

以上八味,通炒为细末,每仰卧,挑一些令舌下含化,甚效功。忌生冷茶盐。

36.明-济世碎金方-王文谟-卷之二-吹乳门

治瘿方

凡医瘿气用胡椒,海带海蛤海螵蛸。

海藻荆芥同甘草,昆布茴香等分饶。

更有海桐皮一味,对半春茶冷水调。

临卧之时吃一服,十日之中便可消。

难者半月即安愈,若还硬实求难消。

再加黄柏共同使,捣为末服自然消。

可与后方兼用。云泉秘方。

秘传神效十灰膏

专治瘰疬瘿瘤,黑痣,痔瘘,痈疽背发,毒疮。要去者,此烂药之第一也。

桐柴一斤、椐柴一斤、桑柴一斤、豆楷一斤、荞麦楷一斤、敷盐柴一斤、芝麻梗一斤、黄荆柴一斤、死笋竹一斤。

上件俱不用叶,俱用柴身烧过。待火子成灰,然后将马蓼五斤,煎水一桶,去滓,将前十灰淋出瀸来,又将瀸水打入灰内,又淋下来。如此十余度,无非只要瀸出尽为度,再取此瀸水入锅,入煎成膏样,干至三碗,即入矿灰二三两入内,看膏多少用灰。下灰之时,即要去火,扰匀收贮瓷罐内。要紧紧托,不可走气,不然不中久用。又不可大胀满了,恐引水上升。此亦是法。下灰入膏,不可太竭了,要如沙糖样;又不可太清了。用时将津液调搽患处即烂,不可搽好肉。又可点痣,即要点些在痣上,即时红肿疼痛。再加药点上二三次,痣即去矣。此膏大能医痔,去毒肉,去瘿瘤,大有神效。此药外科之领也,不可轻传,且宜慎之。

37.明-济世碎金方-王文谟-卷之三-经验仙方

秘传药线方

能治瘰疬瘿瘤及破烂者,皆效。

白丁香一钱半、乳香二钱、没药二钱半、轻粉二钱半、白砒三钱,另研白矾六钱,细研。

先将铜铫放信在下,矾放上,用火焙煅,待烟尽为度。入前药,一同为细末,以饭为丸,如簪脚样。用三棱针针破,毒上插入药线,一日一换。后用生肌散生肌。

38.简易普济良方-明-彭用光-卷之五-瘿瘤门

疗忽生瘿疾一二年者。以黄药子半斤,须紧重者为上。如轻虚者,力慢,须用一倍。取无灰酒一斗,投药其中,固济瓶口。以文武火烧一伏时,停腾,待酒冷即开。患者时时饮一盏,不令绝酒气。经三五日后,常须把镜自照,觉消即停饮,不尔令人项细也。此方出孙思邈《千金月令》,刘禹锡《传信方》亦著其效。其方并同,有小异处,惟烧酒但香气出外,瓶头有津出即止,不待一宿,火仍不得大猛,酒有灰。

治瘿气。用黄药子一斤浸洗净,酒一斗浸之,每日早晚常服一盏。忌一切毒物及不得喜怒。但以线子逐日度瘿,知其效。

39.明-鲁府禁方-龚廷贤-鲁府禁方卷之二-瘿瘤

海藻溃坚丸治瘿大盛,久不消。

海藻、海带、海昆布、广术、青盐(各五钱)。

上为细末,炼蜜为丸,龙眼大,每用一丸,食后嚼化。

治瘿方

猪气眼(一两,壁上干过旧瓦焙干)、明矾(一钱二分,生用八分)、急性子(十五粒,焙干)。

上为细末,均作五服,临卧烧酒调服,不拘远近大小。

治瘿方

木香、当归、海藻(各一两)、川山甲(五片,炒)、海纳子(五钱)、猪枣肉(三个)。

上用烧酒二壶,煮二炷香,每服一小钟,酒尽见效。

40.明-名方类证医书大全-熊宗立-卷之十九-痈疽疮疖

瘿

五十、破结散

治石瘿、气瘿、筋瘿、血瘿、肉瘿等证。

海藻(洗)、龙胆、海蛤、通草、贝母(去心,各二分)、昆布(洗)、矾石(枯)、松萝(各三分)、麦曲(四分)、半夏(汤洗七次)。

上为末,每服二钱,酒调服。忌甘草、鲫鱼、鸡肉、五辛、生果等物。

41.明-名方类证医书大全-熊宗立-卷之二十一-妇人调经众疾论

六十六、大腹皮饮

治妇人血瘿,单单腹痛。

大腹皮、防己、木通、厚朴(姜制)、栝楼、黄芪、枳壳(麸炒)、桑白皮、大黄(蒸)、陈皮、青皮、五味子(各等分)。

上㕮咀,每服五钱,水盏半,煎六分,去滓,入酒一分,温服。

通治

42.明-内府药方-龚廷贤-卷四-气滞门

消瘿顺气散

生地(二两)、浙贝(二两)、海粉(一两五钱)、海石(一两五钱)、海黛(一两五钱)、海藻(一两五钱)、昆布(一两五钱)。

共为末。

43.明-奇效良方-董宿辑录,方贤续补-卷之五十四-疮疡门(附论)

海藻丸治瘿瘤通用。

海藻(洗晒)、川芎、当归、官桂、白芷、细辛、藿香、白蔹、昆布(洗晒)、明矾(煅,各一两),海蛤(煅)、松萝(各七钱半)。

上为细末,炼蜜和丸,如弹子大,每服一丸,食后含咽下。

守瘿丸治瘿瘤结硬。

通草(一两),杏仁(去皮尖,研)、牛蒡子(各一合),昆布(洗)、射干、诃黎勒、海藻(洗,各四两)。

上为细末,炼蜜和丸,如弹子大,每服一丸,食后嚼化,日三。

海藻酒方治颈下卒结核,渐大欲成瘿瘤。

上用海藻洗去碱,一斤,酒二升,渍一宿,取一二合饮之。酒尽将海藻曝干,捣末,酒调一钱匕,日三即瘥。如浸用绢袋盛了渍,春夏二日,秋冬三日。

木通散治颈下卒生结囊,欲成瘿。

木通、松萝、桂心、蛤蚧(酥炙)、白蔹、琥珀、海藻(洗)、昆布(洗,各一两)。

上为细末,每服二钱,不拘时温酒调下。

治忽生瘿疾,及一二年者。

上用万州黄药子三斤,须紧重者为上,如轻虚即是他州者,力慢须加一倍。以无灰酒一斗,投药在内,固济瓶口,以糠火烧一伏时,停待酒冷,即令患者时时饮一盏,勿令绝酒气。经三五日,常把镜自照,觉消则停饮,不尔令人项细也。用火时不可多,惟烧酒气香出瓶头,有津即止火,不待经宿也,已验如神。忌毒食。

五瘿丸

菖蒲(二两)、海蛤、白蔹、续断、海藻、松萝、桂心、倒挂草、蜀椒、半夏(各一两),神曲(三两)、羊靥(百枚)。

上为细末,以牛羊脂髓为丸,如芡实大,每服一丸,食后及临卧嚼化服。

白头翁丸治气瘿气瘤。

白头翁(半两),昆布(十分,洗),通草、海藻(洗,各七分),连翘、玄参(各八分),桂心(三分)、白蔹(六分)。

上为细末,炼蜜和丸,如梧桐子大,每服五丸,用酒送下,忌蒜面生葱猪鱼。

针砂方治气瘿。

上用针砂浸于水缸中,平日饮食皆用此水,十日一换。针砂服之半年,自然消散。

昆布散治瘿气结肿,胸膈不利,宜服。

昆布(洗)、海藻、松萝、半夏(汤泡)、细辛、海蛤(细研)、白蔹、甘草(炙,各一两),龙胆草、土瓜根、槟榔(各二两)。

上为细末,每服二钱,食后温酒调下。

治瘿气,胸膈壅塞,颈项渐粗,宜服此方

商陆、昆布(洗,各二两)、射干、羚羊角(镑)、木通、海藻(洗)、杏仁(汤浸,去皮尖,麸炒黄,各一两),牛蒡子(一两半,微炒)。

上咬咀,每服三钱,水一中盏,入生姜半分,煎至六分,去滓,不拘时温服。

治瘿气神验方

琥珀、桔梗(各半两),乌贼、鱼骨、昆布(洗,各一两),赤小豆(酒煮熟,焙)、小麦(酒煮,各三分)。

上为细末,炼蜜和丸,如小弹大,绵裹一丸,常嚼咽津。

44.明-董奇效良方-宿辑录,方贤续补-卷之六十三-妇人门(附论)

大腹皮饮治妇人血瘿,单腹痛。

大腹皮、防己、木通、桑白皮、厚朴、瓜蒌、黄芩、陈皮、枳壳(麸炒)、大黄(蒸,各一钱),青皮(一钱半)、五叶子(半钱)。

上作一服,水二盅,煎至一盅,入酒半盏,再煎一二沸,去滓,食前服。

45.明-乾坤生意-朱权-上卷-诸气(附心腹疼、腰痛、膀胱小肠气、腹中癖块、瘿气)

瘿气

海带丸治瘿气久不消者。

海带、贝母、青皮、陈皮。

上各等分,为末,炼蜜丸如弹子大。每服一丸,食后噙化。

一方

海藻、海带、昆布(各一两)、广茂、青盐(各半两)。

上为末,炼蜜丸如弹子大。每服一丸,食后噙化。

46.明-仁术便览-张洁-卷之四-瘰疬

散肿溃坚汤治马刀疮结硬如石,自耳下至血盆中,或至肩上,或于胁下,皆手足少阳经中及瘰疬遍于颏,或至颊车。坚而不溃,在足阳明经所出。或二疮已破,流脓水,及生瘿瘤,大如升斗,久不溃消者,并皆治之。

知母、黄柏(并酒炒)、昆布(洗)、瓜蒌根(酒洗)、桔梗(各五钱)、广术(炒)、三棱(煨)、连翘(各三钱),升麻(六分)、黄连、白芍、葛根(各二钱)、归尾、柴胡、甘草(各五钱)、龙胆草(酒洗,四钱)、黄芩(一钱,半生半炒)、海藻(五钱)。

上每服七钱,水二钟,先浸半日,煎至一钟,足高头低卧,徐徐咽之。

47.明-仁文书院集验方-邹元标-卷七-瘿瘤

治瘿气

用海藻、昆布等分为末,蜜丸如杏桃大,含咽津。或作散,绵裹一钱,醋浸含之。

点痣及一切赘瘤、息肉、脚上鸡眼等症。

48.明-仁文书院集验方-邹元标-卷七-瘿瘤

治肉瘤

与后方间用,每日如是,每日服二三帖。

黑玄参(七钱)、赤茯苓(一两)、甘草(三钱)、车前子(八钱)。

煎服。如小儿不肯服,将为末,早米粉糊为丸,如梧实大。每用甘草汤,或米汤,或茶下一钱。

又方:

与前方间用,每日如是,每日服二三次。

连翘（八两,去仁尖）、甘草节（五钱）、加贝母（一两,尤妙）。

共为末,早米饭为丸,如梧实大。每用米汤送,或茶下一钱,服丸一口,即吃生芝麻一口。外用芫花一钱,滚水泡浓汁,将极细绵线浸透取出,将线系于肉瘤根上,不时用新笔蘸芫花水涂线上,令其常湿,庶药气透也。二三日,其肉子焦枯脱下无血,仅存一白点耳,久之无迹。

49.明-寿世仙丹-龚居中-外科经验良方·卷一-瘿瘤

消瘿丸治瘿气大颈。

石燕（五个,火煅）,海蛤（三个,煅）,海马（一钱）,螵蛸（二钱）,海藻、海带、海布、海粉、海菜（各三钱）,莪术（一两）。

上为末,面糊丸如梧子大,每饭后服,忌盐七日。

一方治瘿气,用海藻、昆布等分为末,蜜丸如杏大,含,咽津,效。

玄赤饮治肉瘤,与后连翘丸间用,每日如是,每日服二三贴。

玄参（七钱）、赤苓（一两）、车前（八钱）、甘草（三钱）。

用白水煎服,如小儿不肯服,将为细末,早米粉糊为丸如梧子大,每用甘草汤或米汤或茶下一钱。

连翘丸与前方间用,每日如是,每日服二三次。

连翘（八两,去仁）、甘草节（五钱）、贝母（一两）。

共为末,早米饭为丸如梧子大,每用米汤送或茶下一钱,服丸一口即吃生芝麻一口。外用芫花一钱,滚水泡浓汁,将极细棉线浸透取出,将线系于肉瘤根上,不时用新笔蘸芫花水涂在线,令其常湿,庶药气透也。二三日其肉干焦枯脱,下无血,仅存一白点耳,久之无迹。

50.明-方书-卫生易简方-胡濙-卷之九-瘿瘤

治颈下卒结囊欲成瘿用海藻一斤,酒二升,渍数日,稍稍饮之。又治颔下瘰疬。

治瘿气用海藻、昆布等分为末,蜜丸如杏核大。含咽津;或作散,绵裹一线,醋浸含之。

51.明-卫生易简方-胡濙-卷之九-瘿瘤

治瘿瘤结硬用通草二两,杏仁去皮尖、牛蒡子出油各一合,吴射干、昆布、诃黎勒、海藻各四两为末,炼蜜丸如弹子大。含化咽津,日三服。

52.明-卫生易简方-胡濙-卷之九-瘿瘤

治石、气、筋、血、肉五般瘿证用海藻洗、昆布洗、矾石枯、龙胆、海蛤、通草、贝母、松萝各一两,麦籼、半夏汤浸洗七次各一两三钱,为末。每服二钱,酒调临卧徐徐咽下。忌鲫鱼、鸡肉、五辛、生果、油腻物。

53.明-卫生易简方-胡濙-卷之九-瘿瘤

治项瘿用海藻、海带、海螵蛸、海蛤、昆布各二钱,缩砂、连翘、玄参、甘草炙各三钱,香附子半两,共为末。每服一钱,飞盐汤一盏调,临睡徐徐咽下;或以盐梅肉捣和,丸如杏核大。每服一丸,嚼化。海藻、甘草虽相反,惟此剂宜用,极效。

又方:用猪肺管上团肉一块,将新瓦焙干,临卧细嚼,以酒咽下,极效。

54.明-卫生易简方-胡濙-卷之九-瘿瘤

治瘿气用海藻三两,海螵蛸二两,海带两半,大腹子去皮、芒硝、柳根各一两,珍珠三钱,炼蜜丸如杏核大。临卧嚼化一丸。

55.明-袖珍方-李恒-卷之三忠-痈疽疮疖

破结散(《济生方》)

治石瘿、气瘿、筋瘿、血瘿、肉瘿等证。

海藻(洗)、龙胆、海蛤、通草、昆布(洗)、矾石(枯)、松萝(各七钱半),麦曲(一两)、半夏(汤洗七次)、贝母(去心,各五钱)。

上为末,每服二钱,酒调服。忌甘草、鲫鱼、鸡肉、五辛、生果等物。

56.明-袖珍方-李恒-卷之四信-妇人

大腹皮饮(《三因方》)

治妇人血瘿及单腹痛。

大腹皮、防己、木通、厚朴(姜制)、瓜蒌、黄耆、枳壳(麸炒)、桑白皮、大黄(蒸)、陈皮、青皮、五味子(各等分)。

上咬咀,每服五钱,水一盏半,煎六分,去滓,入酒一分温服。

57.明-医便-王三才-卷五-服用

一应杂症四十三引

瘿血虫蛀,甘遂汤下。

58.明-医方便览-殷之屏-卷之四外科-痈疽七十四

十六味流气饮治奶岩瘿瘤,下部诸疮。

人参、黄耆、川归(各一钱),川芎、肉桂、厚朴、白芷、甘草、防风、乌药、槟榔、芍药、枳壳、木香(各五分),桔梗(二分)、紫苏(钱半)、青皮(一钱)。

水煎服。

59.明-医方便览-殷之屏-卷之四外科-瘤瘿结核七十九

俱不可破,当破气豁痰,咸以软之,坚以削之,自然消散。破结散、海藻丸。或用昆布一两,醋浸,徐徐咽之。岭南秦陇多生瘤瘿者,水土然也。凡项臂结核,不痛不痒,不红不肿,乃痰注不散,不足为忧。用二陈汤加酒大黄、连翘、桔梗、柴胡散之,或二陈加皂刺、防风、黄芩、苍术。凡瘿瘤不痛不痒,不肿不长者,皆不应药,难治。

昆布丸

昆布、海藻(俱洗净,麦醋煮干,各一两)。

炼蜜丸如杏核大,嚼化。

海藻丸

海藻、贝母、青皮、陈皮、三棱、莪术、连翘、昆布、枯矾、黄连、桔梗、当归尾(等分)。

上末,蜜丸弹子大,嚼化。

一方,海藻、黄连为末,掌中时时舔之。

60.明-医方选要-周文采-卷之九-痈疽疮疖门

散肿溃坚汤治马刀疮,结硬如石,或在耳下至缺盆中,或至肩上,或于胁下,皆手、足少阳经中,及瘰疬遍于颏或至颊车,坚而不溃,在足阳明经中所出,或二疮已破,乃流脓水,及生瘿瘤,大如升,久不溃消者,并皆治之。

知母(酒炒)、黄柏(酒炒)、昆布(冷水洗)、栝蒌根(酒洗)、桔梗(各半两),广茂(炒)、三棱(酒洗,炒)、连翘(各三钱),升麻(六分)、黄连、芍药(白)、葛根(各二钱)、当归(用梢)、柴胡甘草(各半钱),草龙胆(酒洗,炒,四钱),黄芩(用梢,一半酒洗一半生用,一钱半)。

上㕮咀,每服七钱,用水二盏,先浸多半日,煎至一盏,去粗热服,于卧处伸足在高处,头微低,每噙一口作十次咽,至服毕,依常安卧,取药在胸中停蓄故也。另攒一料为细末,炼蜜丸如绿豆大,每服一百丸或百五十丸,此药汤留一口下,更加海藻半两(炒)。

61.明-医方约说-鲍叔鼎-卷之下-第七一瘿气

丹溪谓瘿气先须断厚味。海藻一两,黄柏二两,为末,置掌中,时时舐之,以津咽下。消三分之一,止药。

62.明-丹溪心法附余-方广-卷之九痰门-瘿气(三十六)

《丹溪心法》

瘿气先须断厚味。

入方

海藻(一两)、黄连(二两,一云黄柏,又云黄药)。

上为末,以少许置掌中,时时舔之,津咽下,如消三分之二,止后服。

〔附诸方〕

海带丸治瘿气久不消者。

海带、贝母、青皮、陈皮。

上各等分为末,炼蜜丸如弹子大,每服一丸,食后嚼化。

一方

海藻、海带、昆布(各一两),广茂、青盐(各半两)。

上为末,炼蜜丸如弹子大,每服一丸,食后嚼化。

破结散(《济生方》)治石瘿、气瘿、筋瘿、血瘿、肉瘿等证。

海藻(洗)、龙胆草、海蛤、通草、昆布(洗)、矾石、松萝(各七钱)、麦曲(一两)、半夏(汤洗七次)、贝母(去心。各三钱)。

上为末,每服二钱,酒服。忌甘草、鲫鱼、鸡肉、五辛、生果等物。

《丹溪心法》

结核或在项、在颈、在臂、在身,如肿毒者,多是湿痰流注,作核不散。

入方,治耳后、项间各一块。

僵蚕(炒)、酒大黄、青黛、牛、胆南星。

上为末,蜜丸嚼化。

又方:治项颈下生痰核。

二陈汤(四钱)、大黄(七分)、连翘(七分)、桔梗(八分)、柴胡(七分)、生姜(三片)。

上以水煎,食后服。

63.明-丹溪纂要-卢和-卷四-第七十二瘿气

先须断厚味。海藻一两,黄柏二两为末,置掌中,时时舐之,以津咽下。消三分之二,止药。

64.明-订补明医指掌-皇甫中撰,王肯堂订补-卷之八杂科-瘿瘤(八)

瘿

五瘿,破结散。男女项下瘿,不分久近,神效开结散。项下结核如梅、李,不消,以大蜘蛛不拘多少,酒浸研烂,酒调,临卧服。五瘿,用昆布一两,切碎,醋浸,徐徐咽下自消。

破结散治五瘿。海蛤(三分)、通草(三分)、昆布(三分)、海藻(三分,洗)、胆草(三分)、枯矾(三分)、松萝(三分)、麦面(四分)、半夏(二分)、贝母(二分)。

末之,酒调服,日三次,忌鲫鱼、猪肉。

神效开结散

沉香(二钱)、木香(三钱)、陈皮(四两)、珍珠(四十九颗,炒,内泥封口)、海藻(二钱)、猪厌肉子(生雄猪项,红色,四十九个,瓦上焙干)。

末之,服二钱。

一切瘿瘤,不问新久,昆布丸。

昆布丸治一切瘿瘤,不拘久近。

昆布(洗一两,小麦醋煮干)、海藻(一两,小麦醋煮干)。

末之,蜜丸弹子大,每一丸噙化下。

65.明-古今医鉴-龚信纂辑,龚廷贤续编,王肯堂订补-卷九-瘿瘤

治

脂瘤、气瘤之类,当用海藻、昆布软坚之药治之,如东垣散肿溃坚汤亦可多服,庶得消散矣。

方

消瘿五海饮

海带、海藻、海昆布、海蛤、海螵蛸(各三两半),木香、三棱、莪术、桔梗、细辛、香附(各二两)。

猪琰子(七个,陈壁土炒,去酒焙干)。

上为末,每服七分半,食远米汤下。

66.明-古今医鉴-龚信纂辑,龚廷贤续编,王肯堂订补-卷十五-瘰疬

散肿溃坚汤

治马刀疮,结硬如石,或在耳下,至缺盆中,或至肩上,或于胁下,皆手足少阳经中,及瘰疬遍于颏,或至颊车,坚而不溃,在足阳明经所出。或二疮已破,乃流脓水,并治,及生瘿瘤,大如升,久不溃者。

升麻(六分)、葛根(二钱)、白芍药(二钱)、当归尾(五分)、连翘(三钱)、黄连(二钱)、桔梗(五钱)、黄芩梢(酒洗,一钱半)、黄柏(酒炒,五钱)、贝母(酒炒,五钱)、昆布(洗,五钱)、龙胆草(酒洗,四钱)、海藻(酒炒,五钱)、三棱(酒炒,三钱)、莪术(酒炒,三钱)、天花粉(酒浸,五钱)、甘草(炙,五分)、白芍(二钱)归尾(五分)。

上剉,每一两,用水二钟,先浸半日,煎至一钟,去渣,热服,于卧处伸足在高处,头微低,每噙一口,作十次咽,至服毕,依常安卧,取药在胸中停蓄也。另攒半料,作细末,炼蜜为丸,如绿豆大,每服百丸,或一百五十丸,此药汤留一口送下。

67.明-济世全书-龚廷贤-巽集卷五-瘿瘤

瘿瘤二者虽无痛痒,最不可决破恣脓,血溃渗漏无已,必致杀人,其间肉瘤不可攻疗。若夫脂瘤、气瘿之类,则当用海藻、昆布软坚之药治,如东垣散肿溃坚汤亦可,多服庶得消散矣。

神效开结散消瘿块。

沉香、木香(各二钱),橘红(四两),珍珠(四十九粒,入砂罐内,以盐泥封固,煅赤取出,去火毒用),猪厌子肉(四十九枚。用豚猪者,生项间,如枣子大)。

上为末,每服一钱,临卧酒调,徐徐咽下。患小三五服,大者一剂愈。

68.明-济世全书-龚廷贤-巽集卷五-瘿瘤

治颈下卒结囊,欲成瘿。海藻一斤,洗去咸,酒浸饮之,加昆布等分,为末,蜜丸如杏核大,含口中稍稍咽下。

69.明-济阳纲目-武之望-卷三十八-水肿

布海丸治水肿,痰肿鼓腹喘咳,及癥瘕瘿瘤(癥,音征。瘕,音遐。癥瘕,腹中积块坚者曰癥。有物形曰瘕。瘿,于郢切,颈瘤也,瘤,音留。瘜肉也。)

昆布、海藻(各一斤,洗净入罐,炆成膏),枳实(四两),陈皮(二两),青皮(一两),荜澄茄、青木香(各五钱)。

如气盛,加三棱、蓬术各二两。

上为末,入前膏为丸,空心沸汤下。

70.明-简明医彀-孙志宏-卷之五-瘿瘤

瘿有五:曰肉、筋、血、气、石;瘤有六:曰骨、脂、肉、筋、血、石。二证惟气瘿可消,脂瘤可破,余证皆不宜强治。屡见脓血溃漏无已,竟致难救。服药内消,必咸以软坚,断厚味,戒房室。

主方,海藻、胆草、海蛤(煅)、通草、昆布、枯矾、松萝(各三两),半夏、贝母(各七钱)上末,入麦面一两,每二钱酒下,日三服。

秘传木香散治一切瘿瘤结核。

猪腌子(七个,灯盏火烘干,为细末)、海螵蛸、南木香、青木香、神曲、麦芽、孩儿茶(各五钱),雄黄、辰砂(各二钱),上为末,每服三钱,临睡酒调下即卧,勿言语、恼怒、房室,累验。

简便方消瘤。

黄连、海藻(等分为末)置掌中,时舐之,津咽下。

又久服蜡矾丸,效(方见外科)。或昆布(一钱,研),绵裹醋浸,常含咽汁。海藻、昆布嫩者,酒浸或醋拌,家常作小菜,久食消瘿瘤、结核。

71.明-世医通变要法-叶廷器-卷下后-五瘿一百七十一

治法,瘿瘤二者切不可针破,针破则脓溃漏,则杀人。惟脂瘤可破,去脂粉即为异,不可轻易为。余将瘿瘤之分于后,医者。宜审辨之,则不误也。

主方经验治五瘿等证。

海藻(洗)、龙胆草、海蛤粉(各二两),通草、昆布(烧存性)、枯白矾、松萝(各一两),半夏(二两半),麦面(一两半),白芷(一两)。

上为末,每服五钱,酒煎。忌甘草、鲫鱼、猪肉、五辛诸毒等物,又要吞矾腊丸,方见痔疮门。

72.明-世医通变要法-叶廷器-卷下后-六瘤一百七十二

一方经验矾蜡丸(方见痔疮门)治瘿瘤通用,常服自然缩消。

73.明-寿世保元-龚廷贤-己集六卷-瘿瘤

瘿有五种,曰石、肉、筋、血、气是也。瘤有六种,曰骨、脂、脓、血、石、肉是也。治法,瘿瘤二者,切不可针破,针破则脓误漏,则杀人。惟脂瘤可破去脂粉即为异。不可轻易为。余将瘤瘿之分于后,医者宜审辨之,则不误也。

消瘿汤

海藻(洗)、龙胆草、海蛤粉(各二两),通草、昆布(烧存性)、枯白矾、松萝(各一两),半夏(二两五钱),麦曲(一两五钱),白芷(一两)。

上为末,每服五钱,酒煎,忌甘草虾鱼猪肉五辛诸毒等物,又要吞矾蜡丸。

一论治瘿瘤痈疽,便毒恶疮,久漏不愈者。

经验矾蜡丸

白矾(生,四两,为末)、黄蜡(二两)。

溶化,众手丸如梧桐子大,每服三十丸,空心白汤下。

一论内府秘传方,治瘿气。

海藻(热水洗净)、昆布(洗净)、海带、海螵蛸、海粉(飞过)、海螺(醋淬)、甘草(少许)。

上如项下摇者用长螺,颈不摇用圆螺,各等分为末,炼蜜为丸,每夜临卧口中嚼化一丸,功效不可言也。

一论系瘤神方,兼去鼠奶痔及瘤肉。用芫花根洗净带湿,不可犯铁器,须于木石器中捣取汁,用线一条,浸半日或一宿,以线系瘤,经宿则落,如未落再换线,不过三次自落,后用龙骨、诃子、赤石脂各等分,为末敷疮口即合。如无根,用芫花泡水浸线系。鼠奶痔依法用之,无不效。

一论洗瘤秘方,用染指草名金凤花一棵,煎水频洗,夏用鲜,秋、冬、春用干的煎水洗。

一治瘿验方。

沉香、乳香、丁香、木香、藿香(各一钱五分)。

上用腊月母猪眼子七个,同药酽好酒煮三炷香,露一宿,连药焙干为末,炼蜜为丸,如白果大,临卧嚼化,服一料效。

一治颈下卒结囊欲成瘿者,海藻一斤洗去咸,酒浸饮之,加昆布等分研之,炼蜜为丸,如杏核大,含口中,稍稍咽下。

一治瘿消块。

神效开结散

沉香、木香(各二钱),橘红(四两),珍珠(四十九粒,入砂罐内,以盐泥封固,煅赤,取出去火毒,),猪压子肉(四十九枚,用豚猪者,生项间如枣子大)。

上为末,每服一钱,临卧酒调,徐徐咽下,患小三、五服,大者一剂愈。忌酸咸油腻滞气之物,须用除日于静室修合。

74.明-万病回春-龚廷贤-卷之五-瘿瘤

消瘤五海散

海带海藻海布海蛤海螵蛸(各二两半)木香(二两)三棱莪术桔梗细辛香附米猪琰子(七个,陈壁土炒,去油焙干。)

上为末,每服七分半,食远米汤下。

消肿溃坚汤(方见瘰疬)治瘿瘤结核通用。

内府秘传方治瘿气神效。

海藻(热水洗净)、昆布(洗净)、海带、海螵蛸、海粉(飞过)、海螺(醋炙)、甘草

（少许）。

如颈下摇者，用长螺；颈不摇用圆螺。

上各等分为末，炼蜜为丸，如圆眼大。每夜临卧，口中噙化一丸，功效不可言也。

75.明-医方集宜-丁凤-《医方集宜》卷之十-外科

瘿瘤

昆布散，治瘿瘤结肿，胸膈不利。

昆布、海藻、松萝、半夏、细辛、海蛤、白蔹、甘草各一两，龙胆草、土瓜根、槟榔各二两。

为末。每服二钱，食后用温酒调下。

木通散，治颈下卒生结囊，欲成瘿瘤。

木通、松萝、桂心、蛤蚧、白蔹、琥珀、海藻、昆布。

上为末。每服二钱，食后用温酒调下。

海藻丸，治瘿瘤通用。

海藻、川芎、当归、官桂、白芷、细辛、藿香、白蔹、昆布、明矾各一两，松萝、海蛤煅，各七钱五分。

上为末，炼蜜和丸弹子大。每服一丸，食后滚白汤化下，噙化亦可。

海藻散瘿圆，治瘿气结核。

海藻、昆布、赤茯苓、桔梗、连翘、天花粉、青黛、青皮。

上为末，用蜜和丸如弹子大。每服一丸，滚白汤化下。

散肿溃坚汤，方见瘰疬门。治是瘤肿硬。

南星散，治瘿气结核，或大或小，不疼不痒。

用大南星一个，为末，好醋调敷。先以针刺破患处后，量疮大小，摊膏贴之，使药气透入。

76.明-医学正传-虞抟-卷之六-疮疡(六十)

救苦化坚汤治瘰疬、马刀、挟瘿，在耳下或耳后，下颈至肩上，或入缺盆中，乃手足少阳之经分。其瘰疬在颏下，或至颊车，乃阳明之经分，受心脾之邪而作也。今将二证合而治之。

如在少阳分为马刀挟瘿者，去独活、漏芦、升麻、葛根，更加瞿麦三分。

瘿瘤方法

(《大成方》)破结散治石瘿、气瘿、筋瘿、血瘿、肉瘿、马刀、瘰疬等证。

海藻(酒洗净)、龙胆草(酒洗)、海蛤粉、通草、贝母(去心)、昆布(酒洗净)、矾石(枯)、松萝(各三钱,今以桑寄生代效),麦曲(炒,四钱),半夏曲(二钱)。

上为细末,每服二钱,热酒调,食后服,忌甘草、鲫鱼、鸡肉、五辛、生果。有人于项上生瘿,大如茄子,潮热不食,形瘦日久,百方不效,后得此方,去松萝,加真桑寄生一倍服,三五日后,其疮软而散,热退而愈,屡医数人皆效。

(《疮疡集》)南星散治皮肤颈项面上瘤,大者如拳,小者如粟,或软或硬,不痒不痛,宜用此药。切不可辄用针灸,多致不救。)

生南星(大者一枚)。

上细研烂,入好醋五七点,杵如膏。如无生者,即以干者为末,醋调如膏。先以细针刺急处,令气透,却以膏药摊贴,觉痒则频换贴取效。

瘤者,气血凝滞结聚而成,或如桃李,或如瓜瓠。其名有六:曰骨瘤,曰脂瘤,曰脓瘤,曰血瘤,曰筋瘤,曰风瘤,以其中各有此物而名之也。以上诸瘤,通用龙珠膏治之。

龙珠膏(方见前瘰疬条下)。

瘤宜服十六味流气饮。(方见前奶岩条下)。

凡瘿气,先须断厚味,用海藻一两、黄柏二两为末,置掌中,时时舐之,以津唾咽下,待消三分之二,止药。

77.明-原病集-唐椿-原病集利类钤法-外科

瘿气发于颈项,乃痰热之故,以祛毒化肿汤主之(三百三十九)。又用海藻二钱,黄连四钱,各为细末,和匀,以少许置掌中,时时舐之,津液咽下,如消三分之一止服。

78.明-云林神彀-龚廷贤-卷三-瘿瘤

五瘿著肩项,六瘤随气结,皆不可决破,崩溃致夭折。

消瘤五海布螵蛸,海藻海带海蛤饶,棱莪辛梗木香附,珠琰七个土炒焦。(十二味)

79.明-暴证知要-沈野-卷下-痈疽(第二十九)

瘿气方:唯服食天门冬,神良。先须断厚味。

古方治瘿:海藻一两,黄连二两,为末。常以少许置掌中,时时舐之,津咽下。如消三分之二,止后服。

破结散,治石瘿、气瘿、筋瘿、血瘿、肉瘿。

80.明-内科百效全书-龚居中-太医院手授经验内科百效全书卷之五-瘿瘤

瘿有五种,曰石瘿,气瘿,筋瘿,血瘿,肉瘿,生在项下,粗而且大,因气恼积注于胸膈之间,结滞而不散,忧闷而成,不得舒畅,所以上攻于项,急用顺气化滞之药散之,有因生于山涧之中而食水土者,不在此类也。

瘿气主方

海藻(洗)、龙胆草、海蛤、通草、昆布(洗)、矾石、松萝(各七钱),麦曲(一两),半夏(汤泡七次)、贝母(去心,各三钱)。

上为末,每服二钱,酒调服,五瘿通治,忌甘草、鲫鱼、鸡肉、五辛、五果等物。

海带丸治瘿气久不愈者。

海带、贝母、青皮、陈皮(各等分)。

上为末,炼蜜为丸如弹子大。每服一丸,食后噙化。

八海散治男妇诸般气瘿,大如球者。

海马(五对,火煅,醋淬)、海蛤(五钱,同上制)、海带(五钱)、海布(五钱)、海藻(五钱)、海燕(五对,火煅,醋淬)、海硝(五钱)、海桐皮(五钱)。

上为细末,临眠仰卧,将一分噙化,七日取效,忌生冷、盐茶。附:瘿瘤单方一方,用山羊角(米泔浸)、当归,均合为丸,频服,神效。如初起者,只用单蜘蛛擂酒服,亦妙。

一方治小瘤,先用甘草煎膏,笔蘸涂瘤四围,干而复涂,凡三次后,用大戟、芫花、甘遂等分为末,好醋调,另笔涂其中,不得近甘草处,次日缩小,又如法涂之,自然焦缩。

一方治皮肤头面瘿瘤,大者如拳,小者如粟,或软或硬,不痛不痒,用大南星生者(一枚),细研稠黏,用醋五七滴为膏。如无生者,用干者为末,醋调如膏。先将针刺患处,令气可透,却以此膏随瘤大小,贴之。

81.明-万病回春-龚廷贤-卷之一-万金一统述

五瘿者,肉瘿、筋瘿、血瘿、气瘿、石瘿也。

82.明-万病回春-龚廷贤-卷之八-瘰疬

散肿溃坚汤,治马刀结核硬如石,或在耳下至缺盆中,或至肩上,或于腋下,皆属手足少阳经;及瘰疬遍于颏下,或至颊车,坚而不溃,在足阳明所出;或疮已破出水,并皆治之。兼治瘿瘤大如升,久不溃者。

昆布(冷水洗)、海藻(微炒)、黄柏(酒炒)、知母(酒浸)、天花粉、桔梗(各五钱),连翘、三棱(酒浸)、莪术(各三钱,酒浸),龙胆草、黄连、黄芩(酒炒)、干葛、白芍(酒炒。各三钱),升麻、柴胡(各五分),甘草(炙,五钱),归尾(五分)。

上锉,每一两水二盏,先浸半日,煎至一盏,去渣,热服。于卧处伸足在高处,头微低。每噙一口,作十次咽下。至服毕,依常安卧,取意在胸中停蓄之意也。另拣半料作细末,炼蜜为丸,如绿豆大。每服百丸,或百五十丸,用此汤留一口送下。

83.明-医方集宜-丁凤-《医方集宜》卷之十-外科

治瘿瘤法

凡瘿瘤之症,先须断厚味,戒恼怒,当用利气软坚之药,久则消散矣。

瘿气生于颈项之间,肿高皮白,软而不痛,随气消长,宜用昆布散、木通散、海藻丸、海藻散瘿圆。

瘿瘤

84.明-医学正传-虞抟-卷之六-疮疡(六十)

救苦化坚汤治瘰疬、马刀、挟瘿,在耳下或耳后,下颈至肩上,或入缺盆中,乃手足少阳之经分。其瘰疬在颏下,或至颊车,乃阳明之经分,受心脾之邪而作也。今将二证合而治之。

黄芪(一钱,护皮毛间腠理虚及活血气,为疮家之圣药,又实表补元气之妙剂也),人参(三分,补肺气之药也,如气短不调及喘者,宜加之),炙甘草(半钱,能调中,和诸药,去火,益胃气,亦能去疮中之邪),真漏芦、升麻(各一钱),葛根(半钱,此三味,俱足阳明本经药也),连翘(一钱,此一味,乃十二经疮中之药,不可无也,能散诸血结气聚,此疮家之神药也),牡丹皮(三分,去肠胃中留滞宿血),当归身(三分),生地黄(二分),熟地黄(三分,此三味,诸经中凉血、活血、生血药也),白芍药(三分,如夏月倍之,其味酸气寒,能补中,益气之虚,治腹痛必用之,冬寒不可用),肉桂(一分,大辛热,能散结积,阴证疮疡须当少用之,此寒因热用之意。又为寒阴覆盖其疮,用大辛热去浮陈之气。如有烦躁者,去之)。柴胡(八分,功同连翘。如疮不在大阳经,则去之),鼠粘子(三分,无肿不用),羌活(一钱),独活、防风(半钱)(以上三味,必问手足太阳证,脊痛项强,不可回顾,腰似折,头似拔者是也。其防风一味辛温,如疮在膈以上,虽无手足太阳经证,亦当用之,为能散结,去上部风邪),昆布(二分,其味太咸,若坚硬者宜用,盖咸能软坚也),荆三棱(炮,二分),广术(炮,二分,此一味,若疮坚硬甚者用之,如不甚坚硬者,不须用),益智(二分,如唾多者,胃不消也,或病人吐沫吐食、胃中寒者加之,无则勿用也),麦蘖面(二钱,治腹中气急,又能消食壮脾),神曲(炒,三分,食不消化者用之)黄连(三分,治硬闷),厚朴(姜制,一钱二分,如腹胀者加之),黄柏(炒,三分,如有热或腿脚无力加之,如有烦躁欲去衣者,肾中有伏火也,更宜加之,无则勿用)。

上件共为细末,汤浸蒸饼捏作饼子,日干,捣如米粒大,每服三钱,白汤送下。如气不顺,加橘红。甚者,加木香少许。量病人虚实,临时斟酌与之,毋令药多妨其饮食,此为大治之法也。如止在阳明分者,去柴胡、鼠粘子二味,余皆用之。如在少阳分为马刀挟瘿者,去独活、漏芦、升麻、葛根,更加瞿麦三分。如本人素气弱,其病势来时,气盛而不短促者不可。考其平素,宜作气盛,而从病变之权也,宜加黄芩、黄连、黄柏、知母、防己之类,视邪气在上中下而用之。假令在上焦,加黄芩(半酒洗,半生用),在中焦,加黄连(半酒洗,半生用),在下焦,则加酒制黄柏、知母、防己之类,选而用之。如大便不通而兹其邪盛者,加酒制大黄以利之。如血燥而大便干燥者,加桃仁泥、酒制大黄二味。如风结燥不行者,加麻仁、大黄以润之。如风涩而大便不行者,加煨皂角仁、大黄、秦艽以利之。如脉涩,觉身有气涩而大便不通者,加郁李仁、大黄,以除风燥也。如阴寒之病,为寒结秘而大便不通,以《局方》中半硫丸,或加炮附子、干姜,煎水冷服之。大抵用药之法,不惟疮疡一家,诸疾病重人素气弱者,当去苦寒之药,多加人参、黄芪、甘草之类,泻火而先补其元气,余皆仿此。

瘿瘤方法

(《大成方》)破结散治石瘿、气瘿、筋瘿、血瘿、肉瘿、马刀、瘰疬等证。

海藻(酒洗净)、龙胆草(酒洗)、海蛤粉、通草、贝母(去心)、昆布(酒洗净)、矾石(枯)、松萝(各三钱,今以桑寄生代效),麦曲(炒,四钱),半夏曲(二钱)。

上为细末,每服二钱,热酒调,食后服,忌甘草、鲫鱼、鸡肉、五辛、生果。有人于项上生疬,大如茄子,潮热不食,形瘦日久,百方不效,后得此方,去松萝,加真桑寄生一倍服,三五日后,其疮软而散,热退而愈,屡医数人皆效。

(《疮疡集》)南星散治皮肤颈项面上瘤,大者如拳,小者如粟,或软或硬,不痒不痛,宜用此药。切不可辄用针灸,多致不救。

生南星(大者一枚)。

上细研烂,入好醋五七点,杵如膏。如无生者,即以干者为末,醋调如膏。先以细针刺急处,令气透,却以膏药摊贴,觉痒则频换贴取效。

瘤者,气血凝滞结聚而成,或如桃李,或如瓜瓠。其名有六:曰骨瘤,曰脂瘤,曰脓瘤,曰血瘤,曰筋瘤,曰风瘤,以其中各有此物而名之也。以上诸瘤,通用龙珠膏治之。

龙珠膏(方见前瘰疬条下)。

瘤宜服十六味流气饮。(方见前奶岩条下)

凡瘿气,先须断厚味,用海藻一两、黄柏二两为末,置掌中,时时舐之,以津唾咽下,待消三分之二,止药。

85.明-云林神彀-龚廷贤-卷三-瘿瘤

五瘿著肩项,六瘤随气结,皆不可决破,崩溃致夭折。

消瘤五海布螵蛸,海藻海带海蛤饶,棱莪辛梗木香附,珠琰七个土炒焦。(十二味)

瘿气方:唯服食天门冬,神良。先须断厚味。

古方治瘿:海藻一两,黄连二两,为末。常以少许置掌中,时时舐之,津咽下。如消三分之二,止后服。

破结散,治石瘿、气瘿、筋瘿、血瘿、肉瘿。

海藻(洗)、龙胆草、海蛤、通草、昆布(洗)、矾石、松萝(各七钱),麦曲(一两),半夏(汤洗七次)、贝母(去心,各三钱)。

为末,每服二钱,酒调服。忌甘草、鲫鱼、鸡肉、五辛、生果等。

86.明-内科百效全书-龚居中-太医院手授经验内科百效全书卷之五-瘿瘤

瘿有五种,曰石瘿,气瘿,筋瘿,血瘿,肉瘿,生在项下,粗而且大,因气恼积注于胸膈之间,结滞而不散,忧闷而成,不得舒畅,所以上攻于项,急用顺气化滞之药散之,有因生于山洞之中而食水土者,不在此类也。

瘿气主方

海藻(洗)、龙胆草、海蛤、通草、昆布(洗)、矾石、松萝(各七钱),麦曲(一两)、半夏(汤泡七次)、贝母(去心,各三钱)。

上为末,每服二钱,酒调服,五瘿通治,忌甘草、鲫鱼、鸡肉、五辛、五果等物。

海带丸治瘿气久不愈者。

海带、贝母、青皮、陈皮(各等分)。

上为末,炼蜜为丸如弹子大。每服一丸,食后嚼化。

八海散治男妇诸般气瘿,大如球者。

海马(五对,火煅,醋淬)、海蛤(五钱,同上制)、海带(五钱)、海布(五钱)、海藻(五钱)、海燕(五对,火煅,醋淬)、海硝(五钱)海桐皮(五钱)。

上为细末,临眠仰卧,将一分嚼化,七日取效,忌生冷、盐茶。附:瘿瘤单方一方,用山羊角(米泔浸)、当归,均合为丸,频服,神效。如初起者,只用单蜘蛛擂酒服,亦妙。

一方治小瘤,先用甘草煎膏,笔蘸涂瘤四围,干而复涂,凡三次后,用大戟、芫花、甘遂等分为末,好醋调,另笔涂其中,不得近甘草处,次日缩小,又如法涂之,自然焦缩。

一方治皮肤头面瘿瘤,大者如拳,小者如粟,或软或硬,不痛不痒,用大南星生者(一枚),细研稠粘,用醋五七滴为膏。如无生者,用干者为末,醋调如膏。先将针刺患处,令气可透,却以此膏随瘤大小,贴之。

87.明-痰火点雪-龚居中-卷之二-火病结核

治结核瘰疬瘿瘤神方,用海带、海藻、昆布、海螵蛸、海石各一两,紫背天葵晒干二两,夏枯草晒干二两,连翘带子二两,贝母一两,桔梗一两,天花粉一两,皂角刺五钱,俱为细末,炼蜜为丸梧子大。每食后,滚白汤下百丸。

88.明-王玺-医林类证集要-卷之七-痈疽发背门

破血散专治石瘿、气瘿、血瘿等证,急服此药,及后药敷之。

海藻(洗)、龙胆、海蛤、通草、贝母(去心,各二钱),昆布(洗)、矾石(枯)、松萝(各三钱),麦曲半夏(各一钱)。

上为细末,每服二钱,南酒温调服,忌食一切毒物及甘草、鸡、鱼、五辛、生冷、果木,效。

89.明-医林类证集要-王玺-卷之七-瘿瘤门(附瘊子、漆疮)

外科云:人之气血,循环一身,常欲无滞留之患。倘喜怒不节,忧思过度,调摄失宜,致气滞血凝为瘿瘤。瘿者,多结于头项之间。瘤者,随气凝结于皮肉之中,忽然肿起,状如梅李,久则滋长。医经所谓瘿有五肿,石、肉、筋、血、气也,瘤有六证,骨、脂、脓、血、石、肉是。治疗之法,瘿不可决破,破则脓血崩溃,多致夭枉,瘤者惟有脂瘤可破,去脂粉则愈,余五证亦不可轻易决溃也。

治法

破结散治五瘿。

海藻(洗)、龙胆草、海蛤、通草、昆布、明矾(枯)、松罗(各三分),麦曲(四分)、半夏(二分)、贝母(二分)。

上为末,酒调服,日三。食忌甘草、鲫鱼、猪肉、五辛、生菜、毒物。

昆布丸治一切瘿瘤。

昆布(洗)、海藻(洗)、小麦(醋煮干,各一两)。

上为末,炼蜜丸如杏核大,每一丸,食后噙咽。

神效开结散专治男子女人项下瘿疾,不分年岁久近,极有应验。

沉香(二钱)、木香(三钱)、陈皮(去白,四两)、珍珠(四十九粒,砂锅内泥封口煅过)、猪靥肉子(生于豚猪项下喉咙系,一枚如枣大,微匾色红,收取四十九个,瓦上焙干)。

上为末,每服二铜钱,临卧冷酒调,徐徐咽下,轻者三五服见效,重者一料全愈。修合时用除日效,试有奇验。忌酸咸油腻涩气之物,尤妙。

易简诸方

《圣惠方》治瘿气结核,瘰瘰肿硬,昆布一两,洗去咸,捣为散,每以一钱绵裹,于好醋中浸过,含咽津,药味尽再含之。

《外台秘要》治项下卒结囊,渐大欲成瘿。以昆布、海藻等分为末,蜜丸,含如杏核大,稍稍咽津。

一方,治瘿极效,用黑牛或犏牛喉内巧舌并喉咙脆骨二寸许一节,连两边扇动脆骨,或烧或煮熟,临卧仰睡顿服,巧舌多嚼多噙一会方咽,其人容貌必瘦减而瘿自消矣,不二服,极效。

一方,治瘿,用自然铜,贮水瓮中,逐日饮食皆用瓮内之水,其瘿自消。或火烧烟气久吸,亦可。

孙思邈方:疗瘿疾一二年者,以万州黄药半斤,须紧重者为上,如轻虚即是信州者,力慢,须用一倍,取无灰酒一斗,投药其中,固济瓶口,以糠火烧一伏时,停腾,待酒冷即开,患者时时饮一杯,不令绝酒气,经三五日后常须把镜自照,觉消即停饮,不尔便令人项细也。

《深师方》治瘿,取鹿靥以酒浸,炙干,内酒中,更炙令香,含咽汁,味尽更易,十具愈。

《肘后方》治项下卒结囊,欲成瘿,海藻一斤,洗去咸,酒浸饮之。

《千金翼方》治五瘿,昆布一两,并切如指大,酢浸之,含咽津,愈。

《外台秘要》治瘤丹毒,以剪刀草,用冷水调敷。

一方,治瘿瘤,用蜘蛛丝缠勒其根,三五日自落。若遇七夕日,取丝缠之尤妙。

一方,治瘿气,用猪肺管上团肉一块,将新瓦焙干,临卧以酒咽下,极妙。

一方,用琵琶絃勒瘿瘤根,极妙。

90.明-杂病治例-刘纯-瘿

常服芩连枳术丸,仍含后丸,用昆布、海藻、带各二钱,大力四钱,炒,为末,如后用,效。

奘散,瓦松、海藻、昆布、海带、猪羊靥子,和为丸,如弹子大,每丸含化之。

导痰气,三棱丸。

91.明-仙传外科集验方-赵宜真-仙传外科秘方卷之九-发背形证品

破血散

专治石瘿、气瘿、筋瘿、血瘿等证,急服此药,及后药敷之。

海藻(洗)、龙胆、海蛤、通草、贝母(去心。各三钱),昆布、矾石(枯)、松萝(各三钱),麦曲、半夏(各一钱)。

总为细末,每服二钱,南酒温调服之。忌一切毒物及甘草、鸡、鱼、五辛、生冷、果木等物,忌食方效。

92.明-外科百效全书-龚居中-卷之一-切要方括歌

蜡矾丸内只二般,黄蜡二两溶化良,

待温入明矾三两,众手为丸梧子样。

治诸核、瘰瘤、痔漏、便毒、诸疮,极能退血收脓,生肌敛口,每日二服,酒下三十。不饮酒者热水下,肺痈蜜汤下。

93.明-外科百效全书-龚居中-卷之二-脑颈部

少阳部分项侧有核,坚而不溃名马刀者,治宜柴胡、连翘、归尾、甘草、黄芩、鼠粘、三棱、桔梗、黄连、红花少许。

云林传散肿溃坚汤,治马刀疮结硬如石,或在耳下至缺盆中,或至肩下或于胁下,皆手足少阳经中;及瘰病遍于颏或至颊车,坚而不溃,在足阳明经所出,或二疮已破,乃流脓水并治;及生瘿瘤大如升,久不溃者。

瘿有五种:其肉色不变者,谓之肉瘿;其筋脉现露者,谓之筋瘿;若赤脉交络者,名曰血瘿;若随忧恼而消长者,名曰气瘿;若坚硬而不可移者,名曰石瘿。瘤亦有六种:一曰骨瘤,二曰脂瘤,三曰肉瘤,四曰脓瘤,五曰血瘤,六曰石瘤。瘿瘤二者虽无痒痛,最不可决,破恐脓血崩溃渗漏无已,必致杀人,其间肉瘤不可攻疗。若夫脂瘤、气瘤之类,则当用海藻、昆布软坚之药治之,如东垣散肿溃坚汤亦可,多服庶得消散矣。

瘿瘤或软或硬,无痒无痛,并体实者,宜海藻散坚丸,化痰行气破血也,久虚者不可妄服。

海藻散坚丸

昆布、龙胆、蛤粉、通草、贝母、枯矾、真松萝茶(各三钱),麦曲(四钱),半夏

（二钱）。

共为末，炼蜜丸，绿豆大，每三十，临卧白汤下，并含化咽之，忌甘草、鱼、鸡、猪肉、五辛、生冷。

如怒动肝火，血燥筋挛，曰筋瘤。用当归、川芎、白芍、地黄、人参、白术、茯苓、山栀、木瓜（炒黑）、龙胆草煎服。

如劳役火动，阴火沸腾，外邪搏而为肿，曰血瘤。治宜当归、川芎、芍药、地黄、茯苓、远志煎服。

如郁结伤脾，肌肉消薄，外邪搏而为肿，曰肉瘤。治宜归脾汤。

归脾汤

人参、甘草、白术、黄芪、归身、茯神、酸枣、木香、远志、龙眼。

如劳动元气，腠理不密，外邪搏而为肿，曰气瘤。治宜补中益气汤（方见鬓疽内）。

如劳伤肾水，不能荣骨而为肿，曰骨瘤。亦宜补中益气汤加补肾药。

通用，初起者用痰核内十六味流气饮，或单蜘蛛擂酒服。稍久者用方括歌内蜡矾丸，常服自然缩小消磨。外用南星膏敷之，切不可用针刀，决破必致伤命。但有一种脂瘤，红粉色，全是痰结，用利刀破去脂粉则愈。或自加茄垂下根，其小者用药点其蒂，俟茄落，即用生肌敛口药，以防其出血。

生大南星一枚（细研稠黏），滴好醋三七点为膏。如无生者，以干者为末，醋调作膏，先将小针刺瘤上，令气透。贴之痒则频贴。

瘿瘤单方，用山羊角（米泔浸）、当归，均合为丸，频服神效。

如虚传治瘿气大项，初用三海汤，次用消瘿丸，多服神效。

三海汤

海藻、海带、海布、金樱子、川楝子、木通、通草。

水煎，木香另研，斗服数剂。

消瘿丸

海藻、海带、海布（各一两，俱用温水洗过），海蛤螵蛸（俱火炙）、沉香（各三钱），南木香（五钱），连翘、角茴（各一两），川木通、半夏（泡七次）、枳壳（各七钱）。

如冷者，加干姜。上诸药俱晒为末，炼蜜为丸，梧子大，每用姜汤下五七十。

94.明-外科百效全书-龚居中-卷之三-臀腿部

妇阴疮

妇人阴中生疾，多因七情郁火伤损，肝脾湿热下注也。

如阴中突出,如菌如鸡冠,四周肿痛者,乃肝郁脾虚下陷,先以补中益气汤加山栀、茯苓、车前、青皮,以清肝火,兼升脾气渐愈,更以瘿瘤内归脾汤加山栀、茯苓、川芎调理,外亦涂藜芦膏。

95.明-外科百效全书-龚居中-卷之六-破伤风

如圣散

川乌、草乌(各三钱),苍术、细辛、川芎、白芷、防风(各一钱)。

上为末,每服五七分,酒调服,忌油腻晕腥面类。如癫狗咬,加两头尖、红娘子各一钱;中风身体麻木或走痛,酒调下;风旋头晕,酒调下;头风,茶调下;偏头风,口噙水搐鼻;伤风,热茶调下出汗;风牙虫痛,频擦患处流涎;金疮血不止,干掺之;恶疮久不愈口,噙水洗,绵拭干掺之;犬咬蛇伤蝎蜇,口噙盐水洗之,仍付上;痈疽、瘿瘤、鱼睛红丝、发背、脑疽等疮发时,新汲水调涂纸封,再用酒调服;汤火伤皮,新汲水调,鸡翎刷上;杖疮有血,干敷之;瘰疬,口噙水洗掺之;干湿疥癣,香油调搽。

96.明-外科活人定本-龚居中-卷之三-瘿瘤

海藻玉壶汤

治瘿瘤初起未破,赤白肿硬皆可服。

海藻、贝母、陈皮、昆布、青皮、川芎、当归、半夏、连翘、甘草节、独活(各二钱),海带(五分)。

水二钟,煎八分,量病上下,食前后服之。

活血散瘿汤

治瘿瘤渐大,不疼不痒,气血虚弱者。

白芍、当归、陈皮、川芎、半夏、熟地、人参、牡丹皮、茯苓(各一钱),红花、昆布、木香、甘草(各五分),青皮、肉桂(各三钱)。

水二钟,煎八分,服后饮酒一小杯。

六军丸

治瘿瘤已成溃者,不论年月新久,并宜服之。

蜈蚣(去头足)、蝉蜕、全蝎、僵蚕(炒去丝)、夜明砂、穿山甲。

以上等分为细末,神曲糊为丸,粟米大,朱砂为衣,每服三分,食远酒下。忌大荤煎炒,日渐可消。

秘传饮瘤膏

瘿瘤枯落,后用此搽贴,自然生肌完口。

血竭、轻粉、龙骨、海螵蛸、象皮、乳香(各二钱),鸡蛋(十五个,煮糖心用黄,内放油一小钟)。

以上药各为细末,再共研之,和入蛋黄,油内搅匀,每日早晚用甘草汤洗净患处,鸡翎蘸涂膏药盖贴。

琥珀黑龙丹

治五瘿六瘤,不论新久,但未穿破,并宜服之。

琥珀(一两),血竭(二两),京墨、五灵脂(炒)、海带、海藻、南星(姜汁拌炒。各五钱),木香(三钱),麝香(一钱)。

以上各为细末,和匀再研,炼蜜丸,一钱重,金箔为衣,晒干,藏盖。每用一丸,热酒一杯化服。如患在下部,随用美膳压之。

十全流气饮

治气瘿肉瘤,皮色不变,日久渐大者。

陈皮、赤茯、乌药、川芎、当归、白芍(各一钱),香附(八分),青皮(六分),甘草(五分),木香(三分)。

姜三片,枣二枚,水二钟,煎八分,食远服。

97.明-外科活人定本-龚居中-卷之四-附经验通用方

秘传神效十灰膏

专治瘰疬、瘿瘤、黑痣、痔漏、痈疽、背发、毒疮要去者,此烂药之第一也。

荞麦稿(一斤),敷盐柴、芝麻梗(各一斤),桐柴、枳柴、黄荆柴(一斤),死笋、竹桑、柴豆稿(各一斤)。

上件俱不用叶,俱用柴身,烧过,待火子成灰,然后将马蓼五斤,煎水一桶,去滓,将前十灰淋出潇来,又将潇水打入灰内,又淋下来,如此十余度,无非只要潇出尽为度。再取此潇水入锅,火煎成膏样,干至三碗,即入矿灰二三两。入内看膏多少用灰,下灰之时,即要去火搅匀,收贮磁罐内。要紧紧扎,不可走气。不然不中久用,又不可大张满了,恐引水上升,此亦是法。下灰入膏,不可大干了,要如砂糖样,又不可太清了。用时将津液调搽患处即烂,不可搽好肉。又可点痣,即要点些在痣上,即时红肿疼痛,再加药点上二三次,痣即去矣。此膏大能医痔,去毒肉,去瘿瘤,大有神效。此药外科之领也,不可轻传,切宜慎之。

98.明-外科集验方-周文采-外科集验方卷下-瘿瘤论

夫瘿瘤者,皆因气血凝滞,结而成之。瘿则忧恚所生,多着于肩项,皮宽不急,槌槌而垂是也。瘤则随气留住,初作梅李之状,皮嫩而光,渐如杯卵是也。瘿有五种,其肉色不变者,谓之肉瘿;其筋脉现露者,谓之筋瘿;者赤脉交络者,名血瘿;若随忧恼而消长者,名气瘿;若坚硬而不可移者,名石瘿。瘤亦有六种,一曰骨瘤,二曰脂瘤,三曰肉瘤,四曰脓瘤,五曰血瘤,六曰石瘤。瘿瘤二者虽无痛痒,最不可决破,恐脓血崩溃,渗漏无已,必致杀人。其间肉瘤不可攻疗。若夫脂瘤气瘿之类,则当用海藻、昆布软坚之药治之,如东垣散肿溃坚汤,亦可多服,庶得消散矣。

海藻圆

治瘿瘤通用。

海藻(洗晒)、川芎、当归、官桂、白芷、细辛、藿香、白蔹、昆布(洗晒)、明矾(煅,各一两),松萝(净,七钱半),海蛤(煅,七钱半)。

上为细末,炼蜜和圆,如弹子大,每服一圆,食后含咽下。

守瘿圆

治瘿瘤结硬。

通草(二两),杏仁(去皮尖,研)、牛蒡子(各一合),昆布(洗)、射干、诃藜勒、海藻(洗,各四两)。

上为细末,炼蜜和圆,如弹子大。每服一圆,噙化,日三服。

木通散

治颈下卒生结囊,欲成瘿。

木通、松萝、桂心、蛤蚧(酥灸)、白蔹、琥珀、海藻(洗)、昆布(洗,各一两)。

上为细末,每服二钱,不拘时,温酒调下。

五瘿圆

菖蒲(二两),海蛤、白蔹、续断、海藻、松萝、桂心、倒挂草、蜀椒、半夏(各一两),神曲(三两),羊靥(百枚)。

上为细末,以牛羊脂髓为圆,如芡实大。每服一圆,食后及临卧噙化服。

白头翁圆

治气瘿、气瘤。

白头翁(半两),昆布(十分,洗),通草、海藻(洗,各七分),连翘、玄参(各八分),桂心(三分),白蔹(六分)。

上为细末,炼蜜和圆,如梧桐子大。每服五圆,用酒送下。忌蒜、面、生葱、猪、鱼。

南星膏

治皮肤头面上疮瘤,大者如拳,小者如栗,或软或硬,不痒不痛。

上用大南星一枚,细研稠黏,用醋五七滴为膏。如无生者,用干者为末,醋调如膏。先将小针刺患处,令气透,却以药膏摊纸上,象瘿大小贴之。

昆布散

治瘿气结肿,胸膈不利,宜服。

昆布(洗)、海藻(洗)、松萝、半夏(汤泡)、细辛、海蛤(细研)、白蔹、甘草(炙,各一两),龙胆草、土瓜根、槟榔(各二两)。

上为细末,每服二钱,食后温酒调下。

散肿溃坚汤(方见前)

治瘿瘤结核通用。

99.明-外科精要-陈自明-卷下-论痈疽将安发热作渴第四十八

忍冬丸治渴疾既愈,预防发疽。先将忍冬草入瓶内,后入无灰酒,微火煨一宿,取出晒干,少加甘草,俱为末,又以所浸余酒调丸桐子大。每服六七十丸,温酒下。又能治五痔、诸瘿。

100.明-外科精要-陈自明-卷下-论痈疽成漏脉例第五十四

陷脉散治漏疮,治远年瘿瘤,惊惕卧寝不安,肢体掣痛。

干姜(炮)、琥珀(另研)、附子(炮去皮脐)、大黄(煨,各一两),丹参(三两)、石硫黄(另研)、白石英(另研)、钟乳粉(另研)、乌贼鱼骨(各研,半两)。

上为末,用猪脂和敷。死肉不消者,加朴硝二两。

101.明-外科枢要-薛己-卷四-治疮疡各症附方

海藻散坚丸

治肝经瘿瘤。

海藻、昆布(各一两),小麦(四两,醋煮炒干)、龙胆草(二两)。

上为末,炼蜜丸,桐子大。每服二三十丸,临卧白汤下,并嚼化咽之。

102.明-万氏秘传外科心法-万全-卷之九-瘤症总论(瘤症图形十一症)

治瘿瘤方

即气颈也。

昆布、海藻、海带、海马(米泔水浸涨)各二两,穿甲(土炒)、石燕(醋煮七次)、黄药(烧净土焙干)各二钱。

共为末,蜜(少加面)为丸,如黄豆大,每服五至十丸,以木香磨水吞之。

又方:

螺硝、昆布、海金沙、冬花、木香、水晶石、海带、夏枯草各五钱，海马一个，石燕一两。

共为末，再用黄药引，酒送下。

又方：

海藻一两，昆布一两，海马三个，石膏三钱，螺硝一钱八分，木香三钱，陈皮三钱，黄药子二两。

共研末，黄药汤送下，忌生冷盐。

又方：

昆布、螺硝、海带各四两，黄药二两，小茴五钱，小草五钱，木香三钱。

共为末，饭后连送下三茶匙。

又方：

昆布半斤，用米泔水洗海藻一斤，醋制海马一对，醋煅石燕一对，火烧向醋中焠之，自然榨细，海螺硝三钱，夏枯草子一两（即紫背天葵子是也）醋炒，一人只用五钱。研末，酒送下。

103.明-新刊外科正宗-陈实功-卷之一痈疽门-痈疽治法总论第二

既有针工之异说，岂无线药之品详。

（凡疮毒既已成，当托其脓，脓既已成，当用针通，此举世自然之良规也。必当验其生熟、浅深、上下而针之。假如肿高而软者，发于肌肉，脓熟用针只针四五分；肿下而坚者，发于筋脉，脓熟用针只在六七分；肿平肉色不变者，毒气附于骨也，脓熟用针必须入深寸许，方得见脓。又轻按热甚便痛者，有脓且浅且稠；重按微热方痛者，有脓且深且稀。按之陷而不起者，脓未成；按之软而复起者，脓已成。按之都硬不痛者无脓，非是脓即瘀血也；按之都软不痛者有脓，非是脓即湿水也。所谓有脓即当针，脓孔宜顺下。若脓生而用针，气血反泄，脓反难成；若脓熟而不针，腐溃益深，疮口难敛。若脓深而针浅，内脓不出，外血反泄；脓浅而针深，内脓虽出，良肉受伤。元气虚者，必先补而后针其脓，诸症悉退。又有气瘿肿而绵软不痛者；血瘿肿而内垒成块者；顽毒结之日久，皮腐、肉紫、根硬、四边红丝缠绕者；以及结核之症渐大、渐痛、渐腐者。以上四症，俱不可轻用针刀掘破，若妄用之，定然出血不止者，立危。但用针之法，妙在脓随针出而寂然无所知觉也。至于瘿瘤、瘰疬、诸痔、诸漏、疔毒、坚硬顽疮，此等症者，若非线药之功，亦不能刻期取效。夫线药乃有五六种，难以概说，与其各病相应者，亦随症附例于各门，以便选用，故未述于此篇。凡用者，宜善而用之。）

104.明-新刊外科正宗-陈实功-卷之一痈疽门-治病则例歌第八

痔漏、瘿瘤、疔毒,古夸三品锭;痈疽、流注、诸风,今羡万灵丹。

105.明-外科活人定本-龚居中-卷之三-瘿瘤

总论,诸症。凡病瘿瘤诸症,切忌大荤厚味,又宜绝欲清心为妙。

此症非阴阳正气结肿,乃五脏淤血浊气痰滞而成。瘿者,阳也,色红而高突,或蒂小而下垂。瘤者,阴也,色白而漫肿,亦无痒痛,人所不觉。薛立斋分别甚详,肝统筋,怒动肝火血燥,曰筋瘤。心主血,暴急太甚,火旺逼血沸腾,复被外邪所搏而肿,曰血瘤。脾主肌肉,郁结伤脾,肌肉消薄,土气不行,逆于内里而肿,曰肉瘤。肺主气,劳伤元气,腠理不密,外寒搏而为肿,曰气瘤。肾主骨,恣欲伤肾,肾次郁遏,骨无荣养而为肿,曰骨瘤。此五瘤之名也。筋瘤坚而色紫,垒垒青筋盘曲,结如蚯蚓,宜清肝解郁,养血舒筋,清肝芦荟丸治之。血瘤者微紫红,软硬间杂,皮肤隐隐,缠若红丝,擦破血流,禁之不住,宜养血、凉血,抑火滋阴,安敛心神,调和血脉,用芩连二母丸治之。肉瘤者软若绵,硬似馒,皮色不变,不紧不宽,终年只似覆肝,然治当理脾宽中,疏通戊土,开郁行痰,调理饮食,用加味归脾丸治之。气瘤者软而不坚,皮色如故,或消或长,无寒无热,宜清肺气,调经脉,理劳伤,和荣卫,用通气散坚丸治之。骨瘤者形色紫黑,坚硬如石,疙瘩高起,推之不移,坚贴于骨,宜补肾气养血,行瘀散肿,破坚利窍,用调元肾气丸治之。又筋骨呈露曰筋瘿,赤脉交结曰血瘿,皮色不变曰肉瘿,随忧喜消长曰气瘿,坚硬不可移曰石瘿。此瘿之五名也,其治略与五瘤同。

瘿瘤初起,元气实者,用海藻玉壶汤、六军丸。久而元气虚者,琥珀黑龙丹、十全流气饮。审详用药,自然缩小消磨。切不可轻用针刀掘破,出血不止,多致立危。久则浓血崩溃,渗漏不已,终致伤人。又一种粉瘤,红粉色,多生耳项前后,亦有生于下体者,全是痰气凝结而成。宜披针破去脂粉,以三品一条枪插入数次,以清内膜自愈。又一种黑砂瘤,多生臀腿,肿突大小不一,以手摄起,内有黑色是也。亦用针刺,内出黑砂有声,软硬不一。又一种发瘤,多生耳后发下寸许,软小高突,按之不痛,亦针之,粉发齐出。此瘿瘤之十三症也。又有虫瘤生于胁下,蛆瘤生于肩膊中者,此又异症也,治法具后。

106.明-新刊外科正宗-陈实功-卷之二上部疽毒门-瘿瘤论第二十三

瘿瘤治法

初起无表里之症相兼,但结成形者,宜行散气血。已成无痛无痒,或软或硬,色白者,痰聚也,宜行痰顺气。已成色红,坚硬渐大,微痒微疼者,宜补肾气,活血散坚。形如茄蒂,瘤大下垂者,用药点其蒂,茄落生肌收敛。已破流脓不止,瘤仍不消,宜健脾胃为主,佐以化坚。已溃出血不常。瘤口开泛者,宜养血凉血,佐以清肝。溃后瘤肿渐消,脾弱不能收敛者,补肾气,兼助脾胃。

107.清-本草纲目拾遗-赵学敏-卷六-木部

治五瘿。《医学指南》破结散:用海蛤、通草、昆布、海藻、洗胆草、枯矾、松萝茶各三分,半夏、贝母各二分,麦麹四分,为末,酒调服,日三次。忌鲫鱼、猪肉。

108.清-改良外科图说-高文晋-卷三-痔漏总论

粉瘤红玉膏

石灰一块如钱大,糯米十四粒,同酸水化开一夜,加辰砂。

梅花散

寒水石、龙骨、血竭、黄丹。

上为细末,干掺。

箍瘤方

草乌(八两),川乌(四两),干桑叶、朽木(各三两),桑柴灰(二碗)、梗灰(石灰未化者,一斤,打末)。

上朽木等四味烧存性,同二灰研匀,以水十碗淋汁,如法熬膏用之。

109.清-本草纲目易知录-戴葆元-卷二-草部(二)

项下瘿气:黄药子一斤,剉,酒一斗浸之。每日早晚服一盏。忌毒物,戒怒。《千金方》用瓶盛,糠火煨一时,待退冷。时时饮一杯,不令绝酒气。三五日常把镜照,消即停饮,不尔令人项细。又方:用烧酒水煮瓶,不煨。

根煎服,消项下瘿瘤。

海藻酒:治瘿气,及项下瘰疬。海藻一斤,绢袋盛,以酒二斤浸,春夏二日,秋冬三日。每服二合。酒尽再作,其滓曝,末,每汤服一匙,两剂自消。

瘿气初起:海藻二两,黄连一两,末。时时舔咽。先断一切厚味。

瘿气结核,瘰疬肿硬:昆布一两,洗去咸,晒干,末。每以一钱棉裹,醋中浸过,含之咽汁,味尽再易。

项下卒肿,囊渐大,欲成瘿:昆布、海藻等分,末,蜜丸杏核大。时含咽。

110.清-本草汇纂-屠道和-卷二-平散

海藻专入肾。苦咸气寒,无毒。泄热散结软坚。治瘿瘤结气,散颈下硬核痛,瘰疬癥瘕,痈肿,心下满气急,腹中上下雷鸣,或幽幽作声,疝瘕(凡腹痛则曰疝,丸痛则曰㿉),及痰饮脚气,奔豚水肿,利小便,辟百邪鬼魅。凡水因热成而致隧道不通,小便秘塞,硬结不解者,用此坚软结泄,邪退热解,使热尽从小便出而病愈。若病非实结及脾寒有湿者,勿服。海带下水消瘿催生,治妇人病功同海藻,但稍粗柔韧而长,皆反甘草。略洗去咸水用。偏方有同甘草以治瘰疬者,盖激之以溃其坚耳。丹溪治瘿气初起,用海藻一两,黄连二两,为末,时时舐咽,先断一切厚味。

111.清-本草经疏辑要-吴世铠-卷一-治病序例

瘿瘤

忌、宜俱同瘰疬,兼宜薜荔、半夏、文蛤、南星、通草、生姜。

112.清-本草述-刘若金-卷之十二-水草部

海藻酒治瘿气。用海藻一斤,绢袋盛之,以清酒二升浸之,春夏二日,秋冬三日,每服两合,日三。酒尽再作,其滓晒干为末,酒服方寸匕,日三服,不过两剂即瘥。

113.清-山居本草-程履新-《山居本草》卷三上-菜部上

项下瘿疾(鼠粘子根一升,水三升,煮取一升半,分为三服,或为末,蜜丸常服之。)

海藻酒(治瘿气,用海藻一斤,绢袋盛之,以清酒二升浸之,春夏二日,秋冬三日,每服两合,日三,酒尽再作,其滓曝干为末,每服方寸匕,日三服,不过两剂即瘥。)

瘿气初起(海藻一两,黄连二两,为末,时时舐咽,先断一切厚味。)

114.清-山居本草-程履新-《山居本草》卷三下-菜部下

瘿气结核(累累肿硬,以昆布一两,洗去咸,晒干为散。每以一钱绵裹,好醋中浸过,含之咽汁,味尽再易之。)

项下五瘿(方同上。)

项下卒肿(其囊渐大,欲成瘿者。昆布、海藻等分,为末,蜜丸杏核大。时时含之,咽汁。)

115.清-山居本草-程履新-《山居本草》卷五上-竹树花卉部上

项下瘿气(水涯露出柳根三十斤,水一斤,煮取五升。以糯米三斗,如常酿酒,日饮。)

项下瘿气[秋米三斗(炊熟),取圆叶白杨皮十两(勿令见风,切),水五升,煮取二升。溃曲末五两,如常酿酒。每旦一盏,日再服。]

116.清-婴儿论-周士祢-辨疮疹脉证并治第四

五般瘿瘤,俱蜡矾丸主之。

117.清-辨症良方-蒋杏桥-卷二-外科方

痰核瘿气久不消,海带、青皮、陈皮、贝母,为末,蜜丸,食后噙化。又外用生南星,醋磨涂之。

瘿瘤,瘿有五,瘤有六,皆气血凝滞而成。通治有蜡矾丸,先须断厚味。海带、海藻、昆布、蛤粉等,皆圣药也。

118.清-春脚集-孟文瑞-卷之二-颈项部

治颈上瘿瘤方,不痛不痒,俱是痰结。

二味合匀收贮。每用五分,放手心上,以舌舔之。一日三五次,即消。

119.清-行军方便便方-罗世瑶-卷中-愈疾

治瘿气。用大蜘蛛(一个焙焦)播酒,顿服。或海藻浸酒,久服均效。

120.清-回生集-陈杰-回生集卷之下-外症门

项瘿,猪喉下肉子七枚,瓦焙研末,每夜酒服一钱,忌酸咸油腻塞气之物。

121.清-济人宝笈-刘晓-卷下-瘿瘤瘰疬类

内消瘿瘤

海藻(热水洗净)、昆布(洗净)、海带、螵蛸、海粉(飞过)、海螺蛳(醋洗)、甘草(少许)。

上各等分为末,炼蜜为丸,如圆眼大,每夜临卧,口中噙化一丸,如颈下摇者,用长螺,不摇者用圆螺,此方极妙。

122.清-经验良方全集-姚俊-卷二-瘿症

瘿音颖,颈瘤。张华《博物志》山居饮水之不流者,多瘿。又苏拭曰:国之有小人,犹人之有瘿,瘿必生于颈,附于咽,是以不可去。有贱丈夫者,不胜其忿,而决去之。是以去疾而得死。方书瘿有五:肉色不变为肉瘿;筋脉现露为筋瘿;筋瘿交络为血瘿;随忧恼消长为气瘿;坚硬不移为石瘿。法用消瘿,五海饮治之。五海:海带、海藻、海昆布、海蛤、海螵蛸也。留滓,涂瘿良。

治颈上瘿瘤神方

川黄柏(细末,一两)、海藻(细末,一两)二味和匀收贮,每用五分,放手心上,以舌舐之,一日三五次即消。

123.清-良朋汇集经验神方-孙伟-卷之五(外科)-瘰疬门

内府秘传方治瘿气神效。

海藻(热水洗净)、昆布(洗净)、海带海粉(飞过)、海螵蛸海螺(醋炙)、甘草(少许)。

上各等分为细末,炼蜜为丸,如圆眼大。每服一丸,临卧口中噙化。如颈下摇者加长螺。

124.清-良朋汇集经验神方-孙伟-卷之五(外科)-瘿瘤门

一方治瘿气结聚于颈口渐肿大。

黄药子(一斤)、煮酒(十斤,浸之)。

上入甑蒸透候取饮,常常勿绝酒气,三五日渐消,常把镜照或以绵逐日度之,觉消即停饮,不然令人项细也。

125.清-灵验良方汇编-沈铭三撰,田间来增辑-卷之二外科-治瘿瘤

海藻玉壶汤治瘿瘤初起,或肿或硬,或赤或不赤,但未破者,俱宜服之。

海藻、贝母、陈皮、昆布、青皮、当归、川芎、半夏、连翘、甘草节、独活各一钱,海带五分。

水二盅,煎八分。病在上,食后服;在下,食前服。凡服此门药,必须断厚味大荤,尤须绝欲清心方妙。

六军丸治瘿瘤已成未溃者,不论年月新久,皆宜服之。

蜈蚣(去头足)、蝉蜕、全蝎、僵蚕(炒,去丝)、夜明砂、穿山甲。

上等分为细末,神曲糊为丸,粟米大,朱砂为衣。每服三分,食远酒下。忌大荤、煎炒、房事,日渐可消。

《肘后》治瘿方,凡项下卒结囊欲成瘿者,用海藻一斤,洗去盐,浸酒饮之,不可间断。须时饮二、三杯方妙。

126.清-千金方衍义-张璐-卷二十四解毒杂治方(凡八类)-瘿瘤第七(方十三首证一条灸法十首)

治石瘿、气瘿、劳瘿、土瘿、忧瘿等方:

海藻、海蛤、龙胆、通草、昆布、礜石(一作矾石)、松萝(各三分),麦曲(四分),半夏(二分)。

右九味,治下筛,酒服方寸匕,日三。禁食猪、鱼、五辛、生菜,诸难消之物。十日知,二十日愈。

又方,小麦面(一升)、海藻(一两)、特生礜石(十两)。

右三味,以三年米醋渍小麦面,曝干,各捣为散合和,服一方寸匕,日四五服,药含极乃咽之。禁姜、五辛、猪、鱼、生菜、大吹、大读诵、大叫语等。

又方,昆布、松萝、海藻(各三两),海蛤、桂心、通草、白蔹(各二两)。

右七味,治下筛,服方寸匕,日三。

又方,海藻、海蛤(各三两),昆布(半夏)、土瓜根、松萝(各一两),通草、白蔹、龙胆(各二两)。

右九味,治下筛,酒服方寸匕,日二,不得作重用力。

又方,昆布二两,洗切如指大,醋渍含咽,汁尽愈。

又方,海藻(一斤,《小品》作三两)、小麦曲(一斤)。

右二味,以三年醋一升,搜面未,曝干,往反醋尽,合捣为散,酒服方寸匕,日三服。忌努力。(崔氏云:疗三十年瘿瘤。)

[衍义]五瘿总由肝家湿热溢筋经之患,故首取昆布、海藻、海蛤之咸寒以散结利水,龙胆之苦寒以降泄滞气,通草之甘淡以通经利窍,礜石之辛烈以治寒热风痹,松萝之苦甘以祛风疏肝,麦曲之甘温以消食滞,半夏之辛散以开发痰气,服用酒者,取其辛温以流布经脉也。又方以陈醋渍曲收敛肝邪,海藻专除瘿瘤结气,特生礜石力破坚癖邪气,味虽简略而力不减于前方也。第三方较首方稍平,于中除去龙胆、礜石、麦曲、半夏,易入桂心之辛温以散结,白蔹之苦寒以散肿,却无礜石之辛烈耳。第四方中九味与首方同,白蔹与第三方同,唯土瓜根苦寒散血通痹稍为不同。第五方独用醋渍昆布以敛瘿气之浮长。第六方专取曲佐海藻,以散瘿气之固结,即二小方中用昆、藻之软坚不殊,而醋、曲之敛使用散迥异,用法不可不辨。

五瘿丸方

菖蒲、海蛤、白蔹、续断、海藻、松萝、桂心、蜀椒、倒挂草、半夏(各一两),神曲(三两),羊靥(百枚)。

右十二味,治下筛,以牛羊髓脂为丸如梧子,日服三丸。

又方,取鹿靥以佳酒浸令没,炙干纳酒中,更炙令香,含咽汁,味尽更易,尽十具愈。

[衍义]方中菖蒲利窍,海蛤消坚,白蔹散肿,续断营筋,海藻软坚,松萝清风,桂心透经,蜀椒开痹,半夏涤垢,神曲消滞,树中倒挂草绝经络病根,羊靥通喉管结气,丸用羊髓以滋肺肾伏藏之风,五瘿之治备矣。鹿走督脉,靥通喉气,专取行阳之功,以散阴结之厄,不假他药,唯藉酒制,以行其力。

陷肿散治二三十年瘿瘤,及骨瘤、石瘤、肉瘤、脂瘤、脓瘤、血瘤、或息肉大如杯杆升斗,十年不瘥,致有漏溃,令人骨消肉尽,或坚或软或溃,令人惊悸,瘔寐不安,身体瘦缩,愈而复发方。

乌鲗、石硫黄(各一分),钟乳、紫石英、白石英(各二分),丹参(三分),琥珀、附子、胡燕屎、大黄、干姜(各四分)。

右十一味,治下筛,以韦囊盛,勿泄气。若疮湿即傅,若疮干猪脂和傅,日三四,以干为度。若汁不尽,至五剂十剂止,药令人不痛。若不消,加芒硝二两佳。

[衍义]硫黄、钟乳、紫白石英皆悍烈之性,助以姜、附破阴、乌鲗、丹参、琥珀散结。燕屎辟毒,仅取大黄一味,以泄瘿瘤之旺气,并解药石之悍烈。傅之不消,更加芒硝,以辅大黄破毒之威。

治瘿瘤方:

昆布、桂心(各一两),逆流水柳须(一两),海藻、干姜(各二两),羊靥(七枚,阴干)。

右六味,为末。蜜丸如小弹子大,含一丸咽津。

[衍义]逆水柳须解毒杀虫,此方用之,以搜经络中毒根,即五瘿丸中倒挂草之意。干姜逐湿开痹,即五瘿丸中蜀椒之意。昆布为瘿瘤之专药,即五瘿丸中海蛤之意。海藻咸寒,佐以桂心之辛温,互司散结之权。丸用蜂蜜,以滋肺胃伤残之津,借羊靥引入喉管,以通血气也。

又方,矾石、芎劳、当归、大黄、黄连、黄芩、白蔹、芍药(各二分),吴茱萸(一分)。

右九味,治下筛,鸡子黄和涂,故细布上,随瘤大小厚薄贴之,干则易,著药熟当作脓脂细细从孔中出,须探脓血尽,著生肉膏。若脓不尽,复起如故。

127.清-圣济总录纂要-程林-圣济总录纂要卷之十九-瘿瘤门

五瘿诸瘤

五瘿

论曰:石瘿、泥瘿、劳瘿、忧瘿、气瘿,是为五瘿。石与泥则因山水、饮食而得之;忧、劳、气则本于七情之所感,气则随之,或上而不下,或结而不散是也。

治瘿瘤海藻散方。

海藻一两、昆布一两半、海蛤、木通、白茯苓三两、桂心、羊靥十枚(去脂炙黄)。

右七味,捣研为散。非时,温酒下三钱,夜再服。

茯苓丸方治气结喉中,蓄聚不散,成瘿。

128.清-四科简效方-王孟英-乙集-上部诸证

瘿气

昆布、海藻等分研,蜜丸龙眼大,时时含之咽汁。针砂入水缸浸之,饮食皆用此水,十日一换砂,半年自愈。

129.清-吴氏医方汇编-吴尚先-吴氏医方汇编第五册-瘤赘

海藻玉壶汤

治瘿瘤初起,或肿或硬,或赤或不赤,但未破者,俱宜服之。

海藻、川贝、陈皮、昆布、青皮、川芎、当归、半夏、连翘、独活(各一钱),海带(五分)。

水煎服。忌厚味,断嗜欲。

130.清-验方新编-鲍相璈-卷十一-痈毒诸症

瘿瘤

渐长渐大,软而不硬。方书云:其种有五:肉色不变为肉瘿,筋脉现露为筋瘿,筋脉交络色紫赤者为血瘿,随忧恼消长为气瘿,坚硬不消为石瘿。有大如碗者,有长而下垂者,又有粉瘤、漏瘤、虱瘤各种,又有羊毛疔,形亦如瘤者,治法见前疗疮门。

消瘿五海饮:海带、海藻、昆布、海蛤、海螵蛸各五钱,煎汤当茶饮,甚效。

131.清-喻选古方试验-喻嘉言-卷四-瘰疬瘿瘤

瘿气,猪靥(俗名咽舌)七枚,酒熬,酒熬三钱,入水瓶中,露一宿,取出,炙食,二服,效。(《杏林摘要》)

海藻酒,治瘿气,海藻一斤,绢袋装之以清酒二升,浸之。春夏二日,秋冬三日,每服二合,日三,酒尽再作,其滓曝干为末,每服方寸匕,日三服,不过两剂,即瘥。(范汪方)

132.清-种福堂公选良方-叶天士-卷四-瘤瘿

治瘿气颈肿方

黄药子一斤,酒十斤浸之,入瓶蒸透,常常饮之,勿绝酒气,三五日渐消。常把镜照,或以线每日量之,觉消即停饮,否则令人项细也。

海带丸

治瘿气久不消。

海带、海藻、贝母、青皮、陈皮(各等分)。

上共为末,蜜丸如弹子大,食后噙一丸。

133.清-类证治裁-林佩琴-卷之八-瘰疬结核瘿瘤马刀

〔肉瘿〕人参化瘿丹(即化瘿丹加人参,蜜丸。)

〔气瘿〕白头翁丸(白头翁五钱,昆布一钱,通草、海藻各七分,连翘、元参各六分,白蔹五分,桂心三分,蜜丸。酒下。)

〔气瘿〕消瘿散(海马酒炙、海带、海藻、海红蛤煅、海螵蛸、昆布、石燕各一两,为末,茶清下。)

134.清-一见能医-朱时进-卷之九-病因赋类方卷上

破结散

治石瘿、气瘿、血瘿、肉瘿、马刀瘰疬。

海藻(酒洗)、龙胆草(酒洗)、通草、枯矾、海蛤粉(煅)、川贝母(去心)、昆布(酒洗,各三钱),神曲(炒,四钱),半夏曲(二钱),松罗茶(三钱)。

为细末,每二钱热酒调,食后服,日二次。忌甘草、鱼、鸡、五辛生冷。

135.清-医理辑要-吴德汉-景岳新方八略(下)卷十一-外科方

消瘿酒

昆布(三钱),海藻(五钱),沉香、雄黄(各一钱,研末),海螵蛸(二钱)。

上为咀,用好酒一升,汤煮,任意每服一二钟。或浸十余日即可饮。

肘后治瘿方,凡项下卒结囊欲成瘿者,用海藻一斤,洗去咸,浸酒饮之,不可间断,须要时时饮二三杯,有酒气方妙。

昆布丸,治项下结囊欲成瘿者。

昆布(酒洗)海藻(酒洗,各等分)

上为末,炼蜜丸弹子大,含化咽之。

神效瓜蒌散治乳痈及一切痈疽,初起肿痛即消,脓成即溃,脓出即愈。

瓜蒌(一个,烂研),当归(酒洗)、生粉草(各半两),乳香、没药(各一钱)。

上用酒煎服,良久再服。如不能饮,以酒、水各半煎之。如数剂不效,宜以补气血之药兼服之。

海藻散坚丸,治肝经瘿瘤。

海藻、昆布、龙胆草(酒拌炒焦,各二两),小麦(醋煮炒干,四两)。

上为末,炼蜜丸桐子大,每服二三十丸,临卧白汤送下。或嚼化咽之尤好。

136.清-医宗说约-蒋示吉-卷之五-瘰疬

溃坚汤

治马刀结核硬如石,在耳下肩上,缺盆腋下。此症俱从手足少阳经起,若失而不治,不守禁忌,渐延至阳明,颊下颊车俱到,已溃未溃,皆可服之。瘿瘤皆治。

137.清-杂病源流犀烛-沈金鳌-卷二十六-颈项病源流

[瘿瘤证治]:《入门》曰:瘿瘤初起,通用十六味流气饮,久服蜡矾丸,外敷南星膏。疡科书曰:此疾宜补脾肺,滋心肾,令木得水而敷华,筋得血而滋润,多有可生。

海藻溃坚丸[又]:神曲(四钱),半夏(二钱),海藻、昆布、龙胆草、蛤粉、通草、贝母、真松萝茶、枯矾(各三钱)。

蜜丸,每三十丸,临卧白汤下,或含化,或酒调末二钱服,俱可。

此方治瘰疬马刀,坚硬形瘦,潮热不食,兼治一切瘿气。忌甘草、鱼、鸡、猪肉、五辛、生冷。

海藻丸[又]:海藻、川芎、当归、官桂、白芷、细辛、藿香、白蔹、昆布、枯矾(各一两),海蛤、松萝茶(各七钱半)。

蜜丸。

此方通治瘿瘤。

桃花散[又]:石灰十两炒红,入麻油半盏,大黄一两,煎汁半盏内,和匀,慢火炒如桃花色,磁器收听用,神效。

此方能止百般出血,不但瘿瘤已也。

玉壶散[又]:海藻(洗)、海带(洗)、昆布(洗)、雷丸(各一两),青盐、广皮(各五钱)。

陈火酒丸,含化。

破结散[又]:神曲(四钱)、海藻、昆布、龙胆草、蛤粉、通草、贝母、枯矾、松萝茶(各三钱),半夏(二钱)。

蜜丸,葱白汤下三十丸,或酒下末二钱亦可。此即海藻散坚丸也。有人生瘿大如茄子,潮热形瘦,百治不效,得此方去松萝代真桑寄生一倍,服三五日,其瘿自消。

化瘿丹[又]:海带、海藻、海蛤、昆布(以上俱洗净,焙)、泽泻(炒)、连翘(各五钱),猪靥、羊靥(各十枚)。

蜜丸,芡子大,卧时含化一二丸,须忌油腻、面、酒。

人参化瘿丹[又]：海带、海藻、海蛤、昆布（四味俱焙）、泽泻（炒）、连翘（各一两），猪靥、羊靥（各十枚，切片，焙），人参（八钱）。

蜜丸，含化。一说猪羊靥，即猪羊外肾，乃囊中之卵，存参。

消瘿散[又]：海马（酒炙）、海带、海藻、海红蛤（煅）、海螵蛸、昆布、石燕（各一两）。

为末，茶清下。

服此方须兼服含化丸。

含化丸[又]：海蛤煅、海藻、海带、昆布、诃子、瓦楞子（煅）、文蛤（即花蛤有斑者）、五灵脂（各一两），猪靥子（十四个，焙干，另研）。

蜜丸，含化。

沈氏瘿囊丸[又]：雄黄（五钱，另研）、青木香（四钱，另研）、海南槟榔（切片，晒，研）、昆布（洗淡，焙，研）、海蛤（煅，研）、白蔹（酒炒，研）、半夏曲（姜汁炒，研，各八钱）、肉桂心白芥子（各二钱半）。

每服二钱，食后，酒调下。忌大荤面食。此余自制方也。

十六味流气饮[瘿瘤]。人参、黄芪、当归（各一钱），川芎、肉桂、厚朴、白芷、甘草、防风、槟榔、乌药、白芍、枳壳、木香（各五分），桔梗（三分）、紫苏叶（一钱半）。

水煎，食后服。若由忿怒者，加青皮一钱。

此方乃通行十二经药，病在一经者不用。

138.清-证治要义-陈当务-卷九杂证-流注

消瘿酒

海藻、昆布、郁金、贝母、黄芩、黄连、雄黄、沉香、龙胆草、海螵蛸、泽泻、茯苓、甘草，共药一斤，煮酒一罐，患者当服此酒，则瘿之小者不大，破者不痛。

139.清-伤寒尚论辨似-高学山-《伤寒尚论辨似》药品性味及主治大略表-厥阴经总说

海藻，性寒，味苦咸，无毒，主瘿瘤气，破散结气，下十二水肿。

140.清-伤寒溯源集-钱潢-卷之十-厥阴篇

牡蛎泽泻散方

牡蛎、泽泻、栝蒌根、蜀漆洗，去腥，苦葶苈、商陆根、海藻洗，去咸，已上各等分。

上七味，异捣，下筛为散，更入臼中治之。白饮和服方寸匕。小便利，止后服。日三服。

牡蛎咸而走肾，得柴胡方能去胁下硬，同渗利则下走水道。泽泻利水入肾，泻膀胱之火，为渗湿热之要药。栝蒌根，解烦渴而行津液，导肿气。蜀漆乃常山苗也，二者功用相同，水在上焦，则能吐；水在胁下，则能破其澼，为驱痰逐水必用之药。苦葶苈泄气导肿，十剂云：泄可去闭，葶苈、大黄之属，故能去十种水气，下膀胱水，去通身肿胀，疗肺壅喘咳。但有甜苦二种，苦者能导肿泄水，甜者但能清泻肺邪而已。丹溪谓其杀人甚健。李时珍云：肺中水气膹满喘急者，非此不除。肺平水去则止，何至久服杀人，此千古之明辨也。商陆苦寒，沉而降，其性下行，专于行水，治肿满小便不利，赤者同麝香捣烂贴脐，白者入药无毒。海藻咸能润下，寒能泄热引水，故能消瘿瘤结核，除浮肿脚气，留饮湿热，使邪气自小便出也。立方之义，盖以肾为主水之脏，肺为水之化源，故《内经·水热穴论》云：其本在肾，其末在肺，皆积水也。又曰：肾者，胃之关也，关门不利，故聚水而从其类，上下溢于皮肤，故为胕肿，聚水而生病也。

141.清-洞天奥旨-陈士铎-卷十一-粉瘿瘤

消瘿散，岐天师传。统治各瘿。

海藻（一钱），龙胆草（一钱）、昆布（五分）、土瓜根（二钱）、半夏（一钱）、小麦面（一撮）、甘草（一钱）、干姜（五分）、附子（一片），水煎，十剂必散。

化瘿丹，仲景夫子传。治诸瘿。

海藻（三钱）、桔梗（三钱）、生甘草（一钱）、陈皮（一钱）、半夏（三钱）、茯苓（五钱），水煎服。

142.清-彤园医书(外科)-郑玉坛-卷之五肿疡初起(发表、攻里、清热、解毒、温中、散寒汇方)-成字号

清肝芦荟丸，治筋瘿筋瘤。

当归、生地、炒芍、川芎（各一两），芦荟、川连、海粉、牙皂、甘草、昆布、柴胡、炒青皮（各五钱）研末，面糊小丸。

白汤下三钱。

芩连二母丸，治血瘿血瘤。

川连、条芩、知母、贝母、当归、炒芍、生地、熟地、蒲黄、川芎、地骨皮、羚羊角、甘草（等分）研末，面糊为小丸。

灯心为引，每下二钱。

通气散坚丸，治气瘿气瘤。

人参、桔梗、当归、川芎、花粉、条芩、法半夏、陈皮、胆星、茯苓、香附、海藻、枳壳、石菖蒲、甘草节(等分)研末,薄荷汁糊为小丸。

姜汤每下二钱,日三服。

海藻玉壶汤,治瘿瘤初起,肿硬如石。

海藻、海带、昆布、连翘、青皮、陈皮、法半夏、贝母、当归、川芎、独活、甘草节(等分)煎服。

调元肾气汤,治骨瘿骨瘤。

生地(三两,酒浸透另捣成膏)、炒山药、枣皮、茯苓、丹皮(去心)、麦冬(各二两)、煅龙骨、沙参、归身、地骨皮(各一两)、盐水、炒黄柏、知母、煨砂仁、木香(各三钱),晒研极细,酒煮鹿角胶(四两),加炼蜜和生地膏拌药为丸

酒水每下三钱,早晚二服。

143.清-彤园医书(外科)-郑玉坛-卷之六肿疡-肿疡门托里汇方(自为字号——金字号)

十全流气饮,治气瘿肉瘤,皮色不变。

144.清-外科备要-易凤翥-卷二证治-发无定处

玉壶散,治三种毒瘿。

海带、昆布、雷丸(各一两),广茂、青盐(各五钱),右为细末,老米饮为丸桐子大,不拘时噙化四五丸。

海藻散坚丸,治肝经瘿瘤。

海藻、昆布、龙胆草(酒拌炒焦,各二两),小麦(醋煮炒干,四两),右为末,炼蜜丸桐子大。每服二三十丸,临卧白汤下或噙化咽之亦好。凡患瘰病服调治之药不应,宜佐以此方(一方有柴胡二两)。

145.清-外科备要-易凤翥-卷三方药-肿疡主治汇方

清肝芦荟丸,治筋瘿筋瘤。

当归、生地、炒芍、川芎(各一两),芦荟、川连、海粉、牙皂、甘草、昆布、柴胡、青皮(炒,各五钱),研末,面糊小丸。白汤每下三钱。

芩连二母丸,治血瘿血瘤。

川连、条芩、知母、贝母、当归、炒芍、生地、熟地、蒲黄、川芎、地骨皮、羚羊角、甘草(等分),研末面糊小丸,白汤每下三钱。

通气散坚丸,治气瘿血瘤。

人参、桔梗、当归、川芎、花粉、条芩、法半夏、陈皮、胆星、茯苓、香附、海藻、枳

壳、石菖蒲、甘草节(等分),研末薄荷为小丸。姜汤每下二钱,日三服。

海藻玉壶汤,治瘿瘤初起,肿硬如石。

海藻、海带、昆布、连翘、青皮、陈皮、法半夏、贝母、当归、川芎、独活、甘草节(等分),煎服。

调元肾气汤,治骨瘿骨瘤。

生地(三两,酒浸透捣成膏)、山药(炒)、枣皮、茯苓、丹皮、麦冬(各二两)、龙骨(煅)、沙参、归身、地骨皮(各一两),黄柏(盐水炒)、知母、砂仁(煨)、木香(各三钱),晒研细末,酒煮鹿角胶四两,加炼蜜和生地膏拌药为丸。酒水每下三钱,早晚服。

146.清-外科备要-易凤翥-卷四方药-肿疡溃疡托里补养汇方

活血散瘿汤,治瘿瘤已成,日渐长大,不作痛痒,气血虚弱者。

人参、白芍、当归、川芎、熟地、茯苓、陈皮、丹皮、法夏(各一钱),红花、昆布、甘草节(各五分)、青皮(炒)、木香肉桂(各三分),酒引。

琥珀黑龙丹,治五瘿六瘤,不论新久,已溃未溃,服之皆效。

血竭(二两),琥珀(一两),五灵脂(炒)、海藻、海带、京墨、胆星(各五钱)、木香(二钱)、麝香(一钱),共研极细,蜜丸每重一钱,金箔为衣。热酒每化一丸,日二服。

十全流气饮,治气瘿肉瘤,皮色不变。

香附、陈皮、赤茯苓、乌药、当归、川芎、白芍(各一钱)、青皮(炒)、甘草、木香(各五分),姜枣引日三服。

147.清-外科大成-祁坤-卷之三-不分部位大毒

瘿瘤主治方

清肝芦荟丸,治肝气郁结为瘤,遇怒则痛。

川芎、当归、白芍、生地(各二两)、青皮、芦荟、昆布、海粉、黄连、甘草节、牙皂(各五钱)。

上为末,打神曲糊为丸,梧子大。每服八十丸,随病上下,白滚汤送。

芩连二母丸,治心火妄动,逼血沸腾,外受寒凉所致。

黄芩、黄连、知母、贝母、川芎、当归、白芍、生地、熟地、地骨皮、羚羊角蒲黄(各等分)、甘草(减半)。

上为末,用侧柏叶煎汤,打寒食面为丸,梧子大。每服七十丸,灯心汤送下,或作煎剂用亦佳。

顺气归脾丸,治思郁伤脾,结为肉瘤。

陈皮、贝母、香附、乌药、当归、白术、茯神、黄芪、枣仁、远志、人参(各一两),甘草(炙)、木香(各三钱)。

上为末,用合欢树根皮四两煎汤,煮老米糊为丸,梧子大。每服六十丸,食远白滚水送下。

通气散坚丸,治忧郁伤肺,气浊为瘤。

陈皮、半夏、茯苓、胆南星、贝母、人参、枳实、香附、石菖蒲、天花粉、川芎、当归、桔梗、海藻、黄芩(炒,等分)。

上为末,用荷叶煎汤跌丸,豌豆大。每服一钱,食远,灯心、生姜泡汤送下。

调元肾气丸,治房劳忧恐,肾气虚衰,骨无荣养所致。

生地(酒煮捣膏,四两)、茯苓、山药、山茱萸、丹皮(各二两)、麦冬、人参、当归身、地骨皮、泽泻、龙骨(各一两)、木香、砂仁(各三钱)、黄柏(盐炒)、知母(童便炒,各五钱,水二盅,煎八分,分一下服。)。

上为末,用鹿角胶四两老酒浸化,加蜂蜜四两同煎,滴水成珠,和药为丸,梧子大。每服八十丸,空心温酒下。忌白萝卜、烧酒、房劳。

海藻玉壶汤,治瘿瘤初起,肿硬未破者。先断厚味大荤,次宜清心绝欲。

海藻、昆布、陈皮、青皮、半夏、贝母、川芎、当归、连翘、甘草节、独活(各一钱)、海带(五分)。

水二盅,煎八分,分上下服。

活血散瘿汤,瘿瘤日久,无痛痒者,气血弱也。

川芎、白芍、当归、熟地、陈皮、半夏、茯苓、人参、丹皮(各一钱)、红花、昆布、甘草节、木香(各五分)、青皮、肉桂(各三分)。

用水二盅,煎八分,分上下服,服后饮酒一小杯。

六军丸,治瘿瘤已成未溃,不论新久,并效。

蜈蚣(去头足)、蝉蜕、全蝎、僵蚕(炒去丝)、夜明砂、穿山甲(等分)。

上为末,神曲糊为丸,粟米大,朱砂为衣。每服三分,食远酒下。忌大荤、煎炒,日渐可消。

琥珀黑龙丹,治瘿瘤不问新久,但未穿破者,宜服。

琥珀(一两)、血竭(二两)、京墨、五灵脂(炒)、海带、海藻、南星(姜炒,各五钱)、木香(三钱)、麝香(一钱)。

各为细末,研匀,炼蜜为丸。每丸重一钱,金箔为衣,晒干蜜收,每用一丸,热酒一杯,随病上下化服。

十全流气饮,治忧郁伤肝,思虑伤脾,致脾气不行,逆于肉里,乃生气瘿肉瘤,皮色不变,日久渐大者。

陈皮、赤茯苓、乌药、川芎、当归、白芍(各一钱),香附(八分),青皮(六分),甘草(五分),木香(三分)。

生姜三片,红枣二个,水煎,随症上下服。

消瘤神应散

山慈菇、海石、昆布、贝母(各等分)。

为末,每服五钱,白滚水调服,旬日可消。

瘿瘤应用方

复元通气散。(见耳门)

三品一条枪。(见瘰疬门)

蜡矾丸。(见首卷)

补中益气汤。(见首卷)

148.**清-外科证治秘要-王旭高-第二十一章失营、马刀、瘿瘤**

瘿瘤,乃五脏瘀血浊沫痰滞而成。瘿为阳,色红而高突,或蒂小而下垂;瘤为阴,色白而漫肿,无痛无痒。其名有五:有筋瘤、肉瘤、血瘤、气瘤、石瘤等名称。总之,一时难愈。瘿瘤初起,用生南星、山茨菇,醋磨涂之。若大只宜和养气血,兼清火清痰之药。切不可轻用刀针掘破,出血不止,多致危殆。

149.**清-外科选要-徐惠铨-卷四-瘿瘤**

石、气、筋、血等瘿,生于头面等处,大如拳小如栗,或软或硬,不疼痛,不发寒热,切忌刀针砭灸,宜服海藻散、破血散,忌一切毒物及生冷、甘辛鱼腥药物。

150.**清-疡科捷径-时世瑞-卷下-发无定处**

瘿瘤

五瘿阳症六瘤阴,大小还宜仔细寻。感受山岚凝气血,治当戒怒静安心。

治法歌

五瘿症,六瘤名,治法难堪一一呈。海藻玉壶常用服,散瘀活血自然平。

瘿瘤症,根未深,芫花药钱妙难寻。溃而条降堪胜任,盖用巴膏功最钦。

海藻玉壶汤

海藻玉壶青贝陈,连翘半夏草昆珍。川芎独活归身等,海带煎来自必神。

海藻、当归、连翘、青皮、昆布、半夏、川芎、独活、陈皮、甘草、贝母、海带。

活血散瘿汤

活血散瘿汤芍归,青陈芎半木香随。参苓昆布丹皮草,肉桂红花生地宜。

芍药、当归、陈皮、川芎、半夏、木香、人参、茯苓、昆布、牡丹皮、甘草肉、桂红花、青皮、生地黄。

151.清-疡医大全-顾世澄-卷七-痈疽肿疡门主方

忍冬圆(《集验》。)疗渴疾,即愈之后,须防发痈疽,此圆大能止渴消毒,并治五痔瘿瘤等证。

152.清-疡医大全-顾世澄-卷十八-颈项部

又曰:治瘿之法,初起元气实者,海藻玉壶汤、六军丸,久而元气虚者,琥珀黑龙丹、十全流气饮。选而治之。

薛立斋曰:瘿瘤诸证,只宜服药消磨,切不可轻用刀针掘破,血出不止,多致立危。医家病家,均当慎之,万勿孟浪。

瘿瘤门主方

清疳芦荟丸(《正宗》。)治恼怒伤肝,肝气郁结而为瘤,坚硬色紫,累累青筋,结若蚯蚓,遇喜则安,遇怒则痛者服之。

生地黄(酒煮,捣膏)、当归、白芍药、川芎(各二两)、甘草节、昆布、川黄连、青皮、海蛤粉、牙皂、芦荟(各五钱)。

共为细末,神曲糊丸桐子大,每服八十丸,白汤量病上下,食前后服。无不有效。

通气散坚丸,治忧郁伤肺,致气浊而不清,聚结为瘤,色白不赤,软而不坚,由阴阳失度,随喜怒消长者宜服。

黄芩(酒炒)、石菖蒲、当归、制半夏、陈皮、香附米、川芎、天花粉、海藻、白茯苓、甘草、陈枳壳、桔梗、川贝母、人参、胆南星(各等分)。

研细。薄荷煎汤叠丸豌豆大。每服一钱,食远服,灯心二十根,姜三片,泡汤送下。

琥珀黑龙丹,治五瘿六瘤,不论新久,但未穿破者并效。

天南星(姜汁拌炒。)、京墨五灵脂(炒)、海带、海藻(各五钱),血竭(二两),琥珀(一两),广木香(三钱),麝香(一钱)。

各研细和匀,炼蜜丸一钱重,金箔为衣,晒干密贮。每服一丸,热酒一杯,量病上下,食前后化服。如患在下部,服后用美物压之。

破结散《锦囊》。治五瘿极佳。丹溪曰:瘿气先须断厚味。

麦面(四分),松萝、半夏、贝母、海藻(洗)、龙胆草、海蛤、通草、昆布、枯矾(各三分)。

研末。酒服一钱,日三。忌鲫鱼、猪肉、五辛、生菜、毒物。二十日愈。一方加青皮。

点瘤赘神验方。凡瘤有六,骨瘤、脂瘤、肉瘤、脓瘤、血粉瘤。脓瘤,即胶瘤也。惟粉瘤与脓瘤可决,余瘤皆不可决溃,肉瘤尤不治,治则杀人。

153.清-医宗金鉴12外科心法要诀-吴谦-医宗金鉴卷七十二-发无定处(上)

清肝芦荟丸

当归、生地(酒浸,捣膏)、白芍(酒炒)、川芎(各二两),黄连、青皮、海粉、牙皂、甘草节、昆布(酒炒)、芦荟(各五钱)。

上为细末,神曲糊丸,如梧桐子大。每服八十丸,白滚水量病上下,食前后服之。

[方歌]清肝芦荟怒伤肝,筋结瘰瘤血燥原,四物黄连青海粉,牙皂甘昆曲糊丸。

芩连二母丸

黄芩、黄连、知母、贝母(去心)、当归、白芍(酒炒)、羚羊角(镑)、生地、熟地、蒲黄、地骨皮、川芎(各一两),甘草(生,五钱)。

上为末,侧柏叶煎汤,打寒食面糊为丸,如梧桐子大。每服七十丸,灯心煎汤送下。

[方歌]芩连二母血瘤瘰,血沸寒凝微紫红,归芍羚羊生熟地,蒲黄地骨草川芎

通气散坚丸

人参、桔梗、川芎、当归、花粉、黄芩(酒炒)、枳实(麸炒)、陈皮、半夏(制)、白茯苓、胆星、贝母(去心)、海藻(洗)、香附、石菖蒲、甘草(生,各一两)。

上为细末,荷叶煎汤为丸,如豌豆大。每服一钱,食远,灯心、生姜煎汤送下。

[方歌]通气散坚气瘿瘤,参桔芎归花粉投,芩枳二陈星贝藻,香附石菖患渐瘳。

海藻玉壶汤

海藻(洗)、陈皮、贝母(去心)、连翘(去心)、昆布、半夏(制)、青皮、独活、川芎、当归、甘草(节,各一钱),海带(洗,五分)。

水二盅,煎八分,量病上、下,食前后服之。

［方歌］海藻玉壶汤石瘿,陈贝连翘昆半青,独活芎归甘海带,化硬消坚最有灵。

154.**清-时疫辨-林庆铨-卷二-区氏德森疫论九页(专治鼠核)**

活血化坚方。(治一切疬、瘿瘤、痰核。)

155.**清-老老恒言-曹庭栋-卷五-中品二十七**

淡菜粥《行厨记要》:止泄泻,补肾。按:兼治劳伤,精血衰少,吐血肠鸣腰痛。又治瘿,与海藻同功。《刊石药验》曰:与萝蔔或紫苏、冬瓜,入米同煮,最益老人,酌宜用之。

156.**清-寿世青编-尤乘-卷下-湿门**

海藻酒,治瘿气。

用海藻一斤,洗,浸无灰酒,日夜细饮。

黄药酒,治诸瘿气。

用万州黄药切片一斤,袋盛浸酒煮饮。

157.**清-冯氏锦囊秘录-冯兆张-外科大小合参卷十九-胎毒诸疮**

破结散

治五瘿极佳,丹溪曰:瘿气先须断厚味。

158.**清-家藏蒙筌-王世钟-卷十三-外科**

通气散坚丸,治劳伤元气,腠理不密,外寒搏之,致生气瘿气瘤,色白不赤,软而不坚,由阴阳失度,随喜怒消长,宜服此方。

人参、桔梗、川芎、当归、花粉、陈皮、黄芩(酒炒)、枳实(麸炒)、半夏、胆星、贝母(去心)、海藻(酒洗)、白茯苓、香附、石菖蒲、生甘草(各一两)。

上为细末,荷叶煎汤为丸,如豌豆大。每服一钱,食远灯心、生姜煎汤送下。

海藻玉壶汤,治瘿瘤初起,或硬或肿,或赤不赤,但未破者。

海藻、陈皮、昆布、青皮、川芎、当归、连翘(去心)、半夏、浙贝母(去心)、甘草节、独活(各一钱),海带(五分)。

水煎服。

调元肾气丸,治恣欲伤肾,肾火郁遏,骨无荣养,致生石瘿骨瘤。石瘿宜前海藻玉壶汤,骨瘤元宜此丸。其患坚枯于骨,形体渐弱,气血不荣,皮肤枯槁等症,即宜服此丸。

生地(酒煮软,捣膏,四两)、山茱萸、山药、丹皮、茯苓(各二两),人参、归身、泽泻、麦冬(去心,捣膏)、龙骨(各一两),地骨皮(一两),木香、砂仁(姜水炒,各三钱),黄柏(盐水炒)、知母(童便炒,各五钱)。

上为细末,鹿角胶四两,老酒化稠,加蜂蜜四两同煎,滴水成珠,和药为丸,如梧子大。每服八十丸,空心温酒送下。忌萝卜、火酒、房事。

159.清-罗氏会约医镜-罗国纲-卷十一杂证-四十、论瘰疬

昆布丸,治项下结囊,欲成瘿者。

昆布、海藻(俱酒洗,等分,焙)。

上为末,蜜丸。含化咽之,或水化服之。如肝经病,瘰疬、瘿瘤,服调治药未应者,宜此方加胆草(酒炒)、小麦(醋炒),照上加半。

160.清-嵩厓尊生书-景日昣-卷之六上身部-颈项分

瘿瘤初起

海藻玉壶汤,海藻、贝母、陈皮、昆布、青皮、甘草节、川芎、当归、半夏、连翘、独活(各一钱),海带(五分)。

宜忌厚味、大荤、房事。

161.清-医钞类编(四)-翁藻-卷二十一外科上-瘿瘤门

瘿瘤总论(附血箭血痣)

瘿者,如缨络之状;瘤者,随气留注,故有是名也。多外因六邪,荣卫气血凝郁;内因七情,忧恚怒气,湿痰瘀滞,山岚水气而成。发于皮肤、血肉、筋骨之处,皆不痛痒。瘿证属阳,色红而高突,皮宽不急,蒂小而下垂,有五种:肉色不变者,为肉瘿;其筋脉现露者,名筋瘿;若赤脉交络者,名血瘿;随喜怒消长者,名气瘿;坚硬推之不移者,名石瘿。五瘿皆不可破,破则脓血崩溃,多致伤生。瘤证属阴,色白而漫肿,皮嫩而光亮,顶小而根大,有六种:坚硬紫色,累累青筋,盘曲若蚯蚓状者,名筋瘿,又名石瘤;微紫微红,软硬间杂,皮肤中隐隐若红丝纠缠,时时牵痛,误有触破,血流不止者,名血瘤;或软如绵,或硬如馒,皮色如常,不紧不宽,始终只似覆肝,名肉瘤;软而不紧,皮色如常,随喜怒消长,无寒热者,名气瘤,日久化脓流出,又名脓瘤也;形色紫黑,坚硬如石,疙瘩叠起,推之不移,昂昂坚贴于骨者,名骨瘤;软而不硬,皮色淡红者,名脂瘤,即粉瘤也。凡瘿多生于肩项两颐,瘤则随处有之。夫肝统筋,怒气动肝,火盛血燥,致生筋瘿筋瘤,宜清肝解郁,养血舒筋,清肝芦荟丸(见后)主之。心主血,暴戾太甚,则火旺逼血沸腾,致生血瘿血瘤,宜养血凉血,抑火滋阴、安敛心神,芥连二母丸(见后)主之。脾主肌肉,郁结伤脾,肌肉浇薄,土气不行,致生肉瘿肉瘤,宜理脾宽中,疏通戊土,调理饮食,加

味归脾丸(见后)主之。肺主气,劳伤元气,腠理不密,外寒搏之,致生气瘿气瘤,宜清肺气、调经脉,通气散坚丸(见后)主之。肾主骨,恣欲伤肾,肾火郁遏,骨无荣养,致生石瘿骨瘤。石瘿,海藻玉壶汤(见后)主之;骨瘤尤宜补肾散坚、行瘀利窍,调元肾气丸(见后)主之。以上诸证,用药缓缓消磨,自然缩小。若久而脓血崩溃,渗漏不已者,皆为逆证,不可轻用刀针决破,以致出血不止,立见危殆。惟粉瘤可破,其色粉红,多生耳项前后,亦有生于下体者,全系痰凝气结而成,宜铍针破出脂粉,以白降丹捻子插入数次,将内膜化净,用生肌玉红膏(俱见痈疽外治)贴之,自愈。又有发瘤,多生耳后发下寸许,软小高突,按之不痛,亦用针刺之,粉发齐出。又有虱瘤,发后其痒彻骨,破开出虱无数,内有极大一虱出,其虱方尽。此二证外治皆同粉瘤之法。[(批)项下气瘿。用小麦一升,醋一升,溃之。晒干为末,以海藻洗,研末,三两,和匀。每以酒服方寸匙,日三。]

瘿瘤门方

清肝芦荟丸,治筋瘿筋瘤。

当归、生地(酒浸,捣膏)、白芍(酒炒)、川芎(一两)、黄连、青皮、海粉、牙皂、甘草节、昆布(酒洗)、芦荟(五钱)。

为末,神曲糊丸。白水下。

芩连二母丸,治血瘿血瘤。

黄连、黄芩、知母、贝母(去心)、当归、白芍(酒炒)、羚角、生地、熟地、蒲黄、骨皮、川芎(一两)、甘草(五钱)。

为末,侧柏叶煎汤,打寒食曲糊为丸,灯心汤送下。

加味归脾丸,治肉瘿肉瘤。

人参、香附、枣仁(炒)、远志(去心)、当归、黄芪、乌药、陈皮、茯神、白术(炒)、贝母(一两,去心)、木香炙草(三钱)。

为末,合欢树皮四两煎汤,煮老米糊为丸。食远,白汤送下。

通气散坚汤,治气瘿气瘤。

人参、桔梗、川芎、当归、花粉、黄芩(酒炒)、枳实、陈皮、白茯苓、半夏(制)、胆星、贝母(去心)、海藻(洗)、香附、石菖蒲、甘草(一两)。

为末,荷叶煎汤为丸,食远,灯心、生姜煎汤送下。

海藻玉壶汤,治石瘿。

海藻(洗)、陈皮、贝母(去心)、连翘、昆布、半夏(制)、青皮、独活、川芎、当归、甘草节(一钱)、海带(五分,洗)。

水煎服。

调元肾气丸,治骨瘤。

生地(四两,酒蒸,捣膏)、山茱肉、山药(炒)、丹皮、白茯苓(二两)、泽泻、麦冬(去心捣膏)、人参、当归身、龙骨(煅)、骨皮(一两)、知母(童便炒)、黄柏(五钱,盐水炒)、砂仁(炒)、木香(三钱)。

为末。鹿角胶四两,老酒化调,加蜜四两,同煎,滴水成珠,和药为丸,空心温酒下。忌萝卜、火酒、房事。

二消饮,治痘里夹瘿。

当归、赤芍、花粉、甘草、牛子(炒)、茯苓、生地、红花、蝉蜕(去足翅)、木通、半夏(八分,制)。

灯心二十根,煎服。

黄芪卫元汤,治痘瘿未溃。

黄芪、人参、当归、桔梗、红花、甘草(炙)、白芍(酒炒)、防风(一钱)。

水煎,不拘时服。

冲和饮子,治痘瘿。

麦冬(去心)、人参、桔梗、当归、黄芪、柴胡、白芍(酒炒)、茯苓、花粉、荆芥、防风、连翘、白术(七分,土炒)。

水煎服。

162.清-医法青篇-陈璞、陈玠-卷之七-外科

二胶溶化为丸。

海藻玉壶汤(瘿瘤初起,瘿袋并效)。

海藻、昆布、海带、香附、川芎、山甲、延胡、青皮、枳壳、朴硝。

六军丸(瘿瘤初起,气壮者宜)。

蜈蚣、蝉蜕、全蝎、僵蚕、夜明砂(等分)、山甲(倍用)。

共为末,神曲为丸,朱砂衣,每服一钱,生海带研末,冲酒送下。

163.清-证治合参-叶盛-卷之十二-瘿瘤

瘿名有五,一曰肉瘿,一曰筋瘿,一曰血瘿,一曰气瘿,一曰石瘿。瘤亦有六,为骨瘤,为脂瘤,为肉瘤,为脓瘤,为血瘤,为石瘤。二者虽无痒痛,却不可决破,恐脓血崩溃,渗漏无已,必致杀人。肉瘤尤不可治,惟脂瘤可破而去脂粉,则愈也(《合参》)。

[方]破结散(《济生》)治瘿瘤等证。

海藻、胆草、海蛤、通草、昆布、矾石、松萝(各七钱),麦面(一两),半夏(制)、

贝母(去心,各三钱),俱为末,每服二钱,酒下。忌甘草、鲫鱼、鸡肉、五辛、生果等物。

164.清-证治合参-叶盛-卷之十七-外科

破结散(《大成》),治石瘿、气瘿、血瘿、肉瘿、马刀瘰疬。

海藻(酒洗)、胆草(酒洗)、蛤粉、通草、贝母、矾石、昆布(酒洗)、松萝(各三钱,如无,以桑寄生代)、麦面(炒,四钱),半夏曲(炒,二钱)。共为细末,每服二钱,热酒调,食后服。忌甘草、鲫鱼、鸡肉、五辛、生果。

第五章 瘿病的外治法

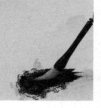

第一节 概 述

前文主要涉及到治疗瘿病的中医内治法,那什么是外治法,简而言之,用口服药物治疗疾病的方法,叫做内治法,与之相反,用外用药物治疗疾病的方法,称之为外治法。

中医外治疗法的发展史悠久,起源大约是在距今 5 000 年前或更早一些,在远古时期就有包扎治疗疾病的疗法,包扎也是外治法的范畴。在远古时期,人类经常会与野兽争斗,难免引起损伤,且生产工具也落后,人类有意无意的用手按压痛处,发现能够减轻痛楚,其实这就是按摩法的最早起源。受伤后人类用各种树叶捣烂后外敷于伤处,这就是敷贴法最早来源。而在清代《外科备要》就记载了用"阿魏化坚膏贴治疗失荣症、瘿瘤、乳岩、瘰疬结毒,初起坚硬如石,皮色不红,日渐肿大,但未破者贴此自消"。当钻木取火,火被发现后,人类逐渐发现被火烧过的石头带有温热作用可以治疗某些疾病,这其实就是熨法和灸法的最早来源,而关于瘿病,清代书籍当中也记载了有关于瘿病治疗的灸法的应用,如"瘿瘤灸法:治瘿,灸天突三七壮,又灸肩髃,男左十八壮、右十七壮;女右十八壮、左十七壮,妙。"

从发掘的甲骨文中发现,夏商时代人类在同疾病的斗争中,已经采用了按摩、针刺、砭法、熨法、简单的外科手术等外治疗法。我国现存最早的古医方——马王堆汉墓出土的《五十二病方》,记载了包括敷贴、浸渍、热熨、砭刺、刀圭(手术)、洗渫、蒸气熏或烟熏、角法、割疮法等许多外治方法,论述了诸伤、伤痉、狂犬病、体臭、毒箭伤、蝎伤、蛭伤、毒蛇伤、疣、腹股沟疝、内外痔与瘘管、下肢烧伤等52 种疾病,几乎全是外科疾病。医圣张仲景在《伤寒杂病论》中记载了鼻内吹药、塞鼻、灌耳、舌下含药、润导、浸足、坐药、扑法、洗法、熏法、暖脐法、点药烙法、温覆取汗法、温粉止汗法、头风摩顶法以及救自缢而死的类似现代人工呼吸法等10余种外治方法。可以看出，中医外治技术从最早无意识的萌芽状态，发展到秦汉时期，已经具有了一定的水平，开始应用于医疗实践了。从三国时期开始，中医外治技术进入了一个快速的发展阶段。名医华佗应用"麻沸汤"给病人内服麻醉做开腹手术，并用"神膏"外敷伤口，促进愈合。晋代葛洪的名著《肘后备急方》着眼于临床急救，书中近半篇幅介绍了中医外治法。

明清时期就是中医外治法的鼎盛时期，代表作为明代陈实功的医学著作《外科正宗》。她提出了"开户逐贼""使毒外出为第一"的观点，运用刀、针扩创引流，或采用腐蚀药物清除坏死组织，"分门逐类，统以论，系以歌，淆以法，则微至疥癣，亦所不遗"，分析详尽，论治精辟、治法得当，并附若干医案，令人信服。《外科正宗》向以"列症最详，论治最精"著称，反应了明以前我国外科学的重要成就。陈氏除采用内服汤药治疗瘿病外，还用外治的方法治疗瘿病。陈氏治瘤初起成形未破，根蒂小而不散者，用枯瘤方，由白砒、硇砂、黄丹、轻粉、雄黄、乳香、没药、硼砂、斑蝥、田螺等组成，研成细末，制成药饼而贴患处，其瘤自然枯落。在瘿瘤枯药落后，陈氏用秘传敛瘤膏，使自然生肌完口。秘传敛瘤膏由血竭、轻粉、龙骨、海螵蛸、象皮、乳香、鸡蛋等组成。陈氏认为："医之别内外也，治外较难于治内。"提出了"开户逐贼，使毒外出为第一"的论点。在内外并重的前提下，重视外治，提出了许多外治手术方法。陈氏治瘿病的外敷法流传至今，大多医家仍善于运用中药外敷治疗瘿病。中药外敷能缓解甲状腺疼痛等症状，降低甲状腺重量，还能调节甲状腺功能，减少抗甲状腺药物用量。因此，中医外治法作为治疗瘿病的有效方法，发挥了中医多途径的治疗特色。

中医外治法历史悠久而有关于治疗瘿病的外治方法更加丰富，且都取得了良好治疗效果。得到了各家医家及民间的传承记载。其中最常见的当属外敷方法。早在《黄帝内经》中就有关于中药散剂外敷的记载，仲景的《伤寒论》、晋代葛洪的《肘后备急方》以及明代李时珍的《本草纲目》均有其详细的记载。中医经典中曾记载："若其病既有定所，在皮肤筋骨之间……用药包敷之，闭塞其气。"古文献中有用夏枯草和土豆和泥外敷来治疗瘿病的记载，当取夏枯草清热解毒、散结消肿之功，对于甲状腺肿大的患者尤为适宜。外敷方法。而中医外治上得到国际普遍认可的就是针灸。关于针灸治疗瘿病的最早记载见于晋代皇甫谧的《针灸甲乙经》，文中云："瘿，天窗及臑会主之。瘤瘿，气舍主之。"经查阅大量古籍发现臑会穴一般配伍天窗、扶突治疗甲状腺肿大，起到散结通络的作用。在查阅关于针灸治疗瘿病的古籍中,经过总结发现古代的针灸医家对于瘿病的治疗更加注重近部取穴,大多分布于颈项部和上肢部,而腧穴间的配伍以局部配穴为主。使用频率较高且效果显著的穴位主要有:天突、肩髃、气舍、天府、臑会。艾灸,中医针灸疗法中的灸法,点燃用艾叶制成的艾炷、艾条为主,熏烤人体的穴位以达到保健治病的一种自然疗法。灸法的运用当起源于人类掌握用火之后,时间亦在石器时代。而与针灸相辅相成的艾灸产生于中国远古时代,因为它的作用机理和针疗有相近之处,早在春秋战国时期就有灸法的记载,《庄子》中云:"越人熏之以艾。"《孟子》中云:"七年之病求三年之艾。"由此可见灸法历史源远,经历代医家的研究认为灸法不仅有温通经脉、行气活血、祛寒逐湿等功效,其特点还在于它对功能亢进起到抑制作用,对于衰退的机能又能起到兴奋的作用,使得人体趋于生理平衡状态,因此对于甲状腺疾病尤为适宜。《备急千金要方》言:"诸瘿,灸肩髃左右相对宛宛处,男左十八壮,右十七壮,女右十八壮,左十七壮,或再三取瘥,止,又灸风池百壮……耳后发际一百壮。又,头冲……各随年壮。"孙思邈在《备急千金要方》解毒杂治方瘿瘤第七中云:"瘿上气短气,灸肺俞百壮。瘿上气胸满,灸云门五十壮。瘿恶气,灸天府五十壮。"

西医学在中医外治法应用上,在临床上多采用针灸治疗、耳穴治疗以及穴位埋线等方法配合中药进行治疗。针灸不仅可以疏通经络、调整脏器,还可以使患者局部温度升高以达到促进血液循环、加快代谢的目的。但因为治疗需要选取的穴位通常位于脖颈前的结节处,所以针灸可能存在一定的风险。耳穴治疗时可以使用中药配合耳穴贴压磁珠进行治疗,可提高单纯耳穴治疗的疗效。除这些方法之外,还有中药离子导入法、三棱针刺法和中药外敷法等众多外治法。这些中医外治法可以缩小甲状腺结节最大直径,缓解患者临床症状,有效改善结节局部血液循环和新陈代谢,提高甲状腺结节的治愈率,且操作相对简单,易被患者接受。

从瘿病病因病机上讲,瘿病多为气滞痰凝,气血壅滞,而针灸,按摩,外敷活血化淤、消肿散结药物均可对因治疗。

第二节　外治法的中医古籍精选

1.东汉-华佗神方-华佗-卷五华佗外科神方-二十四·华佗治瘿神方

初起时宜用小刀割破,略出白水,以生肌散敷之,立愈。

生肌散制法如下。

处方:人参一钱,三七三钱,轻粉五钱,麒麟血竭三钱,象皮一钱,乳香一钱,没药一钱,千年灰石三钱,广木香一钱,冰片三分,儿茶二钱。

各为极细末,研无声为度,合时须用端午日,不可使人见。若瘿已失治,形已渐大,宜用点药点其陷处。半日作痛,必然出水。点药用。

处方:水银一钱,硼砂一钱,鹊粉一钱,莺粪一钱,轻粉一钱,冰片五分,潮脑五分,绿矾一钱,皂矾一钱,麝香三分。

共研之极细,一日点一次,三日后再以:

处方:人参三钱,茯苓五钱,薏苡仁一两,泽泻二钱,黄芪一两,白芍五钱,生甘草一钱,陈皮一钱,山药三钱。

水煎服,十剂全消,须忌房事一个月,否则必破,不能收口,终身成漏。

2.东汉-华佗神方-华佗-卷五华佗外科神方-二十五·华佗治腋下瘿瘤神方

长柄壶卢。烧存性,研末搽之,以消为度。或加麻油调敷,尤效。

3.西晋-针灸甲乙经-皇甫谧-卷之十二-气有所结发瘤瘿第九

瘿,天窗(一本作天容;《千金》作天府)及臑会主之。

瘤瘿,气舍主之。

4.隋-诸病源候论-巢元方-卷三十一-瘿瘤诸病

有血瘿,可破之;有瘜肉瘿,可割之;有气瘿,可具针之。

5.唐-备急千金要方-孙思邈-卷第二十四解毒并杂治-瘿瘤第七

瘿上气短气,灸肺输百壮。

瘿上气胸满,灸云门五十壮。

瘿恶气,灸天府五十壮。(《千金翼》云:又灸胸堂百壮)

瘿劳气,灸冲阳,随年壮。

瘿,灸天瞿三百壮,横三间寸灸之。

瘿气面肿,灸通天五十壮。

瘿,灸中封,随年壮。在两足跌上曲尺宛宛中。

诸瘿,灸肩髃左右相对宛宛处,男左十八壮,右十七壮,女右十八壮,左十七壮,或再三,取差止。

又,灸风池百壮,侠项两边。

又,两耳后发际一百壮。

又,灸头冲(一作颈冲)。头冲在伸两手直向前,令臂著头,对鼻所注处灸之,

各随年壮。(《千金翼》云：一名臂臑)

治瘿瘤方

海藻、干姜各二两，昆布、桂心、逆流水柳须各一两，羊靥七枚，阴干。

右六味末之，蜜丸如小弹子大，含一丸咽津。

又方：矾石、芎䓖、当归、大黄、黄连、芍药、白敛、黄芩各二分，吴茱萸一分。

右九味治下筛，鸡子黄和之，涂细故布上，随瘤大小厚薄贴之，干则易。著药熟常作脓脂，细细从孔中出也，须探脓血尽，著生肉膏。若脓不尽，复起如故。

生肉膏治痈瘤溃漏及金疮百疮方。

当归、附子、甘草、白芷芎䓖各一两，薤白二两，生地黄三两。

右七味㕮咀，以猪脂三升半煎白芷黄，去滓，稍以傅之，日三。

又方：以狗屎瘕鸡子傅之，去脓水如前方说，傅生肉膏，取差。

6.唐-备急千金要方-唐-孙思邈-卷第三十针灸下-瘿瘤第六

瘿瘤

天府、臑会、气舍，主瘤瘿气，咽肿。(《甲乙》天府作天窗)

脑户、通天、消泺、天突，主颈有大气。

通天，主瘿，灸五十壮，胸堂、羊矢灸一百壮。

7.唐-千金翼方-孙思邈-卷第二十八针灸下-脱肛第七

灸瘿法

灸风池侠项两边两穴耳上发际百壮。

又，大椎百壮，大椎两边相去各一寸半小垂下各三十壮。

又，颈冲在两伸手直向前，令臂著头对鼻所住处，一名臂臑，灸随年壮。凡五处共九穴。

又，垂两手，两腋上文头各灸三百壮。针亦良。

灸瘿，肩髃左右厢宛宛中，男左十八壮，右十七壮，女右十八壮，左十七壮，再三，以差止。

瘿，上气短气，灸肺俞一百壮。

瘿，上气胸满，灸云门五十壮。

瘿，恶气，灸胸堂百壮。

又，灸天府五十壮。

又，灸大椎，横三间寸灸之。

又，灸冲阳，随年壮。在肘外屈横文外头。(据此是曲池穴，冲阳在足跗

上五寸)

瘿,灸天瞿三百壮,横三间寸灸之。

瘿气面肿,灸通天五十壮。

瘿,灸中封,随年壮。

8.唐-外台秘要-王焘-卷第二十三(瘿瘤咽喉疬瘘二十八门)-瘿病方一十八首

又云:有三种瘿:有血瘿,可破也;息肉瘿,可割之;有气瘿,可具针之。

9.唐-外台秘要-王焘-卷第二十三(瘿瘤咽喉疬瘘二十八门)-灸瘿法一十三首

《千金》灸诸瘿法。

灸肩髃左右相宛宛中,男左十八壮,右十七壮;女右十八壮,左十七壮。再三,以瘥止。

又法,灸风府百壮,风府夹项两边两穴,两耳上发际中。

又法,灸大椎两边相去各一寸半,小下垂,各三十壮。

又法,灸颈冲,颈冲在伸两手直向前,今臂著头,对鼻所住处灸之,各随年壮。凡灸五处九穴。《翼》、深师并同。

又瘿上气并短气方。灸肺俞一百壮。

又瘿上气胸满法。灸云门五十壮。

又瘿恶气方。灸胸堂百壮。

又瘿恶气法。灸天府十五壮。

又瘿劳气法。灸冲阳随年壮,在肘外屈横文头是。(据此是曲池穴,冲阳在足跗上五寸。)

又疗瘿法。灸天瞿三百壮,横三间寸灸之。

又瘿气面肿法。灸通天五十壮,在耳上二寸。

又灸瘿法。灸中封随年壮,在两足跗上曲尺宛宛中。并出第二十五卷中。

又灸瘿法。灸耳后发际有一阴骨,骨间有一小穴,亦有动脉,准前灸大效。出第六卷中。已上穴所在,具三十九卷《明堂》中。

10.唐-外台秘要-王焘-卷第二十三(瘿瘤咽喉疬瘘二十八门)-白瘤及二三十年瘤方三首

《千金》陷肿散,主二十、三十年瘤瘿,及骨瘤、石瘤、肉瘤、脓瘤、血瘤、或大如杯盂升斗,十年不瘥,致有漏溃,令人骨消肉尽,或坚或痎或溃,令人惊惕,寐寤不安,体中掣缩,愈而复发,疗之方。(《千金翼》云陷脉散。)

乌贼鱼骨(一分)、白石英(二分)、石硫黄(一分)、紫石英(二分)、钟乳(二分,研)、干姜(一两)、丹参(三分)、琥珀(一两,研)、大黄(一两)、附子(一两,炮)胡燕屎(一两)。

右十一味,为散,贮以韦囊,勿令泄气,若疮湿即傅之,若疮干无汁者,以猪膏和傅,日三、四,以干为度。若汁不尽者,至五剂、十剂止,勿措意不作也。著药令人不疼痛。若不消,加芒消二两益佳。忌猪肉。出第二十五卷中。(《翼》无胡燕屎。)

11.唐-外台秘要-王焘-卷第三十九(明堂灸法七门)-十二身流注五脏六腑明堂

曲池,在肘外辅屈肘曲骨之中,灸三壮。主肩肘中痛,难屈伸,手不可举,喉痹不能言,目不明,腕急,身热惊狂,躄痿痹重,瘾疹,癫疾吐舌,胸中满,耳前痛,齿痛,目赤痛,颈肿,寒热,渴,饮辄汗出,不饮则皮干热,伤寒余热不尽。

臑会,一名臑(户/卯),在臂前廉去肩头三寸,手阳明之络,灸五壮。主瘿,臂气肿,腠理气。

丘墟,在足外廉踝下如前陷者中,去临泣三寸,灸三壮。主目视不明,振寒,目翳,瞳子不见,腰胁痛,脚酸转筋,胸胁痛,喜太息,胸满彭彭然,疟振寒,腋下肿。痿厥寒,足腕不收,躄,坐不能起,髀枢脚痛,大疝腹坚,寒热颈肿,狂疾。

完骨,在耳后,入发际四分,足太阳、少阳之会,灸三壮。主风头,耳后痛,烦心,足痛不收失履,口喎僻,头项摇瘈,牙车急,癫疾,僵仆狂,虚面有气,齿牙龋痛,小便赤黄,喉痹,项肿,不可俯仰,颊肿引耳,痎疟,狂易。

气舍,在颈直人迎下,侠天突陷者中,足阳明脉气所发,灸三壮。主咳逆上气,瘤瘿气,瘤瘿,咽肿,肩肿不得顾,喉痹。

前谷,在手小指外侧,本节前陷者中,灸三壮。主热病汗不出,狂互引,癫疾,耳鸣,寒热,颔肿不可顾,喉痹劳瘅,小便赤难,咳衄胸满,肘臂腕中痛,颈肿不可以顾,头项急痛眩,淫泺,肩胛小指痛,臂不可举,头项痛,咽肿不可咽,鼻不利,目中白翳,目痛泣出,甚者如脱,痎疟。

腕骨,在手外侧腕前,起骨下陷者中,灸三壮。主热病汗不出,胁痛不得息,颈颔肿,寒热,耳鸣无闻,衄,狂易,痓互引,消渴,偏枯,臂腕痛,肘屈不得伸,风头痛,泣出,肩臂臑颈痛,项急,烦满,惊,五指掣,不可屈伸,战怵,痎疟。

阳谷,在手外侧腕中,兑骨之下陷者中,灸三壮。(一云在腕上侧两筋间陷者中。)主狂癫疾,热病汗不出,胁痛不得息,颈颔肿,寒热,耳聋鸣,牙上齿龋痛,肩痛不能自带衣,臂腕外侧痛不举,风眩惊,手腕痛,泄风汗出至腰,项急不可以左右顾及俯仰,肩弛肘废,目痛,痂疥,忧,瘾疹,头眩目痛,痎疟,胸满不得息。

支正,手太阳络,在腕后五寸,别走少阴者,灸三壮。主惊恐,振寒寒热,颈项肿,实则肘挛,头眩痛,狂易,虚则生忧,小者痂疥,风疟。

腕骨,在手外侧腕前,起骨下陷者中,灸三壮。主热病汗不出,胁痛不得息,颈颔肿,寒热,耳鸣无闻,衄,狂易,痉互引,消渴,偏枯,臂腕痛,肘屈不得伸,风头痛,泣出,肩臂臑颈痛,项急,烦满,惊,五指掣,不可屈伸,战怵,痎疟。

申脉,阳跷所生也,在足外踝下陷者,容爪甲,灸三壮。主腰痛不能举足,小坐若下车踬地,胫中熇熇然,寒热,颈腋下肿,癫疾互引,僵仆。

昆仑,在足外踝后跟骨上陷者中,灸三壮。主痉,脊强头眩痛,脚如结,踹如裂,厥心痛,与背相引,善瘛;如从后触其心,伛偻者肾心痛也;寒热,癫疾,目(目芒)(目芒),衄衄,疟,多汗,腰痛不能俯仰,目如脱,项如拔,脊强,大风,头多汗,腰尻腹痛,踹跟肿,上齿痛,脊背尻重不欲起,闻食臭,恶闻人音,狂易,女子字难,若胞衣不出,泄风从头至足,痈瘛,口闭不得开,每大便腹暴满,按之不下,噫悲喘。

攒竹,一名员柱,一名始光,一名夜光,一名明光,在肩头陷者中,足太阳脉气所发,灸三壮。主风头痛,鼻衄衄,眉头痛,善嚏,目如欲脱,汗出恶寒,面赤,颊中痛,项椎不可左右顾,目系急,瘾疹,癫疾互引反折,戴眼及眩,狂不得卧,意中烦,目(目芒)(目芒)不明,恶风寒,痈发目上插,痔痛。

天柱,在侠项后发际,大筋外廉陷者中,足太阳脉气所发,灸三壮。主寒热暴痫挛,癫眩,足不任,目(目芒)(目芒)赤痛,痉,厥头痛,项先痛,腰脊为应,眩头痛重,目如脱,项如拔,狂见,目上反,项直不可以顾,暴挛,足不仁,身痛欲折,咽肿难言,小儿惊痫。

百会,一名三阳五会,在前顶后一寸半,顶中央旋毛中,陷容指,督脉、足太阳之会,灸五壮。主痎疟,癫疾不呕沫,耳鸣,痉,顶上痛,风头重,目如脱,不可左右顾。

阳池,一名别阳,在手表腕上陷者中,灸三壮。主寒热,痎疟,肩痛不能自举,汗不出,颈肿。

天容,在耳下曲颊后,手少阳脉气所发,灸三壮。主寒热,疝积,胸痛不得息,穷屈胸中痛,阳气大逆,上满于胸中,愤瞋肩息,大气逆上,喘喝坐伏,病咽噎不得息,咳逆上气,唾沫,肩痛不可举,颈项痛肿不能言,耳聋嘈嘈无所闻,喉痹,瘿。

12.唐-黄帝明堂灸经-佚名-卷上-正人形第十四

臑会二穴,在臂前廉去肩头三寸宛宛中,灸七壮。主瘿及臂气肿也。

13.北宋-重修政和经史证类备用本草上-唐慎微-卷第十(己酉新增衍义)-草部下品之上总六十二种

药性论云:半夏,新生者,摩涂痈肿不消,能除瘤瘿气。

14.北宋-千金宝要-郭思-卷之五-头面手足瘰病疮漏第十六

瘿

上气短气,灸肺腧百壮。

瘿

上气胸满,灸云门五十壮。

15.北宋-神巧万全方-刘元宾-二十九、瘿瘤

气瘿可针,石瘿可破。

16.北宋-太平圣惠方(上)-王怀隐-卷第三十五(凡二十五门论一首病源二十二首方共计二百四十三道)-治瘿气诸方

又云:有三种瘿,有血瘿可破之,有瘜肉瘿可割之,有气瘿可针之。

17.北宋-太平圣惠方(下)-王怀隐-卷第九十九(针经一门序一首)-针经序

肺俞二穴,在第三椎下,两傍相去一寸半是穴。理癫痫,瘿气,上气吐逆,支满脊强,寒热不食,肉痛皮痒,传尸骨蒸,肺嗽。针入三分,留七呼,得气即泻。

浮白二穴,在耳后入发际一寸是穴。足太阳之会。主寒热喉痹,咳逆疝积,胸中满,不得喘息,胸痛,耳聋嘈嘈无所闻,颈项痈肿,不能言,及瘿,肩不举也。针入三分,灸三壮。

臂臑二穴,在肩髃下一夫,两筋两骨罅陷者宛宛中是也。宜灸不宜针,日灸七壮,至一百壮。主疗劳瘿,臂细无力,手不得向头。其穴平手取之,不得拏手令急,其穴即闭。若针,不得过三五,过多恐恶。慎冷食、滑菜、盐醋、冷浆水等。

阳谷二穴者,火也,在手外侧腕中,兑骨之下陷者中是穴。手太阳脉之所行,为经也。主癫疾狂走,热病汗不出,胁痛颈肿,寒热,耳聋耳鸣,牙齿龋痛,臂腕外侧痛不举,吐舌戾颈,妄言,不得左右顾俯,瘛疭,头眩,眼痛。针入二分,留二呼,灸三壮。

18.北宋-太平圣惠方(下)-王怀隐-卷第一百(明堂一门序一首)-四季人神不宜灸

天突一穴,在项结喉下五分,中央宛宛中。灸五壮。主咳逆喘,暴瘖不能言,身寒热,颈肿,喉中鸣翕翕,胸中气鲠鲠也。

天牖二穴,在完骨穴下,发际宛宛中。灸三壮。主瘰疬寒热,颈有积气,暴聋,肩中痛,头风目眩,鼻塞不闻香臭。

臑会二穴,在臂前廉,去肩头三寸宛宛中。灸七壮。主瘿,及臂气肿也。

19.北宋-铜人腧穴针灸图经-王惟一-卷中-侧头部左右凡二十六穴

浮白二穴,在耳后入发际一寸。足太阳、少阳之会。治发寒热,喉痹,咳逆痰沫,胸中满不得喘息,耳鸣嘈嘈无所闻,颈项痛肿及瘿气,肩背不举,悉皆治之。针入五分,可灸七壮。

20.北宋-铜人腧穴针灸图经-王惟一-卷中-肩髃部左右凡二十六穴

臑会二穴,一名臑髎。在肩前廉,去肩头三寸。手阳明之络。治项瘿气瘤,臂痛不能举,气肿痓痛。针入七分,留十呼,得气即泻,可灸七壮。

21.北宋-铜人腧穴针灸图经-王惟一-卷中-侧颈项部左右凡一十八穴

气舍二穴,在颈,直人迎,夹天突陷中。足阳明脉气所发。治咳逆上气,瘤瘿,喉痹咽肿,颈项强不得回顾。针入三分,可灸三壮。

22.南宋-鸡峰普济方-张锐-卷第二十四-小儿

单方杂治

真虎舌,醋磨涂瘿。

23.南宋-三因极一病证方论-陈无择-卷之十四-疮漏脉例

陷脉散

治漏疮,及二三十年瘿瘤,或大如杯盂,久久不差,致有漏溃,令人骨消肉尽,或坚、或软、或溃,令人惊惕,寐卧不安,体中掣痛,愈而复作。

干姜(炮)、琥珀、大黄、附子(炮,各一两),丹参(三分),石硫黄、白石英、钟乳粉、乌贼鱼骨(各半两)。

上为末。贮以磁合,韦囊勿令泄气,若疮湿,即傅,无汁,即煎猪脂和傅之,以干为度。或死肌不消,加芒消二两,益佳。

24.南宋-是斋百一选方-王璆-卷之十六-第二十四门痈疽疮肿瘰疬疥癣头疮漏疮瘤赘软疖敛疮口驴涎马汗入疮疔疮便毒乳痈（见妇人门）杂疮髭疮狐刺

治恶疮，[妙用膏]，治项上有瘿及漏疮。

真清麻油，入古文钱三二十文，久浸年深，每用，以鹅毛扫患处。

25.南宋-针灸资生经-王执中-针灸资生经第四-咳逆上气（上气又见咳逆）

气舍治咳逆上气，瘤瘿，喉痹咽肿，颈项强（《铜》）。

26.南宋-针灸资生经-王执中-针灸资生经第六-颈项强（急肿）

腕骨、阳谷治颈项肿，寒热（《铜》）。人迎治项气闷肿，食不下。

角孙主颈项柱满。

浮白疗颈项痛肿（《铜》同），不能言及瘿，肩不举（《明》）。

27.南宋-针灸资生经-王执中-针灸资生经第七-瘿瘤（肉瘤）

天府（《甲乙》作天窗）、臑会、气舍主瘤瘿气咽肿。通天主瘿，灸五十壮。胸堂、羊矢灸百壮。脑户、通天、消泺、天突主颈有大气。

臑会治项瘿气瘤（《明》）。《下》云：疗瘿及臂气肿。气舍治瘤瘿（见咳逆上气）。

浮白疗瘿，肩不举（《铜》云：治瘿气）。肺俞疗瘿气。

瘿上气短气，灸肺俞百壮。瘿上气胸满，云门五十壮。瘿恶气，天府五十壮（《千金翼》云：又胸堂百壮）。瘿，劳气，冲阳随年壮。瘿，灸天瞿三百，横三间寸灸之。瘿气面肿，通天五十壮。瘿，灸中封随年壮。诸瘿，灸肩髃左右相对宛宛处，男左十八壮，右十七壮，女右十八壮，左十七壮。或再三取瘥止。又风池百壮，又两耳后发际百壮，又头冲（一作颈冲）灸之各随年壮（《千金翼》云：一名臂臑）。

瘿，恶气，大椎横三间寸灸之。风池、耳上发际、大椎各百壮；大椎两边各寸半小垂下各三十；又臂臑随年壮，凡五处，共九穴。又垂两手两腋上纹头各三百壮，针亦良（《千翼》）。

28.南宋-仁斋直指方论-杨士瀛-卷之二十二-瘿瘤

针灸法：天突一穴，（在结喉下宛宛中，灸三七壮。治诸般瘿疾。）肩髃二穴，在髆骨头肩端两骨间陷宛中，举臂取之，男左十八壮，右十七壮；女左十七壮，右十八壮。

又灸两耳后（发际，七壮）。

29.金-校正素问精要宣明论方-刘完素-卷第四-积聚论

积气丹,治一切新久沉积气块,面黄黑瘦,项气无力,癥瘕积聚,口吐酸水。

30.元-世医得效方-危亦林-卷十九疮肿科-项瘿

灸法

治诸瘿。灸大空穴三七壮。又灸肩髃左右相当宛宛处。男左十八壮,右十七壮;女右十八壮,左十七壮。穴在肩端两骨间陷者宛宛中,举臂取之。又灸两耳后髮际,共百壮。

31.元-永类钤方-李仲南-卷七-瘿瘤

灸法

男左女右,灸肘后属高骨尖点穴,却伸手背,灸七壮,并灸胸心坎骨下巨门穴五壮。常服复元通气散奏效。

32.元-永类钤方-李仲南-卷十四-诸痈疽疮疖疗癞

南星膏治皮肤头面上生疮瘤,大者如拳,小者如栗,或软或硬,不疼不痛,宜服此,不可辄用针刀。

用大南星生者一枚,细研稠黏,滴好醋五七滴为膏。如无生者,以干者为末,醋调如膏。先将小针刺痛处令气透,以膏贴之,痒则频贴取效。

33.元-铜人针灸经-佚名-卷之四-后顶一

肺俞二穴,在第三椎下,两傍相去一寸半。理颠瘤,瘿气,上气,吐逆,支满,脊强、寒热,不食,肉痛皮痒,传尸骨蒸,肺嗽。针入三分。

34.元-铜人针灸经-佚名-卷之五-窍阴一

浮白二穴,在耳后入发际一寸。足太阳之会。主寒热,喉痹,咳逆,疝积,胸中满不得喘息,胸痛,耳聋、嘈嘈无所闻,颈项痛肿不能言,及瘿,肩不举也。针入三分。灸三壮。

臂臑二穴,在肩髃下一寸两筋间、两骨罅、陷者宛宛中。宜灸,不宜针。日灸七壮。主疗劳,瘿,臂细无力、手不得向头。其穴平手取之,不得拏手令急,其穴即闭。若针不得过三五,过多生恶。

35.元-西方子明堂灸经-西方子-卷二-手太阴肺经十穴

天府二穴在腋下三寸。灸五壮。主身胀,逆息不得卧,风汗身肿,喘息多唾。主上气,喘不得息。主喘逆上气,呼吸肩息,不知食味,卒中恶风邪气,飞尸恶注,鬼语遁尸,疟病,瘤瘿气,咽肿,泣出,喜忘,目眩,远视晌晌。

臑会二穴在臂前廉去肩头三寸。(灸五壮)。主瘿瘤气,咽肿。主寒热病,瘰疬,癫疾,膝气,肘节痹,臂酸重,腋急痛,肘难屈伸,臂痛不能举。

36.元-西方子明堂灸经-西方子-卷四-脊中第二行二十五穴

肺腧二穴在第三椎下两旁各一寸半(灸三壮)。主癫痫,瘿气,吐逆上气,汗不出,支满,脊强寒热,不食,内痛皮痒,传尸骨蒸,肺嗽,喘咳少气,百病胸中痛,胸中气满,背偻如龟。

37.元-西方子明堂灸经-西方子-卷七-侧人头颈二十穴

角孙二穴在耳郭中间上,开口有空。灸三壮。主颈肿项痛,不可顾,颈颔颊柱满,牙齿不能嚼,龋痛肿,目生肤翳。

天容二穴在耳上曲颊后(原注:又名大容)。灸三壮。主颈项痛,不能言,颈肿项痛,不可顾,耳嘈嘈若蝉鸣,咳逆呕沫。主气喘息,齿禁,喉痹寒热,咽如鲠。

气舍二穴在颈直人迎,侠天突陷中。灸三壮。主咳逆上气,瘤瘿、喉痹、咽肿,颈项强,不得回顾,肩肿,哽咽,食不下。

38.明-简易普济良方-彭用光-附痈疽神妙灸经

手厥阴心包络经痈疽并灸穴图(图5-1)。

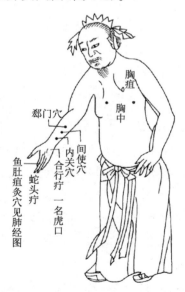

图5-1 手厥阴心包络经治法灸穴

手厥阴心包络经治法灸穴

手厥阴心包络经,起于胸中,出属心包,下膈,历络于三焦,上脘,中脘,脐下一寸为下焦也。传之分也,其支循胸出胁,下腋,传于太阴、少阳之间,入肘传遍。此阳中之阴,阴之阴也,故厥阴之中存阳明之气,传注三阴之所。是经血气凝滞,发之为毒,有六治法,当详辩之。

肘痈之发于肘尖之上,不能舒伸,令人肩背痛引者是也。当灸间使二七壮。

愚按:《发挥》云间使二穴在掌后三寸两筋间陷中。又,治瘰瘤,疥疮,顽癣及腋肿痛,灸极效。

39.明-简易普济良方-明-彭用光-附痈疽神妙灸经

足少阳胆经痈疽并灸穴图(图 5-2)。

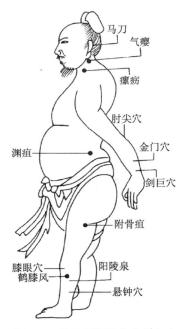

图 5-2　足少阳胆经痈疽并灸穴

足少阳胆经治法灸穴

足少阳胆之经,一云胆在肝之短叶间两叶之中也,重三两三铢,包精汁三合。足少阳之脉,起于目锐眦内,抵下耳后,传于瞳子髎,循听会、客主人,上至头角,下至悬钟。此经气血所滞,传于肝络,循于二脏,流至伏逆,肿发有六,当审而治之。

挟瘿之发有五,曰血瘿、肉瘿、筋瘿、气瘿、石瘿。其发在于耳后,下连项肿起,令人头痛之甚,有偏头痛者不治。如此疾者,当灸肘尖二七壮。

愚考诸书肘尖穴无载,盖秘法也。

定肘尖穴图(图 5-3)。

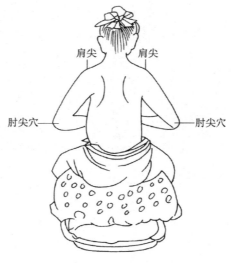

图 5-3　定肘尖穴

所云肘尖穴,在臂内侧小尖骨间。前图见外侧腕骨,乃画之误也,故复具此图以便用者。二穴以指目按之,若患处酸麻,方是真穴。

彭用光曰:肘尖取穴与肩尖取穴,此二法多不得真,今此图极真正,医者宜用心依法点取效。

40.明-李氏家藏奇验秘方-鲍庵延道人-外科-诸疮杂治门

鱼胞疮(身上起水泡如鱼胞,破之流清水,已而又起,痛甚)。

蜘蛛网缠之即落,再起再缠,二三次愈。亦可治瘿瘤。

41.明-鲁府禁方-龚廷贤-鲁府禁方卷之二-瘿瘤

南星膏治头面皮肤,手足生疮,瘤大如拳,小者如栗,或软或硬而不痛,用大生南星一枚,研细稠粘,用好醋五七滴为膏。如无生以干者为末,醋调作膏,先将小针刺瘤上,令气透贴之,痒则频贴。一方加草乌、细辛、白芷。

治瘤神方

用金凤花草,煎水频洗。若夏月鲜用,若秋冬用干者。

42.明-奇效良方-董宿辑录,方贤续补-卷之五十四-疮疡门(附论)

十香膏,治风毒疮肿、痛疽于赘瘤瘿。

沉香(锉)、檀香(锉)、郁金(锉)、松香、丁香(锉)、木香(研)、龙齿(研)、苏合香、白胶香(研)、薰陆香(各半两),麝香(一分),黄丹(六两),麻油(一斤)。

上先将沉檀郁金丁松五味油内浸七日,入铛中,以少炭火温养五日,后用武火煎二三十沸,漉去香,绵滤过,净拭铛,却下油于内,下丹,以柳木枝不住手于火上搅,候色黑,滴水中如珠,软硬得所,去火,入后木香等末六味入膏中,搅三五百遍,膏成,安磁盒内,以软帛摊贴,日二换之。

43.明-仁文书院集验方-邹元标-卷七-瘿瘤

桑柴白灰、风化石灰(各一升)。

用新鲜铁甲威灵仙煎浓汤,将前二灰淋取汁。再熬作稠膏,瓷罐贮之,点患处即愈,不必挑破。此药遇赘肉即去,好肉即止。

治痰核方

千金子(即续随子,去壳)、蓖麻子(去壳,各一两)、大黄(一两)、生南星(八钱)、黄土(五钱)、麝香(一钱)。

糯米煮粥,共杵成锭子。每日用茶磨,搽数次即愈。

44.明-仁文书院集验方-邹元标-卷七-瘿瘤

治肉瘤

与后方间用,每日如是,每日服二三帖。

黑玄参(七钱)、赤茯苓(一两)、甘草(三钱)、车前子(八钱)。

煎服。如小儿不肯服,将为末,早米粉糊为丸,如梧实大。每用甘草汤,或米汤,或茶下一钱。

又方:

与前方间用,每日如是,每日服二三次。

连翘(八两,去仁尖)、甘草节(五钱)、加贝母(一两,尤妙)。

共为末,早米饭为丸,如梧实大。每用米汤送,或茶下一钱,服丸一口,即吃生芝麻一口。外用芫花一钱,滚水泡浓汁,将极细绵线浸透取出,将线系于肉瘤根上,不时用新笔蘸芫花水涂线上,令其常湿,庶药气透也。二三日,其肉子焦枯脱下无血,仅存一白点耳,久之无迹。

治瘤疮方

取向北侧柏一枝,捣烂,鸡子清调敷。

45.明-寿世仙丹-龚居中-外科经验良方·卷一-瘿瘤

玄赤饮,治肉瘤,与后连翘丸间用,每日如是,每日服二三帖。

玄参(七钱)、赤苓(一两)、车前(八钱)、甘草(三钱)。

用白水煎服,如小儿不肯服,将为细末,早米粉糊为丸如梧子大,每用甘草汤或米汤或茶下一钱。

连翘丸与前方间用,每日如是,每日服二三次。

连翘(八两,去仁)、甘草节(五钱)、贝母(一两)。

共为末,早米饭为丸如梧子大,每用米汤送或茶下一钱,服丸一口即吃生芝麻一口。外用芫花一钱,滚水泡浓汁,将极细棉线浸透取出,将线系于肉瘤根上,不时用新笔蘸芫花水涂在线,令其常湿,庶药气透也。二三日其肉干焦枯脱,下无血,仅存一白点耳,久之无迹。

一方。治一切赘瘤、息肉、恶痣及脚上鸡眼等症。用桑柴白灰、风化石灰各一升,将新鲜铁脚威灵仙煎浓汤,以前二灰淋取汁,再熬作稠膏,瓷罐贮之,点患处即愈。不必挑破,此药遇赘肉即去,好肉即止。

46.明-卫生易简方-胡濙-卷之四-痔漏

治外痔,用白头翁草一名野丈人,以根捣细贴之,逐血止痛。主瘟疟、癥瘕、瘿气、金疮、鼻衄。

47.明-卫生易简方-胡濙-卷之九-瘿瘤

治骨、石、肉、脓、血五等瘿瘤,二、三年不差,大如杯盏;或破溃漏脓水,令人骨消肉尽;或硬或软,寐卧惊悸,体中掣缩,愈而复发。用乌鱼骨、硫黄、琥珀、紫石英、钟乳石各一钱,白石脂,丹参各三钱,干姜、附子、大货、芒硝各一两,为细末,以竹筒盛,勿泄气。如疮湿掺药三、四度;干者,以猪脂和敷。此药止痛除恶肉,大效。

48.明-卫生易简方-胡濙-卷之九-瘿瘤

治生瘤子,用砒霜、硇砂、黄丹、雄黄、粉霜、轻粉、硃砂、没药各一钱,乳香三钱,斑蝥生用二十个,同研为末,糯米粥丸如棋子样,爆干。先灸破瘤顶,三炷为则,以药饼盖上,用黄柏末水调贴之,数日自然枯干落下。

又方,用铜绿为末,草刺破瘤掺在上,膏药封贴之。

治头面生瘤赘,用蛛丝缠勒瘤根,三、五日自然退落,有验。七夕缠尤效。

治皮肤项面上生疮瘤,大者如拳,小者如栗,或软或硬,不疼不痛,不好辄用针灸,用生南星大者一枚研烂,入好醋五七滴,为膏;如无生者,以干者为末,醋调如膏。先将小针刺痛处,令气透,却以药摊纸上象瘤大小贴之,觉痒则频贴取效。

治瘤赘,用黄丹、信、硇砂各二钱,乳香半钱,研细,滴水为丸如米大。先用针刺破瘤根内药一粒,以纸丸塞住,纸花封之,久而自落。忌食杂物。

治痳子用地肤子、白矾等分,为末,煎汤洗数次,即尽去。

49.明-医方便览-殷之屏-卷之四外科-痈疽七十四

南星膏专治皮肤项面瘿瘤。大如拳,小如栗,或软或硬,宜用针微点出气,贴之。用醋磨南星为膏,如干者,为末醋调,象瘤大小,剪纸摊药贴之。干则易之,痒则不可以手动拨。

50.明-重刻万氏家传济世良方-万表辑,万邦孚增-卷之四-痔漏

三品锭子。

中品锭子。

专治翻花瘿瘤等痔。

白矾(三两八钱五分)、乳香(五钱半)、没药(五钱半)、朱砂(三钱)、牛黄(七分半)、硇砂(一钱,五分生,五分熟)、金信(一两五钱,以火煅黑烟止,用淡清烟)。

各依法制,用面糊和匀,捻成锭子,看疮漏大小深浅,插入锭子。如肉内黑色,勿上生肌散,只待黑肉溶尽方可上。若疮无头,太乙膏一个,加后药一粒贴之。

白矾(二两)、乳香(三钱二分)、没药(三钱七分)、朱砂(四分)、牛黄(五分)、姜黄(三钱半,顺的用)、白丁香(二钱半)、巴豆(三钱,草纸去油净用)、白信(二两,火煅烟尽,半日取用)。

依法制度为末,或唾沫调敷疮,一日三次换,但疮破插上前锭子。

51.明-订补明医指掌-皇甫中撰,王肯堂订补-卷之八杂科-瘿瘤(八)瘤

治瘤大如拳,小如粟,或软或硬,无药可疗,不可骤用针破,用南星膏。

南星膏,治头面生瘤,大如拳,小如枣,不知痛痒。

大南星(一个)。

为末,醋调如膏,以针轻刺患处,令气透,然后敷之,南星若得新鲜者尤佳。

52.明-古今医鉴-龚信纂辑,龚廷贤续编,王肯堂订补-卷九-瘿瘤

南星膏

治皮肤、手足、头面生疮瘤,大者如拳,小者如栗,或软,或坚而不痛。

生大南星一枚,细研稠粘,滴好醋三七滴为膏。

如无生者,以干者为末,醋调作膏,先将小针刺瘤上,令气透贴之,痒则频贴。

一方加草乌、细辛、白芷。

53.明-外科百效全书-龚居中-卷之一-诸般神膏

云母膏

川椒、白芷、赤芍、肉桂、当归、菖蒲、黄芪、白及、川芎、木香、龙胆、白蔹、防风、厚朴、桔梗、柴胡、苍术、黄芩、附子、白苓、良姜、百合皮、松脂、人参（各五钱），甘草、柏皮、桑白皮、陈皮、槐枝、柳枝（各一两）。

用清油二斤半，浸封七日，文武火煎，以柳木不住手搅，候匝沸乃下火，沸定又上火，如此者三次。以药枯黑滤去渣再熬，入黄丹二十两，乳没、盐花、血竭、麝香各末五钱，云母、硝石各末四两，以槐枝不住手搅，滴水成珠不软不硬为度，瓷器收贮候温。将水银二两以绢包定，以手细弹铺在膏上，名养膏。每用时先刮去水银，或丸梧子大服，或摊绛布上贴，随宜用之。

发颐、发鬓、发眉、发耳、脐痈、牙痈、牙疼、瘤瘿及一切疔疮肿毒并外贴，即时毒消痛止而愈，甚者内服。

54.明-外科启玄-申拱辰-卷之八-粉瘿瘤

凡粉瘤大而必软，久久渐大，似乎有脓非脓，乃是粉浆于内。若不治之，日久大甚，亦被其累。当用艾灸十数壮，即以醋磨雄黄涂在纸上，剪如螺蛳盖大，贴灸处，外用膏药，贴一二日一换，待挤出脓即愈。

55.明-医方集宜-丁凤-《医方集宜》卷之十-外科

五星散，治瘿气结核。

五倍子炒，南星。

上等分，为末。醋调敷。

56.明-医林类证集要-王玺-卷之七-瘿瘤门（附瘊子、漆疮）

灸法

治诸般瘿疾，天突穴在结喉下宛宛中，灸三七壮。

肩髃二穴，在膊骨头肩端两骨间陷宛中，举臂取之，男左十八壮，右十七壮，女左十七壮，右十八壮。

又，灸两耳后发际七壮。

57.明-证治准绳·疡医-王肯堂-卷之三-项部（五）

瘿瘤治验

针灸法

《灵枢·寒热篇》黄帝曰：寒热瘰疬，在于颈腋者，皆何气使然？岐伯曰：此皆鼠瘘寒热之毒气也,留于脉而不去者也。鼠瘘之本,皆在于藏,其末上出于颈腋之间,其浮于脉中而未内着于肌肉,而外为脓血者,易去也。黄帝曰:去之奈何?岐伯曰:请从其本引其末,可使衰去而绝其寒热。审按其道以予之,徐往徐来以去之,其小如麦者,一刺知,三刺而已。

　　上经一章,皆从经脉取脏腑之本,以治瘰疬之本也。其末出于耳下,或耳后下颈至肩上,或入缺盆中者,当于手足少阳经取之,或针、或灸如后穴。

　　[扁]瘰疬:天井、肩井。

　　[撮]瘰疬:天井(半寸,灸七壮泻之)。

　　[东]腋下肿,马刀挟瘿,善自啮舌颊,天牖中肿,寒热:临泣、丘墟(各一分,灸五壮)、太冲(一分,灸三壮)、腋下颈项肿:天池(顺皮三分,灸七壮)、如额肿,加后溪(二分,灸五壮)、腋下肿马刀、挟瘿,喉痹:阳辅(五分,灸二七壮)、申脉(一分,灸三壮,立愈)。

58.明-证治准绳·疡医-王肯堂-卷之五-瘿瘤

　　[薛]《内经》云:肝统筋而藏血,心裹血而主脉,脾主肉而统血,肺主气而司腠理,肾统骨而主水。若怒动肝火,血涸而筋挛者,其自筋肿起,按之如箸,久而或有血缕,名曰筋瘤,用六味地黄丸、四物、山栀、木瓜之类。若劳役火动,阴血沸腾,外邪所搏而为肿者,其自肌肉肿起,久而有赤缕,或皮俱赤,名曰血瘤,用四物、茯苓、远志之类。若郁结伤脾,肌肉消薄,外邪所搏而为肿者,其自肌肉肿起,按之实软,名曰肉瘤,用归脾、益气二汤。若劳伤肺气,腠理不密,外邪所搏而壅肿者,其自皮肤肿起,按之浮软,名曰气瘤,用补中益气之类。若劳伤肾水,不能荣骨而为肿者,其自骨肿起,按之坚硬,名曰骨瘤,用地黄丸及补中益气汤主之。夫瘤者,留也。随气凝滞,皆因脏腑受伤,气血乖违,当求其属而治其本。大凡属肝胆二经结核。八珍加山栀、胆草以养气血,清肝火;六味丸以养肺金,生肾水。若属肝火血燥,须生血凉血,用四物、二地、丹皮、酒炒黑胆草、山栀。中气虚者,补中益气兼服。若治失其法,脾胃亏损,营气虚弱,不能濡于患处,或寒气凝于疮口,荣气不能滋养于患处,以致久不生肌而成漏者,悉调补脾胃,则气血壮而肌肉自生矣。若不慎饮食起居,及六淫七情,或用寒凉蚀药,蛛丝缠、芫花线等法以治其外,则误矣。

　　[垣]诸瘿恶气,肩髃(男左灸十八壮,右十七壮;女右灸十八壮,左十七壮。)又法,天府(十七壮)、冲阳(随年壮)。

　　[甲]瘿,天窗(一作天容,《千金》作天府)及臑会主之。瘿瘤,气舍主之。

59.明-延寿神方-朱权-卷四-瘿瘤部

治瘿瘤,用蜘蛛丝缠勒瘿瘤根,三五日自然退落,有验。若遇七夕缠,尤效。

一方用猪肺管上团肉一块,将新瓦焙干,临卧细嚼,以酒咽下,极效。

一方用地肤子、白矾等分为末,煎汤洗数次即去。

一方用琵琶弦缠勒瘿瘤根,极妙。

一法用艾灶灸十壮,即用醋磨雄黄涂纸上,剪如螺蛳靥大,贴灸处,用膏药重贴,二日一易,候痒,挤出脓,如豆粉,即愈。

60.明-类经图翼-张景岳-类经附翼四卷-附针灸诸赋

鼻痔必取龂交,瘿气须求浮白。

61.明-类经图翼-张景岳-类经附翼六卷-经络(四)

中府(一名膺中俞):在云门下一寸,去任脉中行六寸,乳上三肋间,陷中动脉应手,仰而取之。肺之募也。(募,结募也,经气之所聚。它仿此)手足太阴之会。刺三分,留五呼,灸三壮、五壮。(《埤雅》云:壮者,言以壮人为法也)

主治肺急胸满,喘逆善噎,食不下,肺胆寒热,咳呕脓血,肺风面肿,汗出肩息背痛,涕浊喉痹,少气不得卧,飞尸遁注,瘿瘤。此穴主泻胸中之热,其治多与大杼、缺盆、风府同。

《千金》云:身体烦热,刺中府。又云:上气咳逆短气,气满食不下,灸五十壮。

百证赋云:同意舍,能治胸满哽噎。

云门:在巨骨下,夹气户旁二寸,去中行六寸,陷中动脉应手,举臂取之。刺三分,灸五壮。《甲乙经》云:刺太深令人逆息。《千金》云:灸五十壮。

主治伤寒四肢热不已,咳逆短气,上冲心胸,胁肋烦满彻痛,喉痹瘿气,臂不得举。此穴主泻四肢之热,其治与肩髃、委中、腰俞大同。

《千金》云:病瘿上气胸满,灸百壮。

天府:在胸臑内廉,腋下三寸,动脉陷中,以鼻取之。刺四分,留三呼。禁灸,灸之令人气逆。

主治暴痹内逆,肝邪相搏,卒中恶风邪气,血溢口鼻,飞尸鬼注,恶语悲泣,善忘喘息,不得安卧,痎疟寒热,目眩瘿气。

《千金翼》云:身重嗜卧不自觉,灸五十壮,刺三分补之。又病瘿恶气,灸五十壮。

百证赋云:兼合谷,可追鼻中衄血。

《千金》云:治瘿恶气诸瘾疹,灸随年壮。又十三鬼穴,此名鬼臣,若遇百邪癫狂，当于第十二次，下火针。

臂臑：在肘上七寸，臑肉端，肩髃下一寸。两筋两骨罅宛宛陷中，平手取之。手阳明络也，络手少阳之臑会。一曰手足太阳阳维之地。刺三分，灸三壮。明堂禁刺，灸七壮。一曰灸至百壮。

主治臂痛无力，寒热累病，颈项拘急。

《千金》云：治瘿气，灸随年壮。

百证赋云：兼五里，能愈瘰疬。

肩髃（一名中肩井，一名偏肩）：在膊骨头肩端上，两骨罅陷中，举臂取之有空。手太阳阳明阳跷之会。一曰足少阳阳跷之会。刺六分，留六呼，灸三壮至七七壮，以瘥为度。

主治中风偏风半身不遂，肩臂筋骨酸痛不能上头，伤寒作热不已，劳气泄精憔悴，四肢热，诸瘿气瘰疬。昔有病风痹，臂痛无力，不能挽弓，甄权于此进针即可射。此穴若灸偏风不遂，自七壮至七七壮止，不可过多，恐致臂细。若风病筋骨无力，久不瘥，当多灸，不畏细也；然灸不如刺。忌酒肉五辛浆水。此穴主泻四肢之热，与云门、委中、腰俞治同。

《千金》云：灸瘿气左右相当，男左十八、右十七壮，女右十八、左十七壮，再三，以差止。

玉龙赋云：可疗风湿搏于两肩。

《天星秘诀》云：手臂挛痛，取肩髃。

百证赋云：兼阳溪，能消瘾风之热极。

扶突（一名水穴）：在颈，当曲颊下一寸。《甲乙经》曰：在人迎后一寸五分，仰而取之。一云气舍后一寸五分。曲此上贯颊，入下齿中。刺四分，灸三壮。《甲乙经》曰：刺三分。

主治咳嗽多唾，上气喘息，喉中如水鸡，暴喑气破项瘿。

禾髎（一名长频）：直鼻孔下，夹水沟旁五分。刺三分，灸三壮。

主治尸厥口不可开，鼻疮息肉，鼻塞鼽衄。

灵光赋云：刺两鼻（鼻翁）衄。

人迎（一名天五会）：在颈下夹结喉旁一寸五分，大动脉应手，仰而取之。足阳明少阳之会。《甲乙经》曰：夹结喉以候五脏气。禁灸。气府论注曰：刺可入四分，过深杀人。

主治吐逆霍乱，胸满喘呼不得息，项气闷肿，食不下，针入四分。

《天星秘诀》云：耳鸣腰痛先此，后耳门及三里。

气舍:在颈大筋前,直人迎下,夹天突边陷中,贴骨尖上有缺。刺三分,灸五壮。

主治咳逆上气,肩肿项强不能回顾,喉痹哽咽,食饮不下,瘿瘤。

天窗(一名窗笼):在颈大筋前,曲颊下,扶突后动脉应手陷中。刺三分,灸三壮。《甲乙经》作刺六分。

主治颈瘿肿痛,肩胛引项不得回顾,颊肿齿噤,耳聋喉痛暴喑。

《千金》云:狂邪鬼语,灸九壮。瘾疹,灸七壮。

天容:在耳下曲颊后。刺一分,灸三壮。

主治瘿气颈痛,不可回顾,不能言,齿噤耳鸣耳聋,喉痹咽中如梗,寒热胸满,呕逆吐沫。

62.明-类经图翼-张景岳-类经附翼七卷-经络(五)

通天(一名天臼):在承光后一寸五分。一曰横直百会旁一寸五分。刺三分,留七呼,灸三壮。

主治头旋项痛,不能转侧,鼻塞,偏风口喎,衄血头重耳鸣,狂走瘛疭恍惚,青盲内障。

《千金》云:瘿气面肿,灸五十壮。

百证赋云:能去鼻内无闻之苦。

络郄(一名强阳,一名脑盖):在通天后一寸五分。《甲乙经》一寸三分。刺三分,留五呼,灸三壮。一曰禁刺。

主治头旋口喎,鼻塞,项肿瘿瘤,内障耳鸣。

肺俞:在三椎下,去脊中各二寸,又以手搭背,左取右,右取左,当中指末处是穴,正坐取之。《千金》曰:肺俞对乳,引绳度之。刺三分,留七呼,灸三壮。一云灸百壮。《素问》曰:刺中肺,三日死。

主治五劳传尸骨蒸,肺风肺痿,咳嗽呕吐,上气喘满,虚烦口干目眩,支满汗不出,腰脊强痛,背偻如龟,寒热瘿气黄疸。此穴主泻五脏之热,与五脏俞治同。

《神农经》曰:治咳嗽吐血唾红,骨蒸虚劳,可灸十四壮。

《千金》云:治吐血唾血,上气咳逆喉痹,灸随年壮。又气短不语,灸百壮。又治水注口中涌水出,灸肺俞及三阴交,随年壮。又瘿肿上气短气,灸百壮。又盗汗寒热恶寒,灸随年壮,刺五分。

玉龙赋云:兼丰隆,治痰嗽。

百证赋云:兼天突,治咳嗽连声。

《乾坤生意》云:同陶道、身柱、膏肓,治虚损五劳七伤紧要法。

臑会(一名臑髎):在臂前廉,去肩端三寸宛宛中。手阳明少阳二络之会。刺五分,灸五壮。

主治肘臂气肿,酸痛无力不能举,项瘿气瘤,寒热瘰疬。

63.明-类经图翼-张景岳-类经附翼八卷-经络(六)

浮白:在耳后入发际一寸。足太阳少阳之会。刺三分,灸三壮。

主治咳逆,胸满喉痹,耳聋齿痛,项瘿痰沫,不得喘息,肩臂不举,足不能行。

百证赋云:专治瘿气。

一传治眼目四时疼痛,头风痛。

完骨:在耳后入发际四分。足太阳少阳之会。刺三分,留七呼,灸三壮。

主治头痛头风,耳鸣齿龋,牙车急,口眼㖞斜,喉痹颊肿,瘿疾便赤,足痿不收。

风池:在耳后颞颥后,脑空下,发际陷中,按之引耳。一云耳后陷中后发际在筋外廉。足少阳阳维之会。刺四分,灸三壮、七壮,炷不用大。

主治中风偏正头痛,伤寒热病汗不出,疟疾,颈项如拔痛不得回,目眩赤痛泪出,衄衊耳聋,腰背俱痛,伛偻引项,筋力不收,脚弱无力。

《千金》云:治瘿气,灸百壮。

中封(一名悬泉):在足内踝前一寸,筋里宛宛中。一云在内踝前一寸,斜行小脉上,贴足腕上大筋陷中,仰足取之。足厥阴所行为经,刺四分,留七呼,灸三壮。《千金》云:五十壮。

主治疟疾,色苍苍然善太息,如将死状,振寒溲白,大便难,小腹肿痛五淋,足厥冷不嗜食,身体不仁,寒疝痿厥筋挛,失精,阴缩入腹相引痛,或身微热。一云能止汗出。

《千金》云:梦泄遗精阴缩,灸五十壮。又治五淋不得尿,灸二七壮。又治鼓胀,灸二百壮。又治瘿气,灸随年壮。玉龙赋云:合三里,治行步艰楚。

大椎(一名百劳):在第一椎上陷者中。一曰平肩。手足三阳督脉之会。刺五分,留五呼,灸五壮。一云以年为壮。大椎为骨会,骨病者可灸之。

主治五劳七伤乏力,风劳食气,疟疾久不愈,肺胀胁满,呕吐上气,背膊拘急,项颈强不得回顾。一云能泻胸中之热及诸热气。若灸寒热之法,先大椎,次长强,以年为壮数。一云治身痛寒热风气痛。一云治衄血不止,灸二三十壮,断根不发。

《千金》云:凡疟有不可瘥者,从未发前灸大椎至发时满百壮,无不瘥。又云:诸烦热时气温病,灸大椎百壮,刺三分泻之。又治气短不语,灸随年壮。又治颈瘿,灸百壮,及大椎两边相去各一寸半少垂下,各三十壮。

64.明-类经图翼-张景岳-类经附翼十卷-经络八

耳上穴:《千金翼》云:治瘿气,灸风池及耳上发际各百壮。《千金》作两耳后发际。

65.明-类经图翼-张景岳-类经附翼十一卷-针灸要览

[瘿瘤]

肩髃:男左灸十八壮,右十七壮,女右灸十八壮,左十七壮。

天突:治一切瘿瘤初起者灸之妙。

通天(瘿)、风池(百壮)、大椎(颈瘿)、气舍(灸五壮)、云门(瘿)、臂臑(瘿)、臑会(五壮)、天府(五七壮)、曲池(瘿)、中封(瘿)、冲阳(三壮)。

66.明-医宗金鉴14刺灸心法要诀-吴谦-卷七-胸腹部主病针灸要穴歌

膻中穴主灸肺痈,咳嗽哮喘及气瘿,巨阙九种心疼病,痰饮吐水息贲宁。

[注]膻中穴,主治哮喘,肺痈,咳嗽,气瘿等证。灸七壮,禁针。

67.明-医宗金鉴14刺灸心法要诀-吴谦-卷七-足部主病针灸要穴歌

中封主治遗精病,阴缩五淋溲便难,鼓胀瘿气随年灸,三里合灸步履艰。

[注]中封穴,主治梦泄遗精,阴缩,五淋,不得尿,鼓胀,瘿气。此穴合足三里并灸治行步艰辛。中封穴针四分,留七呼,灸三壮。足三里穴针五分,留七呼,灸三壮。

68.明-神农皇帝真传针灸图-佚名氏-神农皇帝真传针灸经-计开病源灸法

治疱瘿气方,灸:

百会一穴、百劳一穴、肩井二穴、曲池二穴。

取猪喉腌子二个,用远年陈壁土兼海螵蛸,用新瓦一块,入于文武水上同煎成末,又以酒、面少许,热酒调服。睡卧以被覆之,取微汗出,勿令冒风,连服一七为妙。先服此药不愈,依前穴灸之。

69.明-针方六集-吴昆-卷之一神照集-附:《针经》不载者家奇穴(二十八)

瘿俞一穴,在廉泉穴下,近结喉骨上是穴。针入三分,灸七壮。治瘿等症。

70.明-针方六集-吴昆-卷之五纷署集-头直鼻中入发际一寸循督脉却行至风府凡八穴第二

脑户一穴,主面赤目黄,面痛,头重肿痛,瘿瘤。禁不可深刺妄灸。

71.明-针方六集-吴昆-卷之五纷署集-头直夹督脉各一寸五分却行至玉枕凡十穴第三(足太阳经)

通天二穴,主颈项难转,鼻中塞闷,偏风口㖞,鼻多清涕,衄血,头重旋晕,尸厥,喘息,项有大气,瘿瘤。

72.明-针方六集-吴昆-卷之五纷署集-头缘耳上却行至完骨凡十二穴第五

浮白二穴,主寒热喉痹,耳鸣无闻,齿痛,颈强,生痈,瘿气,胸满不得息,肩背痛,咳逆痰沫。

窍阴二穴,主四肢转筋,手足烦热,头痛如锥刺,不可以动,中风语言謇涩,咳逆,喉痹,项强,颔痛,口苦,厉鼻,管内生疮,耳鸣目痛,项毒瘿气,痈疽发厉,热病汗不出,舌强,胁痛,骨蒸劳热。《难经》曰:"髓会绝骨";一云非悬钟也,当作枕骨。于理尤胜。

73.明-针方六集-吴昆-卷之五纷署集-头后发际中央旁行凡五穴第六

风池二穴,主洒渐寒热,汗不出,头痛,头眩目晕,偏正头风,颈项强急,腰背伛偻,目赤衄衄,痈疟中风,气塞涎上,不语昏危,瘿气,不能发汗。

74.明-针方六集-吴昆-卷之五纷署集-背自第一椎两旁夹脊各一寸五分下至节凡四十四穴第八

肺俞二穴,主瘰癧,劳热骨蒸,痰饮嗽喘,呕吐,支满,背偻,肺中风,偃卧,胸满短气,不嗜食,五劳七伤,盗汗,久嗽不愈,肺胀,腰背强痛,食后吐水,黄疸,瘿气,小儿龟背。

75.明-针方六集-吴昆-卷之五纷署集-颈凡十七穴第十二

天容二穴,主喉痹寒热,咽中如梗,项瘿项痛,不可回顾,胸中痛满不得息,呕逆吐沫,齿噤,耳鸣及聋。

气舍二穴,治喉痹颈肿,项瘿,咳逆上气,饮食不下,喘息呕沫,齿噤。

天鼎二穴,主喉痹咽肿,饮食不下,项瘿喉鸣。

76.明-针方六集-吴昆-卷之五纷署集-肩凡二十八穴第十三

肩髃二穴,主中风,肩臂痛,风痪不随,半身不遂,肩中热,头不可回顾,手不可及头,挛急,瘾疹,瘿气。唐鲁州刺史库狄嵚患风痹,甄权取此穴刺之,立能挽弓引射。

缺盆二穴,主息奔,胸满喘急,水肿,汗出寒热,胸中热满,缺盆痛肿,项瘿,喉痹,瘰疬(缺盆中肿外溃则生,不则死)。

77.明-针方六集-吴昆-卷之五纷署集-胸自天突循任脉下行至中庭凡七穴第十四

天突一穴,主咳嗽哮喘,喉中有声,肺气壅塞,咯吐脓血,喉痹喉疮,喑不能言,项瘿瘤气。许氏云:此穴一针四效。凡下针后良久,先脾磨食,觉针动为一效;次针破病根,腹中作声为二效;次觉流入膀胱为三效;然后觉气流行,入腰后肾堂间为四效矣。

78.明-针方六集-吴昆-卷之五纷署集-胸自云门夹气户两旁各二寸下行至食窦凡十二穴第十七

云门二穴,禁灸。主伤寒四肢热不已,胸膈满,两胁痛,咳嗽喘气,胁彻背痛,喉痹,瘿瘤。慎不可深刺。

中府二穴,主胸中痛,噎闭,气攻喉项,腹胀,四肢肿,肩背痛风,汗出,皮痛面肿,胸满寒热,上气,咳唾痰沫,面肿,少气不得卧,飞尸遁疰,妇人乳痈,瘿瘤。

79.明-针方六集-吴昆-卷之五纷署集-手太阴及臂凡一十八穴第二十三

天府二穴,禁不可灸。治气喘逆,目红肿翳障,吐衄,飞尸恶疰,鬼语妄见,瘿瘤瘰疬,咽肿。

80.明-针方六集-吴昆-卷之五纷署集-手少阳及臂凡二十四穴第二十七

四渎二穴,主耳聋,龋齿,项瘿,呼吸短气,咽中如息肉状。

消泺二穴,主寒热肩肿,引胛中痛,臂痛不能举,项瘿气瘤。

81.明-针灸大成-杨继洲-卷之六兼罗集-百症赋(《聚英》)

鼻痔必取龈交,瘿气须求浮白。

82.明-针灸大成-杨继洲-卷五-十二经井穴(杨氏)

足少阳井(图5-4)。

人病胸胁足痛,面滞,头目疼,缺盆腋肿汗多,颈项瘿瘤强硬,疟生寒热。乃脉支别者,从目锐下大迎,合手少阳抵项,下颊车,下颈合缺盆以下胸,交中贯膈,络肝胆,循胁,故邪客于足少阳之络,而有是病。

可刺足少阳胆井窍阴,在次指与肉交者如韭叶许。刺一分,行六阴数,各一痏,左病右取,如食顷已。灸可三壮。

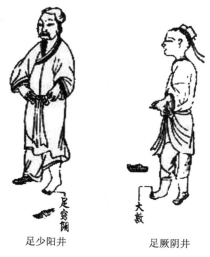

足少阳井　　　　　　足厥阴井

图 5-4　足少阳井

83.明-针灸大成-杨继洲-卷五-十二经治症主客原经(杨氏)

胆主肝客

胆经之穴何病主？胸胁肋疼足不举，面体不泽头目疼，缺盆腋肿汗如雨，颈项瘿瘤坚似铁，疟生寒热连骨髓，以上病症欲除之，须向丘墟、蠡沟取。

可刺足少阳胆经原(原者,丘墟穴,胆脉所过为原,足外踝下从前陷中,去临泣三寸),复刺足厥阴肝经络(络者,蠡沟穴,去内踝五寸,别走少阳)。

84.明-针灸大成-杨继洲-卷六-手太阴经穴主治

考正穴法

中府(一名膺俞)：云门下一寸六分,乳上三肋间,动脉应手陷中,去胸中行各六寸。肺之募(募犹结募也,言经气聚此),手足太阴二脉之会。针三分,留五呼,灸五壮。

主腹胀,四肢肿,食不下,喘气胸满,肩背痛,呕哕,咳逆上气,肺系急,肺寒热,胸悚悚,胆热呕逆,咳唾浊涕,风汗出,皮痛面肿,少气不得卧,伤寒胸中热,飞尸遁疰,瘿瘤。

云门：巨骨下,侠气户旁二寸陷中,动脉应手,举臂取之,去胸中行各六寸。《素注》针七分,《铜人》针三分,灸五壮。

主伤寒四肢热不已,咳逆,喘不得息,胸胁短气,气上冲心,胸中烦满,胁彻背痛,喉痹,肩痛臂不举,瘿气。

天府:腋下三寸,肘腕上五寸,动脉中,用鼻尖点墨,到处是穴。禁灸,针四分,留七呼。

主暴痹,口鼻衄血,中风邪,泣出,喜忘,飞尸恶疰,鬼语,喘息,寒热疟,目眩,远视佪佪,瘿气。

85.明-针灸大成-杨继洲-卷六-手阳明经穴主治

肩髃(一名中肩井,一名偏肩):膊骨头肩端上,两骨罅间陷者宛宛中,举臂取之有空。手阳明、阳蹻之会。《铜人》灸七壮,至二七壮,以瘥为度。若灸偏风,灸七七壮,不宜多,恐手臂细。若风病,筋骨无力,久不瘥,灸不畏细。刺即泄肩臂热气。《明堂》针八分,留三呼,泻五吸,灸不及针。以平手取其穴,灸七壮,增至二七壮。《素注》针一寸,灸五壮。又云:针六分,留六呼。

主中风手足不随,偏风,风瘫,风痿,风病,半身不遂,热风肩中热,头不可回顾,肩臂疼痛臂无力,手不能向头,挛急,风热瘾疹,颜色枯焦,劳气泄精,伤寒热不已,四肢热,诸瘿气。

唐鲁州刺史库狄嵚风痹,不能挽弓,甄权针肩髃,针进即可射。

86.明-针灸大成-杨继洲-卷六-足阳明经穴主治

气舍:颈直人迎下,侠天突陷中。《铜人》灸三壮,针三分。

主咳逆上气,颈项强不得回顾,喉痹哽噎,咽肿不消,瘿瘤。

87.明-针灸大成-杨继洲-卷六-手太阳经穴主治

天容:耳下曲颊后。针一寸,灸三壮。

主喉痹寒热,咽中如梗,瘿颈项痈,不可回顾,不能言,胸痛,胸满不得息,呕逆吐沫,齿噤,耳聋耳鸣。

88.明-针灸大成-杨继洲-卷六-足太阳经穴主治

通天:承光后一寸五分。《铜人》针三分,留七呼,灸三壮。

主颈项转侧难,瘿气,鼻衄,鼻疮,鼻塞,鼻多清涕,头旋,尸厥,口喎,喘息,头重,暂起僵仆,瘿瘤。

肺俞:第三椎下两旁相去脊各一寸五分。《千金》对乳引绳度之。甄权以搭手,左取右,右取左,当中指末是,正坐取之。《甲乙》针三分,留七呼,得气即泻。甄权灸百壮。《明下》灸三壮。《素问》刺中肺三日死,其动为咳。

主瘿气,黄疸,劳瘵,口舌干,劳热上气,腰脊强痛,寒热喘满,虚烦,传尸骨蒸,肺痿咳嗽,肉痛皮痒,呕吐,支满不嗜食,狂走欲自杀,背偻,肺中风,偃卧,胸满短气,瞀闷汗出,百毒病,食后吐水,小儿龟背。

仲景曰:太阳与少阳并病,头项强痛或眩冒,时如结胸,心下痞硬者,当刺太阳肺俞、肝俞。

89.明-针灸大成-杨继洲-卷七-手少阳经穴主治

臑会(一名臑交):肩前廉,去肩头三寸宛宛中。手少阳、阳维之会。《素注》针五分,灸五壮。《铜人》针七分,留十呼,得气即泻,灸七壮。

主臂痛酸无力,痛不能举,寒热,肩肿引胛中痛,项瘿气瘤。

90.明-针灸大成-杨继洲-卷七-足少阳经穴主治

浮白:耳后入发际一寸。足少阳、太阳之会。《铜人》针三分,灸七壮。《明堂》灸三壮。

主足不能行,耳聋耳鸣,齿痛,胸满不得息,胸痛,颈项瘿,痛肿不能言,肩臂不举,发寒热,喉痹,咳逆痰沫,耳鸣嘈嘈无所闻。

风池:耳后颞颥后,脑空下,发际陷中,按之引于耳中。手足少阳、阳维之会。《素注》针四分。《明堂》针三分。《铜人》针七分,留七呼,灸七壮。《甲乙》针一寸二分。患大风者,先补后泻。少可患者,以经取之,留五呼,泻七吸。灸不及针,日七壮至百壮。

主洒淅寒热,伤寒温病汗不出,目眩苦,偏正头痛,疟,颈项如拔,痛不得回顾,目泪出,欠气多,鼻鼽衄,目内眦赤痛,气发耳塞,目不明,腰背俱疼,腰伛偻引颈筋无力不收,大风中风,气塞涎上不语,昏危,瘿气。

阳辅(一名分肉):足外踝上四寸,辅骨前,绝骨端三分,去丘墟七寸。足少阳所行为经火。胆实泻之。《素注》针三分。又曰:针七分,留十呼。《铜人》灸三壮,针五分,留七呼。

主腰溶溶如坐水中,膝下浮肿,筋挛。百节酸痛,实无所知。诸节尽痛,痛无常处。腋下肿瘿,喉痹,马刀挟瘿,膝胻酸,风痹不仁,厥逆,口苦太息,心胁痛,面尘,头角颔痛,目锐眦痛,缺盆中肿痛,汗出振寒,疟,胸中、胁、肋、髀、膝外至绝骨外踝前痛,善洁面青。

91.明-针灸大成-杨继洲-卷七-任脉经穴主治

天突(一名天瞿):在颈结喉下四寸宛宛中。阴维、任脉之会。《铜人》针五分,留三呼,得气即泻,灸亦得,不及针。若下针当直下,不得低手即五脏之气,伤人短寿。《明堂》灸五壮,针一分。《素注》针一寸,留七呼,灸三壮。

主面皮热,上气咳逆,气暴喘,咽肿咽冷,声破,喉中生疮,喉猜猜喀脓血,暗不能言,身寒热,颈肿,哮喘,喉中翕翕如水鸡声,胸中气梗梗,侠舌缝青脉,舌下急,心与背相控而痛,五噎,黄疸,醋心,多唾,呕吐,瘿瘤。

许氏曰:此穴一针四效。凡下针后良久,先脾磨食,觉针动为一效;次针破病根,腹中作声为二效;次觉流入膀胱为三效;然后觉气流行,入腰背肾堂间为四效矣。

92.明-针灸大成-杨继洲-卷七-督脉经穴主治

脑户(一名合颅):枕骨上,强间后一寸半。足太阳、督脉之会。《铜人》禁灸,灸之令人痖。《明堂》针三分。《素注》针四分。《素问》刺脑户,入脑立死。

主面赤目黄,面痛,头重肿痛,瘿瘤。此穴针灸俱不宜。

93.明-针灸大成-杨继洲-卷七-治病要穴(《医学入门》)

膻中,主哮喘肺痈,咳嗽,瘿气。

94.明-针灸捷径-佚名氏-卷之下-瘿气肿满

凡灸此疾,肩上男左十八壮,右灸十七壮;女右十八壮,左十七壮。(图5-5)

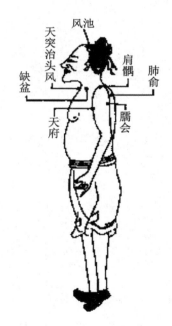

图5-5　治瘿气肿满穴位

95.明-高武-针灸聚英-卷之一-手太阴经脉穴

中府(一名膺俞),云门下一寸,乳上三肋间,动脉应手陷中,去中行六寸。肺之募(募,犹结募也,言经气聚此),足太阴脾脉之会。《铜人》:针三分,留五呼,灸五壮(《埤雅》云:壮者,以壮人为法也)。主腹胀,四肢肿,食不下,喘气胸满,肩背痛,呕哕,咳逆上气,肺系急,肺寒热,胸悚悚,胆热呕逆,咳唾浊涕,风汗出,皮痛面肿,少气不得卧,伤寒,胸中热,飞尸遁疰,瘿瘤。

云门,巨骨下,夹气户旁二寸陷中,动脉应手,举臂取之,去胸中行任脉两旁相去各六寸。《素注》:针七分。《铜人》:针三分,不宜深,深则使气逆,灸五壮。主伤寒,四肢热不已,咳逆短气,气上冲心,胸胁彻背痛,喉痹,肩背痛,臂不得举,瘿气。

天府,腋下三寸,臂臑内廉动脉陷中,以鼻取之。《甲乙》:禁灸,灸之使人逆气。《铜人》:针四分,留七呼。《素注》:留三呼。《铜人》:灸二七壮至百壮。《资生》云:非大急不灸。主暴瘅内逆,肝脉相搏,血溢鼻口,鼻衄血不止,卒中恶风邪气,泣出,喜忘,飞尸恶疰,鬼语遁下喘不得息,疟寒热,目眩,远视䀮䀮,瘿气。

96.明-高武-针灸聚英-卷之一-手阳明经脉穴

肩髃(一名中肩井,一名扁骨),髆骨头肩端上,两骨罅间陷者宛宛中,举臂取之,有空。足少阳、阳跷之会。《铜人》:灸七壮至二七壮,以瘥为度。若灸偏风,灸七七壮,不宜多,恐手臂细。若风病,筋骨无力,久不瘥,灸不畏细;刺即泄肩臂热气。《明堂》:针八分,留三呼,泻五吸;灸不及针,以平手取其穴,灸七壮增至二七。《素注》:针一寸,灸五壮;又云:针六分,留六呼。主中风手足不遂,偏风风痪风(疒帬)风病,半身不遂,热风,肩中热,头不可回顾,肩臂疼痛,臂无力,手不可向头,挛急,风热瘾疹,颜色枯焦,劳气泄精,伤寒热不已,四肢热,诸瘿气。

97.明-高武-针灸聚英-卷之一-足阳明经脉穴

气舍,颈直人迎下,夹天突陷中。《铜人》:灸五壮,针三分。主咳逆上气,肩肿不得顾,喉痹哽噎,咽肿不消,食饮不下,瘿瘤。

98.明-高武-针灸聚英-卷之一-手太阳经脉穴

天容,耳下曲颊后。《素注》:灸三壮。主瘿颈项痛,不可回顾,不能言,胸痛,胸满不得息,呕逆吐沫,齿噤,耳聋耳鸣。

99.明-高武-针灸聚英-卷之一-足太阳经脉穴

通天,承光后一寸半。《铜人》:针三分,留七呼,灸三壮。主瘿气,鼻衄,鼻疮,鼻室,鼻多清涕,头旋,尸厥,口㖞,喘息,项痛重,暂起僵仆,瘿瘤。

肺俞,第三椎下,两旁相去脊中各一寸五分。《千金》:对乳引绳度之。甄权:以搭手左取右,右取左,当中指末是,正坐取之。《难经》曰:阴病行阳,故五脏俞皆在阳。滑氏曰:背为阳俞。《史记·扁鹊传》作"输",犹委输经气,由此而输彼也。《甲乙》：针三分，留七呼，得气即泻。甄权：针五分，留七呼，灸百壮。《明下》：三壮。《素问》：刺中肺，三日死，其动为咳；又曰：五日死。主瘿气，黄疸，劳瘵，口舌干，劳热上气，腰脊强痛，寒热喘满，虚烦，传尸骨蒸，肺痿咳嗽，肉痛皮痒，呕吐，支满，不嗜食，狂走欲自杀，背偻，肺中风，偃卧，胸满短气，瞀闷汗出，百毒病，食后吐水，小儿龟背。

100.明-高武-针灸聚英-卷之一-手少阳经脉穴

臑会（一名臑交），肩前廉，去肩头三寸宛宛中。手少阳、阳维之会。《素注》：针五分，灸五壮。《铜人》：针七分，留三呼，得气即泻，灸七壮。臂痛酸无力，痛不能举，寒热，肩肿引胛中痛，项瘿气瘤。

101.明-高武-针灸聚英-卷之一-足少阳经脉穴

浮白，耳后入发际一寸。足太阳、少阳之会。《铜人》：针三分，灸七壮。《明堂》：灸三壮，针三分。主足不能行，耳聋耳鸣，齿痛，胸满不得息，胸痛，颈项瘿，痈肿不能言，肩臂不举，发寒热，喉痹，咳逆痰沫，耳鸣嘈嘈无所闻。

风池，耳后颞颥后，脑空下，发际陷中，按之引于耳中。手足少阳、阳维之会。《素注》：针四分。《甲乙》：针三分。《铜人》：针七分，留三呼，灸三壮。《甲乙》：针一寸二分，患大风者，先补后泻，少可患者，以经取之，留五呼，泻七吸，灸不及针，日七壮，至百壮。主洒淅寒热，伤寒温病汗不出，目眩苦，偏正头痛，痎疟，颈项如拔，痛不得回顾，目泪出，欠气多，鼻衄衄，目内眦赤痛，气发耳塞，目不明，腰背俱疼，腰伛偻引颈筋无力不收，大风中风，气塞涎上不语，昏危，瘿气。

102.明-高武-针灸聚英-卷之一-奇经督脉穴

脑户（一名合颅），枕骨上，强间后一寸半。足太阳、督脉之会。《铜人》：禁灸。灸之令人哑，或灸七壮，妄灸令人喑。《明堂》：针三分。《素注》：针四分。《素问》：刺脑户，入脑立死。主面赤目黄，面痛，头重肿痛，瘿瘤。

103.明-高武-针灸聚英-卷之一-任脉穴

天突（一名天瞿），在颈结喉下四寸宛宛中。阴维、任脉之会。《铜人》：针五分，留三呼，得气即泻，灸亦得，不及针。若下针当直下，不得低手，即五脏之飞伤，人短寿。《明堂》：灸五壮，针一分。《素注》：针一寸，留七呼，灸三壮。主面皮热，上气咳逆，气暴喘，咽肿咽冷，声破，喉中生疮，喉猜猜咯脓血，喑不能言，身寒热，颈肿，哮喘，喉中鸣，翕翕如水鸡声，胸中气梗梗，夹舌缝青脉，舌下急，心与背相控而痛，五噎，黄疸，醋心，多睡，呕吐，瘿瘤。

104.明-医方便览-殷之屏-卷之四外科-痈疽七十四

南星膏专治皮肤项面瘿瘤。大如拳,小如栗,或软或硬,宜用针微点出气,贴之。用醋磨南星为膏,如干者,为末醋调,象瘤大小,剪纸摊药贴之。干则易之,痒则不可以手动拨。

105.清-拔萃良方-恬素氏-卷一-[疔疮瘿瘤瘰疬类]

治瘿瘤神效良法(吴静波传)

每于夏秋间,采旷野树上花脚肥蜘蛛丝,不拘多少,采来如绢线之样,转在竹板之上收贮,倘遇一切瘿瘤,如龙眼、如亳桃大者,即用蜘蛛丝扣在瘿瘤根脚之上,扎紧扣结,旬日自落,并无痛苦,真良法也。

106.清-串雅内外编-赵学敏-串雅内编卷二-截药外治门

破瘿点药(附煎药方)

水银、硼砂、轻粉、鹊粪、莺粪(各一钱),冰片(五分),樟脑(五分),绿矾(一钱),皂矾(一钱),麝香(三分)。

上药为细末,用针将瘿刺一小孔,然后乘其出血之时,将药点上则黏连矣。约用一分,以人乳调之,点上大如芡实,一日点三次,第二日必流水。流水之时不可再点,点则过疼,转难收口矣。三日后水尽,而皮宽如袋,后服煎方,自然平复如故矣。

附煎药方:

人参(三钱)、茯苓(五钱)、苡仁(一两)、泽泻(二钱)、猪苓(一钱)、黄芪(一两)、白芍(五钱)、生甘草(一钱)、陈皮(一钱)、山药(三钱)。

水煎服,十剂全消如故。但切忌房事半年,余无所忌。若犯房事,必破不能收口,终身成漏矣。

枯瘤散

灰苋菜(晒干烧灰半碗)、荞麦(烧灰,半碗)、风化石灰(一碗,和一处淋汁三碗)。

慢火熬成霜,取下,加番木鳖(三个),巴豆(六十粒去油),胡椒(十九粒去粗皮),明雄黄(一钱),人信(一钱),为末。入前药和匀,瓷瓶收用,不可见风。以滴醋调匀,用新羊毛笔蘸药点瘤上。瘤有碗大,则点如龙眼核大。若茶杯大,则点如黄豆大。干则频点之,其瘤干枯自落。如血瘤破,以发灰掺之,外以膏护好,自能敛口收功。

庚生按瘿、瘤二症虽异实同,有痰瘤、有渣瘤、有虫瘤,此瘤之可去者也;有气瘤、有血瘤、有筋瘤、有骨瘤,此瘤之不可去者也。瘿亦如之。近来西医不问可破与否,一概刀割线扎,其立除患苦者固多,而气脱血尽而毙者亦复不少。西医器精手敏,而又有奇验之药水药散以济之,尚复如此,瘤固可轻言破乎? 予在沪与西人相处最久,目击心伤,因志此以告世之治此症者,宜加慎焉。

敛瘤膏

治瘿瘤枯落后,用此搽贴生肌收口。

海螵蛸、血竭、轻粉、龙骨、象皮、乳香(各一钱),鸡蛋(五个,煮熟用黄,熬油一小盅)。

上各研细末,将蛋油调匀,用甘草汤洗净患处,以鸡毛扫敷,再将膏药贴之。

107.清-串雅内外编-赵学敏-串雅内编卷四-单方外治门

腋下瘿瘤

长柄葫芦烧存性,研末搽之,以消为度。

108.清-行军方便便方-罗世瑶-卷中-愈疾

治一切瘿瘤膏药。用生姜汁、葱汁各一碗,牛皮胶四两,砂锅内熬成膏,贴之效。

治血瘤。用甘草熬浓汁,以笔醮涂周围。又以芫花、大戟、甘遂等分,为末。醋调,另用新笔醮涂于甘草围内。二药相反,不可相近。次日瘤当缩小,三四次全愈。愈后戒食甲鱼。

109.清-惠直堂经验方-陶承熹-卷三瘰疬瘿瘤门-瘿瘤方

或水或血,或粉或肉。

红信(一钱)、明矾(一钱)、雄黄(三分)、象牙(五分)、没药(五分)、狗宝(三分)。

为细末,用纸捻麻油浸湿药末,敷纸捻上圈瘤根,外用清凉膏贴之。四日一换,或六七次,或十余次,不痛不烂,其瘤自下。下后用收口膏药治之,永无后患。

110.清-家用良方-龚自璋-家用良方卷六-各种补遗

治瘿瘤奇验方

银硝、煤灰(各等分)。

研极细,用水调涂患处。再用旧纸㲷上纸一块盖之,黏住四角,瘤自渐渐焦落。血瘤伤破,出血不止,将此药糁上,亦用旧㲷纸贴上,其效尤速。此系亲见试验之方。

111.清-绛囊撮要-云川道人-外科

治瘿瘤初起方

樱桃核(醋磨)。

敷之消。

112.清-经验丹方汇编-钱峻-瘿瘤

赘瘿焦法

甘草煎膏,笔妆瘤之四围,上三次,乃用芫花、大戟、甘遂等分为末,醋调,别以笔妆其中,勿近甘草,次日缩小,又以甘草妆小晕三次,如前仍上,此自然焦缩。(《危氏得效方》)

腋下瘿瘤

用长柄茶壶芦烧灰,研末擦之,出水消尽而愈。(《濒湖集验》)

点瘿

桑炭灰、枣木灰、黄荆灰、桐壳灰各二升半,荞麦灰(炒)。

上以沸汤淋汁五碗许,入斑毛四十个,川山甲五片,乳香、冰片不拘多少,后入,煎作二碗,以磁器盛之,临用时入新石灰调膏敷,干则清水润之,神效。(《赤水玄珠》)

113.清-救生集-虚白主人-卷四-疮毒门

瘿瘤药线以蜘蛛丝作捻,插入孔内,即化。

114.清-灵验良方汇编-沈铭三-卷之二外科-治瘿瘤

枯瘤方,治瘤初起,成形未破者,及根蒂小而不散者可用之。

白砒硇、砂黄丹、轻粉、雄黄、乳香、没药、硼砂各一钱,斑蝥二十个,田螺(大者,去壳切片,晒干)三个。

共研极细,糯米粥调和,捏作棋子样,晒干。先灸瘤顶三炷,随以药饼贴之。上用黄柏末水调,盖敷药饼,候十日外,其瘤自然枯落,次用敛口药。

秘传敛瘤膏治瘿瘤。枯药落后,用此搽贴,自然生肌完口。

血衄、轻粉、龙骨、海螵蛸、象皮、乳香各一钱,鸡蛋十五个(煮熟用黄,熬油一小盅)。

上药各研末极细,共和匀,入鸡蛋油内。每日早、晚先将甘草汤洗净患处,次将鸡毛蘸涂膏药盖贴。

去瘤药线,兼去鼠奶及痔:用芫花根净洗,不得犯铁器,于木石臼杵捣汁,用以浸线一宿,将线系瘤即落。如未落再换线一、二条系之,自落。落后以龙骨、诃子共为末,敷疮口即合。如芫花根无处觅,即用芫花五钱、水一碗,同线慢火煮至干为度。凡瘿瘤及痔疮蒂小而头面大者,俱宜用此线,系其患根自效。张景岳曰:患大者可用线二根,双扣系于根蒂,两头留线,以便日渐紧之。又有蛛丝缠法更妙。予尝见一人,腹上生一瘤,其大如胡桃,取蛛丝捻成粗线,缠扎其根;数日,其丝渐紧,其根渐细,屡易屡细,不十日竟尔脱落,诚奇法也。可见诸线日松,惟蛛丝日紧,物理之妙,有当格者如此。然亦缠治宜早,若形势既大,恐不宜也。又有灸法,亦可酌用。一人于手臂生一瘤,渐大如圆眼,其人用小艾于瘤上灸七壮,竟尔渐消,亦善法也。或用隔蒜灸之亦可。或有以萝卜子、南星、朴硝之类,敷而治者,亦可暂消,然欲拔根不如前法。大抵瘿瘤,定是夙业所致,唯有修善,可以消业。业消,则医治自然见效,而瘿瘤必消。否则虽有良方,未易见效。故修善为治病第一要务,而瘿瘤尤其显然者也。

115.清-秘方集验-王梦兰-卷之下-疮毒诸症

瘿瘤,凡瘿瘤初起,成形未破者,及根蒂小而不散者。白砒、硇砂、黄丹、轻粉、雄黄、乳香、没药、硼砂各一钱,斑蝥二十个,田螺(大者去壳)三枚(晒干切片),共研,糯米粥调和,捏作小棋子样,曝干,先灸瘤顶三炷,以药饼贴之,上用黄柏末水调,盖敷药饼,候十日外,其瘤自落。次用敛口生肌膏药。血竭、轻粉、龙骨、海螵蛸、象皮、乳香各三钱,生鸡蛋十五枚(煮熟用黄熬油一小盅),各研细末,入鸡蛋油内搅匀,每日早晚用甘草汤洗净患处,鸡翎蘸涂,膏药盖贴,即愈。

116.清-秘方集验-王梦兰-卷之下-余方补遗

三品一条枪

古人有三品疮法,因药之分量不同,而有此名也。陈若虚先生定此方,简易不繁,外科皆属可用,故有一条枪之名。用白砒一两五钱、明矾三两、雄黄二钱四分,乳香一钱二分。砒矾二味,共为细末,小罐内加炭火煅红,青烟已尽,旋起白烟。片时,约上下红彻住火,取罐顿地上,一宿取出,约有砒矾净末一两,加前雄黄、乳香共研极细,厚糊调稠,搓成如线条,阴干。凡遇十八种痔、五漏、翻花、瘿瘤、气核、瘰疬、疔疮、发背、漏脑等症,有孔者,纴入口内;无孔者,先用针放孔窍。早晚插药二次,插至三日后孔大者,每插十余条,插至七日,患孔药条满足方住,以后四边自然裂开大缝。共至十四日前后,其疗核瘰疬、痔漏诸管自然落下,随用汤洗,搽上生肌玉红膏(见疮毒诸症)。虚者兼服健脾之药。

117.清-千金方衍义-张璐-卷二十四解毒杂治方(凡八类)-瘿瘤第七

灸法

瘿恶气,灸天府五十壮。(《千金翼》云:又灸胸堂百壮。)

瘿上气短气,灸肺云门五十壮。

瘿劳气,灸冲阳,随年壮。

瘿气面肿,灸通天五十壮。

瘿,灸天瞿三百壮,横三间寸灸之。又灸中封,随年壮。(在两足跌上曲尺宛宛中。)诸瘿,灸肩髃左右相当宛宛处,男左十八壮,右十七壮,女右十八壮,左十七壮,或再三,取瘥止。又,风池百壮,侠项两边。又,两耳后发际一百壮。又,头冲(一作颈)。头冲在伸两手直向前令臂著头对鼻所注处之,各随年壮。(《千金翼》一名臂臑。)

凡肉瘤勿治,治则杀人,慎之。(《肘后方》云:不得针灸。)

118.清-千金方衍义-张璐-卷三十针灸下(凡八类)-瘿瘤第六

瘿瘤病

天府、臑会、气舍、主瘿瘤气咽肿。(《甲乙》云:天府作天窗。)

脑户、通天、消泺、天突、主颈有大气。

通天、主瘿灸五十壮。

119.清-寿世简便集-林清标-增补救急良方

生瘤瘿瘰疬

用厚弥草一撮,大青一撮,同捣贴于瘤上,即消。

治瘿方

用鸡绸叶捣乌糖贴之,即愈。

120.清-吴氏医方汇编-吴尚先-吴氏医方汇编第四册-外敷通用方

万灵散

治无名肿毒、瘿瘤初起。

杏仁(去皮尖,二十一个,铜勺内微炒,去油,成粉),轻粉(三钱),乳香(去油,三钱),没药(去油,三钱),冰片(一分),麝(一分)。

如消肿,加大黄二钱,白芷二钱。共为细末,磁器收贮,黄蜡封口。用时以唾津调搽。

瘿瘤痞瘰

用凤仙花一株,或二三株,熬膏贴之。

121.清-验方新编-鲍相璈-卷十一-痈毒诸症

樱桃核,好醋磨敷即消,初起者甚效。

石榴树上寄生,醋磨擦之极效,生颈上者更效。

腋下瘿瘤

长靶壶芦,烧枯研末,油调敷,以消为度;一人腋下生瘤如长壶芦样,久而破烂,用此敷之,出水消尽而愈。

122.清-验方新编-鲍相璈-卷十一-痈毒杂治

药线:治齿上生锯,并疮痔瘿瘤顶大蒂小之症,及尾脊之处生尾突出,神效。芫花二钱半,壁钱一钱(要有子者,即壁上喜蛛窠,白如钱大者是也),白丝细线钱半,用水一碗慢火熬至水干为度,取线阴干。小者用线一根,大者用线二根,系蒂根上,双扣捆扎,留出线头,每日渐渐收紧。

123.清-验方新编-鲍相璈-卷十一-阴疽诸症

冰螄散:大田螺五个(去壳、线穿晒干),白砒一钱二分(面裹煨熟),顶上牙色梅花冰片一分,真硇砂二分,各为细末,和匀再研,瓷瓶收贮,以蜡封口,不可泄气。先将瘰病用隔艾灸法(见痈毒诸方)灸七次,候灸处起泡,用小针挑破,将此药一二里,口水调成饼贴上,上用膏药(不论何项膏药灸)盖之,一日一换。七日后四边裂缝,再贴七日,其核自粘豪药而出矣。瘰形长者及根大头小者忌用。并治瘿瘤头大根小者亦效。

124.清-种福堂公选良方-叶天士-卷四-瘤瘿

敛瘤膏

治瘿瘤枯落后,用此搽贴,生肌收口。

海螵蛸、血竭、轻粉、龙骨、象皮、乳香(各一钱),鸡蛋(五个,煮熟用黄,熬油一小钟)。

上各研细末,将蛋油调匀,用甘草汤洗净患处,以鸡毛扫敷,再将膏药贴之。

125.清-医宗说约-蒋示吉-卷之五-痔

药线方

治诸痔瘿瘤,凡根蒂小而头面大者,用此线系其患根,自效。

用芫花五钱,壁钱二钱,白色细扣线三钱,将水一碗,同浸小瓷罐内,慢火煮水干为度,取线阴干。凡遇前患,用线一根,患大者二根,双扣系于根蒂,两头留线,日渐紧之,其患自然冰冷,紫黑枯落,后用长肉药收口(秘方,用蜘网四边粗丝合成线,结患根上)。

126.清-张氏医通-张璐-卷十四-痔漏门

煮线方,治瘿瘤及痔根细者。

芫花(半两,勿犯铁)、壁钱(二钱)。

(用细白扣线三钱,同上二味,用水一碗,盛贮小磁罐内,慢火煮至汤干为度,取线阴干。凡遇前患,用线一条,大者用二条,双扣扎于根蒂,两头留线,日渐紧之,其患自然紫黑,冰冷不热为度,轻者七日,重者十五日,后必枯落。后用珍珠、轻粉、韶粉、冰片为散,收口至妙。一方,用芫花根洗净捣汁,入壁钱浸线用之。)

127.清-改良外科图说-高文晋-卷三-痔漏总论

此瘿瘤受症,阳在六腑,流在经络,风寒湿热伤于心、肝、脾、肾之经,血聚不散,日渐增长。或有破者,可将梅花散敷之。已结聚者,先用点药敷于瘿瘤中心,待七日后,方可取去恶物,后用膏药贴之,内服秘方流气饮。治之不可轻易,此乃宿瘤之疾。

128.清-片石居疡科治法辑要-沈志裕-卷下-肿疡门类方

瘿瘤膏

治一切痰瘤有效。

甘遂、大戟、芫花(各三钱),白砒(五分)。

上为末,研匀掺膏上,贴之渐消。

129.清-片石居疡科治法辑要-沈志裕-卷下-溃疡门类方

焦瘤法

专治一切瘿瘤。用甘草二两煎膏,用笔蘸涂四围,涂三次,再用芫花、甘遂、大戟各三钱为末,醋调。另用新笔蘸涂顶中,勿使近甘草膏处。次日即缩小,仍用甘草膏涂四围三次,再涂醋调芫花等药于其中,自然焦缩矣。倘未缩尽,次日再涂如前法。

130.清-彤园医书(外科)-郑玉坛-卷之四发无定处(跌打、金疮、人物损伤、婴儿外科)-杂证门

外治之法:五瘿六瘤只宜照法服药,缓缓消磨,自然缩小。外治只可敷冲和膏(见六卷巨字号);或贴万应膏、化坚膏(见六卷淡羽字号)。若日久脓血崩溃、渗漏不已者逆,按六卷霜字号,及去腐生肌汇方,调治得法,或可得愈。倘误用刀针,刺之割之,则血出不止而立危矣。

131.清-外科备要-易凤翥-卷四方药-肿疡溃疡敷贴汇方

线药法,凡痔顶大蒂小用此。

芫花(二钱)、壁钱(一钱)、细白丝线(一钱)。

同放小罐内,水一钟慢火熬干(罐要封口),取线阴干谨收。凡遇痔痣瘿瘤初起,顶大蒂小者,用线一根打成双结,套扎蒂上,两头留线,日渐催紧,自紫黑冰冷,七日后必枯落,旋搽生肌散药。忌发物。

阿魏化坚膏,贴失荣症、瘿瘤、乳岩、瘰疬结毒,初起坚硬如石,皮色不红,日渐肿大,但未破者贴此自消。

用蟾酥丸(黄,取末一料),加炙焦蜈蚣(五条,研极细拌匀,取乾坤一气膏(廿四两,鳞)坐滚汤中炖化调匀各药,搅成膏。戏缎或红布开贴,半月一换。

132.清-外科大成-祁坤-卷之一-总论部

间使穴,治肘痛腋肿,瘿瘤疥癣。(穴在手掌后三寸,两筋间陷中。)

133.清-外科大成-祁坤-卷之二-分治部

飞龙阿魏化坚膏,治失荣症,及乳岩瘿瘤,瘰疬结毒,初起已成,但未破者,用此贴之。

用蟾酥丸药末一料,加金头蜈蚣五条,炙黄去头足末研匀。用西圣膏(见首卷)二十四两,顿化。入前末药,搅匀。以红绢摊贴,半月一换。轻者渐消,重者亦可停止。常贴可以保后无虞。

134.清-外科大成-祁坤-卷之三-不分部位大毒

灸瘿瘤法

灸肘尖二七壮。一灸间使穴二七壮。

一、诸瘿灸肩髃穴,男灸左十八壮,右十七壮;女灸左十七壮,右十八壮。

消瘤二反膏,瘿瘤、瘰疬、结核通用。

先用甘草煎浓膏,笔蘸涂瘤四围,待干再涂,凡三次。次以大戟、芫花、甘遂等为末,以醋调。另用笔蘸药涂其中,不得近着甘草处,次日则缩小些。又以甘草膏涂四围,比先小些,中涂照前,自然渐渐缩小而消矣。

缚瘤法,治瘿瘤根蒂小者用之,亦可扎痔。

桑白皮(刮细)、芫花(倍之)。

入罐内,醋煮一炷香。取出搓线,扎一夜即落。次用龙骨、诃子、细茶等分为末,敷敛疮口。

敛瘤方,治瘿瘤枯落后,用此搽贴,自然生肌收口。

血竭、轻粉、龙骨、象皮、海螵蛸、乳香（各一钱），鸡蛋（十五个，煮熟，用黄熬油一小盅）。

调前药末听用。先用甘草汤洗净，以鸡翎蘸药涂之，膏药盖之。每日早晚各敷洗一次。

135.清-外科证治全书-许克昌、毕法-卷四-发无定处证

瘰证内用开结散、内府神效方，外用蛛丝缠法，或甘草缩法，缓缓消磨，亦能缩愈。切勿轻用刀、针，致血出不止，立见危殆。

136.清-疡科捷径-时世瑞-卷中-臀部

芫花线

药线芫花共壁钱，再加白扣线同煎。系于患处神功大，诸痔瘰瘤皆可捐。

芫花（五钱）、壁钱（二钱）。

白扣线同上药用水一碗，煮至汤干为度，取线阴干。临用用线一根双扣系于患处。

137.清-疡医大全-顾世澄-卷十八-颈项部

冰蛳散，治瘰疬日久，坚核不消，及服消药不效者，用此点落疬核，如马刀根大面小及失荣等证忌用。

大田螺肉（五枚，日中线穿晒干）、白砒（一钱二分，面包煨熟）、真番硇砂（二分）、冰片（一分）。

先将砒、螺研细。再将硇片研匀，小罐密收。凡用时先将艾炷灸核上七壮，次后灸疮起泡，以小针挑破，将前药一二厘，津唾调成饼，贴灸顶上，用绵纸以厚糊封贴核上，勿动，恐其泄气，七日后四边裂缝，再七日，其核自落。换搽玉红膏，内服补药，培助完口。此药又治瘿瘤，患大蒂小，及诸般高突异形怪状者并效。

三品一条枪，上品锭子去十八种痔；中品锭子去五漏翻花，瘿瘤气核；下品锭子治瘰疬疔疮，发背脑疽等证；此为古之三品锭子，但药同而分两不同，治病故有分别。今注一条枪，本方三品以下之证，并皆用之，俱各相应，况又药品简易而不繁，是曰三品一条枪之说也。凡同志者，随试而用之。

白砒（一两五钱）、明矾（二两）、乳香（一钱二分）、雄黄（二钱四分）。

砒矾二味，共研细末，入小罐内，加炭火煅红，青烟已尽，旋起白烟片时，约上下红彻，住火，取罐顿地上一宿，取出约有砒、矾净末一两，加雄黄、乳香，共研极细，厚糊调稠，搓成如线条，阴干。凡遇前证，有孔者经入孔内，无孔者先用针放孔窍，早晚插药二次，插至三日后，孔大者每插十余条，插至七日，患孔药满足方

住，以后所患四边，自然裂开大缝，共至十四日前后，其疗核、瘰疬、痔漏诸管，自然落下，随用汤洗，搽上玉红膏。虚者兼服健脾之药。

秘传敛瘤膏，瘿瘤枯药，枯落后用此搽贴，自然生肌收口。

血竭、海螵蛸、象皮、乳香（去油）、轻粉、龙骨（各一钱）。

研极细。用鸡蛋十五枚，煮熟去白，将黄熬油一小杯，将药和匀，每日早晚用甘草汤洗净患上，鸡翎涂上，膏药盖贴。

点瘿法（岐天师）用此点在瘿之陷处，半日作疼，必然出水。

水银、鹰粪、绿矾、鹊粪、皂矾、轻粉、硼砂（各一钱），潮脑、冰片（各五分），麝香（三分）。

研为绝细末。用针刺一小孔，然後乘其出血之时，将药点上，即粘连矣。约用一分，以人乳调之，点上如鸡头子大，一日点三次，第二日必然流水，流水之时，不可再点，点则过疼，转难收口矣。三日后，必水流尽而皮宽如袋，后用煎方，自然平复如故。

138.清-疡医大全-顾世澄-卷二十二-脑背部

飞龙阿魏化坚膏（《正宗》）

治失荣证及瘿瘤、乳岩、瘰疬，结毒初起，坚硬如石，皮色不红，日久渐大，或疼或不疼，但未破者，俱用此贴。用蟾酥丸药末一料，加金头蜈蚣五条，炙黄去头足，研末同入熬就；乾坤一气膏二十四两化开，搅极均，重汤内顿化，红缎摊贴，半月一换。轻者渐消，重者亦可停止，常贴保后无虞矣。

139.清-疡医大全-顾世澄-卷三十四-诸疮部（上）

点梅疮（丁郁文）兼敷大毒瘿瘤。

红升丹（五分）、轻粉（一钱）、铅粉（煅红，一钱五分）、胆矾（煅，四分）。

乳极细，用人乳或鹅胆调，以羊毛笔蘸扫，二三次即愈。

药线方，诸痔瘿瘤，凡根蒂小而头面大者，用此线系，其患根自落。

芫花（五钱）、壁钱（二钱）、白色细扣线（三钱）。

水一碗，同浸小磁罐内，慢火煮，水干为度，取线阴干，凡遇前患，用线一根，患大者二根，双扣系于根蒂，两头留线，日渐紧之，其患自然冰冷紫黑，枯落后长肉药收口。

又方，蜘蛛网四边粗丝合成线，结患根上。

140. **清-医宗金鉴(外科心法要诀)-吴谦-医宗金鉴卷六十九-臀部**

药线

芫花(五钱)、壁钱(二钱)。

用白色细衣线三钱,同芫花、壁钱用水一碗盛贮小磁罐内,慢火煮至汤干为度,取线阴干。凡遇痔疮瘿瘤,顶大蒂小之证,用线一根,患大者二根,双扣系扎患处,两头留线,日渐紧之,其患自然紫黑,冰冷不热为度。轻者七日,重者十五日后必枯落,以月白珍珠散收口甚效。

〔方歌〕:药线芫花共壁钱,再加白扣线同煎,诸痔瘿瘤系根处,生似覃形用此捐。

141. **清-重楼玉钥-郑宏纲-卷下-手太阴肺经穴**

云门在中府上直行一寸六分陷中,动脉应手,举臂取之。刺三分,灸五壮。《甲乙经》云:刺太深令人逆息。《千金》云:灸五十壮,主治咽痛喉闭,瘿气,伤寒四肢热不已,咳逆短气,上冲心胸等症。

142. **清-勉学堂针灸集成-廖润鸿-勉学堂针灸集成卷二-瘰疬**

瘿瘤,瘿瘤之病不可针破,针则肆毒。

143. **清-勉学堂针灸集成-廖润鸿-勉学堂针灸集成卷二-杂病篇针灸**

瘿瘤灸法:治瘿,灸天突三七壮,又灸肩髃,男左十八壮、右十七壮;女右十八壮、左十七壮,妙。(《得效》)

144. **清-勉学堂针灸集成-廖润鸿-勉学堂针灸集成卷四-经外奇穴**

耳上穴,耳上发际。治瘿气,灸风池及耳上发际各百壮。(《千金翼》)《千金》作两耳后发际。

145. **清-神灸经纶-吴亦鼎-卷之四-外科证治**

瘿瘤

肩髃,男左灸十八壮,右十七壮;女右十八壮,左十七壮。

天突(治一切瘿瘤,初起者甚妙)、通天、云门、臂臑、曲池(治血、肉、筋、气、石耳后五瘿)、中封(治气瘿,兼灸膻中七壮)、大椎(头瘿)、风池气舍、臑会天府、冲阳。

146. **清-针灸逢源-李学川-卷四经穴考证-手太阴肺经穴考(左右二十二穴)**

云门在巨骨下,侠胃经气户旁二寸,开中六寸,动脉应手陷中,举臂取之。(针三分,灸五壮。)治四肢热不已,咳逆短气,喉痹瘿气,臂痛不举。

天府在臂臑内廉,腋下三寸动脉陷中,点墨于鼻尖,凑到臂处是穴。(针四分,禁灸,灸之令人气逆。)治恶语善忘,衄血喘息,咳疟寒热,目眩瘿气。

147.清-针灸逢源-李学川-卷四经穴考证-手阳明大肠经穴考(左右共四十穴)

肩髃(一名中肩井,一名偏肩)在膊(音博)骨头肩端上两骨罅陷中,举臂取之有空,手太阳、阳明、阳蹻之会。(针八分,灸五壮。)治中风瘫痪,肩臂痛不能向头,泄精憔悴,瘿气瘰疬。

148.清-针灸逢源-李学川-卷四经穴考证-足阳明胃经穴考(左右共九十穴)

气舍在颈大筋前,结喉下一寸许,夹任脉天突边陷中,贴骨尖上有缺处。(针三分,灸三壮。)治喉痹,哽咽瘿瘤。

149.清-针灸逢源-李学川-卷四经穴考证-手太阳小肠经穴考(左右三十八穴)

天容在耳下曲颊后。(针一分,灸三壮。)治喉痹,咽中如梗,瘿气颈痈。

150.清-针灸逢源-李学川-卷四经穴考证-手少阳三焦经穴考(左右四十六穴)

臑会(一名臑髎)在臂前廉,去肩端三寸宛宛中,手少阳、阳维之会(针五分,灸五壮)。治臂酸痛无力,项瘿气瘤寒热。

清-针灸逢源-李学川-卷四经穴考证-足少阳胆经穴考(左右八十八穴)

浮白在耳后入发际一寸,足少阳、太阳之会。(针三分,灸三壮。)治耳聋耳鸣,齿痛喉痹,项瘿咳逆,胸满不得息。

151.清-针灸逢源-李学川-卷五证治参详-瘤赘

瘿瘤,颈瘤曰瘿,瘤气赤瘤,丹熛,皆热胜气也。

风池(灸百壮),大椎,天突(一切瘿瘤初起,灸大妙),肩髃(男左灸十八壮,右灸十七壮;女右灸十八壮,左灸十七壮),气舍,臑会,云门,天府。

152.清-针灸全生-萧福庵-卷一-疮毒

瘿瘤:肩髃(男左灸十八壮,右十七壮;女右灸十八壮,左十七壮)、天突(初起者灸之妙)、通天、风池、大椎、气舍、云门、臂臑、臑会、中封、冲阳。

153.清-针灸易学-李守先-卷上-二认症定穴

聚英先生百症赋认症定穴治法

瘿气:浮白。

154.清-医法青篇-陈璞、陈玠-卷之七-外科

乾坤一气膏

当归、白附子、苏木、山甲、木鳖子、巴豆仁、蓖麻仁、三棱、蓬术、五灵脂、木香、桂枝(各一两),乳香、没药(各五钱),麝香(一钱)、阿魏(二两)。

上一料,用香油二斤,留下乳、没、麝、魏四味,余入油浸透,慢火熬药至焦,去渣,飞丹,收成膏,取下,入四味摊贴。此膏二十四两,加蟾酥丸药一料、蜈蚣五条,名飞龙化坚膏,一切痈疽、坚硬瘫痪、流注乳岩、瘿瘤瘰疬等症皆效。

三品一条枪(治瘰疬、瘿瘤、痔漏)

明矾、白砒、雄黄。

用明矾二两,白砒一两,共为末,入罐内,煅红,放冷,研细。一两加雄黄二钱四分,乳香一钱二分,用胶水调稠,搓成线条,阴干。先用如针尖长二三分,刺破,填入膏药封口,次日取开,内化脓血,渐次孔大,用大条填满,化完核子为止。

煮线方

甘遂、芫花、木鳖子。

煎浓汁,白扣线浸泡,阴干,再泡数次,听用。凡痔疮坠珠,头大蒂小者,扎之自能干落,并五瘿六瘤皆可用。若平肿,不能用线,以药末、甘草水调敷患处,亦能消肿。或只用甘遂一味为末,敷患处,内服甘草汤,肿即消,因二味相反而相攻之故。如有蜂窠,洗净,按孔填入三品一条枪,或蟾酥锭、三仙丹、飞龙夺命丹,均可。

155.清-元汇医镜-刘名瑞-卷之四-内外妇儿医方辑录

一条枪,治痔漏翻花,瘿瘤气核。

明矾(二两)、白砒(一两五钱)、雄黄(二两五钱)、乳香(五钱)。

砒矾为末,入小罐内,炭火煅红,青烟已尽,旋起白烟,片时上下红彻,住火,罐内隔一宿,取出砒矾,为末一两,对雄黄、乳香,共研调糊,调成药条,阴干。遇症时任入孔中,若无孔,用针刺一小孔,将药条插入孔内。早晚二次,三日后孔窍必大,渐渐透肿,透宽能插入十余条者。至七日,患孔药满方住,以后患孔自裂开缝。共至十四日前后,其疗核瘰疬,涛漏诸管,自然脱落,随用汤洗补剂,亦可痊愈。

156.清-证治合参-叶盛-卷之十二-瘿瘤

观音救苦丹

瘿瘤初起,如围棋子大时,可将丹药灸于瘤之顶上五七壮,可免长大之患而枯矣。

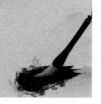

第六章 瘿病的常用本草

第一节 概 述

一、历代医家常用药物

《内经》治疗学不仅提出了药治、刺灸、导引、按摩、外敷等各种不同的治病手段,《内经》十三方还提出了具体药物应用,包括了动物、植物、矿物三类不同药物;有汤剂、丸剂、散剂、膏剂、丹剂、酒剂等不同剂型。就用法来说,有内服、外用;就其功能来说,有用于治疗,有用于预防;这些方剂,不仅有其历史意义,某些方剂直至现在还有其实用价值,有着深远的影响。

历代医家所用治疗瘿病药物,基本上涉及各种类别药物。宋代以前治疗瘿病以化痰药、清热药、补益药、解表药最为常用;宋金元时期以化痰药、清热药、补益药、解表药最为常用;明代化痰药、补益药、清热药、理气药最为常用;清代以化痰药、补益药、清热药、利湿药最为常用。使用最多的药物是化痰药。这与瘿病的病因病机特点有关,瘿病主要与人体的正气不足、情志不舒畅和居处饮水不宜有关,在这些致病因素的作用之下,引起肝气郁结不畅达,脾的运化功能失常,脏腑的功能失去正常的调节功能,经络受到了阻滞,导致了比如气滞、痰凝、血瘀等一些病理方面的变化,病理产物结于颈部,日久成瘿。在治疗中所使用化痰软件散结药物中,经常使用的药物的种类非常之多,根据他们的治疗作用可以大致分为以下这么几类。

(一)散结软坚类

散结软坚的药物主要包括黄药子,海藻,牡蛎,昆布,瓦楞子,鳖甲,海浮石等。其中海藻,昆布,海带这三种药物均属于咸寒之品,归于胃肝肾经脉。都具有软坚散结,清热消痰及利水消肿的功效。

(二)软坚化痰类

软坚化痰的药物,比如天南星、白芥子、山慈菇、贝母等。它们都具有软坚化痰的功效,可以用来治疗甲状腺的炎症、肿大的结节和腺瘤以及甲状腺的癌症等疾病。

(三)散结活血类

散结活血的药物这些药物均具有活血化瘀而起到使结块消散的作用。第三类活血化瘀作用较强并且同时具有活血散结消瘿作用的药物,如皂角刺、毛冬青、三棱、莪术、水红花子等。

(四)散结清热类

散结清热的药物这些药物具有清热解毒的作用,可以使甲状腺的热毒和瘀滞的肿块得到消除。还有的药物不但有清热的作用,还有消肿散结的功效。甲状腺热毒瘀滞轻重程度不同、病症就会有差异,所选的药物也不相同。经常用的药物像元明粉、蒲公英、夏枯草、连翘、玄参、紫背天葵等等。

(五)散结行气类

散结行气的药物,比如荔枝核、橘核和青皮。这一类的药物通过解郁行气而使甲状腺瘀滞的肿块得到消除。不但具有行气解郁的作用,还有散结消肿的功效。

(六)软坚消食类

软坚消食的药物能帮助消化,使堆积的多余的食物消化掉,也有调节血脂的作用,可以治疗甲状腺功能减退症合并的高脂血症以及动脉粥样硬化等病,比如鸡内金以及山楂等。

二、现代常用中成药

古代医家在治疗瘿病的临床实践中,还运用了羊、猪、鹿等动物的甲状腺,这些动物的甲状腺含甲状腺素。西医学证明这类动物甲状腺治疗地方性甲状腺肿即碘缺乏病是有效的。随着科学技术发展,这类动物甲状腺治疗药物,已逐渐被现代化学合成的甲状腺激素药物所代替。碘摄入不足可引起地方性甲状腺肿、克汀病、甲状腺功能减退、甲状腺癌,碘摄入过量可导致甲状腺功能亢进、甲状腺功能减退、自身免疫性甲状腺疾病、甲状腺癌、高碘性甲状腺肿,而我国自2002年开始已经实行因地治宜,分类指导,科学补碘的防治碘缺乏病的新政策,所以可以避免碘摄入量不合理而导致的甲状腺疾病。

使用的药物主要为入肝、脾、胃、肺、肾五经,其中以前三者居多。足厥阴肝经,主疏导气机运行,与肺络咽喉处,主肝肺气机调和。足太阴脾经自下肢,上至颈部络咽喉处。足阳明胃经是多气血经脉,易因肝郁而化热,使气分、血分生热。从归经可以看出,古人于脏腑的调理上,瘿病的用药偏于肝、脾、胃三脏,

疏肝理脾,化痰祛瘀,同时理肺调肾,兼顾心胆等,使脏腑调和。同时药有所专,功有所长。治疗甲状腺结节的常用单味药、对药、角药及功效如表6-1、6-2、6-3。治疗甲状腺结节的中成药用药有如下几个。

(一)小金丸

小金丸(小金胶囊)为理血剂,可散结消肿、化瘀止痛,适于痰气凝滞,适用于痰气郁结、痰瘀互结证。用法用量:口服。每次1.2～3 g,每日2次,小儿酌减。用药3～6个月。注意事项:孕妇禁用。含制草乌,不宜过量久服。

表6-1　治疗甲状腺结节的常用单味药功效及药理作用

中药	功效	药理作用
夏枯草	清热泻火,散结消肿,明目	抑制增殖、抗炎、抗纤维化等
浙贝母	清热散结化痰	抗氧化、抗炎等
柴胡	疏肝理气,和解表里,升阳	抗炎、抑制增殖、抗抑郁等
莪术	行气破血,消积止痛	抗氧化、抗纤维化、抗炎等
牡蛎	重镇安神,潜阳补阴,软坚散结	抑制增殖、抗氧化等
陈皮	理气健脾,燥湿化痰	抗氧化、抗炎等
当归	补血调经,活血止痛	抗炎、抑制增殖、抗纤维化、抗氧化等

表6-2　治疗甲状腺结节的常用对药功效

对药	功效
夏枯草＋浙贝母	清热化痰,软坚散结
三棱＋莪术	破血祛瘀,行气消积
青皮＋陈皮	疏肝行气,散结消肿
香附＋郁金	疏肝解郁,行气活血
夏枯草＋栀子	清热泻火,散结消肿
玄参＋生地黄	清热凉血,养阴生津
鬼箭羽＋猫爪草	活血化痰,解毒消肿

表 6-3　治疗甲状腺结节的常用角药功效

角药	功效
蛴螂虫＋土鳖虫＋蜈蚣	破瘀消肿,祛痰通络
桃仁＋王不留行＋猫爪草	活血祛瘀,化痰散结
夏枯草＋柴胡＋半夏	疏肝泻火,化痰散结
玄参＋牡蛎＋浙贝母	滋阴清热,涤痰散结

(二)内消瘰疬丸

内消瘰疬丸可软坚散结,适于瘰疬痰核或肿或痛,适于痰气郁结、痰瘀互结证。用法用量:口服。每次 9 g,每日 1 或 2 次。用药 3 个月。注意事项:大便稀溏者慎用。孕妇忌用。

(三)四海舒郁丸

四海舒郁丸可疏肝理气、化痰散结,适于痰气郁结证。

(四)夏枯草口服液

夏枯草口服液(夏枯草胶囊、夏枯草颗粒)可清火、散结、消肿,有免疫调节、抗炎、镇痛等作用,适于火热内蕴所致的瘿瘤、甲状腺肿大,适于痰气郁结证、肝火旺盛证、痰瘀互结证。用法用量:口服。每次 10 mL,每日 2 次。用药 3～6 个月。

第二节　常用本草的中医古籍精选

1.唐-新修本草-苏敬-卷第二-诸病通用药

小麦(《别录》微寒)。

海藻(《本经》寒)。

昆布(《别录》寒)。

文蛤(《别录》平)。

半夏(《本经》平,《别录》生微寒熟温)。

贝母(《本经》平,《别录》微寒)。

通草(《本经》平)。

松萝（《本经》平）。

连翘（《本经》平）。

白头翁（《本经》温）。

海蛤（《本经》平）。

生姜（《别录》微温）。

2.唐-新修本草-苏敬-卷第八-杜衡

味辛，温，无毒。主风寒咳逆，香人衣体。生山谷。三月三日采根，熟洗，曝干。

根叶都似细辛，惟气小异尔。处处有之。方药少用，惟道家服之，令人身衣香。《山海经》云：可疗瘿。

［谨案］杜衡叶似葵，形如马蹄，故俗云马蹄香。生山之阴，水泽下湿地，根似细辛、白前等，今俗以及己代之，谬矣。及己独茎，茎端四叶，叶间白花，殊无芳气，有毒，服之令人吐，惟疗疮疥，不可乱杜衡也。

3.唐-新修本草-苏敬-卷第九-海藻

味苦、咸，寒，无毒。主瘿瘤气颈下核，破散结气、痈肿、症瘕、坚气，腹中上下鸣，下十二水肿。疗皮间积聚暴溃，留气热结，利小便。一名落首，一名薄。生东海池泽。七月七日采，曝干。

反甘草。生海岛上，黑色如乱发而大少许，叶大都似藻叶。又有石帆，状如柏，疗石淋。又有水松，状如松，疗溪毒。

4.唐-新修本草-苏敬-卷第九-昆布

味咸，寒，无毒。主十二种水肿，瘿瘤聚结气，瘘疮。生东海。

今惟出高丽。绳把索之如卷麻，作黄黑色，柔韧可食。《尔雅》云：纶似纶，组似组，东海有之。今青苔、紫菜皆似纶，此昆布亦似组，恐即是也。凡海中菜，皆疗瘿瘤结气。青苔、紫菜辈亦然，干苔性热，柔苔甚冷也。

5.唐-新修本草-苏敬-卷第十一-连翘

味苦，平，无毒。主寒热，鼠瘘，瘰疬，痈肿，恶疮，瘿瘤，结热，蛊毒。去白虫。一名异翘，一名兰华，一名折根，一名轵，一名三廉。生太山山谷。八月采，阴干。

处处有，今用茎连花实也。

［谨案］此物有两种：大翘、小翘。大翘叶狭长如水苏，花黄可爱，生下湿地，著子似椿实之未开者，作房，翘出众草。其小翘生岗原之上，叶花实皆似大翘而小细，山南人并用之。今京下惟用大翘子，不用茎花也。

6.唐-新修本草-苏敬-卷第十一-白头翁

味苦,温,无毒、有毒。主温疟狂易寒热,症瘕积聚,瘿气,逐血,止痛,疗金疮,鼻衄。一名野丈人,一名胡王使者,一名奈何草。生高山山谷及田野,四月采。

处处有。近根处有白茸,状似人白头,故以为名。方用亦疗毒痢。

[谨案]其叶似芍药而大,抽一茎。茎头一花,紫色,似木堇花。实,大者如鸡子,白毛寸余,皆披下似纛头,正似白头老翁,故名焉。今言近根有白茸,陶似不识。太常所贮蔓生者,乃是女萎。其白头翁根,甚疗毒痢,似续断而扁。

7.唐-新修本草-苏敬-卷第十一-夏枯草

味苦、辛,寒,无毒。主寒热、瘰疬、鼠瘘、头疮,破症,散瘿结气,脚肿湿痹,轻身。一名夕句,一名乃东,一名燕面。生蜀郡川谷,四月采。

土瓜为之使。

[谨案]此草,生平泽,叶似旋覆,首春即生,四月穗出,其花紫白似丹参花,五月便枯。处处有之。

8.唐-备急千金要方-孙思邈-卷第二十六食治-菜蔬第三

海藻咸寒滑,无毒。主瘿瘤结气,散颈下鞕核痛者,肠内上下雷鸣,下十二水肿,利小便,起男子阴气。

昆布味咸寒滑,无毒。下十二水肿,瘿瘤结气,瘘疮,破积聚。

9.唐-千金翼方-孙思邈-卷第二本草上-草部中品之下

海藻味苦咸,寒,无毒。主瘿瘤气,颈下核,破散结气,痈肿癥瘕,坚气,腹中上下鸣,下十二水肿,疗皮间积聚暴癫,留气热结,利小便。一名落首,一名薃。生东海池泽。七月采,暴干。

昆布,味咸,寒,无毒。主十二种水肿,瘿瘤聚结气,瘘疮。生东海。

10.唐-千金翼方-孙思邈-卷第三本草中-草部下品之下

六十八味

连翘,味苦,平,无毒。主寒热,鼠瘘瘰疬,痈肿恶疮,瘿瘤结热,蛊毒,去白虫。一名异翘,一名兰华,一名折根,一名軹,一名三廉。生太山山谷。八月采,阴干。

白头翁,味苦,温,无毒,有毒。主温疟,狂易寒热,癥瘕积聚,瘿气,逐血止痛,疗金疮鼻衄。一名野丈人,一名胡王使者,一名奈何草。生高山山谷及田野。四月采。亦疗毒痢。

夏枯草,味苦辛,寒,无毒。主寒热瘰疬,鼠瘘,头疮,破癥,散瘿结气,脚肿湿痹,轻身。一名夕句,一名乃东,一名燕面。生蜀郡川谷。四月采。

11.五代十国-海药本草-李珣-卷二-草部

昆布谨按《异志》,生东海水中,其草顺流而生。新罗者黄黑色,叶细。胡人采得搓之为索,阴干,舶上来中国。性温,主大腹水肿,诸浮气,并瘿瘤气结等,良。

12.北宋-本草图经-苏颂-草部中品之上卷第六-杜蘅

杜蘅,旧不著所出州土,今江淮间皆有之。苗叶都似细辛,惟香气小异,而根亦粗,黄白色,叶似马蹄,故名马蹄香。三月三日采根,熟洗,暴干。谨按《山海经》云:天帝之山,有草状如葵,其臭如蘼芜,名曰杜蘅,可以走马,食之已瘿。郭璞注云:带之,可以走马。或曰马得之而健走。《尔雅》谓之杜,又名土卤,然杜若亦名杜蘅,或疑是杜若。据郭璞注云:似葵而香,故知是此杜蘅也。今人用作浴汤及衣香,甚佳。

13.北宋-本草图经-苏颂-草部中品之下卷第七-海藻

海藻,生东海池泽,今出登、莱诸州海中。凡水中皆有藻。《周南诗》云:于以采藻,于沼于沚是也。陆机云:藻,水草,生水底。有二种:一种叶如鸡苏,茎如箸,长四、五尺;一种茎如钗股,叶如蓬蒿,谓之聚藻,扶风人谓之藻聚,为发声也。二藻皆可食,熟挼其腥气,米面糁蒸为茹,甚佳美,荆杨人饥荒以当谷食。今谓海藻者,乃是海中所生,根著水底石上,黑色如乱发而粗大少许,叶类水藻而大,谓之大叶藻。《本经》云:主瘿瘤是也。海人以绳系腰,没水下刈得之,旋系绳上。又有一种马尾藻,生浅水中,状如短马尾,细黑色,此主水(广阴),下水用之。陶隐居云:《尔雅》所谓纶似纶,组似组,东海有之。今青苔紫菜,皆似纶。昆布亦似组,恐即是此也。而陈藏器乃谓纶组,正谓此二藻也。谨按《本经》:海藻一名薄。而《尔雅》谓薄为石衣,又谓(艹/爻寻)(徒南切)名海藻(与藻同),是海藻自有此二名,而注释皆以为药草,谓纶组乃别草。若然隐居所云:似近之藏器之说,亦未可的据。又注释以石衣为水苔,一名石发,石发即陟厘也,色类似苔而粗涩为异。又云薄叶矗(音蘸)而大,生海底。且陟厘下自有条,味性功用与海藻全别。又生江南池泽,乃是水中青苔,古人用以为纸,亦青黄色,今注以为石发是也。然则薄与(艹/爻寻)是海藻之名,石发别是一类无疑也。昆布,今亦出登、莱诸州,功用乃与海藻相近也。陶又云:凡海中菜,皆疗瘿瘤结气,青苔紫菜辈亦然。又有石帆如柏、主石淋。水松如松,主溪毒。《吴都赋》所谓草则石帆、水松。刘渊林注云：石帆生海屿石上，草类也，无叶，高尺许。其华离楼相贯连，死则浮水中，人于海边得之，稀有见其生者。水松药草，生水中，出南海交趾是也。紫菜，附石生海上，正青，取干之，则紫色，南海有之。东海又有一种海带，似海藻而粗且长。登州人取干之，柔韧可以系束物。医家用下水，速于海藻、昆布之类。石发，今人亦干之作菜，以齑醋啖之尤美。青苔，可以作脯食之，皆利人。苔之类，又有井中苔，生废井中，并井蓝，皆主热毒。又上有垣衣条云：生古垣墙阴。苏恭云：即古墙北阴青苔衣也。生石上者，名昔邪。屋上生者，名屋游。大抵主疗略同。陆龟蒙《苔赋》云：高有瓦松，卑有泽葵，散岩窦者曰石发，补空田者曰垣衣，在屋曰昔邪，在药曰陟厘是也。瓦松，生古瓦屋上，若松子，作层。泽葵，凫葵也。虽曰异类，而皆感瓦石而生，故陆推类而云耳。今人罕复用之，故但附见于此。瓦松，即下条昨叶荷草也。《广志》谓之兰香。段成式云：或言构木上多松，栽土木气泄，则生瓦松，然亦不必尔。今医家或用作女子行经络药。陟厘，古方治虚冷下痢最要。范汪治腹中留饮，有海藻丸。又有瘿酒方，用海藻一斤，绢袋盛，以清酒二升浸，春夏二日，秋冬三日，一服两合，日三。酒尽，更合饮之如前，滓暴干，末，服方寸匕，日三。不过两剂皆差。《广济》疗气膀胱急妨宜下气昆布臛法：高丽昆布一斤，白米泔浸一宿，洗去咸味，以水一斗，煮令向熟，擘长三寸，阔四、五分，仍取葱白一握，二寸切断，擘之，更煮，令昆布极烂，仍下盐、酢、豉、糁调和，一依臛法，不得令咸酸，以生姜、橘皮、椒末等调和，宜食粱米、粳米饭。海藻亦依此法，极下气，大效。无所忌。

14.北宋-本草图经-苏颂-木部下品卷第十二-黄药根

黄药根，生岭南，今夔、峡州郡及明、越、秦、陇州山中亦有之，以忠、万州者为胜。藤生，高三、四尺，根及茎以小桑，十月采根。秦州出者谓之红药子，叶似荞麦，枝梗赤色，七月开白花，其根初采，湿时红赤色，暴干即黄。开州兴元府又产一种苦药子，大抵与黄药相类，主五脏邪气，治肺，压热，除烦燥，亦入马药用。春采根暴干。又下有药实根条，云生蜀郡山谷。苏恭云：即药子也，用其核人。《本经》误载根字，疑即黄药之实，然云生叶似杏，花红白色，子肉味酸，此为不同。今亦稀用，故附于此。孙思邈《千金月令》：疗忽生瘿疾一、二年者，以万州黄药子半斤，须紧重者为上。如轻虚，即是佗州者，力慢，须用一倍。取无灰酒一斗，投药其中，固济瓶口，以糠火烧一复时，停腾，待酒冷即开。患者时时饮一盏，不令绝酒气。经三、五日后，常须把镜自照，觉销即停饮，不尔便令人项细也。刘禹锡《传信方》亦著其效，云得之邕州从事张岩。岩目击有效，复己试，其验如神。其方并同，有小异处。惟烧酒候香气出外，瓶头有津出即止，不待一宿，火仍不得太猛。酒有灰。

15.北宋-重修政和经史证类备用本草上-唐慎微-卷第三(己酉新增衍义)-玉石部上品总七十三种

烟药,味辛,温,有毒。主瘰疬,五痔瘘,瘿瘤疮根恶肿。石黄、空青、桂心并四两,干姜一两为末,取铁片阔五寸,烧赤,以药置铁上,用瓷碗以猪脂涂碗底,药飞上,待冷即开,如此五度,随疮孔大小,以药如鼠屎内孔中,面封之,三度根出也。无孔者针破内之。

16.北宋-重修政和经史证类备用本草上-唐慎微-卷第五(己酉新增衍义)-玉石部下品总九十三种

石灰,味辛,温。主疽疡,疥瘙,热气,恶疮,癞疾,死肌,堕眉,杀痔虫,去黑子息肉,疗髓骨疽。一名恶灰,一名希灰。生中山川谷。

陶隐居云:中山属代郡。今近山生石,青白色,作灶烧竟,以水沃之,即热蒸而解末矣。性至烈,人以度酒饮之,则腹痛下痢,疗金疮亦甚良,俗名石垩。古今多以构冢,用捍水而辟虫。故古冢中水,洗诸疮,皆即差。唐本注云:《别录》及今人用疗金疮,止血,大效。若五月五日采蘩蒌、葛叶、鹿活草、槲叶、芍药、地黄叶、苍耳叶、青蒿叶合石灰,捣为团如鸡卵,暴干末,以疗疮生肌,大神验。今按别本注云:烧青石为灰也,有两种:风化,水化。风化为胜。臣禹锡等谨按蜀本云:有毒,堕胎。药性论云:石灰,治瘑疥,蚀恶肉,不入汤服。止金疮血,和鸡子白,败船茹,甚良。日华子云:味甘,无毒。生肌长肉,止血,并主白癜,疬疡,瘢疵等,疗冷气,妇人粉刺,痔瘘疽疮,瘿赘疣子。又治产后阴不能合,浓煎汁熏洗。解酒味酸,令不坏,治酒毒,暖水藏,倍胜炉灰。又名煅石。

陈藏器(云):锡、铅及琅玕、铜镜鼻铜,陶云琅玕杀锡毒,按锡有黑有白,黑锡,寒,小毒。主瘿瘤,鬼气疰忤,错为末,和青木香,傅风疮肿恶毒。《本经》虽有条,皆以成丹及粉,非专为铅、锡生文也。锡为粉,化铅为丹。《本经》云铅丹,锡粉是也。苏云铅为丹,锡为粉,深误。经验方:治发背及诸般痈毒疮。黑铅一斤,甘草三两,微炙锉,用酒一斗,著空瓶在旁,先以甘草置在酒瓶内,然后熔铅投在酒瓶中,却出酒,在空瓶内取出铅,依前熔后投,如此者九度,并甘草去之,只留酒,令病者饮,醉寝即愈。胜金方:乌髭鬓,明目,牢齿牙。黑铅半斤,大锅内熔成汁,旋入桑条灰,柳木搅令成沙,上以熟绢罗为末。每日早晨如常揩齿牙后,用温水漱在盂子内,取用其水洗眼,治诸般眼疾。髭黄白者,用之皆变黑也。又方治金石药毒。用黑铅一斤,以甘锅中熔成汁,投酒一升,如此十数回,候酒至半升,去铅,顿服之差。青霞子(《宝藏论》云):黑铅草伏得成宝,可点铜为银,并铸作鼎,养朱砂住得火,养水银住火,断粉霜住火。太清服炼灵砂法:锡、铅俱禀北方壬癸阴极之精也,性濡滑,服之而多阴毒,伤人心胃。丹房镜源(云):铅,咸。铅者不出银,熟铅是也。嘉州陇阤利州出铅精之叶,深有变形之状,文曰紫背铅,铅能碎金钢砧。草节铅出嘉州,打着碎,如烧之有硫黄臭烟者。信州铅、卢氏铅,此粗恶,用时直须滤过。阴平铅出剑州,是铁之苗,铅黄花投汞中,以文武火养,自浮面上,掠刮取炒作黄丹色。钓脚铅出雅州山洞溪砂中,形如皂子,又如蝌蚪子,黑色。炒铅丹法:铅一斤,土硫黄一两,消石一两。上先熔铅成汁,下醋点之,滚沸时下土硫黄一小块,并续更下消石少许,沸定再点醋,依前下少许消、黄,已消,沸尽黄亦尽,炒为末成丹。

17.北宋-重修政和经史证类备用本草上-唐慎微-卷第六(己酉新增衍义)-草部上品之上总八十七种

孟娘菜,味苦,小温,无毒。主妇人腹中血结,羸瘦,男子阴囊湿痒,强阳道,令人健行,不睡,补虚,去痔瘘、瘰疬、瘿瘤,作菜。生四明诸山,冬夏常有。叶似升麻,方茎,山人取以为菜,一名孟母菜,一名厄莱。

18.北宋-重修政和经史证类备用本草上-唐慎微-卷第七(己酉新增衍义)-草部上品之下总五十三种

芎䓖味辛,温,无毒。主中风入脑,头痛,寒痹,筋挛缓急,金疮,妇人血闭,无子,除脑中冷动,面上游风去来,目泪出,多涕唾,忽忽如醉,诸寒冷气,心腹坚痛,中恶,卒急肿痛,胁风痛,温中内寒。一名胡穷,一名香果。其叶名蘼芜。生武功川谷、斜谷西岭。三月、四月采根,暴干。(得细辛疗金疮止痛,得牡蛎疗头风吐逆。白芷为之使。)

陶隐居云:今惟出历阳,节大茎细,状如马衔,谓之马衔芎䓖。蜀中亦有而细,人患齿根血出者,含之多差。苗名蘼芜,亦入药,别在下说。俗方多用,道家时须尔。胡居士云:武功去长安二百里,正长安西,与扶风狄道相近;斜谷是长安西岭下,去长安一百八十里,山连接七百里。唐本注云:今出秦州,其人间种者,形块大,重实,多脂润。山中采者瘦细。味苦、辛。以九月、十月采为佳。今云三月、四月,虚恶非时也。陶不见秦地芎䓖,故云惟出历阳,历阳出者,今不复用。臣禹锡等谨按蜀本图经云:苗似芹、胡荽、蛇床辈,丛生,花白,今出秦州者为善,九月采根乃佳。吴氏云:芎䓖,神农、黄帝、岐伯、雷公:辛,无毒。扁鹊:酸,无毒。季氏:生温,熟寒。或生胡无桃山阴,或太山,叶香细,青黑文赤如藁本。冬夏丛生,五月华赤,七月实黑,茎端两叶,三月采,根有节,似马衔状。药性论云:芎䓖,臣。能治腰脚软弱,半身不遂,主胞衣不出,治腹内冷痛。日华子云:畏黄连。治一切风,一切气,一切劳损,一切血,补五劳,壮筋骨,调众脉,破癥结宿血,养新血,长肉,鼻洪,吐血及溺血,痔瘘,脑痈,发背,瘰疬,瘿赘,疮疖及排脓,消瘀血。

黄芪,味甘,微温。无毒。主痈疽久败疮,排脓止痛,大风癞疾,五痔鼠瘘,补虚,小儿百病,妇人子脏风邪气,逐五脏间恶血,补丈夫虚损,五劳羸瘦,止渴,腹痛,泄痢,益气,利阴气。生白水者冷,补。其茎叶疗渴及筋挛,痈肿疽疮。一名戴糁,一名戴椹,一名独椹,一名(艹/支)草,一名蜀脂,一名百本。生蜀郡山谷、白水、汉中,二月、十月采,阴干。(恶龟甲。)

陶隐居云:第一出陇西叨阳,色黄白,甜美,今亦难得。次用黑水宕昌者,色白,肌肤粗,新者,亦甘,温,补。又有蚕陵白水者,色理胜蜀中者而冷补。又有赤色者,可作膏贴用,消痈肿,俗方多用,道家不须。唐本注云:此物叶似羊齿,或如蒺藜。独茎,或作丛生。今出原州及华原者最良,蜀汉不复采用之。臣禹锡等谨按蜀本图经云:叶似羊齿草,独茎,枝扶疏,紫花,根如甘草,皮黄肉白,长二三尺许。今原州者好,宜州、宁州亦佳。药性论云:黄芪,一名王孙。治发背,内补,主虚喘,肾衰,耳聋,疗寒热。生陇西者下,补五脏。蜀白水赤皮者,微寒,此治客热用之。萧炳云:出原州华谷子山,花黄。日华子云:黄芪,恶白鲜皮。助气壮筋骨,长肉,补血,破癥癖,瘰疬瘿赘,肠风,血崩,带下,赤白痢,产前后一切病,月候不匀,消渴,痰嗽,并治头风,热毒赤目等。药中补益,呼为羊肉。又云白水芪,凉,无毒。排脓,治血及烦闷热毒,骨蒸劳。功次黄芪。赤水芪,凉,无毒。治血,退热毒,余功用并同上。木芪,凉,无毒。治烦,排脓。力微于黄芪,遇阙即倍用之。

丹参,味苦,微寒,无毒。主心腹邪气,肠鸣幽幽如走水,寒热积聚,破癥除瘕,止烦满,益气,养血,去心腹痼疾,结气,腰脊强,脚痹,除风邪留热。久服利人。一名郄蝉草,一名赤参,一名木羊乳。生桐柏山川谷及太山。五月采根,暴干。(畏咸水,反藜芦。)

陶隐居云:此桐柏山,是淮水源所出之山,在义阳,非江东临海之桐柏也。今近道处处有。茎方有毛,紫花,时人呼为逐马。酒渍饮之疗风痹。道家时有用处,时人服多眼赤,故应性热;今云微寒,恐为谬矣。唐本注云:此药冬采良,夏采虚恶。臣禹锡等谨按蜀本图经云:叶似紫苏有细毛;花紫亦似苏花;根赤,大者如指,长尺余,一苗数根。今所在皆有,九月、十月采根。药性论云:丹参,臣,平。能治脚弱疼痹,主中恶,治百邪鬼魅,腹痛,气作声音鸣吼,能定精。萧炳云:酒浸服之,治风软脚,可逐奔马,故名奔马草,曾用有效。日华子云:养神定志,通利关脉,治冷热劳,骨节疼痛,四肢不遂,排脓止痛,生肌长肉,破宿血,补新生血,安生胎,落死胎,止血崩带下,调妇人经脉不匀,血邪心烦,恶疮疥癣,瘘赘肿毒,丹毒,头痛赤眼,热温狂闷。又名山参。

19.北宋-重修政和经史证类备用本草上-唐慎微-卷第八(己酉新增衍义)-草部中品之上总六十二种

通草,味辛、甘,平,无毒。主去恶虫,除脾胃寒热,通利九窍、血脉关节,令人不忘,疗脾疸,常欲眠,心烦,哕出音声,疗耳聋,散痈肿、诸结不消,及金疮恶疮,鼠瘘,踒折,齆(音瓮)鼻息肉,堕胎,去三虫。一名附支,一名丁翁。生石城山谷及山阳。正月采枝,阴干。

陶隐居云:今出近道。绕树藤生,汁白。茎有细孔,两头皆通。含一头吹之,则气出彼头者良。或云即菖(音福)藤茎。唐本注云:此物大者径三寸,每节有二三枝,枝头有五叶。其子长三四寸,核黑穰白,食之甘美。南人谓为燕(艹/覆)(芳服切),或名乌(艹/覆)今言菖藤,菖、(艹/覆)声相近尔。臣禹锡等谨按药性论云:木通,臣,微寒,一名王翁万年。主治五淋,利小便,开关格,治人多睡,主水肿浮大,除烦热。用根治项下瘤瘿。孟诜云:燕(艹/覆)子,平。厚肠胃,令人能食,下三焦,除恶气。和子食之更好。江北人多不识,江南人多食。又,续五脏断绝气,使语声足气,通十二经脉。其茎名通草,食之通利诸经脉拥不通之气,北人但识通草,不委子之功。其皮不堪食。陈士良云:燕(艹/覆)子,寒,无毒。主胃口热闭,反胃不下食,除三焦客热。此是木通,实名桴栜子,茎名木通。主理风热淋疾,小便数急疼,小腹虚满。宜煎汤并葱食之,有效,野生。日华子云:木通,安心除烦,止渴退热,治健忘,明耳目,治鼻塞,通小肠,下水,破积聚血块,排脓,治疮疖,止痛,催生下胞,女人血闭,月候不匀,天行时疾,头痛目眩,羸劣,乳结及下乳。子名(艹/覆)子,七八月采。陈藏器云:通脱木,无毒。花上粉,主诸虫疮,野鸡病,取粉内疮中。生山侧,叶似草麻,心中有瓤,轻白可爱,女工取以饰物。《尔雅》云:离南,活脱也。一本云:药草,生江南,主虫病,今俗亦名通草。

玄参,味苦、咸,微寒,无毒。主腹中寒热积聚,女子产乳余疾,补肾气,令人目明,主暴中风,伤寒身热,支满狂邪,忽忽不知人,温疟洒洒,血瘕,下寒血,除胸中气,下水,止烦渴,散颈下核,痈肿,心腹痛,坚癥,定五脏。久服补虚,明目,强阴益精。一名重台,一名玄台,一名鹿肠,一名正马,一名咸,一名端。生河间川谷及冤句。三月、四月采根,暴干。(恶黄芪、干姜、大枣、山茱萸,反藜芦。)

陶隐居云:今出近道,处处有。茎似人参而长大。根甚黑,亦微香,道家时用,亦以合香。唐本注云:玄参根苗并臭,茎亦不似人参,陶云道家亦以合香,未见其理也。今注详此药,茎方大,高四五尺,紫赤色而有细毛。叶如掌大而尖长。根生青白,干即紫黑,新者润腻,合香用之。俗呼为馥草,酒渍饮之,疗诸毒鼠瘘。陶云似人参茎,唐本注言根苗并臭,盖未深识尔。臣禹锡等谨按药性论云:玄参,使,一名逐马,味苦。能治暴结热,主热风头痛,伤寒劳复,散瘤瘿瘰疬。日华子云:治头风,热毒游风,补虚劳损,心惊烦躁劣乏,骨蒸传尸邪气,止健忘,消肿毒。

贝母,味辛、苦,平,微寒,无毒。主伤寒烦热,淋沥、邪气、疝瘕,喉痹,乳难,金疮风痉,疗腹中结实,心下满,洗洗恶风寒,目眩项直,咳嗽上气,止烦热渴,出汗,安五脏,利骨髓。一名空草,一名药实,一名苦花,一名苦菜,一名商草。一名勤母。生晋地。十月采根,暴干。(厚朴、白薇为之使,恶桃花,畏秦艽、礜石、莽草,反乌头。)

陶隐居云:今出近道。形似聚贝子,故名贝母。断谷服之不饥。唐本注云:此叶似大蒜。四月蒜熟时,采良。若十月苗枯,根亦不佳也。出润州、荆州、襄州者最佳,江南诸州亦有。味甘、苦、不辛。按《尔雅》一名茵(忙庚切)也。臣禹锡等谨按尔雅云:茵,贝母。注:根如小贝,圆而白华,叶似韭。疏引陆机云:其叶如栝楼而细小。其子在根下,如芋子,正白,四方连累相著,有分解也。药性论云:贝母,臣,微寒。治虚热,主难产,作末服之。兼治胞衣不出,取七枚末酒下。末,点眼去肤翳。主胸胁逆气,疗时疾、黄疸。与连翘同主项下瘤瘿疾。日华子云:消痰,润心肺。末和沙糖为丸,含止嗽。烧灰油调傅人畜恶疮。

杜衡,味辛,温,无毒。主风寒咳逆。香人衣体。生山谷。三月三日采根,熟洗,暴干。

陶隐居云:根、叶都似细辛,惟气小异尔。处处有之。方药少用,惟道家服之。令人身衣香。《山海经》云:可疗瘿。唐本注云:杜衡叶似葵,形如马蹄,故俗云马蹄香。生山之阴,水泽下湿地。根似细辛、白前等。今俗以及己代之,谬矣。及己独茎,茎端四叶,叶间白花,殊无芳气。有毒,服之令人吐,惟疗疮疥,不可乱杜衡也。臣禹锡等谨按尔雅云:杜,土卤。注:杜衡也。似葵而香。山海经云:天帝山有草,状如葵,其臭如蘼芜,名曰杜衡,可以走马,食之已瘿。郭璞注云:带之令人便马,或曰:马得之而健走。药性论云:杜衡,使。能止气奔喘促,消痰饮,破留血,主项间瘤瘿之疾。

海蕴,味咸,寒,无毒。主瘿瘤结气在喉间,下水。生大海中,细叶如马尾,似海藻而短也。

20.北宋-重修政和经史证类备用本草上-唐慎微-卷第九（己酉新增衍义）-草部中品之下总七十八种

海藻，味苦、咸，寒，无毒。主瘿瘤气，颈下核，破散结气，痈肿，癥瘕坚气，腹中上下鸣，下十二水肿，疗皮间积聚，暴溃，留气热结，利小便。一名落首，一名薄。生东海池泽。七月七日采，暴干。（反甘草。）

陶隐居云：生海岛上，黑色如乱发而大少许，叶大都似藻叶。又有石帆，状如柏，疗石淋。又有水松，状如松，疗溪毒。今按陈藏器本草云：此物有马尾者，大而有叶者。《本经》及注，海藻功状不分。马尾藻，生浅水，如短马尾，细黑色，用之当浸去咸；大叶藻，生深海中及新罗，叶如水藻而大。《本经》云：主结气瘿瘤是也。尔雅云：纶[音（门弁）]似纶，组似组，正为二藻也。海人取大叶藻，正在深海底，以绳系腰没水下刈得，旋系绳上。五月以后，当有大鱼伤人，不可取也。臣禹锡等谨按尔雅云：薅，海藻。注：药草也。一名海萝。如乱发，生海中。药性论云：海藻，臣，味咸，有小毒。主辟百邪鬼魅，治气疾急满，疗疝气下坠疼痛，核肿，去腹中雷鸣，幽幽作声。孟诜云：海藻，主起男子阴气，常食之，消男子溃疾。南方人多食之，传于北人，北人食之倍生诸病，更不宜矣。陈藏器云：马藻，大寒。捣傅小儿赤白游，疹火焱热疮。捣绞汁服，去暴热，热痢，止渴。生水上，如马齿相连。又云石帆，高尺余，根如漆，上渐软，作交罗文，生海底。煮汁服，主妇人血结，月闭，石淋。又云：水松，叶如松丰茸食之，主水肿，亦生海底。《吴都赋》云：石帆，水松是也。日华子云：石帆，平，无毒。紫色，梗大者如箸，见风渐硬，色如漆，多人饰作珊瑚装。

图经曰：海藻，生东海池泽，今出登、莱诸州海中。凡水中皆有藻。《周南诗》云：于以采藻，于沼于沚是也。陆机云：藻，水草，生水底。有二种：一种叶如鸡苏，茎如箸，长四五尺；一种茎如钗股，叶如蓬蒿，谓之聚藻，扶风人谓之藻聚，为发声也。二藻皆可食，熟挼其腥气，米面糁蒸为茹，甚佳美。荆、扬人饥荒，以当谷食。今谓海藻者，乃是海中所生，根著水底石上，黑色如乱发，而粗大少许，叶类水藻而大，谓之大叶藻。《本经》云主瘿瘤是也。海人以绳系腰，没水下刈得之，旋系绳上。又有一种马尾藻，生浅水中，状如短马尾，细黑色。此主水癥，下水用之。陶隐居云：《尔雅》所谓纶似纶，组似组，东海有之。今青苔、紫菜皆似纶，昆布亦似组，恐即是此也。而陈藏器乃谓纶、组，正谓此二藻也。谨按《本经》海藻，一名薄。而《尔雅》谓薄为石衣，又谓薅（徒南切）名海藻（与藻同），是海藻自有此二名，而注释皆以为药草，谓纶、组乃别草。若然隐居所云，似近之藏器之说,亦未可的据。又注释以石衣为水苔,一名石发,石发即陟厘也,色类似苔而粗涩为异。又云薅叶似䕡(音蕹)而大,生海底。且陟厘下自有条,味性功用与海藻全别。又生江南池泽,乃是水中青苔,古人用以为纸,亦青黄色,今注以为石发是也。然则薅与蓴皆是海藻之名。石发别是一类,无疑也。昆布,今亦出登、莱诸州,功用乃与海藻相近也。陶又云:凡海中菜,皆疗瘿瘤,结气。青苔、紫菜辈亦然。又有石帆如柏,主石淋;水松如松,主溪毒。《吴都赋》所谓草则石帆、水松。刘渊林注云:石帆生海屿石上,草类也。无叶,高尺许,其华离楼相贯连,死则浮水中,人于海边得之,稀有见其生者。水松,药草,生水中,出南海交趾是也。紫菜,附石生海上,正青,取干之则紫色,南海有之。东海又有一种海带,似海藻而粗且长,登州人取干之,柔韧可以系束物。医家用下水,速于海藻、昆布之类。石发,今人亦干之作菜,以啻膗啖之尤美。青苔,可以作脯食之,皆利人。苔之类,又有井中苔,生废井中,并井蓝,皆主热毒。又上有垣衣条云:生古垣墙阴。苏恭云:即古墙北阴青苔衣也。生石上者名昔邪;屋上生者名屋游。大抵主疗略同。陆龟蒙《苔赋》云:高有瓦松,卑有泽葵,散岩窦者曰石发,补空田者曰垣衣,在屋曰昔邪,在药曰陟厘是也。瓦松,生古瓦屋上,若松子作层。泽葵,凫葵也。虽曰异类,而皆感瓦石而生,故陆推类而云耳。今人罕复用之,故但附见于此。瓦松,即下条昨叶何草也。《广志》谓之兰香。段成式云:或言构木上多松栽土,木气泄则生瓦松,然亦不必尔。今医家或用作女子行经络药。陟厘,古方治虚冷下痢最要。范汪治腹中留饮有海藻丸。又有瘿酒方,用海藻一斤,绢袋盛,以清酒二升浸,春夏二日,秋冬三日,一服两合,日三。酒尽更合饮之如前,滓暴干末服方寸匕,日三,不过两剂,皆差。《广济》疗气膀胱急妨宜下气昆布膗法:高丽昆布一斤,白米泔浸一宿,洗去咸味,以水一斗,煮令向热,擘长三寸,阔四五分,仍取葱白一握,二寸切断,擘之,更煮,令昆布极烂,仍下盐、酢、豉、糁调和,一依膗法,不得令咸、酸。以生姜、橘皮、椒末等调和,宜食粱米、粳米饭。海藻亦依此法,极下气,大效。无所忌。

海药云:主宿食不消,五鬲痰壅,水气浮肿,脚气,贲豚气,并良。雷公:凡使,先须用生乌豆并紫背天葵和海藻,三件同蒸一伏时,候日干用之。肘后方:治颔下瘰疬如梅李,宜速消之。海藻一斤,酒二升,渍数日,稍稍饮之。又方:治颈下卒结囊欲成瘿,海藻一斤,洗去咸,酒浸饮之。

昆布,味咸,寒,无毒。主十二种水肿,瘿瘤聚结气,瘘疮。生东海。

陶隐居云:今惟出高丽,绳把索之如卷麻,作黄黑色,柔韧可食。《尔雅》云:纶[音(门弁)]似纶,组似组,东海有之。今青苔、紫菜皆似纶,此昆布亦似组,恐即是也。凡海中菜,皆疗瘿瘤结气。青苔、紫菜辈亦然。干苔性热,柔苔甚冷也。今按陈藏器本草云:昆布,主阴溃,含之咽汁。生南海。叶如手大,如薄苇,紫色。臣禹锡等谨按药性论云:昆布,臣,有小毒。利水道,去面肿,治恶疮,鼠瘘。陈藏器云:紫菜,味甘,寒。主下热烦气,多食令人腹痛,发气,吐白沫,饮少热醋消之。萧炳云:海中菜有小螺子,损人,不可多食。

图经:文具海藻条下。

唐本注云:又有石矾,状如柏,治石淋。又有水松,状如松,治溪毒。陈藏器云:主颓卵肿。煮汁咽之,生南海。叶如手,干,紫赤色,大似薄苇。陶云出新罗,黄黑色,叶柔细。陶解昆布,乃是马尾海藻也。新注云:如瘿气,取末蜜丸,含化自消也。海药云(谨按《异志》):生东海水中,其草顺流而生。新罗者黄黑色,叶细,胡人采得,搓之为索,阴干,舶上来中国。性温,主大腹水肿,诸浮气,并瘿瘤气结等,良。雷公云:凡使,先弊甑箄同煮,去咸味,焙,细锉用。每修事一斤,用甑箄大小十个,同昆布细锉,二味各一处,下东流水,从巳煮至亥,水旋添,勿令少。食疗云:下气,久服瘦人。无此疾者,不可食。海岛之人爱食,为无好菜。只食此物。服久,病亦不生。遂传说其功于北人。北人食之,病皆生。是水土不宜尔。又云:紫菜,下热气,多食胀人。若热气塞咽喉煮汁饮之。此是海中之物,味犹有毒性。凡是海中菜,所以有损人矣。圣惠方:治瘿气结核,瘰疬肿硬。昆布一两,洗去咸,捣为散,每以一钱绵裹于好醋中浸过。含咽津,药味尽,再含之。外台秘要:治颔下卒结囊,渐大欲成瘿。以昆布、海藻等分为末,蜜丸,含如杏核大,稍稍咽汁。千金翼:治五瘿。昆布一两,并切如指大,酢渍,含咽汁,愈。

半夏,味辛,平,生微寒,熟温,有毒。主伤寒寒热,心下坚,下气,喉咽肿痛,头眩,胸胀咳逆,腹鸣,止汗,消心腹胸膈痰热满结,咳嗽上气,心下急痛坚痞,时气呕逆,消痈肿,堕胎,疗痿黄,悦泽面目。生令人吐,熟令人下。用之汤洗令滑尽。一名守田,一名地文,一名水玉,一名示姑。生槐里川谷。五月、八月采根,暴干。(射干为之使,恶皂荚,畏雄黄、生姜、干姜、秦皮、龟甲,反乌头。)

陶隐居云:槐里属扶风,今第一出青州,吴中亦有。以肉白者为佳,不厌陈久,用之皆先汤洗十许过,令滑尽,不尔。戟人咽喉。方中有半夏,必须生姜者,亦以制其毒故也。唐本注云:半夏,所在皆有,生平泽中者,名羊眼半夏,圆白为胜,然江南者大,乃径寸,南人特重之,顷来互用,功状殊异。问南人,说苗乃是由跋。陶注云:虎掌极似半夏。注:由跋乃说鸢尾,于此注中似说由跋,三事混淆,陶终不识。臣禹锡等谨按蜀本云:熟可以下痰。又《图经》云:苗一茎,茎端三叶,有二根相重,上小下大,五月采则虚小,八月采实大。采得当以灰裹二日,汤洗暴干之。药性论云：半夏，使，忌羊血、海藻、饴糖，柴胡为之使，有大毒。汤淋十遍去涎方尽，其毒以生姜等分制而用之。能消痰涎，开胃健脾，止呕吐，去胸中痰满，下肺气，主咳结。新生者，摩涂痈肿不消，能除瘤瘿气。虚而有痰气，加而用之。日华子云：味（广金）、辛。治吐食反胃，霍乱转筋，肠腹冷痰疟。

常山，味苦、辛，寒、微寒，有毒。主伤寒寒热，热发，温疟鬼毒，胸中痰结，吐逆，疗鬼蛊往来，水胀，洒洒恶寒，鼠瘘。一名互草。生益州川谷及汉中。八月采根，阴干。（畏玉札。）

陶隐居云：出宜都、建平。细实黄者，呼为鸡骨常山，用最胜。唐本注云：常山，叶似茗狭长，茎圆，两叶相当。三月生白花，青萼。五月结实，青圆，三子为房。生山谷间。高者不过三四尺。臣禹锡等谨按蜀本图经云：树高三四尺，根似荆根，黄色而破，今出金州、房州、梁州，五月、六月采叶，名蜀漆也。药性论云：常山忌葱，味苦，有小毒。治诸疟，吐痰涎，去寒热。用小麦、竹叶三味合煮，小儿甚良。主疟、洒洒寒热不可进多，令人大吐，治项下瘤瘿。萧炳云：得甘草，吐疟。日华子云：忌菘菜。

21.北宋-重修政和经史证类备用本草上-唐慎微-卷第十一（己酉新增衍义）-草部下品之下总一百五种

白头翁，味苦，温，无毒，有毒。主温疟狂易（音羊）寒热，癥瘕积聚，瘿气，逐血止痛，疗金疮。鼻衄。一名野丈人，一名胡王使者，一名奈何草。生高山山谷及田野，四月采。

连翘，味苦，平，无毒。主寒热鼠瘘瘰疬，痈肿恶疮瘿瘤，结热蛊毒，去白虫。一名异翘，一名兰华，一名折根，一名轵，一名三廉。生太山山谷。八月采，阴干。

夏枯草，味苦、辛，寒，无毒。主寒热，瘰疬，鼠瘘，头疮，破癥，散瘿结气，脚肿湿痹，轻身。一名夕句，一名乃东，一名燕面。生蜀郡川谷。四月采。（土瓜为之使。）

22.北宋-重修政和经史证类备用本草下-唐慎微-卷第十三（己酉新增衍义）-木部中品总九十二种

松萝，味苦、甘，平，无毒。主嗔怒邪气，止虚汗，头风，女子阴寒肿痛，疗痰热温疟，可为吐汤，利水道。一名女萝。生熊耳山川谷松树上。五月采，阴干。

陶隐居云：东山甚多，生杂树上，而以松上者为真。《毛诗》云：茑（音鸟）与女萝，施于松上。茑是寄生，以桑上者为真，不用松上者，此互有异同尔。今详《经》云：松萝当用松上者。臣禹锡等谨按药性论云：松萝，使，味苦、辛，微热。能治寒热,能吐胸中客痰涎,去头疮,主项上瘤瘿。日华子云:令人得眠。

23.北宋-重修政和经史证类备用本草下-唐慎微-卷第十四(己酉新增衍义)-木部下品总九十九种

图经曰:黄药根,生岭南,今夔、峡州郡及明、越、秦、陇州山中亦有之,以忠、万州者为胜。藤生,高三四尺,根及茎似小桑,十月采根。秦州出者谓之红药子,叶似荞麦,枝梗赤色,七月开白花,其根初采湿时红赤色,暴干即黄。开州兴元府又产一种苦药子,大抵与黄药相类。主五脏邪气,治肺压热,除烦躁,亦入马药用。春采根暴干。又下有药实根条云:生蜀郡山谷。苏恭云:即药子也。用其核仁。《本经》误载根字,疑即黄药之实,然云生叶似杏,花红白色,子肉味酸,此为不同。今亦稀用,故附于此。孙思邈《千金月令》疗忽生瘿疾一二年者。以万州黄药子半斤,须紧重者为上。如轻虚,即是他州者,力慢,须用一倍。取无灰酒一斗,投药其中,固济瓶口。以糠火烧一复时,停腾,待酒冷即开。患者时时饮一盏,不令绝酒气。经三五日后,常须把镜自照,觉消即停饮,不尔便令人项细也。刘禹锡《传信方》亦著其效,云得之邕州从事张岩。岩目击有效,复已试,其验如神。其方并同,有小异处,惟烧酒候香气出外,瓶头有津出即止,不待一宿,火仍不得太猛,酒有灰。

经验方:治咯血。黄药、汉防己各一两,为末。每服一钱匕,水一盏,小麦二十粒同煎,食后温服。斗门方:治瘿气。用黄药子一斤浸洗净。酒一斗浸之。每日早晚常服一盏。忌一切毒物及不得喜怒。但以线子逐日度瘿,知其效。简要济众:治鼻衄不止。黄药子为末。每服二钱匕,煎薄胶汤下。良久,以新汲水调面末一匙头服之。又方:傅疮药。黄药子四两为末,以冷水调傅疮上,干即旋傅之,兵部手集:治鼻衄出血,两头不止,谓之血汗,王郎中得方:以新汲水摩黄药子一碗,勿令绝稀,顿服立差。

衍义曰:黄药,亦治马心肺热,有功。

24.北宋-重修政和经史证类备用本草下-唐慎微-卷第十七(己酉新增衍义)-兽部中品总一十七种

雷公云:凡使,先以天灵盖作末,然后锯解鹿茸作片子,以好羊脂,拌天灵盖末,涂之于鹿茸上,慢火炙之,令内外黄脆了,用鹿皮一片裹之,安室上一宿,其药魂归也。至明则以慢火焙之,令脆,方捣作末用之。每五两鹿茸,用羊脂三两,炙尽为度。又制法:用黄精自然汁浸两日夜了,漉出焙令干,细捣用,免渴人也。鹿角,使之胜如麋角。其角要黄色、紧重、尖者。缘此鹿食灵草,所以异其众鹿。

其麋角顶根上有黄色毛若金线,兼傍生小尖也,色苍白者上。注《乾宁记》云:其鹿与游龙相戏,乃生此异尔。采得角了。须全戴者,并长三寸,锯解之。以物盛。于急水中浸之,一百日满出,用刀削去粗皮一重了,以物拭水垢,令净,然后用(酉金)醋煮七日,旋旋添醋,勿令火歇,戌时不用著火,只从子时至戌时也。日足,其角白色软如粉,即细捣作粉,却以无灰酒煮其胶阴干。削了重研筛过用。每修事十两,以无灰酒一镒,煎干为度也。食疗云:谨按:肉,九月后,正月前食之,则补虚羸瘦弱,利五脏,调血脉。自外皆不食,发冷痛。角,主痈疽疮肿,除恶血。若腰脊痛,折伤,多取鹿角并截取尖,错为屑,以白蜜淹浸之,微火熬令小变色,曝干,捣筛令细,以酒服之。轻身益力,强骨髓,补阳道。角,烧飞为丹,服之至妙。但于瓷器中或瓦器中,寸截,用泥裹,大火烧之一日,如玉粉。亦可炙令黄,末,细罗,酒服之益人。若欲作胶者,细破寸截,以馈水浸七日,令软方煮也。骨,温。主安胎,下气,杀鬼精,可用浸酒。凡是鹿白臆者,不可食。圣惠方:治肾气虚损,耳聋。用鹿肾一对,去脂膜,切,于豉汁中,入粳米二合和煮粥,入五味之法调和。空腹食之,作羹及酒并得。外台秘要:疗鲠。取鹿筋,渍之,索紧令大如弹丸,持筋端吞之,候至鲠处,徐徐引之,鲠著筋出。又方:治消肾,小便数。鹿角一具,炙令焦,捣筛。酒服方寸匕,渐渐加至一匕半。又方:治蟨蟧尿疮。烧鹿角末,以苦酒调涂之。千金方:治小儿疟。用生鹿角细末,先发时,便以乳调一字服。又方:治竹木刺入肉皮中不出。烧鹿角末,以水和涂,立出。久者不一夕。百一方:若男女喜梦与鬼交通,致恍惚者方:截鹿角屑三指撮,日二服,酒下。《食疗》同。又方:丹者,恶毒之疮,五色无常。烧鹿角和猪脂傅之。又方:胎死得效方:鹿角屑二三方寸匕,煮葱豉汤和服之,立出。又方:主诸风脚膝疼痛不可践地。鹿蹄四只燖洗如法,熟煮了,取肉于豉汁中,著五味煮熟,空腹食之。又方:主肾脏虚冷,腰脊痛如锥刺,不能动摇。鹿角屑二大两,熬令微黄捣末。空腹暖酒一杯,投鹿角末方寸匕,服之,日三两服。梅师方:治人面目卒得赤黑丹如疥状,不急治,遍身即死。烧鹿角末,猪膏和涂之。又方:治卒腰痛,暂转不得。鹿角一枚长五寸,酒二升,烧鹿角令赤,内酒中浸一宿,饮之。又方:治发乳房初起微赤,不急治之即杀人。鹿角以水磨浊汁涂肿上,赤即随手消。孙真人食忌:鹿肉解药毒,不可久食,盖常食解毒草也。斗门方:治骨鲠。用鹿角为末,含津咽下,妙。续千金方:治腰膝疼痛伤败。鹿茸不限多少,涂酥炙紫色为末,温酒调下一钱匕。古今录验:疗妖魅猫鬼,病人不肯言鬼方:鹿角屑,捣散,以水服方寸匕,即言实也。又方:治小儿哕。鹿角粉、大豆末等份相和,乳调涂奶上饮儿。兵部手集:疗妒乳,硬欲结脓,令消。取鹿角于石上磨取白汁,涂,干又涂,不得手近,并以人嘬却黄水,一日许即散。深师方:疗五瘿。取鹿厌以家酒渍,炙干,内酒中,更炙令香,含咽汁,味尽更易,十具愈。又方:治马鞍疮。鹿角灰酢和涂之。子母秘录:疗烦闷,腹痛,血不尽。鹿角烧末,豉汁服方寸匕。日二服,渐加至三钱匕。杨氏产乳:疗腰痛。鹿角屑熬令黄赤,研,酒服方寸匕,日五六服。产宝:治娠卒腰痛方:以鹿角截五寸,烧令烂赤,内酒一大升中浸之,冷又烧赤又浸,如此数过,细研,空心酒调鹿角末方寸匕服。姚和众:治小儿重舌。鹿角末细筛涂舌下,日三度。抱朴子云:鹿寿千岁,五百岁变白。壶居士:鹿性多惊烈,多别良草,恒食名物,诸草不食,处必山岗。产妇下泽,飨神用其肉者,以其性别清净故也。凡饵药之人,久食鹿肉,服药必不得力。所以鹿恒食解毒草,能制诸药耳。名草者,葛花菜、鹿葱、白药苗、白蒿、水芹、甘草、齐头蒿、山苍耳、荠苨。又五月勿食鹿,伤神。

衍义曰:鹿茸,他兽肉多属十二辰及八卦。昔黄帝立子、丑等为十二辰以名月;又以名兽,配十二辰属。故獐鹿肉为肉中第一者,避十二辰也。味亦胜他肉,三祀皆以鹿腊,其义如此。茸最难得,不破及不出却血者,盖其力尽在血中,猎时多有损伤故也。茸上毛先薄,以酥涂匀,于烈焰中急灼之。若不先以酥涂,恐火焰伤茸。俟毛净,微炙入药。今人亦能将麻茸伪为之,不可不察也。头亦可酿酒,然须作浆时,稍益葱椒。角为胶,别有法。按《月令》冬至一阳生,麋角解;夏至一阴生,鹿角解;各逐阴阳分合,如此解落。今人用麋、鹿茸作一种,殆疏矣。凡麋、鹿角自生至坚完,无两月之久,大者二十余斤,其坚如石,计一昼夜须生数两。凡骨之类,成长无速于此;虽草木至易生,亦无能及之,岂可与凡骨血为比?麋茸利补阳,鹿茸利补阴。凡用茸,无须太嫩,唯长四五寸,茸端如玛瑙红者最佳。须佐以他药,则有功。

25.北宋-重修政和经史证类备用本草下-唐慎微-卷第二十(己酉新增衍义)-虫鱼部上品总五十种

海蛤,味苦、咸,平,无毒。主咳逆上气,喘息烦满,胸痛寒热,疗阴痿。一名魁蛤。生东海。蜀漆为之使,畏狗胆、甘遂、芫花。

唐本注云:此物以细如巨胜,润泽光净者好,有粗如半杏仁者,不入药用。亦谓为豚耳蛤,粗恶不堪也。今按别本注云:雁腹中出者极光润,主十二水满急痛,利膀胱、大小肠。粗者如半片郁李仁,不任用,亦名豚耳。臣禹锡等谨按蜀本图经云:今莱州即墨县南海沙湍中。四月、五月采,淘沙取之。当以半天河煮五十刻,然后以枸杞子汁和,箪竹筒盛,蒸一伏时;勿用游波虫骨,似海蛤而面上无光,误食之令人狂眩,用醋蜜解之即愈。吴氏云:海蛤,神农:苦。岐伯:甘。扁鹊:咸。大节头有文,文如磨齿。采无时。萧炳云:止消渴,润五脏,治服丹石人有疮。药性论云:海蚧亦白海蛤,臣。亦名紫薇。味咸,有小毒。能治水气浮肿,下小便,治嗽逆上气。主治项下瘤瘿。日华子云:治呕逆,阴痿,胸胁胀急,腰痛,五痔,妇人崩中带下病。此即鲜蛤子:雁食后粪中出,有文彩者为文蛤,无文彩者为海蛤。乡人又多将海岸边烂蛤壳,被风涛打磨莹滑者,伪作之。

26.北宋-重修政和经史证类备用本草下-唐慎微-卷第二十三(己酉新增衍义)-果部三品总五十三种

橙子皮,味苦、辛,温。作酱醋香美。散肠胃恶气,消食,去胃中浮风气。其瓤味酸,去恶心,不可多食,伤肝气。又,以瓤洗去酸汁,细切,和盐、蜜煎成煎,食之去胃中浮风。其树亦似橘树而叶大,其形圆,大于橘而香,皮厚而皱。八月熟。

臣禹锡等谨按陈士良云:橙子,暖,无毒。行风气,发虚热,疗瘿气,发瘰疬,杀鱼虫毒。不与獭肉同食,发头旋、恶心。

雷公云:凡使,须以沸汤浸少时,去皮膜,去尖,擘作两片,用白火石并乌豆、杏仁三件,于锅子中,下东流水煮,从巳至午,其杏仁色褐黄则去尖,然用。每修一斤,用白火石一斤,乌豆三合,水旋添,勿令阙,免反血为妙也。食疗云:主热风头痛。又,烧令烟尽,去皮,以乱发裹之,咬于所患齿下,其痛便止。熏诸虫出并去风,便差。重者不过再服。外台秘要:治偏风,半身不遂,兼失音不语。生吞杏仁七枚,不去皮、尖,日别从一七,渐加至七七枚,七七日周而复始。食后即以竹沥下之,任意多少,日料一升取尽。又方:治耳聋。以杏仁七枚,去皮拍碎为三分,以绵裹,于中着颗盐如小豆许,以器盛于饭甑中蒸之,候饭熟出裹。令患人侧卧,和绵捻一裹,以油汁滴入耳中。久,又以一裹,依前法。千金方:治咳嗽旦夕加重,憎寒壮热,少喜多嗔,勿进退,面色不润,积渐少食,状若肺脉强紧浮者。杏仁半斤,去皮、尖,入于瓶内,童子小便二斗,浸七日了,漉出,去小便,以暖水淘过,于沙盆内研成泥,别入瓷瓶中。以小便三升,煎之如膏。量其轻重,食上熟水下一钱匕。妇人、室女服之更妙。又方:主卒中风,头面肿。杵杏仁如膏傅之。又方:治一切风虚,常恶头痛欲破者。杏仁去皮、尖,干暴为末,水九升研滤,如作粥法,缓火煎令如麻腐,起取和羹粥酒内一匙服之。每食前不限多少,服七日后,大汗出,慎风、冷、猪、鱼、鸡、蒜、大酢。一剂后,诸风减差。春夏恐酢少作服之,秋九月后煎之,此法神妙,可深秘之。又方:治鼻中生疮。杵杏仁,乳汁和傅之。又方:治头面风,眼瞤鼻塞,眼暗冷泪。杏仁三升为末,水煮四五沸,洗头。冷汗尽,三度差。又方:治破伤风肿。厚傅杏仁膏,燃烛遥灸。又方:治痔虫蚀鼻生疮。烧杏核,压取油傅之。又方:治喉痹。杏仁熬熟,杵丸如弹子,含咽其汁。为末帛裹,含之亦得。又方:治痔、谷道痛。取杏仁熬熏,杵膏傅之。又方:治小儿、大人咳逆上气。杏仁三升去皮、尖,炒令黄,杵如膏,蜜一升,分为三分,内杏仁,杵令得所,更内一分杵如膏。又内一分杵熟止,先食含之,咽汁。又方:治诸牙龈疼。杏仁一百枚,去皮、尖、两仁,以盐方寸匕,水一升,煮令沫出,含之未尽吐却。更含之,三度差。肘后方:治谷道赤痛。熬杏仁杵作膏,傅之良。又方:箭镝及诸刀刃在喉咽、胸膈诸隐处不出,杵杏仁傅之。梅师方:治食狗肉不消,心下坚或胀,口干,忽发热妄语方:杏仁一升去皮,水三升煎沸,去滓取汁为三服,下肉为度。又方:主耳中汁出,或痛,有脓水。熬杏仁令赤黑为末,薄绵裹内耳中。日三四度易之,或乱发裹塞之,亦妙。又方:狗咬,去尖、尖,杵傅之,研汁饮亦佳矣。孙真人方:欲好声。杏仁一升,熬去皮、尖,酥一两,蜜少许,为丸如梧桐子大。空心米汤下十五丸。又方:杏,味苦,心病宜服。又方:杏核仁,伤筋损神,其仁作汤,如白沫不解,食之令气壅身热。食医心镜:主气喘促,浮肿,小便涩。杏仁一两去尖、皮,熬研和米煮粥极熟,空心吃二合。又方:主五痔下血不止。去尖、皮及双仁,水三升,研滤取汁,煎减半投米煮粥,停冷,空心食之。又方:能下气。主嗽,除风,去野鸡病。杏仁一两去皮、尖、双仁,捶碎,水三升,研滤取汁,于铛中煎,以杓搅勿住手,候三分减二,冷呷之。不熟及热呷,即令人吐。胜金方:治久患肺气喘急至效。杏仁去皮、尖二两,童子小便浸,一日一换,夏月一日三四换,浸半月,取焙干,烂研令极细。每服一枣大,薄荷一叶,蜜一鸡头大,水一中盏同煎,取七分,食后温服,甚者不过三剂差,永不发动。忌腥物。广利方:治眼筑损,胬肉出。生杏仁七枚去皮,细嚼吐于掌中,及热以绵裹箸头将点胬肉上。不过四五度差。子母秘录:治小儿脐赤肿。杏仁杵如脂,内体中,相和傅脐肿上。必效方:治金疮,中风角弓反张。以杏仁碎之,蒸令溜绞取脂。服一小升,兼以疮上摩,效。又方:治狐尿刺螫痛。杏仁细研,煮一两沸,承热以浸螫外,数数易之。塞上方:治坠马扑损,瘀血在内,烦闷。取东引杏枝三两,细锉微熬,好酒二升煎十余沸,去滓,分为二服,空心如人行三四里再服。伤寒类要:治温病食劳。以杏仁五两,酢二升,煎取一升,服之取汗差。产宝方:治卒不得小便。杏仁二七枚,去皮、尖,炒黄,米饮服之差。潞公药准:治咽喉痒痛,失音不语。杏仁、桂心各一两同研匀,用半熟蜜和如樱桃大,新绵裹,非时含此咽津,大效。修真秘旨:云杏,不用多食,令人目盲。又方:服杏仁者,往往二三年或泻或脐中出物,皆不可治。左慈秘诀:杏金丹,本出浑皇子,亦名草金丹方。服之寿二千二百年不死。只是以杏仁成丹,轻重如金,软而可食,因此立名。从三皇后,有得法者服之,无有不得力。奚仲、吕望、彭祖皆炼之。彭祖曰:宁可见此方,不用封王;宁可见此药,不用封侯。老子曰:草金丹是众仙秘要,服皆得力。只为作之者难,世俗之人,皆不信有神验,将圣人妄说之者,不肯精心洁净,浪有恶物触犯,药即不成,徒劳损废,又何益矣。其造,不得盲聋暗哑、大病及恶心人、女人、小人知见,丹亦不成,丹成无忌。只是夏姬服之,寿年七百乃仙去。炼草金丹法:从寅月修,杏树人罕到者良。又以寅月鑺劚树下地间,图阳气通畅。至二月草生,以锄除草,恐损地力。至三月,离树五步作畦垅,淘成,拟引天之暴雨,以须远栽棘遍栏,勿使人迹、畜兽践踏,只亢旱即泉源水洒润其树下。初春有霜雪,即树下烧火以救之,恐损花苞萼。至五月杏熟,收取当月旬内自落者,去核取仁六斗,以热汤退皮,去双仁,取南流水三石和研,取汁两石八斗,去滓,并小美者亦得。取新铁釜受三石以来,作灶须具五岳三台形,用朱砂图画之,其灶通四脚,去地五寸,着镣不得绝稠,恐下灰不得。其釜用酥三斤,以糠火及炭然釜少少磨,三斤酥尽,即内汁釜中。釜上安盆,盆上钻孔,用筝弦悬车辖至釜底,其孔以纸缠塞,勿令泄气。初着糠火并干牛粪火,一日三动车辖,以衮其汁,五日有露液生,十日白霜起,又三日白霜尽,即金花出,若见此候,即知丹霜成。开盆用炭火炙干,以雄鸡翎扫取,以枣肉和为丸,如梧桐子大。釜中独角成者为上,其釜口次也。丹滓亦能治冷疾。服丹法:如人吃一斗酒,醉,即吃五升;吃一升者只吃半升。下药取满日,空心暖酒服三丸。至七日,宿疾除,愈声喑、盲、挛跛、疝气、野鸡、瘿气、风痫、疢气、疮肿,万病皆除。愈头白却黑,齿落更生。张先师云:二两为一剂,一剂延八十年,两剂延二百四十年,三剂通灵不死。若为天仙一万年,永忌房室。若为地仙五千年,三年忌房室。若为人仙一千五百年,百日忌房室。陈居士上表,十月以后,泥炉造为雷息之时,亦不用车马轰阗声。何以十月造? 天雷二月起,八月息。初造丹时,祭五岳、神仙地祇,亦取童子看火候。二十四气,五星五行,阴阳十二时,取此气候用火,丹乃成矣。圣所服皆致长生久寿,世人不能常服。或言此药无效,若精心确志,必就神仙长年矣。

27.北宋-太平圣惠方(上)-王怀隐-卷第二(凡一十三门论四首)-诸疾通用药

瘿瘤

小麦(微寒)、海藻(寒)、昆布(寒)、文蛤(平)、半夏(生微寒熟温)、贝母(平,微寒)、木通(平)、松萝(平)、连翘(平)、白头翁(温)、海蛤(平)、生姜(微温)。

28.南宋-十便良方-郭坦-卷第一-六十四药本草节要(二十三种)

铅,味甘,无毒。镇心安神。治伤寒毒气,反胃呕哕。《图经》曰:铅生蜀郡平泽,锡生桂阳山谷,今有银坑处皆有之,而临贺出锡尤盛,亦谓之曰白蜡。谨按:字书谓锡为蜡,铅为青金,虽相似而入用殊别也。陈藏器云:按锡有黑,有黑白。锡,寒,小毒。主瘿瘤,鬼气,疰忤。《太清服炼灵砂法》:锡、铅俱禀北方壬癸阴极之精也,性濡滑,服之而多阴毒,伤人心胃。《唐本》注云:临贺出者名铅,一名白蜡,惟此一处资天下用其锡,出银处皆有之,虽相似而入用大异也。)

29.南宋-十便良方-郭坦-卷第二-六十四药本草节要(二十二种)

芎䓖味辛,温,无毒。主中风入脑头痛,寒痹,筋挛缓急,金疮,妇人血闭无子,除脑中冷动,面上游风去来,目泪出,多涕唾,忽忽如醉,诸寒冷气,心腹坚痛,中恶,卒急肿痛,胁风痛,温中内寒。(得细辛疗金疮,止痛。得牡蛎疗头风,吐逆。白芷为之使。陶隐居云:人患齿根血出者,含之多差。苗名蘼芜,亦入药。《药性论》云:芎䓖,臣。能治脚腰软弱,半身不遂,主胞衣不出,治腹内冷痛。《日华子》云:畏黄连。治一切风、一切气、一切劳损、一切血,补五劳,壮筋骨,调众脉,破癥结宿血,养新血,长肉,鼻洪,吐血及溺血,痔瘘,脑痈发背,瘰疬,瘿赘疮疥,及排脓消瘀血。《图经》曰:芎䓖生武功川谷、斜谷、西岭。蘼芜,芎䓖苗也,生雍州川泽及冤句,今关陕、蜀川、江东山中多有之,而以蜀川者为胜。《衍义》:芎䓖,今出川中,大块,其里色白,不油色,嚼之微辛甘者佳。他种不入药,止可为末,煎汤沐浴。此药今人所用最多,头面风不可缺也,然须以他药佐之。沈括云:予一族子旧服芎䓖,医郑叔熊见之云:芎䓖不可久服,服多令人暴死。后族子果无疾而卒。又朝士张子通之妻病脑风,服芎䓖甚久,亦一日暴亡,皆目见者也,盖单服耳。若单服既久,则走散真气,既使他药佐使,又不久服,中病便已,则乌能至此?)

30.南宋-十便良方-郭坦-卷第三-六十四药本草节要(一十九种)

半夏,味辛,平,生微寒,熟温,有毒。主伤寒寒热,心下坚,下气,喉咽肿痛,头眩,胸胀,咳逆,肠鸣,止汗,消心腹胸膈痰热满结,咳嗽上气,心下急痛坚痞,时气呕逆,消痈肿,堕胎,疗痿黄,悦泽面目。生令人吐,熟令人下。用之汤洗令滑尽。(射干为之使,恶皂荚,畏雄黄、生姜、干姜、秦皮、龟甲,反乌头。《药性论》云:半夏,使。忌羊血、海藻、饴糖。柴胡为之使。有大毒。汤淋十遍去涎方尽。其毒用生姜等分,制而用之,能消痰涎,开胃健脾,止呕吐,痰满,下脚气,主咳结新生者。摩涂痈肿不消,能除瘿瘤气虚而有痰气,加而用之。《日华子》云:味咸、辛,治吐食反胃,霍乱转筋,肠腹冷,痰疟。半夏上有滑涎,若洗不净,令人气逆,肝气怒满。《图经》曰:半夏生槐里川谷,今在处有之,以齐州者为佳。二月生苗一茎,茎端出三叶,浅绿色,颇似竹叶而光。江南者似芍药,叶根下相重生,又由跋绝类半夏,而苗高近一二尺许,根如鸡卵大者,生林下,或云即虎掌之小者,足以乱。《衍义》:半夏,今人惟知去痰,不言益脾,盖能分水故也。脾恶湿,湿则濡而困,困则不能制水。《经》曰:湿胜则泻。一男子夜数如厕,或教以生姜一两,碎之,半夏汤洗,与大枣各三十枚,水一升,瓷瓶中慢火烧为熟水,时时呷,数日便已。)

31.**南宋-十便良方-郭坦-卷第四-所在皆有之药本草节要**

石灰,味辛,温。主疽疡疥瘙,热气,恶疮癞疾,死肌堕眉,杀痔虫,去黑子、息肉,疗髓骨疽。(今按别本经云:烧青石为灰也。有两种:风化、水化,风化为胜。《蜀本》经云:有毒,堕胎。《药性论》云:石灰,治瘑疥,蚀恶肉。不入汤服。止金疮血,加鸡子白、败船茹甚良。《日华子》云:味甘,无毒。生肌长肉,止血,并主白癜疮疡,瘢疵等,疗冷气,妇人粉刺,痔瘘疽疮,瘿赘疣子。又治产后阴不能合,浓煎汁,熏洗。解酒味酸,令不坏。治酒毒,暖水脏。《图经》曰:古方多用合百草团末,治金疮殊胜。今医家或以腊月黄牛胆取汁溲和,却内胆中,挂之当风百日,研之,更胜草药者。《衍义》:石灰,水调一盏如稠粥,拣好糯米粒全者,半置灰中,半灰外,经宿,灰中米色变如水精。若人手面上有黑靥子及纹刺,先微微以针头拨动,置少许如水精者于其上,经半日许,靥汁自出,别去药不用,且不得着水,三二日愈。又取新硬石灰一合,醋炒,调如泥,于患偏风牵口㖞斜人口唇上不患处一边涂之,立便牵正。)

32.**金-药性赋-佚名-寒性**

诸药赋性,此类最寒。

泽泻利水通淋而补阴不足;海藻散瘿破气而治疝何难。

昆布破疝气,散瘿散瘤。

33.**元-日用本草-吴瑞-日用本草卷之六-五果类**

橙,其形圆如大橘。味苦、酸,无毒。多食伤肝气,作痰饮,发瘰疬。同槟榔食,发头风、恶心。

主行风气,止恶心,疗瘿气,杀虫鱼毒。

34.元-汤液本草-王好古-卷中-草部

连翘

气平。味苦。苦微寒,气味俱轻,阴中阳也,无毒。

手足少阳经、阳明经药。

《象》云:治寒热瘰疬,诸恶疮肿,除心中客热,去胃虫,通五淋。

《心》云:泻心经客热,诸家须用,疮家圣药也。

《珍》云:诸经客热,非此不能除。

本草云:主寒热鼠瘘,瘰疬,痈肿瘿瘤,结热蛊毒,去寸白虫。

《液》云:入足而手足少阳。治疮疡,瘤气瘿起,结核有神,与柴胡同功,但分气血之异耳。与鼠黏子同用,治疮疡别有神效。

海藻

气寒。味咸。

本草云:主瘿瘤气,头下核,破散结气,痈肿癥瘕坚气,腹中上下鸣,下十二水肿,疗皮间积聚,暴溃,留气热结,利小便。

《珍》云:洗去咸,泄水气。

白头翁

气寒。味辛苦。无毒。有毒。

本草云:主温疟狂易(音羊),寒热,癥瘕积聚,瘿气,逐血止痛,疗金疮鼻衄。

《心》云:下焦肾虚,纯苦以坚之。一名野丈人,一名胡王使者。

35.元-图经备要本草诗诀-周天锡-卷上-草部中品

海藻

生东海池泽。今出登、莱诸州海中。凡水中皆有之。七月七日采,暴干。反甘草。一名落首,一名薅。

到,微炒。

咸苦兴阳东海藻,瘿毒痈瘤皆可疗。利溺止疝化癥瘕,退肿更医肠内叫。

36.元-饮膳正要-忽思慧-卷第三-菜品

海菜,味咸,寒,微腥,无毒。主瘿瘤,破气核、痈肿。勿多食。

37.元-增广和剂局方药性总论-佚名-玉石部下品-石灰

味辛,温。主疽疡疥瘙,热气恶疮,癞疾,死肌堕眉,杀痔虫,去黑子息肉。

《药性论》云:治瘑疥,蚀恶肉,不入汤服。止金疮血,和鸡子白、败船茹,甚良。日华子云:味甘,无毒。生肌长肉,止血,并主白癜,疬疡,瘢疵等。疗冷气,妇人粉刺,痔瘘疳疮,瘿赘疣子,又治产后阴不能合,浓煎汁熏洗。解酒味酸,令不坏。治酒毒,暖水藏,倍胜炉灰。生:中山川谷,今近山生石青白色,作灶烧竟,以水沃之,即热蒸而解末矣。

38.元-增广和剂局方药性总论-佚名-草部上品之下-芎䓖

味辛,温,无毒。主中风入脑头痛,寒痹、筋挛缓急,金疮,妇人血闭无子。除脑中冷动,面上游风去来,目泪出,多涕唾,忽忽如醉,诸寒冷气,心腹坚痛,中恶,卒急肿痛,胁风痛,温中内寒。《药性论》云:臣。能治腰脚软弱,半身不遂,主胞衣不出,治腹内冷痛。日华子云:治一切风,一切气,一切劳损,一切血。补五劳,壮筋骨,调众脉,破癥结宿血,养新血,长肉,鼻洪,吐血及溺血,痔瘘,脑痈发背,瘰疬瘿赘,疮疥,及排脓消瘀血。得细辛,疗金疮止痛。得牡蛎,疗风头吐逆。白芷为之使。畏:黄连。

39.元-增广和剂局方药性总论-佚名-草部上品之下-黄芪

味甘,微温,无毒。主痈疽,久败疮,排脓止痛,大风癞疾,五痔,鼠瘘。补虚,小儿百病,妇人子藏风邪气,逐五藏间恶血,补丈夫虚损,五劳羸瘦,止渴,腹痛泄痢,益气,利阴气。生白水者,冷补。其茎叶疗渴及筋挛,痈疽疮肿。《药性论》云:治发背。内补,主虚喘,肾衰,耳聋,疗寒热。生陇西者下补,蜀白水赤皮者微寒。日华子云:助气,壮筋骨,长肉补血,破癥癖,治瘰疬,瘿赘,肠风,血崩,带下,赤白痢,产前后一切病,月候不匀,消渴,痰嗽,并治头风,热毒,赤目。药中补益呼为羊肉。又云:赤水芪,凉,无毒。治血,退热毒,余功用并同上。木芪,凉,无毒。治烦,排脓,力微于黄芪,遇缺即倍用之。恶:龟甲。

40.元-增广和剂局方药性总论-佚名-草部上品之下-丹参

味苦,微寒,无毒。主心腹邪气,肠鸣,寒热积聚,破癥除瘕,止烦满,益气,养血,去心腹痼疾结气,腰脊强,脚痹,除风邪留热。《药性论》云:臣。平。能治脚弱疼痹,主中恶,治百邪鬼魅。日华子云:养神定志,通利关脉,治冷热劳,骨节疼痛,四肢不遂。排脓止痛,生肌长肉,破宿血,补新生血,安生胎,落死胎,止血崩带下,调妇人经脉不匀,血邪心烦,又治恶疮疥癣,瘿赘肿毒,丹毒,头痛,赤眼。反:藜芦。

41.元-增广和剂局方药性总论-佚名-草部中品之上-贝母

味辛苦,平、微寒,无毒。主伤寒烦热,淋沥,邪气疝瘕,喉痹乳难,金疮风痉,疗腹中结实,心下满,恶风寒,目眩,项直,咳逆上气,止烦热渴,出汗,安五藏,利骨髓。《药性论》云:臣。治虚热,主难产,胞衣不下,点眼去肤翳,主胸胁逆气,疗时疾黄疸,与连翘同主项下瘿瘤。日华子云:消痰,润心肺,止嗽。烧灰油敷人畜恶疮。厚朴、白薇为使。恶:桃花。畏:秦艽、矾石、莽草。反:乌头。

42.元-增广和剂局方药性总论-佚名-草部中品之上-玄参

味苦咸,微寒,无毒。主腹中寒热积聚,女子产乳余疾,补肾气,令人目明。主暴中风伤寒,身热支满狂邪,温疟,血瘕,下寒血,除胸中气,下水,止烦渴,散颈下核,痈肿,心腹痛,坚癥。《药性论》云:使。能治暴结热,主热风头痛,伤寒复劳,散瘤瘿瘰疬。日华子云:治头风,热毒游风,补虚劳损,心惊烦躁,劣乏骨蒸,传尸邪气,止健忘,消肿毒。恶:黄芪、干姜、大枣、山茱萸。反:藜芦。

43.元-增广和剂局方药性总论-佚名-草部中品之下-海藻

味苦咸,寒,无毒。主瘿瘤气,颈下核,破散结气,痈肿,癥瘕,坚气,腹中上下鸣,下十二水肿,疗皮间积聚,暴㿉,留气,热结,利小便。《药性论》云:臣。味咸,有小毒。主辟百邪鬼魅,治气疾急满,疗疝气下坠,疼痛核肿。孟诜云:主起男子阴气,常食之消男子癀疾。《海药方》:主宿食不消,五膈痰壅,水气浮肿,脚气,奔豚气,并良。《肘后方》:治颔下瘰疬如梅李及颈下卒结囊欲成瘿,海藻一斤,酒二升,渍数日,稍稍饮。

44.元-增广和剂局方药性总论-佚名-草部下品之上-半夏

味辛,平。生,微寒,熟温。有毒。主伤寒寒热,心下坚,下气,喉咽肿痛,头眩胸胀,咳逆,肠鸣,止汗,消心腹胸膈痰热满结,咳嗽上气,心下急痛坚痞,时气呕逆,消痈肿,堕胎,疗痿黄。《药性论》云:使。能消痰涎,开胃健脾,止呕吐,去胸中痰满,下肺气,主颏结。新生者摩涂痈肿不消,能除瘤瘿,气虚有痰气,加而用之。日华子云:味癀辛。治吐食反胃,霍乱转筋,肠腹冷,痰疟。射干为使。忌:海藻、饴糖。恶:皂荚。畏:雄黄、生姜、干姜、秦皮、龟甲。反:乌头。

45.元-增广和剂局方药性总论-佚名-草部下品之上-常山

味苦辛,寒,微寒,有毒。主伤寒寒热,热发温疟,鬼毒胸中痰结,吐逆,疗鬼蛊往来,水涨,洒洒恶寒。《药性论》云:忌:葱。味苦,有小毒。治诸疟,吐痰涎,去寒热,食多,令人大吐,治项下瘤瘿。萧炳云:得:甘草,吐疟。日华子云:忌:菘菜。畏:玉札。

46.元-增广和剂局方药性总论-佚名-草部下品之下-连翘

味苦,平,无毒。主寒热,鼠瘘,瘰疬,痈肿,恶疮,瘿瘤,结热,蛊毒,去白虫。

《药性论》云：使。主通利五淋、小便不通，除心家客热。日华子云：通小肠，排脓，治疮疖，止痛，通月经。《集验方》：治痔。以连翘煎汤洗讫，刀上飞、绿矾入麝香贴之。

47.元-珍珠囊补遗药性赋-李杲-卷三-草部中

海藻海带一般，疝气瘿瘤同有效。水萍虽分三种，热风瘾疹并权衡。

海藻洗去咸水焙干用，味苦咸寒无毒。水萍有三种，止渴治火疮，通小便消水气，味辛咸寒无毒。

茴香治霍乱转筋，更通肾气。昆布消瘿瘤结硬，水肿为先。

茴香一名蘹香子。味辛平无毒，开胃调中，得酒良。

昆布，味咸酸，性冷无毒，与海藻同科，治瘿瘤。

48.元-珍珠囊补遗药性赋-李杲-卷三-草部下

连翘除心热，破瘿瘤，堪行月水。

连翘，味苦平无毒，分大小二种。利小便，专治痈疽发背。

夏枯草最治头疮、瘰疬瘿瘤同可觅。

夏枯草，至夏即枯，故名。味苦辛寒无毒。

49.元-珍珠囊补遗药性赋-李杲-卷四-虫鱼部

消水气，去瘿瘤，无如海蛤。

50.元-永类钤方-李仲南-卷七-瘰疬

银铅（即黑铅也，三两，铁器熬炒，当有脚如黑灰）。

作末，和脂涂疬上，仍以旧帛贴之，数去帛，拭恶汁，又换贴，如此半月许，亦不痛不破，不作疮，但内消为水，虽过项亦瘥。陈藏器云：黑锡寒，治瘿瘤、鬼气、疰忤。为末，和青木香敷风疮肿恶毒。

疬破脓水，经年不安，须用百十年茅屋厨中壁土，为末，轻粉调敷，半月疮干，愈。

51.明-本草便-张懋辰-卷一-草部

贝母

味辛苦，气平，微寒，无毒。（畏秦艽、礜石，反乌头，凡使去中心。）

主伤寒烦热，淋沥邪气，疝瘕，喉痹，乳难，金疮风痉，腹中结实，心下满，咳嗽上气。消痰，润心肺，散心胸郁结之气。主项下瘤瘿疾，敷恶疮至能敛疮口。

海藻（臣）

味苦咸，气寒，无毒。一云有小毒。

主瘿瘤气,颈下核,破散结气痈肿,肠鸣。疗疝气下坠,疼痛核肿。

昆布(臣)

味咸,气寒,无毒。一云小毒。

主十二种水肿,瘿瘤聚结,又颏卵肿。

夏枯草

味苦辛,气寒,无毒。禀纯阳之气,得阴气则枯。

主寒热瘰疬,鼠瘘头疮,散瘿结气,脚肿。

52.明-本草乘雅半偈-卢之颐-第六帙-本经中品

海藻

气味苦咸,寒,无毒。主瘿瘤结气,散颈下硬核痛,痈肿,癥瘕坚气,腹中上下雷鸣,下十二水肿。

〔参曰〕海藻生海中,横陈于水,若藻濯然。一名薅,海中之水藻也。一名罗,水草之有文也。一名纶,生浅水而叶细。一名组,生深水而叶大。《尔雅》云:纶似纶,组似组,东海有之。正谓二藻也。盖海,晦也。主承秽浊,水黑如晦也。藻善条畅,不以晦浊碍衍漾,故主经络肉理有失次第浅深,致气结成瘿瘤及颈下硬核,或气坚成癥瘕痈肿及腹中上下雷鸣,亦咸以软之,坚结自释矣。十二经水,皆止而盈,海纳百川,止而不盈,尾闾泄之是也。

53.明-本草乘雅半偈-卢之颐-第六帙-本经下品

连翘

气味苦平,无毒。主寒热鼠瘘瘰疬,痈肿恶疮瘿瘤,结热蛊毒。

[参曰]《内经》尝以车盖喻脉状,曰"蔼蔼如车盖"者,阳结也,亦阳盛也。《本经》乃以连翘名药,《左传》云"翘翘车乘",连连翘翘如车乘尔。此形相似,亦病相类也。其主热结,俨若阳结阳盛乎?一名连苕,苕亦小车也。盖车者,引重致远,以济不通。《周礼》云"车有天地之象",是合阴阳内外而言,诚开阖之枢键也。故主热结在中,为寒热鼠瘘瘰疬,其本在藏,其末在颈腋间也。若蛊毒,此但沉于藏,瘿瘤痈肿,此但浮于脉,咸属寒热为病因,热结为形证者也。其功力与夏枯相等,但夏枯偏于从本,秉寒水化令,故上彻巅顶,下及跗踵。连翘偏于从末,秉容平气味,故外弥肤腠,内偏五中,至于解从结心,理则一矣。先人云:连翘治鼠瘘痈肿疮瘤,咸从结气所生,取其象形易落而能自散也。《纲目》谓状似人心,故入心,以痛痒疮疡皆属心火也。东垣谓十二经疮药中不可无此,何必似人心状乎?顾独茎赤色及结实在上,原具心象。又云:散血结气聚,此以结治结,当用上声之"散",不当用去声之"散",散则自散而省力,散则分散而有为。此先人备言所治之证,颐但略言能治之因,合能所生成,则命名之义了然矣。

54.明-本草乘雅半偈-卢之颐-第七帙-本经下品

夏枯草

气味辛寒,无毒。主寒热瘰疬,鼠瘘,头疮,破癥,散瘿结气,脚肿湿痹,轻身。

[参曰]冬至生,夏至枯,具三阳之正体,寒水之正化,故从内达外,自下彻上,以去寒热气结及合湿成痹也。瘰疬曰寒热病,《经》云:瘰疬者,皆鼠瘘寒热毒气,留于脉而不去也。其本在于藏,其末出于颈腋之间,浮于脉中而未内,与着于肌肉而外为脓血者易去也。治之奈何?请从其本,引其末,可使衰去,而绝其寒热,审按其道以予之,徐往徐来以去之。决其死生,反其目视之,中有赤脉上下贯瞳子者,见一脉,一岁死;见一脉半,岁半死;见二脉,二岁死;见二脉半,二岁半死;见三脉,三岁而死。见赤脉不下贯瞳子者,可治也。若瘿则但浮于脉,癥则但着于藏,脚肿唯下,头疮唯上,虽非本末,统名寒热病也。楼全善用治目珠疼,《简要济众方》用治目睛痛,此得《灵枢》意旨。有赤脉贯瞳子者相宜,否则涉寒,非对待法也。

55.明-本草乘雅半偈-卢之颐-第九帙-别录下品

昆布

气味咸寒,滑,无毒。主十二种水肿,瘿瘤积聚,结气瘘疮。

56.明-本草乘雅半偈-卢之颐-第十一帙-本经下品

白头翁

气味苦温,无毒。主温疟,狂猲,寒热,癥瘕,积聚,瘿气,逐血,止腹痛,疗金疮。

[参曰]命名白头翁,形色之相肖。亦白秉金用,头为阳首。翁者,历年久,事尽知,故有风自静,无风自摇。验体之能立,用之能行,是以首出庶物,不为八风所夺也。宜哉荡中藏之垢秽,胡颈之瘿瘤,温疟之猲狂,积聚之传会,寒热之癥瘕,金疮之屠毒,百体治平,腹心患灭。

57.明-本草乘雅半偈-卢之颐-第十一帙-日华

浮石

气味咸平,无毒。主治:煮汁饮,止渴,治淋,杀野兽肉。

[参曰]《抱朴子》云:烧泥为瓦,燔木为炭,水沫为浮石,皆去其柔脆,变其坚刚。释典云:火劣水势,湿为巨海,干为州潭,是故彼大海中,火光常起,彼州潭中,江河常注,虽幻化异形,而水火之性终不陨灭。顾浮石之浮水上,即火性浮炕之上炎。《诗·大雅》云"烝之浮之"是也。若止渴治淋即湿者干之,干者湿之。若积块老痰,瘿疬疝瘕,砂石淋露,即去其坚刚,变其柔脆。随根身之缺陷,现四大之遍周,若以结治结,犹幻归幻耳。

58.明-本草发挥-徐彦纯-卷之二-草部

海藻

成聊摄云:咸味涌泄,海藻咸以泄水气。

洁古云:海藻苦、咸,寒,阴也。治瘿瘤、马刀诸疮坚而不溃者。《内经》云:咸能软坚。营气不从,外为浮肿,随各引经之药治之,无肿不消,亦泄水气。

连翘

海藏云:入手、足少阳经,治疮疡瘤气,瘿起结核,有神。与柴胡同功,但分气血之异尔。与鼠黏子同用,治疮疡,别有神效。

59.明-本草发明-皇甫嵩-卷之二-草部上

芎䓖

上品之下,君。气温,味辛。无毒。浮而升,阳也。少阳本经药,入手足厥阴经。芎者,穹也,主至高之位头病。

发明曰:川芎一味辛散,能助血流行,血中之气药也。上行头目,助清阳,故本草主风邪头痛,中风入脑,头面游风去来,目泪及寒痹筋挛。治风通用,内而寒气、郁气、中恶卒痛、心腹坚痛、疝气,皆能散之。又助心肺气而行气血,则邪气不留。凡夫癥结痈肿、瘰疬等候,亦散矣。所云下行血海,养新生之血者,必兼补药,非专用此辛散之味真能补也,以其能破滞、消宿血血闭而引清血下行耳。女人胎产、调经必用之药,不可单服。多服久服,恐走散胆中元阳真气。丹溪云:久服能致暴亡。甚言走散之故也。凡心虚血少、汗多怔忡等候,俱禁用。

贝母

中品之上,臣。气平、微寒,味辛、苦。气味俱厚,降也,阴也,阴中微阳。无毒。入手太阴肺经药。

《诗》云:采虻,疗郁结之疾,人多愁郁者用之良。与连翘同用,主项下瘰疾。烧灰,敷恶疮,能敛疮口。盖散结、散火则气调畅,而疮口自敛,非本性能收敛也。(厚朴、白薇为使。反乌头,畏秦艽、矾石。用去心。若独颗不作两片者,名丹龙精,误服,令人筋脉不收,以黄精、小蓝汁合服之,立愈。)

丹参

上品之下,君。气微寒,味苦。无毒。

发明曰:丹参色赤味苦,入心而益血行气之药,以心主血脉也,故本草主益气养血,去心腹邪气,寒热痼疾结气,破积聚癥,坚腰脊,强脚痹,肠鸣幽幽如走水。又云:养神定志,通关脉骨节痛,四肢不随,散瘰赘恶疮,排脓生肌,调经,止崩带,去宿血,生新血,安胎,此皆益血气之用也。又主风邪留热烦满,丹毒赤眼,热温狂闷,谓非苦入心,寒治热欤?

60.明-本草发明-皇甫嵩-卷之三-草部下

连翘

下品之下,佐使。气平、微寒,味苦。无毒。气味俱轻而浮,阴中阳也。无毒。手、足少阳、阳明经药,入手少阴经。

发明曰:连翘凉而轻散,散心经客热,降脾胃湿热,消诸经痈肿,故本草主寒热鼠瘘,瘰疬,痈肿,恶疮,瘿瘤结热,蛊毒,为疮科圣药。以手足少阳之火乘于阳明、少阳之部分也。诸痛疮疡,皆属心火。以入手少阴经,泻心家客热,降脾胃湿热故也。又去胃虫、寸白,通淋利水,乃降湿热之功。消痈肿瘰疬,由轻散之力除心家客热也。小儿尤宜。又云:通小肠,通月经。

天南星

下品下,佐使。气温,味苦、辛。有小毒。可升可降,阴中阳也。

发明曰:南星苦辛行肺经,能消风降痰,下气破结,故本草主疗中风,除风涎,乃其专功。盖辛能散风邪,苦以坠痰下气也。又疗麻痹,破坚积痈肿,利胸膈,散瘀血,堕胎。又治扑损、破伤风、身强如尸及蛇虫咬、傅疥癣等候,由其辛烈,能消风下气破结而然也。南星治瘤,单方(见瘿瘤门)。胆星消风痰尤妙。(腊月以牛胆汁制其燥,其除痰与半夏同,用生姜汤泡七次方妙。)

白头翁

下品下,佐使。气温,味苦、辛。无毒。可升可降,阴中阳也。

发明曰:白头翁苦温而辛,乃降散之剂。本草主温疟狂阳,寒热,治癥瘕积聚,瘿气瘰疬,逐血,止腹痛,疗金疮。又云:主骨节痛,止赤毒痢,治齿痛及一切风气,暖腰膝,得酒良。其苦温带辛之用见矣。经云:肾欲坚,急食苦以坚之。痢则下焦虚泄,故用此苦温坚之也。(男子阴癞,用白头翁根捣傅偏肿处一宿,当作疮,二十日愈。小儿秃,取根捣傅之,一宿作疮,二十日愈。)

常山

下品上,佐使。气寒,味苦、辛。有毒。

发明曰:常山属金,有火与水,性暴悍,善驱逐,伤人真气。病者虚怯,勿轻用。惟截疟为专,故本草主温疟鬼疰,胸中痰结,吐逆,伤寒寒热,逐水胀,鬼蛊鼠瘘。又云:治诸疟,吐痰涎,治项下瘤瘿。用之截疟,必露冷过宿,勿热服及多服。(忌菘菜、鸡肉、葱,畏玉札。勿令犯。服此忌茶茗。形如鸡骨者,入药方灵。)

海藻

中品下,臣。气寒,味苦、咸。无毒。一云有小毒。

发明曰:海藻咸能软坚,故本草主消项颈瘰疬,瘿瘤结气,暴溃,留气热结及痈肿癥瘕,坚气,腹中上下鸣,皮间积聚。又兼疗气疾急满,疝气下坠痛肿及胀满肿,通癃闭,利水道,无非软坚润下之性也。(生东海,叶类萍藻,茎如乱发而乌。)

夏枯草

下品下,佐使。气寒,味苦、辛。无毒。冬至生叶,夏结子,夏至即枯。

发明曰:夏枯草禀阳气,得阴气即枯。能益阴,攻坚活血,故主破癥坚、瘿瘤结气,散瘰疬、鼠瘘头疮,主寒热脚肿、湿痹,轻身。丹溪曰:善补养厥阴血脉。治肝虚目痛,冷泪不止,羞明。久之昏花,用夏枯草五钱,香附一两为散,茶调服,神效。惜乎《本经》未之及。

杜衡

中品上,臣。气温,味辛。无毒。

发明曰：杜衡辛温入肺，故专主风寒咳逆。又能香人衣体。《药性》云：止气奔喘促，消痰饮，破留血。又主项间瘿瘤之疾。（叶似葵而香，形如马蹄，根似细辛，惟气小异，俗云马蹄香。）

孟娘菜

下品下。苦，温，无毒。一名孟母菜。

男子阴囊湿痒，强阳道，令人肥健不睡，补虚，去痔瘘，瘰疬瘿瘤，作菜。（生四明诸山，冬夏常有，山人取之为菜。）

61.明-本草发明-皇甫嵩-卷之四-木部上

松萝：味苦、甘，平。一名女萝，生松上。《别说》云：主嗔怒邪气，止虚汗头风，女子阴寒肿。煎浓汁可吐客痰热，截温疟，利水道，破血生肌。同琥珀同扫顶上疮痍，去项间瘿瘤。

62.明-本草发明-皇甫嵩-卷之四-果部

橙子皮

气温，味苦、辛。

散肠胃中恶气，消食，去胃中浮风气。其瓤味酸，去恶心。洗去酸汁，细切，和盐、蜜煎成食之，去胃中浮风。多食伤肝气。陈士良云：橙子行风气，发虚热，疗瘿气，发瘰疬，杀鱼虫毒，解宿酒。不可与猪肉食，发头旋、恶心。

63.明-本草发明-皇甫嵩-卷之六-虫部

蜘蛛

微寒。有毒。

主大人小儿㿉。（癫疝也）仲景治狐疝偏有大小，时时上下者，宜研散用。蜘蛛十四枚，熬焦，桂半两，共研细，酒调八分，日再服，蜜丸吞服亦通。若蛇蛟者，涂其汁。蜂与蜈蚣毒用之，活吸其毒。小儿大腹、丁奚疳及行步三年蹒跚，烧熟啖之。瘤赘者，其网丝缠之渐消。又缠痔瘘，俱用花蜘蛛缠妙。渍酒，消瘿核。

64.明-本草纲目(上)-李时珍-土部第七卷·土之一(凡六十一种)-蜣螂转丸(《拾遗》)

土消

［藏器曰］此蜣螂所推丸也。藏在土中，掘地得之，正圆如人捻作，弥久者佳。

［气味］咸，苦，大寒，无毒。

［主治］汤淋绞汁服，疗伤寒时气，黄疸烦热，及霍乱吐泻。烧存性酒服，治项

瘿。涂一切瘘疮。（藏器）

65.明-本草纲目（上）-李时珍-金石部第八卷·金石之一（金类二十八种）-自然铜

〔释名〕石髓铅。〔志曰〕其色青黄如铜，不从矿炼，故号自然铜。

〔集解〕〔志曰〕自然铜生邕州山岩间出铜处，于坑中及石间采得，方圆不定，其色青黄如铜。

〔时珍曰〕自然铜接骨之功，与铜屑同，不可诬也。但接骨之后，不可常服，即便理气活血可尔。

项下气瘿：自然铜贮水瓮中，逐日饮食，皆用此水，其瘿自消。或火烧烟气，久久吸之。亦可。（杨仁斋《直指方》）

66.明-本草纲目（上）-李时珍-金石部第八卷·金石之一（金类二十八种）-铅

青金（《说文》）黑锡，金公（《纲目》）水中金。

〔修治〕〔时珍曰〕凡用以铁铫熔化泻瓦上，滤去渣脚，如此数次收用。其黑锡灰，则以铅沙取黑灰。白锡灰，不入药。

〔气味〕甘，寒，无毒。

〔藏器曰〕小毒。

〔主治〕镇心安神，治伤寒毒气，反胃呕哕，蛇蝎所咬，炙熨之。（大明）疗瘿瘤，鬼气疰忤。错为末，和青木香，傅疮肿恶毒。（藏器）消瘰疬痈肿，明目固牙，乌须发，治实女，杀虫坠痰，治噎膈消渴风痫，解金石药毒。（时珍）

67.明-本草纲目（上）-李时珍-金石部第八卷·金石之一（金类二十八种）-钢铁

针砂

消积聚肿满黄疸，平肝气，散瘿。（时珍）

项下气瘿：针砂入水缸中浸之，饮食皆用此水，十日一换砂，半年自消散。（杨仁斋《直指方》）

68.明-本草纲目（上）-李时珍-石部第九卷·金石之三（石类上三十二种）-石灰

〔集解〕〔别录曰〕石灰生中山川谷。

〔弘景曰〕近山生石，青白色，作灶烧竟，以水沃之，即热蒸而解。俗名石垩。

[颂曰]所在近山处皆有之,烧青石为灰也。又名石锻。有风化、水化二种:风化者,取锻了石置风中自解,此为有力;水化者,以水沃之,热蒸而解,其力差劣。

[时珍曰]今人作窑烧之,一层柴或煤炭一层在下,上累青石,自下发火,层层自焚而散。入药惟用风化、不夹石者良。

[气味]辛,温,有毒。

[大明曰]甘,无毒。

[主治]疽疡疥瘙,热气,恶疮癞疾,死肌堕眉,杀痔虫,去黑子瘜肉。(《本经》)疗髓骨疽。(《别录》)治痂疥,蚀恶肉。止金疮血,甚良。(甄权)生肌长肉,止血,白癜疬疡,瘢疵痔瘘,瘿赘疣子。妇人粉刺,产后阴不能合。解酒酸,治酒毒,暖水脏,治气。(大明)堕胎。(保昇)散血定痛,止水泻血痢,白带白淫,收脱肛阴挺,消积聚结核,贴口㖞,黑须发。(时珍)

69.明-本草纲目(上)-李时珍-石部第九卷·金石之三(石类上三十二种)-浮石

海石(《纲目》)水花。

[主治]煮汁饮,止渴,治淋,杀野兽毒。(大明)止咳。(弘景)去目翳。(宗奭)清金降火,消积块,化老痰。(震亨)消瘤瘿结核疝气,下气,消疮肿。(时珍)

70.明-本草纲目(上)-李时珍-石部第十一卷·金石之五(卤石类二十种,附录二十七种)-附录诸石二十七种

烟药(《拾遗》)[藏器曰]味辛,温,有毒。主瘰疬五痔瘘瘿瘤,疮根恶肿。乃石黄、空青、桂心并四两,干姜一两,为末,置铁片上烧之。以猪脂涂碗覆之,待药飞上,如此五度。随疮大小,以鼠屎大纳孔中,面封之,三度根出也。无孔,针破纳之。

71.明-本草纲目(中)-李时珍-草部第十二卷·草之一(山草类上三十一种)-黄耆

[释名]黄芪(《纲目》)戴糁(《本经》)戴椹(《别录》又名独椹)。芰草(《别录》又名蜀脂)。百本(《别录》)王孙(《药性论》)。

根

[气味]甘,微温,无毒。(《本经》)白水者冷,补(《别录》)

[主治]痈疽久败疮,排脓止痛,大风癞疾,五痔鼠瘘,补虚,小儿百病。(《本经》)妇人子脏风邪气,逐五脏间恶血,补丈夫虚损,五劳羸瘦,止渴,腹痛泄痢,益

气,利阴气。(《别录》)主虚喘,肾衰耳聋,疗寒热,治发背,内补。(甄权)助气壮筋骨,长肉补血,破癥癖,瘰疬瘿赘,肠风血崩,带下赤白痢,产前后一切病,月候不匀,痰嗽,头风热毒赤目。(《日华》)治虚劳自汗,补肺气,泻肺火心火,实皮毛,益胃气,去肌热及诸经之痛。(元素)主太阴疟疾,阳维为病苦寒热,督脉为病逆气里急。(好古)

72.明-本草纲目(中)-李时珍-草部第十二卷·草之一(山草类上三十一种)-丹参

根

[气味]苦,微寒,无毒。

[主治]心腹邪气,肠鸣幽幽如走水,寒热积聚,破癥除瘕,止烦满,益气。(《本经》)养血,去心腹痼疾结气,腰脊强脚痹,除风邪留热。久服利人。(《别录》)渍酒饮,疗风痹足软。(弘景)主中恶及百邪鬼魅,腹痛气作,声音鸣吼,能定精。(甄权)养神定志,通利关脉,治冷热劳,骨节疼痛,四肢不遂,头痛赤眼,热温狂闷,破宿血,生新血,安生胎,落死胎,止血崩带下,调妇人经脉不匀,血邪心烦,恶疮疥癣,瘿赘肿毒丹毒,排脓止痛,生肌长肉。(大明)活血,通心包络,治疝痛。(时珍)

73.明-本草纲目(中)-李时珍-草部第十二卷·草之一(山草类上三十一种)-白头翁(《本经》下品)

根

[主治]温疟狂易寒热,癥瘕积聚瘿气,逐血止痛,疗金疮。(《本经》)鼻衄。(《别录》)止毒痢。(弘景)赤痢腹痛,齿痛,百骨节痛,项下瘤疬。(甄权)一切风气,暖腰膝,明目消赘。(大明)

74.明-本草纲目(中)-李时珍-草部第十三卷·草之二(山草类下三十九种)-贝母(《本经》中品)

根

[气味]辛,平,无毒。

[主治]伤寒烦热,淋沥邪气,疝瘕,喉痹乳难,金疮风痉。(《本经》)疗腹中结实,心下满,洗洗恶风寒,目眩项直,咳嗽上气,止烦热渴,出汗,安五脏,利骨髓。(《别录》)服之不饥断谷。(弘景)消痰,润心肺。末和沙糖丸含,止嗽。烧灰油调,傅人畜恶疮,敛疮口。(大明)主胸胁逆气,时疾黄疸。研末点目,去肤翳。以七枚作末酒服,治产难及胞衣不出。与连翘同服,主项下瘤瘿疾。(甄权)

75.明-本草纲目(中)-李时珍-草部第十三卷·草之二(山草类下三十九种)-杜衡(《别录》中品)

根

[气味]辛,温,无毒。

[主治]风寒咳逆。作浴汤,香人衣体。(《别录》)止气奔喘促,消痰饮,破留血,项间瘿瘤之疾。(甄权)下气杀虫。(时珍)

76.明-本草纲目(中)-李时珍-草部第十四卷·草之三(芳草类五十六种)-芎䓖(音穷穷。《本经》上品)

根

[气味]辛,温,无毒。

[主治]中风入脑头痛,寒痹筋挛缓急,金疮,妇人血闭无子。(《本经》)除脑中冷动,面上游风去来,目泪出,多涕唾,忽忽如醉,诸寒冷气,心腹坚痛,中恶卒急肿痛,胁风痛,温中内寒。(《别录》)腰脚软弱,半身不遂,胞衣不下。(甄权)一切风,一切气,一切劳损,一切血。补五劳,壮筋骨,调众脉,破癥结宿血,养新血,吐血鼻血溺血,脑痈发背,瘰疬瘿赘,痔瘘疮疥,长肉排脓,消瘀血。(大明)搜肝气,补肝血,润肝燥,补风虚。(好古)燥湿,止泻痢,行气开郁。(时珍)蜜和大丸,夜服,治风痰殊效。(苏颂)齿根出血,含之多瘥。(弘景)

77.明-本草纲目(中)-李时珍-草部第十五卷·草之四(隰草类上五十三种)-夏枯草

茎叶

[气味]苦、辛,寒,无毒。[之才曰]土瓜为之使。伏汞砂。

[主治]寒热瘰疬鼠瘘头疮,破癥,散瘿结气,脚肿湿痹,轻身。(《本经》)

明-本草纲目(中)-李时珍-草部第十五卷·草之四(隰草类上五十三种)-恶实

项下瘿疾:鼠粘子根一升,水三升,煮取一升半,分三服。或为末,蜜丸常服之。(《救急方》)耳卒肿痛:牛蒡根切,绞汁二升,银锅内熬膏涂之。(《圣济总录》)

78.明-本草纲目(中)-李时珍-草部第十六卷·草之五(隰草类下七十三种)-连翘

[气味]苦,平,无毒。

[主治]寒热鼠瘘瘰疬,痈肿恶疮瘿瘤,结热蛊毒。(《本经》)去白虫。(《别录》)通利五淋,小便不通,除心家客热。(甄权)通小肠,排脓,治疮疖,止痛,通月经。(大明)散诸经血结气聚,消肿。(李杲)泻心火,除脾胃湿热,治中部血证,以为使。(震亨)治耳聋浑浑焞焞。(好古)茎叶主心肺积热。(时珍)

[好古曰]手足少阳之药,治疮疡瘤瘰结核有神,与柴胡同功,但分气血之异尔。与鼠粘子同用治疮疡,别有神功。

79.明-本草纲目(中)-李时珍-草部第十七卷·草之六(毒草类四十七种)-蓖麻

叶

[气味]有毒。

[《藏器》曰]有大毒。主恶疮瘰根,瘤赘瘜肉,白癜风,蛊毒精魅,溪毒疮瘘。和百丈青、鸡桑灰等分,为末傅之。蛊毒精魅当别有法。生江南山谷。茎叶如蓖麻。茎中空,吹之作声如博落回。折之有黄汁,药人立死,不可轻用入口。

80.明-本草纲目(中)-李时珍-草部第十七卷·草之六(毒草类四十七种)-半夏

根

[气味]辛,平,有毒。[《别录》曰]生微寒,熟温。生令人吐,熟令人下。汤洗尽滑用。

[主治]伤寒寒热,心下坚,胸胀咳逆,头眩,咽喉肿痛,肠鸣,下气止汗。(《本经》)消心腹胸膈痰热满结,咳嗽上气,心下急痛坚痞,时气呕逆,消痈肿,疗痿黄,悦泽面目,堕胎。(《别录》)消痰,下肺气,开胃健脾,止呕吐,去胸中痰满。生者:摩痈肿,除瘤瘿气。(甄权)治吐食反胃,霍乱转筋,肠腹冷,痰疟。(大明)治寒痰,及形寒饮冷伤肺而咳,消胸中痞,膈上痰,除胸寒,和胃气,燥脾湿,治痰厥头痛,消肿散结。(元素)治眉棱骨痛。(震亨)补肝风虚,(好古)除腹胀,目不得瞑,白浊梦遗带下。(时珍)

81.明-本草纲目(中)-李时珍-草部第十八卷·草之七(蔓草类七十三种,附一十九种)-黄药子(宋《开宝》)

根

[气味]苦,平,无毒。

[主治]诸恶肿疮瘘喉痹,蛇犬咬毒。研水服之,亦含亦涂。(《开宝》)凉血降火,消瘿解毒。(时珍)

[发明][颂曰]孙思邈千金月令方:疗忽生瘿疾一二年者。以万州黄药子半斤,须紧重者为上。如轻虚,即是他州者,力慢,须用加倍。取无灰酒一斗,投药入中,固济瓶口。以糠火烧一复时,待酒冷乃开。时时饮一杯,不令绝酒气。经三五日后,常把镜自照,觉消即停饮,不尔便令人项细也。刘禹锡《传信方》亦著其效,云得之邕州从事张岩。岩目击有效,复试其验如神。其方并同,惟小有异处,是烧酒候香出外,瓶头有津出即止,不待一宿,火不可过猛耳。

项下瘿气:黄药子一斤洗剉,酒一斗浸之。每日早晚常服一盏。忌一切毒物,及戒怒。仍以线逐日度之,乃知其效也。(《斗门方》)

82.明-本草纲目(中)-李时珍-草部第十八卷·草之七(蔓草类七十三种,附一十九种)-通草(《本经》中品)

根

[主治]项下瘿瘤。(甄权)

83.明-本草纲目(中)-李时珍-草部第十九卷·草之八(水草类二十三种)-海藻(《本经》中品)

[气味]苦、咸,寒,无毒。

[主治]瘿瘤结气,散颈下硬核痛,痈肿癥瘕坚气,腹中上下雷鸣,下十二水肿。(《本经》)疗皮间积聚暴癀,瘤气结热,利小便。(《别录》)辟百邪鬼魅,治气急心下满,疝气下坠,疼痛卵肿,去腹中幽幽作声。(甄权)治奔豚气脚气,水气浮肿,宿食不消,五膈痰壅。(李珣)

[发明][元素曰]海藻气味俱厚,纯阴,沉也。治瘿瘤马刀诸疮,坚而不溃者。经云:咸能软坚。营气不从,外为浮肿。随各引经药治之,肿无不消。

[时珍曰]海藻咸能润下,寒能泄热引水,故能消瘿瘤结核阴㿗之坚聚,而除浮肿脚气留饮痰气之湿热,使邪气自小便出也。

海藻酒:治瘿气。用海藻一斤,绢袋盛之,以清酒二升浸之,春夏二日,秋冬三日。每服两合,日三。酒尽再作。其滓曝干为末,每服方寸匕,日三服。不过两剂即瘥。(《范汪方》)

瘿气初起:海藻一两,黄连二两,为末。时时舐咽。先断一切厚味。(《丹溪方》)

84.明-本草纲目(中)-李时珍-草部第十九卷·草之八(水草类二十三种)-海带(宋《嘉祐》)

[气味]咸,寒,无毒。

[主治]催生,治妇人病,及疗风下水。(《嘉祐》)治水病瘿瘤,功同海藻。(时珍)

85.明-本草纲目(中)-李时珍-草部第十九卷·草之八(水草类二十三种)-昆布(《别录》中品)

[《别录》曰]昆布生东海。

[气味]咸,寒,滑,无毒。

[主治]十二种水肿,瘿瘤聚结气,瘘疮。(《别录》)破积聚。(思邈)治阴𤺊肿,含之咽汁。(藏器)利水道,去面肿,治恶疮鼠瘘。(甄权)

[发明][杲曰]咸能软坚,故瘿坚如石者非此不除,与海藻同功。

[诜曰]昆布下气,久服瘦人,无此疾者不可食。海岛之人爱食之,为无好菜,只食此物,服久相习,病亦不生,遂传说其功于北人。北人食之皆生病,是水土不宜耳。凡是海中菜,皆损人,不可多食。

[附方]旧四。

昆布臛:治膀胱结气,急宜下气。用高丽昆布一斤,白米泔浸一宿,洗去咸味。以水一斛,煮熟劈细。入葱白一握,寸断之。更煮极烂,乃下盐酢豉糁姜橘椒末调和食之。仍宜食粱米、粳米饭。极能下气。无所忌。海藻亦可依此法作之。(《广济方》)

瘿气结核:瘰疬肿硬。以昆布一两,洗去咸,晒干为散。每以一钱绵裹,好醋中浸过,含之咽津,味尽再易之。(《圣惠方》)

项下五瘿:方同上。(《千金翼》)

项下卒肿:其囊渐大,欲成瘿者。昆布、海藻等分,为末,蜜丸杏核大。时时含之,咽汁。(《外台》)

86.明-本草纲目(中)-李时珍-草部第二十一卷·草之十(苔类一十六种)-干苔(食疗)

[气味]咸,寒,无毒。

[主治]瘿瘤结气。(弘景)治痔杀虫,及霍乱呕吐不止,煮汁服。(孟诜)心腹烦闷者,冷水研如泥,饮之即止。(藏器)下一切丹石,杀诸药毒。纳木孔中,杀蛊。(《日华》)消茶积。(瑞)烧末吹鼻,止衄血。汤浸捣,傅手背肿痛。(时珍)

[发明][时珍曰]洪氏《夷坚志》云:河南一寺僧尽患瘿疾。有洛阳僧共寮,每食取苔脯同餐。经数月,僧项赘皆消。乃知海物皆能除是疾也。

87.明-本草纲目(中)-李时珍-菜部第二十七卷·菜之二(柔滑类四十一种)-醍醐菜

孟娘菜〔又曰〕味苦,小温,无毒。主妇人腹中血结羸瘦,男子阴囊湿痒,强阳道,令人健行不睡,补虚,去痔瘘、瘰疬、瘿瘤。生四明诸山,冬夏常有叶,似升麻,方茎,山人采茹之。

88.明-本草纲目(中)-李时珍-菜部第二十八卷·菜之四(水菜类六种)-紫菜

〔气味〕甘,寒,无毒。

〔主治〕热气烦塞咽喉,煮汁饮之。(孟诜)病瘿瘤脚气者,宜食之。(时珍)

〔发明〕〔震亨曰〕凡瘿结积块之疾,宜常食紫菜,乃咸能软坚之义。

89.明-本草纲目(中)-李时珍-菜部第二十八卷·菜之四(水菜类六种)-龙须菜

〔气味〕甘,寒,无毒。

〔主治〕瘿结热气,利小便。(时珍)

90.明-本草纲目(中)-李时珍-菜部第二十八卷·菜之五(芝栭类一十五种)-舵菜

〔气味〕咸、甘,寒,无毒。

〔主治〕瘿结气,痰饮。(时珍)

91.明-本草纲目(下)-李时珍-果部第三十卷·果之二(山果类三十四种)-橙

〔气味〕酸,寒,无毒。

〔主治〕洗去酸汁,切和盐、蜜,煎成贮食,止恶心,能去胃中浮风恶气。(《开宝》)

行风气,疗瘿气,发瘰疬,杀鱼、蟹毒。(士良)

92.明-本草纲目(下)-李时珍-木部第三十五卷·木之二(乔木类五十二种)-白杨(《唐本草》)

木皮

〔气味〕苦,寒,无毒。

〔主治〕毒风脚气肿,四肢缓弱不随,毒气游易在皮肤中,痰癖等,酒渍服之。(《唐本》)去风痹宿血,折伤,血沥在骨肉间,痛不可忍,及皮肤风瘙肿,杂五木为汤,浸损处。(藏器)治扑损瘀血,并煎酒服。煎膏,可续筋骨。(大明)煎汤日饮,止孕痢。煎醋含漱,止牙痛。煎浆水入盐含漱,治口疮。煎水酿酒,消瘿气。(时珍)

项下瘿气:秫米三斗炊熟,取圆叶白杨皮十两,勿令见风,切,水五升,煮取二升,渍麹末五两,如常酿酒。每旦一盏,日再服。(崔氏方)

93.明-本草纲目(下)-李时珍-木部第三十七卷·木之四(寓木类一十二种)-松萝(《本经》中品)

[气味]苦、甘,平,无毒。

[主治]嗔怒邪气,止虚汗头风,女子阴寒肿痛。(《本经》)疗痰热温疟,可为吐汤,利水道。(《别录》)治寒热,吐胸中客痰涎,去头疮、项上瘤瘿,令人得眠。(甄权)

94.明-本草纲目(下)-李时珍-鳞部第四十四卷·鳞之四(无鳞鱼二十八种,附录九种)-乌贼鱼

骨(一名海螵蛸)

[气味]咸,微温,无毒。

[主治]女子漏下赤白经汁,血闭,阴蚀肿痛,寒热癥瘕,无子。(《本经》)惊气入腹,腹痛环脐,丈夫阴中肿痛,令人有子,又止疮多脓汁不燥。(《别录》)疗血崩,杀虫。(《日华》)炙研饮服,治妇人血瘕,大人小儿下痢,杀小虫。(藏器)[(又曰)投骨于井,水虫皆死。]治眼中热泪,及一切浮翳,研末和蜜点之。久服益精。(孟诜)[(恭曰)亦治牛马障翳。]主女子血枯病,伤肝唾血下血,治疟消瘿。研末,傅小儿疳疮,痘疮臭烂,丈夫阴疮,汤火伤,跌伤出血。烧存性,酒服,治妇人小户嫁痛。同鸡子黄,涂小儿重舌鹅口。同蒲黄末,傅舌肿,血出如泉。同槐花末吹鼻,止衄血。同银朱吹鼻,治喉痹。同白矾末吹鼻,治蝎螫疼痛。同麝香吹耳,治聤耳有脓及耳聋。(时珍)

[发明][时珍曰]乌鲗骨,厥阴血分药也,其味咸而走血也。故血枯血瘕,经闭崩带,下痢疳疾,厥阴本病也;寒热疟疾,聋、瘿,少腹痛,阴痛,厥阴经病也;目翳流泪,厥阴窍病也。厥阴属肝,肝主血,故诸血病皆治之。按《素问》云:有病胸胁支满者,妨于食,病至,则先闻腥臊臭,出清液,先唾血,四肢清,目眩,时时前后血,病名曰血枯。得之年少时,有所大脱血;或醉入房,中气竭肝伤,故月事衰少不来。治之以四乌鲗骨,一蔍茹为末,丸以雀卵,大如小豆。每服五丸,饮以鲍鱼汁,所以利肠中及伤肝也。观此,则其入厥阴血分无疑矣。

95.明-本草纲目(下)-李时珍-介部第四十六卷·介之二(蛤蚌类二十九种)-马刀

壳

[气味]辛,微寒,有毒。得水,烂人肠。又云得水良。

[主治]妇人漏下赤白,寒热,破石淋。杀禽兽,贼鼠。(《本经》)能除五脏间热,肌中鼠鼷,止烦满,补中,去厥痹,利机关。(《别录》)消水瘿、气瘿、痰饮。(时珍)

96.明-本草纲目(下)-李时珍-介部第四十六卷·介之二(蛤蚌类二十九种)-海蛤

[气味]苦、咸,平,无毒。

[主治]咳逆上气,喘息烦满,胸痛寒热。(《本经》)疗阴痿。(《别录》)主十二水满急痛,利膀胱大小肠。(《唐注》)治水气浮肿,下小便,治嗽逆上气,项下瘤瘿。(甄权)疗呕逆,胸胁胀急,腰痛五痔,妇人崩中带下。(《日华》)止消渴,润五脏,治服丹石人有疮。(萧炳)清热利湿,化痰饮,消积聚,除血痢,妇人血结胸,伤寒反汗搐搦,中风瘫痪。(时珍)

97.明-本草纲目(下)-李时珍-介部第四十六卷·介之二(蛤蚌类二十九种)-蛤蜊

蛤蜊粉

[气味]咸,寒,无毒。

[主治]热痰湿痰,老痰顽痰,疝气白浊带下。同香附末,姜汁调服,主心痛。(震亨)清热利湿,化痰饮,定喘嗽,止呕逆,消浮肿,利小便,止遗精白浊,心脾疼痛,化积块,解结气,消瘿核,散肿毒,治妇人血病。油调,涂汤火伤。(时珍)

98.明-本草-本草纲目(下)-李时珍-介部第四十六卷·介之二(蛤蚌类二十九种)-淡菜

[时珍曰]按阮氏云:淡菜生海藻上,故治瘿与海藻同功。

[主治]虚劳伤惫,精血衰少,及吐血,久痢肠鸣,腰痛疝瘕,妇人带下,产后瘦瘠。(藏器)产后血结,腹内冷痛,治癥瘕,润毛发,治崩中带下,烧食一顿令饱。(孟诜)煮熟食之,能补五脏,益阳事,理腰脚气,能消宿食,除腹中冷气痃癖。亦可烧汁沸出食之。(《日华》)消瘿气。(时珍)

99.明-本草纲目(下)-李时珍-兽部第五十卷·兽之一(畜类二十八种)-豕靥(音掩)

俗名咽舌是矣。又名猪气子。王玺曰:在猪喉系下,肉团一枚,大如枣,微扁色红。

[主治]项下瘿气,瓦焙研末,每夜酒服一钱。(时珍)

瘿气

《杏林摘要》:用猪靥七枚,酒麹三钱,入水瓶中露一夜,取出炙食。二服效。《医林集要》:开结散:猪靥(焙)四十九枚,沉香二钱,真珠(砂罐煅)四十九粒,木香二钱,橘红四钱,为末。临卧冷酒徐徐服二钱。五服见效,重者一料愈。以除日合之。忌酸、咸、油腻、涩气之物。

100.明-本草纲目(下)-李时珍-兽部第五十卷·兽之一(畜类二十八种)-羊靥

(即会咽也)

[气味]甘、淡,温,无毒。

[主治]气瘿。(时珍)

[发明][时珍曰]按古方治瘿多用猪、羊靥,亦述类之义,故王荆公《瘿诗》有"内疗烦羊靥"之句。然瘿有五:气、血、肉、筋、石也。夫靥属肺,肺司气。故气瘿之证,服之或效。他瘿恐亦少力。

项下气瘿:《外台》:用羊靥一具,去脂(酒浸,炙熟)含之咽汁。日一具,七日瘥。《千金》:用羊靥七枚(阴干),海藻、干姜各二两,桂心、昆布、逆流水边柳须各一两,为末,蜜丸芡子大。每含一丸,咽津。《杂病治例》:用羊靥、猪靥各二枚,昆布、海藻、海带各二钱(洗,焙),牛蒡子(炒)四钱,右为末,捣二靥和,丸弹子大。每服一丸,含化咽汁。

101.明-本草纲目(下)-李时珍-兽部第五十卷·兽之一(畜类二十八种)-牛靥(水牛者良。)

[主治]喉痹气瘿,古方多用之。(时珍)

102.明-本草纲目(下)-李时珍-兽部第五十一卷·兽之二(兽类三十八种)-牦牛

喉靥

[主治]项下瘿气。(时珍)

[发明][时珍曰]牦牛,古方未见用者。近世臞仙《寿域方》载治瘿气方,用其喉靥,亦因类之义也。其方用犏牛喉脆骨二寸许一节,连两边扇动脆骨取之,或煮或烧,仰卧顿服。仍取巧舌(即靥子也),嚼烂噙之,食顷乃咽。病人容貌必瘦减,而瘿自内消矣。不过二服即愈,云神妙无比也。

103.明-本草纲目(下)-李时珍-兽部第五十一卷·兽之二(兽类三十八种)-鹿

靥

[主治]气瘿,以酒渍,炙干,再浸酒中,含咽汁,味尽更易,十具乃愈。(《深师》)

104.明-本草汇言-倪朱谟-本草汇言卷之三-草部(隰草类上)

夏枯草:凉血清肝。朱丹溪:舒郁散结之药也。张少怀稿:此药得金水之体,少阳之气,善治肝郁血燥为病。故前人主寒热瘰疬,鼠瘘瘿核,目疼疮疹诸疾,及脚肿湿痹等证。但性味寒而苦辛,寒能除热,苦能下泄,辛能散滞。专入肝胆二经,攻热逐湿,则前证自除矣。除肝胆血郁气滞之病,成瘰病湿痹等证之外,并无别用。久服亦损胃家,谓苦寒降散多也。

105.明-本草汇言-倪朱谟-本草汇言卷之六-草部蔓草类

黄药子:降火凉血。《唐本草》:解毒消瘿之药也。龚裔云稿:凡恶毒肿疮,喉痹结热等疾,并恶蛇毒犬咬伤,研末,汤调服之,并涂敷患处,最效。治马病心肺热疾,水煎服,特灵。大方科服食汤液中,今鲜用此。此物苦寒疏散,凡病血热吐衄等证,古人曾有用之。若脾胃素弱,易于作泄者,禁用。

106.明-本草汇言-倪朱谟-本草汇言卷之七-草部(水草类)

海藻:散瘿气,消痈肿,化癥瘕。本经:下水肿之药也。鲁当垣稿:此药治瘿核、马刀诸疮,坚而不溃,溃而不敛者。咸能软坚,寒能泻热。如营气不调,外为痈肿,随各引经药配之,肿无不消。又《李氏方》兼治水肿脚气,留饮结痰之湿热。使邪气从小便中出,取咸入肾达膀胱,有润下分消之意。如脾虚胃弱,血气两亏者,勿用之。

集方:《范汪方》:治瘿气。用海藻八两,绢袋盛之,以清酒二升浸之,春二、夏三、秋四、冬五日。每服二合,日三服,酒尽再作。其渣晒干为末,每服二钱,白汤调,日三服,不过两剂愈。危氏方:治瘰病左右交接者。以海藻菜,用荞麦面拌炒,直白僵蚕炒各等分,为末,米糊为丸,如梧子大。每食后服百丸,白汤下。

昆布：去顽痰，利结气。吴普：消瘿疬之药也。黄正旸稿：《别录》方又治十三二种水肿，并阴癞疝瘕诸疾，总不过为消痰下气故也。古方噎膈证恒用之，亦取此意。但此性雄于海藻，不可多服，令人瘦削。

东垣老人曰：咸能软坚，故瘿肿坚如石者，非此不除。与海藻同功。二物下气消痰殊捷。久服又能损人，无此疾者，不可服食。

集方：《广济方》：治膀胱结气，胀壅不行，类多疝证。用高丽昆布一斤，以米泔水浸去咸味，再洗净，以水一斛，煮熟再切细，更水煮极烂，乃下酱油、姜、椒、葱白等味，调和过饭食，极能下气。海藻亦可依此法制食之。《外台秘要》：治项下五种瘿气，结核累累肿硬。以昆布、海藻各一两，浸洗去咸味，晒干为末，醋和为丸，弹子大。时时含之咽汁，味尽再易。其患渐消。

海带

味咸，气寒，无毒。

（刘氏曰：海带，生东海水中石上。似海藻而粗，柔韧而长。今登、莱人晒干，以束器用，可代绳索。）

海带：去瘿行水，下气化痰，功同海藻、昆布。及妇人方中，用此催生有验，稍有异耳。

107.明-本草汇言-倪朱谟-本草汇言卷之七-草部（苔草类）

海苔菜：陶弘景：化瘿瘤结核，消酒积。时珍：解丹石药毒之药也。闵效轩稿：味咸，得水气而成。凡风火、烟、石、丹药诸毒，用此立解。茶积、酒积，蕴结内脏，以致面黄腹痛，投此即平。但气虽寒平，性稍有毒，缘水气酿结故也。如多食，亦令发疮疥，使人面色痿黄，少血色。又饮病作嗽之人亦忌用。纳树孔中，杀蠹。

108.明-本草汇言-倪朱谟-本草汇言卷之十二-金石部（金类）

针砂：平肝气，散瘿核，消积聚。时珍：疗黄疸肿满之药也。

集方：杨仁斋《直指方》：治项下瘿核。用针砂八两，入水缸中浸之，饮食皆用此水，十日一换砂，半年自消散。陆颖山方：治腹内一切积聚，久不消散。用针砂三合，每晚临睡时，炒热用布包熨之。《摘玄方》：治脾劳黄病。用针砂二两研极细，醋炒七次，干漆烧存性，三钱，苍术、厚朴、陈皮、香附各五钱，甘草四钱，共为末，和针砂，蒸饼为丸，如绿豆大。每早食前服三丸，食后临睡服四丸，白汤下。刘德生方：治水肿尿少。针砂五钱，醋煮干，甘遂末三钱，生蚰蜒三条，葱三枝连根叶，共捣作饼，用薄布衬傅脐上，用帛缚之，一日一换，以小便大通为度。顾仁存方:治虚寒下利,或泄泻无度。用针砂一两,肉桂、枯矾各三钱,共为末,以米汤调,用薄布衬,摊脐上下,用帛缚之,当觉大热,即愈。同上:染白须发:用针砂一两,米醋炒七次,百药煎六钱,呵子、白及各四钱,绿矾二钱,共为末,用热醋调,刷须发上,用软帛包住,次早热汤洗药,即黑。

109.明-本草汇言-倪朱谟-本草汇言卷之十九-介部（甲虫类）

牡蛎:涩精气,止崩带之药也。顾汝琳曰:此得海水浮沫附石结成,乃湿生也。本以水凝为质,应潮开阖,体类坚金,生则味咸,咸能软坚。《别录》所以化积去痞、消瘿散瘰疬也。煅则味涩,涩能止泄,农皇所以止妇人赤白带下;孟诜所以止男子遗精梦泄也。大抵此海水所化之物,实无情而致有情也。遗精淋带,感无情之气,致损有形之质也。如失精与失血者,投此旋定。但味咸气寒,凡病虚而有热者宜用,虚而有寒者忌之。肾虚无火、精寒自出者,亦非宜矣。

集方:《方脉正宗》:治久年痞积及癥瘕坚块。用牡蛎八两,生捣极细,重罗筛过,配干姜十两、于白术一斤,俱用酒拌炒,共研极细末,饴糖为丸梧子大。每食前早晚各服二钱,好酒吞下。初虞世方:治瘰疬瘿核,不拘已破、未破。用牡蛎四两,甘草一两研极细,每早饭后用一钱,茶汤调服。《方脉正宗》:治妇人赤白带下,男子遗精梦泄。用牡蛎、龙骨各二两,俱火煅通红,研极细末,配芡实、白术各五两,俱酒拌炒,研细末,总和匀,饴糖为丸梧子大。每早饭前用二钱,米汤吞下。

淡菜

味甘,气寒,无毒。沉也,降也。入足阳明、太阳经。

（陈氏曰:生东南海中,似珠母。一头小,中衔细毛。虽形状不典,然味甘美,颇能益人。晒干收藏,食时以滚汤泡软,去须用。按阮氏云:淡菜生海藻上,故治瘿气,与海藻同功。）

淡菜:补虚养肾之药也。蔡心吾曰:此物本属介类,原其气味甘美而淡,性本清凉,故藏器方善治肾虚有热,及热郁吐血、痢血、便血,及血郁成瘿,留结筋脉诸疾。惟堪和冬瓜、茭白、白萝卜同煮,调油、酱、葱、韭食之,足以疗以上诸疾。不和药料同用。

110.明-本草集要-王纶-中部药品-卷之二

芎藭

味辛,气温,无毒。少阳经药,入手足厥阴经。（白芷为之使,畏黄连,形块重实、色白者良。）

主中风入脑,头痛寒痹,筋挛缓急,金疮,妇人血闭无子。治少阳头痛、血虚头痛之圣药。散肝经风、头面风不可缺。又治一切血,破癥结宿血,养新血,鼻洪吐血,尿血,痔瘘,脑痛发背,瘰疬瘿赘。排脓消瘀,长肉。上行头目,下行血海,通肝经,血中之气药也。治一切气,心腹坚痛,胁痛,疝痛。温中散寒,开郁行气,燥湿。

丹参

味苦,气微寒。无毒。(畏碱水,反黎芦。五月采根,曝干。又云:冬采良,夏采虚恶。)

主心腹邪气,肠鸣幽幽如走水,寒热积聚,破癥除瘕,止烦满。益气养血,破宿血,生新血,安生胎,落死胎,止血崩带下,调妇人经脉不匀。治骨节疼痛,四肢不遂,腰脊强,脚痹软弱,风邪留热,头痛眼赤,热温狂闷,中恶百邪鬼魅,腹痛,恶疮瘿赘肿毒,排脓止痛,生肌肉。

111.明-本草集要-王纶-中部药品-卷之三

白头翁

味甘、苦,气温,一云寒。无毒,一云有毒。(得酒良。四月采。)

主温疟狂易寒热,癥瘕积聚腹痛。瘿气,项下瘤疬。治赤毒痢甚效。逐血止痛,疗金疮、鼻衄、齿痛、一切风气及百节骨痛,暖腰膝。

海藻

味苦、咸,气寒。无毒,一云有小毒。(反甘草。七月七日采,曝干。)

主瘿瘤气,颈下核,破散结气痈肿,癥瘕坚气,腹中上下鸣,下十二水肿。主辟百邪鬼魅。治气疾急满,疗疝气下坠,疼痛核肿。

治颔下瘰疬如梅李;(取一斤洗净,酒渍浸数日,稍稍饮之。)又治颈下卒结囊,欲成瘿。(同前法。又同昆布等分为末,蜜丸如杏核大,含之稍稍咽汁。)

昆布

味咸,气寒。无毒,一云小毒。

主十二种水肿,瘿瘤聚结气,瘘疮。凡海中菜皆疗瘿瘤结气。又颓卵肿,煮汁咽之。

112.明-本草蒙筌-陈嘉谟-卷之二草部中-通草

味甘、淡,气平。味薄,降也,阳也,阳中阴也。无毒。产江淮山谷,如指大藤茎。正月采收,阴干入药。因孔节相贯,吹口气即通,故此得名。去皮咀片,泻小肠火郁不散,非他药可伦;利膀胱水闭不行,与琥珀相等。消痈疽作肿,疗脾疸嗜眠。解烦哕,开耳聋,出音声,通鼻塞。行经下乳,催产堕胎。实结如小木瓜,名曰燕腹;(白瓤黑核。)亦能治翻胃证,除热三焦。根治项下瘿瘤,多取绞汁顿服。又种心空有瓠,与灯草同;乃通脱木立名,凭揉碎用。洁白轻虚可爱,女工每剪饰花。利水使阴窍通和,退肿令癃闭舒泰。更治产后,下乳如神。

113.明-本草蒙筌-陈嘉谟-卷之二草部中-丹参

味苦,气微寒。无毒。山谷有,在处多,茎方棱,长尺余。青色叶相对,似薄荷有毛。花红紫复开,根粗长冬采。畏寒水(石也),反藜芦。专调经脉匀,善理骨节痛。生新血去恶血,落死胎安生胎,破积聚癥坚,止血崩带下,脚痹软能健,眼赤肿可消。散瘿赘恶疮,排脓生肉。辟精魅鬼祟,养正驱邪。更治肠鸣幽幽,滚下如走水状。

114.明-本草蒙筌-陈嘉谟-卷之二草部中-黄药根

味苦,气平。无毒。藤生三四尺高,茎根与小桑类。万州(属广东。)者紧重,他处者轻虚。十月采根,外科多用。主咽喉痹塞及诸恶肿毒疮疖,治蛇犬咬伤并马走心肺积热。生捣取汁,亦含亦涂。子肉味酸,消瘿甚捷。收须浸酒,日饮数杯。见效即停,不尔项缩。

115.明-本草蒙筌-陈嘉谟-卷之三草部下-海带布昆海藻

味苦、咸,气寒。无毒。一云:有小毒。东海所生,叶类萍藻。根着水底石上,茎如乱发而乌。七夕收采,性反甘草。治项间瘰疬,消颈下瘿囊。利水道通癃闭成淋,泻水气除胀满作肿。辟百邪鬼魅,止偏坠疝疼。又种粗长,乃名海带。茅软堪以系物,入药多用催生。亦疗风淫,兼下水湿。昆布亦系海菜,治与海藻同功。散结溃坚,并着奇效。

(谟)按:荣气不从,外为痈肿。坚硬不溃,仗此可消。盖三药味俱咸,经云:咸能软坚。随各引经药治之,则坚无不溃,肿无不消也。

116.明-本草蒙筌-陈嘉谟-卷之三草部下-白头翁

味苦、气温。可升可降,阴中阳也。无毒。一云味甘、苦。有小毒。山谷田野,在处有之。苗作丛柔细稍长,叶生秒有毛不泽。(毛细白色。)风来反静,风去则摇。与独滑、赤箭、苗茎三者,无差异也。近根底处,白茸寸余,状类老翁,名由此得。交秋收采,向日曝干。(一云阴干。)入药拯疴,蠡实为使。主温疟阳狂寒热,治癥瘕积聚腹疼。逐血愈金疮,驱风暖腰膝。消瘰疬,散瘿瘤。小儿头秃膻腥及两鼻血衄神效,男子阴疝偏肿并百节骨痛殊功。牙齿痛亦除,赤毒痢必用。(经云:肾欲坚,急食苦以坚之。痢则下焦虚,故必用此纯苦之剂,以坚之也。)

117.明-本草蒙筌-陈嘉谟-卷之四木部-松脂

味苦、甘，气温。无毒。普天下植养，州土不拘。大木中流来，沥清（松脂别名）便是。采取媒利，凿多窍可遂贪心；炼饵延年，待自流易奏捷效。择通明成颗，分向背阴阳。向南日月照者为阳脂，向北日月背者为阴脂。阳脂补阳，阴脂补阴。《仙经》亦云：不见日月者，皆可取服。以人多阴虚，欲其专补阴尔。制炼有方，依式勿错。水盛釜内，甑安水傍。白茅藉甑底两层，黄沙盖茅上寸许。松脂任布，桑柴紧炊。汤减少旋添，脂流尽方出。新笊篱掠投冷水，（沉釜底者勿用。）候凝结复炊如前。周毕三回，色白如玉。研和群药，（加白茯苓、柏子仁、甘菊花共剂，亦可单服。）为丸酒吞。逐诸风，安五脏。除伏热胃脘，解消渴咽喉。轻身通神，延年耐老。熬膏贴疮毒长肉，作散治齿痛杀虫。实主少气虚羸，兼驱风痹；花虽轻身益气，发热上焦。菩（花底菩）收晒干，研末罗细。鸡清（鸡蛋清）丸成豆粒，暑痢止涩如神。根白皮主辟谷不饥，补虚损劳乏；节性温燥血中之湿，却脚痹软疼。叶味苦温，能生毛发。捣烂敷风湿疮效，悬挂辟瘟疫气灵。历节诸风，渍酒可服。松萝（一名女萝。《诗》云：茑与女萝施于松上。陶云：茑是寄生，当用桑上者，女萝当用松上者。）苦甘无毒，煎浓可作吐汤。涌客痰，截温疟，利水道，驱头风。扫顶上疮痍，去项间瘤瘿。虚汗堪止，嗔怒能消。

118.明-本草蒙筌-陈嘉谟-卷之八石部-铅

味甘。无毒。禀北方壬癸阴极之精，生蜀郡平泽银坑之所。性濡而滑，色黑而缗。可点铜成银，须草伏成宝。入剂治疗，镇心安神。主鬼疰瘿瘤，止反胃呕哕。蛇蝎伤毒，炙熨尤奇。熔出铅灰，能治瘰疬。铅霜性冷，亦铅炼成。（其法：以铅杂水银十五分之一，合炼作片，置醋瓮中，密封，久成霜，又名铅白霜。）能涂木瓜失酸，因体属金克木。止惊悸驱热，解酒毒消痰。疗胸膈闷烦，逐中风痰实。铅丹制炒有法，（其法：铅一斤，土硫黄一两，硝石一两先熔铅成汁，下醋点沸，时下小硫黄一块，续下硝石少许，沸定再点醋，依前下黄硝少许，待硝沸尽，黄亦尽，炒为末成丹。）考其气味辛寒。一名黄丹，外科多用。先入水飞净砂土，后驾火炒变褐黄。煎膏敷金疮，生长肌肉住痛；入药治痫疾，收敛神气镇惊。除毒热脐挛，止翻胃吐逆。经云：涩可去脱。铅丹固气，而处有铜所，形方圆不定，色青黄类铜，不从矿炼而成，故曰自然铜也。制宜火煅醋淬，研末绝细水飞。治跌损接骨续筋，疗折伤散血止痛。热酒调服，立建奇功。若非煅成，切勿误服。

（谟）按：丹溪云：世以自然铜为接骨妙药，殊不知跌损之方，贵在补气、补血、补胃。俗工不明此理，惟图速效取钱。倘遇老弱之人，若服此新出火者，其火毒金毒相扇,又挟香热药之毒,虽有接伤之功,然燥散之祸,甚于刀剑。戒之!戒之!

119.明-本草蒙筌-陈嘉谟-卷之十一虫鱼部-蜘蛛

气微寒。有毒。品类极多,在处俱有。能牵丝网,巧不如蚕。凡入医方,须知选择。网布檐角者妙,腹大黑色者佳。收取无时,制服凭证。大人狐疝偏痛、睾丸或时上下者,宜研散调;小儿大腹丁奚、行步三年蹩躃者,须煨熟唉。久疟寒热可断,干呕霍乱能驱。蛇虺咬捣汁涂,蜈蚣咬用活吸。疔肿作膏敷退,瘰核溃酒饮消。丝网疗健忘,又能使人巧。七夕取食,方获奇功。系瘤赘烂消,缠痔瘘脱落。(此用花蜘蛛丝尤妙。)

120.明-本草品汇精要-刘文泰-神农本经例

上药一百二十种为君,主养命以应天,无毒,多服久服不伤人,欲轻身益气、不老延年者,本上经。中药一百二十种为臣,主养性以应人,无毒有毒,斟酌其宜,欲遏病、补虚羸者,本中经。下药一百二十五种为佐使,主治病以应地,多毒,不可久服,欲除寒热邪气,破积聚愈疾者,本下经。三品合三百六十五种,法三百六十五度,一度应一日,以成一岁。药有君臣佐使,以相宣摄合和。宜用一君二臣三佐五使,又可一君三臣九佐使也。药有阴阳配合,子母兄弟,根茎花实,草石骨肉。有单行者,有相须者,有相使者,有相畏者,有相恶者,有相反者,有相杀者,凡此七情,合和视之。当用相须相使者良,勿用相恶相反者。若有毒宜制,可用相畏相杀者,不尔勿合用也。药有酸咸甘苦辛五味,又有寒热温凉四气,及有毒无毒,阴干暴干,采造时月,生熟土地所出,真伪陈新,并各有法。药性有宜丸者,宜散者,宜水煮者,宜酒渍者,宜膏煎者,亦有一物兼宜者,亦有不可入汤酒者,并随药性,不得违越。欲疗病,先察其源,先候病机,五脏未虚,六腑未竭,血脉未乱,精神未散,服药必活;若病已成,可得半愈;病势已过,命将难全。若用毒药疗病,先起如黍粟,病去即止,不去倍之,不去十之,取去为度。疗寒以热药,疗热以寒药,饮食不消以吐下药,鬼疰蛊毒以毒药,痈肿疮瘤以疮药,风湿以风湿药,各随其所宜。病在胸膈以上者,先食后服药;病在心腹以下者,先服药而后食;病在四肢血脉者,宜空服而在旦;病在骨髓者,宜饱满而在夜。夫大病之主,有中风伤寒,寒热温疟,中恶霍乱,大腹水肿,肠澼下痢,大小便不通,贲独上气,咳逆呕吐,黄疸消渴,留饮癖食,坚积癥瘕,惊邪癫痫,鬼疰,喉痹齿痛,耳聋目盲,金疮踒折,痈肿恶疮,痔瘘瘿瘤,男子五劳七伤,虚乏羸瘦,女子带下崩中,血闭阴蚀,虫蛇蛊毒所伤。此大略宗兆,其间变动枝叶,各宜依端绪以取之。

121.明-本草品汇精要-刘文泰-卷之二-玉石部上品之下

一十七种陈藏器余

烟药味辛温,有毒,主瘰疬、五痔瘘、瘿瘤、疮根恶肿,石黄、空青、桂心并四两,干姜一两,为末,取铁片阔五寸烧赤,以药置铁上,用瓷碗以猪脂涂碗底,药飞上,待冷即开,如此五度,随疮孔大小,以药如鼠屎内孔中,面封之,三度根出也,无孔者针破内之。

122.明-本草品汇精要-刘文泰-卷之五-玉石部下品之上

石之土

石灰(有毒),煅成

石灰(出《神农本经》)主疽疡疥瘙、热气恶疮、癫疾死肌,坠眉,杀痔虫,去黑子息肉(以上朱字《神农本经》)。疗髓骨疽(以上黑字《名医》所录)。[名]恶灰,希灰,石垩,煅石,石煅。[地]《图经》曰:生中山川谷,及所在近山处皆有之,今之作窑烧青石为灰也。有风化、水化两种,其风化者,以经煅灰块置风中自解,此为有力;水化者,以水沃之即热蒸而解,其力差劣矣。[时]采:无时。[用]风化者为胜。[色]白。[味]辛甘。[性]温散。[气]气味俱厚,阳也。[臭]腥。[主]止血生肌。[制]雷公云:凡使用醋浸一宿,漉出待干下火煅,令腥秽气出,用瓶盛着,密盖放冷,拭上灰令净,细研用。[治]疗:《药性论》云:治癌疥,蚀恶肉,止金疮血。《日华子》云:疗白癜、疬疡、瘢疵,及妇人粉刺、痔瘘疽疮、瘿赘疣子,又产后阴不能合,浓煎汤熏洗,差。补:《日华子》云:暖水脏。[合治]五月五日,采繁蒌、葛叶、鹿活草、槲叶、芍药、地黄叶、苍耳叶、青蒿叶,合石灰捣为团,如鸡卵,暴干为末,疗金疮,生肌,神验。合百草团为末,治金疮,或以腊月黄牛胆取汁,溲和,却内胆中挂之,当风百日,研之,亦治金疮。合水调如粥,浸好糯米粒全者,半置灰中半在外,经宿,取糯米点人面黑黡。合醋调如泥,疗口蜗斜者,左蜗涂右,右蜗涂左,立便牵正。[禁]不入汤药,妊娠不可服。

123.明-本草品汇精要-刘文泰-卷之八-草部上品之中

草之草

芎䓖(无毒)丛生

芎䓖(出《神农本经》)主中风入脑,头痛,寒痹,筋挛缓急,金疮,妇人血闭无子(以上朱字《神农本经》)。除脑中冷动,面上游风去来,目泪出,多涕唾,忽忽如醉,诸寒冷气,心腹坚痛,中恶,卒急肿痛,胁风痛,温中内寒(以上黑字《名医》所录)。[名]胡䓖、香果。[苗]《图经》曰:芎䓖即蘼芜根也,其苗四月、五月间生,叶似芹、胡荽、蛇床辈，作丛，而茎细，七月、八月开白花，根坚瘦，黄黑色。关中出者，俗呼为京芎，并通用。惟贵形块重实作雀脑状者，谓之雀脑芎，此最有力也。吴氏云：叶香细青黑，文赤如蒿本。冬夏丛生，五月华赤，七月实黑，茎端两叶，根有节，似马衔状。《衍义》曰：今出川中大块，其里色白不油，嚼之惟辛甘者佳。他种不入药，止可为末煎汤沐浴。此药今人所用最多，头面风不可阙也，然须以他药佐之。[地]《图经》曰：生武功川谷、斜谷西岭，及关中秦州山阴、泰山。道地：蜀川者为胜。[时]生：四月、五月生苗。采：九月、十月取根。[收]暴干。[用]根如雀脑者佳。[质]形类马衔而成块。[色]黑赤。[味]辛。[性]温、散。[气]气之厚者，阳也。[臭]香。[主]头风，脑痛。[行]手足厥阴经、手足少阳经。[助]白芷为之使。[反]畏黄连。[制]水洗去土，剉用。[治]疗：《图经》曰：叶作香饮，止泄泻。陶隐居云：齿根血出者，含之，瘥。《药性论》云：主腰脚软弱，半身不遂，及胞衣不出，腹内冷痛。《日华子》云：除一切风、一切气、一切血、一切劳损，调众脉，破癥结，消宿血，养新血，长肉，止鼻洪、吐血及溺血、痔漏、脑痈、发背、瘰疬、瘿赘、疮疖，排脓，消瘀血。《汤液本草》云：补血，主血虚头痛之圣药，散肝经之风，上行头目，下行血海。贯芎治少阳经，苦头痛。补：《日华子》云：五劳七伤，壮筋骨。[合治]合当归等分，水二盏，煎一盏服，治妇人数月胎不动。末一匙合艾汤调，如妇人经水三月不行，服此验，腹内微动者是胎。剉一两，合酒一盏，煎五分，去滓，入生地黄汁二合，煎三沸，食前分二服，疗妇人血崩，昼夜不止。[禁]久服则走散真气。

草之木

黄芪（无毒），植生

黄芪（出《神农本经》）主痈疽久败疮，排脓止痛，大风癞疾，五痔鼠瘘，补虚，小儿百病（以上朱字《神农本经》）。妇人子脏风邪气，逐五脏间恶血，补丈夫虚损，五劳羸瘦，止渴，腹痛，泄痢，益气，利阴气。生白水者冷补。其茎、叶疗渴及筋挛，痈肿疽疮（以上黑字《名医》所录）。[名]戴椹，戴糁，独椹，芰草，蜀脂，百本，王孙。[苗]《图经》曰：根长二三尺，独茎作叶，生枝干去地二三寸，其叶扶疏作羊齿状，又如蒺藜苗。七月中开黄紫花，其实作荚子，长寸许，其皮折之如绵，谓之绵黄芪。然有数种，有白水芪，有赤水芪，有木芪，功用并同，而力不及白水芪。木芪短而理横，人多以苜蓿根假作黄芪，折皮亦似绵，颇能乱真。但苜蓿根坚而脆，黄芪至柔韧，皮微黄褐色，肉中白色，此为异耳。[地]《图经》曰：蜀郡山谷及白水汉中，今河东陕西州郡多有之。陶隐居云：出陇西叨阳、黑水、宕昌。道地：宪州、原州、华原、宜州、宁州。[时]生：春生苗。采：二月、十月取根。[收]阴干。[用]根折之如绵者为好。[质]类甘草而皮褐。[色]皮黄肉白。[味]甘。[性]微温、平、缓。[气]气之厚者,纯阳。[臭]微腥。[主]补中益气。[行]手少阳经、足太阴经、足少阴经。[反]恶白鲜皮、龟甲。[制]《雷公》云:去芦蒸,槐砧上剉用或蜜炙,生用亦可。[治]疗:《药性论》云:去寒热,客热。《日华子》云:破癥癖,瘰疬,瘿赘,肠风,血崩带下,赤白痢,产前后一切病,月候不匀,消渴,痰嗽及头风,热毒赤目。白水芪治血及烦闷、骨蒸劳,无汗则发汗,有汗则止汗。补:《药性论》云:发背,内补及虚喘,肾衰耳聋,补五脏。《日华子》云:壮筋骨,长肉,补血。[合治]合防风煮汤,熏风病,脉沉,口禁不语。合人参、甘参,退劳役发热。合白芷、连翘,排脓止痛消毒。合防风,补力愈大。[禁]面黑人不可多服。[赝]苜蓿根为伪。

二十种陈藏器余

孟娘菜,味苦,小温,无毒。主妇人腹中血结,羸瘦,男子阴囊湿痒,强阳道,令人健行不睡,补虚,去痔瘘、瘰疬、瘿瘤,作菜。生四明诸山,冬夏常有,叶似升麻,方茎。山人取之为菜,一名孟母菜,一名厄菜。

124.明-本草品汇精要-刘文泰-卷之九-草部上品之下

丹参(无毒)

丹参(出《神农本经》)主心腹邪气,肠鸣幽幽如走水,寒热积聚,破癥除瘕,止烦满,益气(以上朱字《神农本经》)。养血,去心腹痼疾结气,腰脊强,脚痹,除风邪留热,久服利人(以上黑字《名医》所录)。[名]郄蝉草,赤参,本羊乳,奔马草,山参。[苗]《图经》曰:二月生苗,高尺许,茎干方棱,青色,叶生相对,如薄荷而有毛,三月开花,红紫色,似苏花,根赤大如指,长一尺余,一苗数根。冬月采者良,夏日采者虚恶,不甚佳也。[地]《图经》曰:出桐柏山川谷及泰山、陕西,河东州郡亦有之。道地:随州。[时]生:二月生苗。采;五月、九月、十月取。[收]暴干。[用]根粗壮者佳。[质]类川当归而赤。[色]赤。[味]苦。[性]微寒,泄。[气]气薄味厚,阴也。[臭]腥。[主]养阴血,除邪热。[反]藜芦,畏咸水。[制]去芦,剉碎用。[治]疗:《药性论》云:治脚弱疼痹,主中恶,杀百邪鬼魅,腹痛,气作吼声,能定精。《日华子》云:通利关脉,除冷热劳,骨节疼痛,四肢不遂,排脓止痛,生肌长肉,破宿血,生新血,安生胎,落死胎,止血崩带下,调妇人经脉不匀,血邪,心烦,恶疮,疥癣,瘿赘,肿毒,丹毒,头痛,赤眼,热温狂闷。补:《日华子》云,养神定志。[合治]合酒浸服,疗风软脚。以一两杵为散,每服热酒调下二钱匕,治寒疝小腹及阴中相引痛,自汗出,欲死者。

125.明-本草品汇精要-刘文泰-卷之十-草部中品之上

木通（无毒），蔓生。

木通（出《神农本经》）主去恶虫，除脾胃寒热，通利九窍、血脉、关节，令人不忘（以上朱字《神农本经》）。疗脾疸，常欲眠，心烦哕，出音声，疗耳聋，散痈肿、诸结不消，及金疮、恶疮、鼠瘘、踒折、鼤（音瓮）鼻息肉，堕胎，去三虫（以上黑字《名医》所录）。[名]附支，丁翁，王翁，万年，菖藤。子：燕覆子，乌覆，䅘子，畜菖子，桴棪子。[苗]《图经》云：生作藤蔓，大如指，其茎干大者，径约二三寸，每节有二三枝，枝头出五叶，颇类石韦，又似芍药。三叶相对，夏秋开紫花，亦有白花者，实如小木瓜，核黑瓤白，食之甘美。陶隐居云：绕树藤生，汁白，茎有细孔，纹如车辐，两头皆通。含一头吹之，则气出彼头者良。[地]《图经》曰：生石城山谷及山阳，今泽潞、汉中、广州、江淮、湖南州郡亦有之。道地：海州、兴元府、解州。[时]生：春生叶。采：正月、二月取茎，七月、八月取子。[收]阴干。[用]茎、实。[质]类葡萄藤而有文理。[色]苍。[味]辛、甘。子：甘。[性]平、散。子：平、寒。[气]气味俱薄，阳中之阴。[臭]微香。[主]通经利窍，散肿消痈。[制]去皮，剉碎用。[治]疗：《药性论》云：治五淋，利小便，开关格，疗多睡，去水肿浮大，除烦热。根治项下瘤瘿。《日华子》云：安心除烦，止渴，退热，治健忘，明耳目，治鼻塞，通小肠，下水，破积聚血块，排脓消疮疖止痛，催生下胞，女人血闭，月候不匀，无行时疾，头痛目眩，羸劣，乳结及下乳。陈藏器云：子利大小便，宜通。去烦热，食之令人心宽，止渴，下气。孟诜云：子厚肠胃，令人能食，下三焦，除恶气，续五脏，断绝气，使语声足，气通十二经脉。别录云：治瘘疮，喉咙痛及喉痹。煎磨并宜服，急则含之。子治胃口热闭，反胃不下食，除三焦客热。[合治]煎汤合葱食之，理风热淋疾，小便数急疼痛，小腹虚满。[禁]妇娠不可服。

玄参（无毒），植生。

玄参（出《神农本经》）主腹中寒热积聚，女子产乳余疾，补肾气，令人目明（以上朱字《神农本经》）。主暴中风伤寒，身热，支满，狂邪，忽忽不知人，温疟，洒洒血痕，下寒血，除胸中气，下水，止烦渴，散颈下核，痈肿，心腹痛，坚癥，定五脏，久服补虚，明目，强阴益精（以上黑字《名医》所录）。[名]重台，玄台，鹿肠，正马，咸，端，逐马。[苗]《图经》曰：二月生苗，叶似脂麻，又如槐柳，细茎，青紫色，七月开花，青碧色，八月结子，黑色，亦有白花，茎方大紫赤色，细毛，有节若竹者，高五六尺，叶如掌，大而尖长如锯齿。其根生青白，干即紫黑，新者润腻，一根可生五七枚，合香亦用之。[地]《图经》曰：生河间川谷及冤句，今处处有之。道地：江州、衡州、邢州。[时]生：二月生苗。采：三月、四月、八月、九月取根。[收]暴干。

［用］根黑润者为好。［质］形如续断而黑。［色］紫黑。［味］苦、咸。［性］微寒、泄。［气］气薄味厚，阴也。［臭］香。［主］清咽喉之肿，泻无根之火。［行］足少阴经。［反］藜芦，恶黄芪、干姜、大枣、山茱萸。［制］雷公云：凡采得须用蒲草重重相隔，入甑蒸，两伏时后出，晒干用。［治］疗《药性论》云：除暴结热，热风喉痛，伤寒劳复，并散瘤瘿瘰疬。《日华子》云：止健忘，消肿毒，及游风、头风、热毒，心惊烦躁，劳乏骨蒸，传尸邪气。补：《日华子》云：补虚羸劳损。［合治］合升麻、葛根、芍药、甘草，疗伤寒阳毒发斑；合酒饮，疗诸毒、鼠瘘。［禁］勿犯铜器，饵之噎人喉，丧人目。

贝母［无毒］，植生。

贝母（出《神农本经》）主伤寒烦热，淋沥，邪气疝瘕，喉痹，乳难，金疮，风痉（以上朱字《神农本经》）。疗腹中结实，心下满，洗洗恶风寒，目眩项直，咳嗽上气，止烦热渴，出汗，安五脏，利骨髓（以上黑字《名医》所录）。［名］空草，药实，苦花，苦菜，商草，勤母，商。［苗］《图经》曰：春生苗，茎细青色，叶亦青似荞麦叶，随苗出，七月花开碧绿色，形如鼓子花，其根圆而有瓣，黄白色，如聚贝子，故名贝母。陆机疏云：其叶如栝楼而细小，其子在根下如芋子，正白四方，连累相着有分解，其中独颗而无两瓣亦无皱者，号曰丹龙精，不入药用。唐本注云：又一种叶如大蒜，蒜熟时采之良。旧本云十月采，恐苗枯，根亦不佳也。［地］《图经》曰：生晋地及河中江陵府郢寿、随郑、蔡润、滁州皆有之。唐本注云：荆襄产者佳，江南诸州亦有。道地：峡州、越州。［时］生：二月生苗。采：四月、八月取根。［收］暴干。［用］根圆白不僵者佳。［质］类半夏而有瓣。［色］黄白。［味］辛、苦。［性］微寒。［气］味厚于气，阴中之阳。［臭］朽。［主］化痰，解郁。［助］厚朴、白薇为之使。［反］乌头，畏秦艽、矾石、莽草，恶桃花。［制］雷公云：凡使先于柳木灰火中炮黄，劈破，去内口鼻上有米许大者心一小颗后，拌糯米于（钅敖）上同炒，待米黄熟，然后去米。生亦可用。［治］疗《图经》曰：除恶疮并人面疮。《药性论》云：退虚热，催难产。为末点眼，去肤翳。消胸胁逆气，并时疾黄疸。《日华子》云：消痰润肺。《衍义》曰：散心胸郁结之气。补：陶隐居云：断谷，服之不饥。［合治］合酒服，疗胞衣不出。合连翘，疗项下瘤瘿疾。合沙糖为丸，含化止嗽。合油，敷人畜恶疮。［禁］误服丹龙精，令人筋脉不收。［解］若误服丹龙精者，用黄精小蓝汁解之，立愈。［赝］丹龙精为伪。

一十二种陈藏器余

海蕴，味咸，寒，无毒。主瘿瘤、结气在喉间，下水。生大海中，细叶如马尾，似海藻而短也。

126.明-本草品汇精要-刘文泰-卷之十一-草部中品之中

杜衡（无毒），散生。

杜衡主风寒咳逆，香人衣体（《名医》所录）。[名]马蹄香。[苗]《图经》曰：苗、叶都似细辛，惟香气小异而根亦粗，黄白色，叶似马蹄，故名马蹄香。《山海经》云：天帝之山有草，状如葵，其臭如蘼芜，食之可以已瘿。郭璞注云：带之可以走马，或曰马得之而健走也。今人作浴汤及衣香甚佳。《衍义》曰：杜衡用根似细辛，但根色白，叶如马蹄之下市者，往往乱细辛，须如此别之。《尔雅》以谓似葵而香是也。将杜衡与细辛相对，便见真伪。况细辛惟出华州者良，杜衡其色黄白，拳局而脆，干则作团。[地]《图经》曰：生江淮间及水泽下湿地，今处处皆有之。[时]生：春生苗。采：三月三日取根。[收]暴干。[用]根。[质]类白薇，细小而拳促。[色]白。[味]辛。[性]温、散。[气]气之厚者，阳也。[臭]香。[主]气奔喘促，消痰饮。[制]去芦、梗、叶，并洗去土，剉用。[治]疗：《药性论》云：破留血及项间瘤瘿。

[赝]及己为伪。

海藻（无毒，附石帆、水松、马藻），水生。

海藻（出《神农本经》）主瘿瘤气，颈下核，破散结气、痈肿、癥瘕、坚气，腹中上下鸣，下十二水肿（以上朱字《神农本经》）。疗皮间积聚暴溃，留气热结，利不便（以上黑字《名医》所录）。[名]落首，薄荷，海萝。[苗]《图经》曰：叶似荷（音蘧）生海中，根着水底石上，黑色，如乱发而粗大，类水藻，谓之大叶藻。一种如短马尾者，生浅水，细而黑色，海人以绳系腰没水下，则得之。二种不分功状，总谓之海藻者，由其皆生于海，其味咸，能软坚之义也。若《诗》所谓于以采藻，于彼行潦。陆机云：藻，水草也。生水底，亦有二种。一种叶如鸡苏，茎似筋，长四五尺；一种茎如钗股，叶如蓬蒿，谓之聚藻。二藻但能作茹而已。非海中所生者，其叶未必咸，其功未必同也。又有石帆，平，无毒，生海屿石上，状如柏梗，高尺许，如筋，紫色，无叶，见风渐硬，色如漆，其华离楼相贯连，死则浮水中，人于海边得之，稀有见其生者。水松，其形似松，出南海交趾。又有马藻，大寒，生水上，如马齿相连者是也。三物各有疗疾之功，故并附之。[地]《图经》曰：生东海池泽，今出登、莱诸州，海中皆有之。[时]生：无时。采：七月七日取。[收]暴干。[用]茎、叶。[质]类水藻而细。[色]黑。[味]咸。[性]寒、软。[气]气薄味厚，阴也。[臭]腥。[主]散痈瘿，溃坚肿。[反]甘草。[制]雷公云：凡使，先须用生乌豆并紫贝天葵同蒸一伏时，候日干用之。[治]疗：《图经》曰：治水癥。《药性论》云：辟百邪鬼魅，除气疾急满，去疝气下坠疼痛，核肿，腹中雷鸣，幽幽作声。孟诜云：起男子阴气,消男子癀疾。别录云:消宿食,疗五膈痰壅,水气浮肿,脚气,贲独气。陶隐居云:水松疗溪毒。陈藏器云:马藻,大寒,捣敷小儿赤白游疹,火焱热疮。绞汁服,去暴热,热痢,止渴。石帆主妇人血结月闭,石淋。[合治]合酒,渍数日,稍稍饮之,疗颌下瘰疬如梅李,并疗颈下卒结囊,欲成瘿。[禁]北人不可多食,食之倍生诸病。妊娠亦不可服。水松食之生水肿。

昆布(无毒,附紫菜),水生。

昆布主十二种水肿,瘿瘤聚结气,瘘疮(《名医》所录)。[苗]陶隐居云:生南海,叶如手大,似薄苇,紫色,出高丽,绚作绳索,如卷麻而黄黑色,柔韧可食。《海药》云:生东海水中,其草顺流而生。新罗者,黄黑色,叶细,胡人采得搓之为索。又有一种紫菜,附石生南海上,正青取,干之则紫色,而亦有疗疾之功,故附于此。[地]《图经》曰:生东海,今亦出登、莱诸州。陶隐居云:出高丽及南海有之。[时]生:无时。采:无时。[收]阴干。[用]叶。[质]类紫菜而匾厚。[色]紫、赤。[味]咸。[性]寒、软。[气]味厚于气,阴也。[臭]腥。[主]散瘿瘰,溃坚肿。[制]《雷公》云:凡使,先同弊甑箅煮,去咸味,焙细剉用。每修事一斤,用甑箅大小十个,同昆布细剉,二味各一处,下东流水,从巳煮至亥,水旋添,勿令少。[治]疗:《药性论》云:利水道,去面肿并恶疮、鼠瘘。陈藏器云:阴癀含之咽汁。紫菜,味甘,寒。主下热烦,多食令人腹痛发气,吐白沫,饮少热醋消之。[合治]捣末,合醋浸,含之咽津,治瘿气结核,瘟瘟肿硬。[禁]久服瘦人,妊娠亦不可服。

127.明-本草品汇精要-刘文泰-卷之十三-草部下品之上

半夏(有毒),植生。

半夏(出《神农本经》)主伤寒寒热,心下坚,下气,喉咽肿痛,头眩,胸胀,咳逆,肠鸣,止汗(以上朱字《神农本经》)。消心腹胸膈痰热满结,咳嗽上气,心下急痛坚痞,时气呕逆,消痈肿,堕胎,疗痿黄,悦泽面目。生令人吐,熟令人下(以上黑字《名医》所录)。[名]守田,地文,水玉,示姑。[苗]《图经》曰:春生苗,一茎高尺许,茎端三叶,浅绿色,颇似竹叶而光,江南者似芍药叶,根下相重生,上大下小,皮黄肉白,五月采者虚小,八月采者实大,然以圆白陈久者为佳。其平泽生者甚小,名羊眼半夏。一种由跋,生林下,苗高一二尺许,其根绝类半夏,足能乱真。[地]《图经》曰:生槐里川谷,今在处有之。陶隐居云:出青州,吴中亦有。道地:齐州者为佳。[时]生:二月苗。采:八月取根。[收]暴干。[用]根。[质]类南星而圆小。[色]白。[味]辛。[性]平。生:微寒;熟:温。[气]气之薄者,阳中之阴。[臭]朽。[主]开胃健脾,消痰止呕。[行]足阳明经、太阴经、少阳经。[助]射干、柴胡为之使。[反]乌头,畏雄黄、生姜、干姜、秦皮、龟甲,恶皂荚。[制]初采得当以灰裹,二日却,用汤泡洗十遍漉出,洗去滑令尽,生姜汁制之,不尔戟人咽喉,令人气通。[治]疗:《药性论》云:消痰涎,去胸中痰满,下肺气,除咳。新生者涂痈肿不消,能除瘤瘿,气虚而有痰者加用之。《日华子》云:治吐食反胃,霍乱转筋,肠腹冷及痰疟。别录云:蝎瘘有五孔皆相通者,作末水调,敷之差。治五绝,一曰自缢,二曰墙壁压,三曰溺水,四曰魇寐,五曰产晕。凡五绝皆以半夏一两,捣为末,冷水和丸,如大豆许,内鼻中即愈。及诸卒死,如心温者,以大豆许,末吹鼻可差。[合治]以三升合人参三两,白蜜一斤,用水一斗二升,和扬之一百四十遍,煮取三升半,温服一升,日再服,治反胃呕吐及膈间支饮。以一升合生姜半斤,茯苓三两,切碎,用水七升,煎取一升半,温分服,疗呕哕,谷不得下及眩悸者。以半两,汤浸洗七次去滑,合生姜一两同剉,用水一大盏,煎至六分,去滓,分二服,治时气呕逆,不下食。以四两净洗焙干,捣罗为末,合生姜自然汁,和为饼子,以湿纸裹,于慢火中煨,令香熟,用水两盏,煎弹丸大饼子一块,入盐半钱同煎,取一盏温服,治胸膈壅滞,去痰开胃,及治酒食所伤,其功极验。以末三钱合白面一两,和水溲作棋子块,用水煮,以面熟为度,加生姜、醋调和服之,治久积不下食、呕吐不止、冷在胃中者,愈。洗干作末,合生姜汤服一钱匕,治伤寒病哕不止。以少许,洗,捣末,合酒和丸如粟米大,每服二丸,生姜汤吞下,治小儿腹胀,如末差,加数丸服,或以火炮为末,点脐亦佳。不计多少,酸浆浸一宿,后用温汤洗五七遍,去恶气,晒干,捣为末,浆水溲作饼子,仍晒干,再为末,每五两合脑子一钱,研匀,以浓浆脚和丸,如鸡头子大,以纱袋盛,挂通风处阴干,每服一丸,茶汤或薄荷汤下,治膈壅风痰。[禁]妊娠不可服,渴病人不可服。[解]误食此中毒者,以生姜汁解之。[忌]羊血、羊肉、海藻、饴糖。[赝]白傍尢子为伪。

草之木

常山(有毒),植生。

常山(出《神农本经》)主伤寒寒热,热发温疟,鬼毒,胸中痰结,吐逆(以上朱字《神农本经》)。疗鬼蛊往来水胀,洒洒恶寒,鼠瘘(以上黑字《名医》所录)。[名]互草。[苗]《图经》曰:常山即蜀漆根也,叶似茗而狭长,两叶相当,茎圆有节,三月生白花,青萼,五月结实而圆,三子为房,苗高者不过三四尺,根似荆,黄色。而海州出者,叶似楸叶,八月开红白花,子碧色,似山楝子而小。今天台山出一种草,名土常山,苗叶极甘,人用为饮,由其味香甘如蜜,又名蜜香草,性亦温,饮之益人,非此常山也。[地]《图经》曰:生益州山谷,及汉中、金州、房州、梁州皆有之。道地:宜都、建平。[时]生:春生苗。采:八月取根。[收]日干。[用]根,细实如鸡骨者佳。[质]类荆根而微黄。[色]黄。[味]苦、辛。[性]微寒、泄。

[气]气薄味厚,阴中之阳。[臭]腥。[主]截诸疟,吐痰涎。[反]畏玉扎。[制]雷公云:酒浸一宿,漉出,日干用。[合治]合小麦、竹叶煮服,疗小儿疟,洒洒寒热,项下瘰疬。以三两,合浆水三升,浸一宿,煎取一升,治疟疾,于欲发前顿服,取微吐,差。以三两捣末,合鸡子白和丸如梧子大,空心服三十丸,治疟病,效。[禁]多服令人大吐,又老人久病不宜服。[忌]葱、菘菜(即今白菜也)。

128.明-本草品汇精要-刘文泰-卷之十四-草部下品之中

白头翁(无毒,《名医》云有毒),丛生。

白头翁(出《神农本经》)主温疟狂易(音羊),寒热癥瘕,积聚,瘿气,逐血,止痛,疗金疮(以上朱字《神农本经》)。鼻衄(以上黑字《名医》所录)。[名]野丈人,胡王使者,奈何草。[苗]《图经》曰:正月生苗,作丛状,如白薇而柔细,稍长,叶生茎端,上有细白毛而不滑泽,近根有白茸,正似白头老翁,故以名之。根紫色深如蔓菁,二月、三月开紫花,黄蕊,五月、六月结实。其苗有风则静,无风自摇,与赤箭、独活同尔。[地]《图经》曰:生嵩山山谷,及近京州郡皆有之。道地:商州、徐州。[时]生:春生苗。采:二月取花,四月取实,七八月取根。[收]暴干。[用]根、茎、叶。[质]类软柴胡而有白茸。[色]黑。[味]苦。[性]温。[气]气薄味厚,阴中之阳。[臭]朽。[主]赤毒痢。[助]豚实为之使,得酒良。[制]剉碎用。[治]疗:《药性论》云:止腹痛、齿痛及项下瘤疬,百骨节痛。《日华子》云:治一切风气,明目,消赘子,功用与上茎叶同。别录云:治阴癞,用白头翁根生者,不限多少捣之,随偏肿处敷之,一宿当作疮,二十日愈。小儿秃,取白头翁根捣敷一宿,或作疮二十日愈。补:《日华子》云,暖腰膝。

连翘(无毒),植生。

连翘(出《神农本经》)主寒热,鼠瘘,瘰疬,痈肿,恶疮,瘿瘤,结热蛊毒(以上朱字《神农本经》)。去白虫(以上黑字《名医》所录)。[名]异翘,兰华,折根,三廉,连苕,连草,轵。[苗]《图经》曰:翘有大小二种,生下湿地,或山冈上,叶青色而狭长,如榆叶、水苏辈,茎赤色,高三四尺许,花黄可爱,秋结实似莲,作房翘出众草,以此得名。根黄如蒿根,其小翘生冈原之上,叶、花、实皆似大翘而细。南方生者,叶狭而小,茎短,才高一二尺,花亦黄,其房黄黑,内含黑子如粟粒。南中医家云,连翘盖有两种,一种似椿实之未开者,壳小坚而外完,无跗萼,剖之则中解,气甚芬馥,其实才干,振之皆落,不着茎也;一种乃如菡苕,壳柔,外有跗萼抱之,无解脉,亦无香气,干之虽久,着茎不脱,此甚相异也。今如菡苕者,江南下泽间极多;如椿实者,乃是蜀中来,用之亦胜江南者。据本草言,则蜀中来者为胜,然未见其茎叶如何也。[地]《图经》曰:生泰山山谷及河中江宁府,润、淄、兖、鼎、岳、利州,南康军皆有之。道地:泽州。[时]生:春生苗。采:八月取子壳。[收]阴干。[用]子壳。[色]黄褐。[味]苦。[性]平,微寒。[气]气味俱轻,阴中阳也。[臭]香。[主]心经客热,瘰疬恶疮。[行]手足少阳经,手足阳明经,入手少阴经。[治]疗:《药性论》云:通利五淋,小便不通。《日华子》云:排脓,治疥疬,止痛,通月经。《汤液本草》云:诸经客热,非此不能除,乃疮家圣药也。丹溪云:泻心火,降脾胃湿热,治血证为中使。[合治]洗痔,以连翘煎汤洗讫,次用刀上飞过绿矾,入麝香少许,贴痔疮上,效。合鼠黏子治疮疡。

129.明-本草品汇精要-刘文泰-卷之十五-草部下品之下

夏枯草(无毒),植生。

夏枯草主寒热瘰疬,鼠瘘,头疮,破癥散瘿,结气,脚肿,湿痹,轻身(《神农本经》)。[名]夕句,乃东,燕面,郁臭。[苗]《图经》曰:冬至后生叶似旋覆,三月、四月开花作穗,紫白色,似丹参花,结子,亦作穗,至五月枯。《衍义》曰:今又谓之郁臭,自秋便生,经冬不瘁,春开白花,中夏结子,遂枯。初生嫩时须浸洗,淘去苦水,作菜食之。[地]《图经》曰:生蜀郡川谷,今河东、淮、淄州郡亦有之。唐本注云:生平泽,处处有之。[时]生:冬至后生苗。[采]四月取茎叶。[收]日干。[用]茎、叶。[质]叶似旋覆而短。[色]绿。[味]苦、辛。[性]寒,泄。[气]气薄味厚,阴中之阳。[臭]香。[主]瘰疬、鼠瘘。[助]土瓜为之使。[治]疗:《衍义》曰:烧灰合紧面药。[合治]夏枯草半两,合香附子一两,共为末,每服一钱匕,无时候用,腊茶调服,治肝虚,目睛疼,冷泪不止,筋脉痛及眼羞明怕日。

130.明-本草品汇精要-刘文泰-卷之十七-木部上品之下

枫香脂(无毒,附皮),植生。

枫香脂主瘾疹风痒,浮肿齿痛。树皮味辛,平,有小毒,主水肿,下水气,煮汁用之(《名医》所录)。[名]白胶香。[苗]《图经》曰:木似白杨,甚高大,叶圆作歧,有三角而香,二月有花白色,乃连着实,大如鸭卵,八月、九月熟,暴干可烧。《南方草木状》曰:枫实惟九真有之,用之有神,乃难得之物。五月斫树为坎,脂流于内,十一月采之为白胶香。《尔雅》谓枫为摄摄,言天风则鸣摄摄也。《说文解字》云:枫木厚叶弱枝善摇,汉宫中多植之,至霜后叶丹可爱,故骚人多称之。任昉《述异记》曰:南中有枫子鬼,枫木之老者为人形,亦呼为灵枫,盖瘤瘿也。至今越巫有得之者,以雕刻鬼神,可致灵异。《衍义》曰:枫香、松脂皆可乱乳香,尤宜区别。枫香微黄白色,烧之尤见真伪。[地]《图经》曰:旧本不载所出州郡,所在大山皆有,今南方及关陕多有之。唐本注云,生商洛之间。[时]生:春生叶。采:十一月取脂。[收]阴干。[用]脂、皮。[质]类乳香。[色]黄黑。[味]辛、苦。[性]平，散。[气]气之薄者，阳中之阴。[臭]香。[主]浮肿，齿痛。[治]疗：别录云：白胶香研为末，新吸水调服，治吐血不止。《日华子》云：皮止霍乱，刺风冷风，煎汤浴之。陈藏器云：皮水煎，止下痢。[解]枫树菌食之令人笑不止，以地浆解之。

131.明-本草品汇精要-刘文泰-卷之十九-木部中品之下

木之走

松萝（无毒），寄生。

松萝（出《神农本经》）主瞋（昌真切）怒、邪气，止虚汗、头风、女子阴寒肿痛（以上朱字《神农本经》）。疗痰热温疟，可为吐汤，利水道（以上黑字《名医》所录）。[名]女萝。[苗]《图经》曰：松萝即女萝也，《诗》所谓茑与女萝施于松上是也。经云，松萝当用松上者，谓之松萝；生杂树上者，非真也。《诗》云蔓连草上，黄赤如金。《释文》曰：在草曰菟丝，在木曰松萝。[地]《图经》曰：生熊耳山川谷。陶隐居云：东山甚多。[时]生：春生。采：五月取。[收]阴干。[用]茎叶。[质]类藤而细。[色]青。[味]苦、甘。[性]平，缓。[气]味厚于气，阴中之阳。[臭]朽。[主]项上瘤瘿。[制]剉碎用。[治]疗：《药性论》云：祛寒热，能吐胸中客痰涎，去头疮。《日华子》云：令人得眠。

132.明-本草品汇精要-刘文泰-卷之二十-木部下品之上

木之走

黄药根（无毒），蔓生。

黄药根主诸恶肿疮瘘、喉痹、蛇犬咬毒。取根研服之，亦含亦涂（《名医》所录）。[苗]《图经》曰，藤生高三四尺，根及茎似小桑，秦州出者，谓之红药子，叶似荞麦，枝茎赤色，七月开白花，其根初采湿时红赤色，暴干即黄。开州兴元府又产一种苦药子，大抵与黄药相类。[地]《图经》曰：生岭南，今夔、峡州郡及明、越、秦、陇州山中亦有之。道地：明州、秦州、施州，兴元府忠、万州者为胜。[时]生：春生叶。采：二三月、十月取根。[收]暴干。[用]根。[质]类天花粉，黄而有毛。[色]黄。[味]苦。[性]平，泄。[气]味厚于气，阴中之阳。[臭]朽。[主]疮瘘喉痹。[制]以水洗去粗皮细毛，剉碎用。[治]疗：《日华子》云：主马诸病。《图经》曰：苦药主五脏邪气、肺热，除烦躁。亦入马药用。别录云：鼻衄出血，新汲水磨浓汁服，亦敷疥疮。[合治]合酒贮瓶内封口，糠火中烧一伏时，待冷，时时饮一盏，疗瘿疾一二年者。

木之草

千金藤（无毒），蔓生。

千金藤主一切血毒诸气,霍乱,中恶,天行虚劳疟痹,痰嗽不利,痈肿,蛇犬毒,药石发,癫痫,悉主之(《名医》所录)。[名]古藤,石黄香。[苗]陈藏器云:有数种,南北名模不同,大略主疾相似,或是皆近于藤生,北地者根大如指色,黑似漆;生南土者,黄赤如细辛。舒卢间有一种藤似木蓼。又有乌虎藤绕树冬青,亦名千金藤。又江西山林间有草,生叶头有瘿子,似鹤膝,叶如柳,亦名千金藤。似荷叶,只钱许大,亦呼为故千金藤。故千金者,以贵为名尔。[地]《图经》曰:生岭南山野间,及北地亦有之。[时]生:春生叶。采:无时。[收]日干。[用]藤。[质]类木蓼藤。[色]青。[味]苦。[性]平泄。[气]味厚于气,阴也。[臭]朽。[主]一切毒风。[制]剉碎用。[治]疗:陈藏器云:古藤主痢及小儿大腹。别录云:治蛊、痈肿发背。[解]野猪毒。

133.明-本草品汇精要-刘文泰-卷之二十九-虫鱼部上品

海蛤(无毒),化生。

海蛤(出《神农本经》)主咳逆,上气喘急,烦满,胸痛,寒热(以上朱字《神农本经》)。疗阴痿(以上黑字《名医》所录)。[名]魁蛤,伏老。[地]《图经》曰:生东海,今登、莱、沧州皆有之。陶隐居以细如巨胜,润泽光净者为海蛤,云经雁食之,从粪中出,过数多,故有光泽也。陈藏器云:海蛤是海中烂壳,久在泥沙风波淘洗,自然圆净。此有大有小,以小为久远者佳,非雁腹中出也。然海蛤难得真烂久者,海人多以他蛤壳,经风涛摩荡莹滑者伪作之,殊无力。又有一种游波骨,极类海蛤,但少莹泽,误食之令人狂眩,用醋蜜解之则愈。按《说文》曰:千岁燕化为海蛤是也。《衍义》曰:陈藏器所说是,今海中无雁,岂有食蛤粪出者?若蛤壳中有肉时尚可食肉,既无焉得更有粪中过数多者。必为其皆无廉棱,乃有是说。殊不知风浪日久淘汰,故如是也。[时]生:无时。采:四月、五月取。[用]壳。[色]青白。[味]苦、咸。[性]平泄。[气]味厚于气,阴也。[臭]腥。[主]止消渴,润五脏。[助]蜀漆为之使。[反]畏狗胆、甘遂、芫花。[制]雷公云:此修事一两,于浆水中煮一伏时,却以地骨皮、柏叶二味,又煮一伏时,后出于东流水中淘三遍,拭干细捣,研如粉然后用。凡一两,用地骨皮二两,并细剉,以东流水淘取用之。[治]疗:唐本注云:去十二种水满急痛,利膀胱、大小肠。《药性论》云:消水气浮肿,下小便,及项下瘿瘤。《日华子》云:止呕逆,胸胁胀,及腰痛、五痔、妇人崩中带下。孟诜云:止消渴,润五脏及服丹石人有疮。[合治]二两先研三日,合汉防己、杏仁、枣肉各二两,葶苈子六两,研成脂为丸,一服十丸,利水主水癖。[赝]游波骨为伪,误食之,使人狂眩,以醋、蜜解之。

134.明-本草品汇精要-刘文泰-卷之三十二-果部上品

果之木

橙子皮（无毒），植生。

橙子皮作酱醋香美，散肠胃恶气，消食，去胃中浮风气。瓤，味酸，去恶心，不可多食，伤肝气（《名医》所录）。[苗]《图经》曰：树似橘而叶大，实亦类橘，但皮厚皱而尤香耳。八月熟，采食之。《衍义》曰：橙子皮今人止以为果，或取皮合汤待宾，未见入药也。[地]《图经》曰：生南山川谷及江南，今江、浙、荆、襄、湖、岭皆有之。[时]生：夏开花。采：八九月取实。[收]暴干。[用]皮、瓤。[质]类橘皮，厚，多皱。[色]黄。[味]苦、辛。[性]温散。[气]气厚味薄，阳中之阴。[臭]香。[主]消食理气。[治]疗：别录云：散瘿气及瘰疬。

[合治]合盐蜜食，去恶气、恶心、胃风。[禁]多食发虚热及瘰疬。与獭肉同食，发旋恶心。[解]杀鱼虫毒。

135.明-本草通玄-李中梓-本草通玄卷上-草部

川贝母味苦，微寒。主烦热，心下满，润肺，消燥痰，散项下瘿病，傅恶疮，收口生迹俗以半夏有毒，用贝母代之。不知贝母寒润，治肺家燥痰之药。半夏温燥，治脾胃湿痰之药。二者天渊，何可代乎？去心，同糯米炒，米熟为度，去米用。

连翘苦寒，入心。泻心火，破血结，散气聚，消肿毒，利小便。诸疮痛痒皆属心火，连翘泻心，遂为疮家要药。治瘿病疮疡有神，然久服有寒中之患。酒炒，研用。

海藻咸寒。主瘿病痈肿，癥瘕水肿，疝气痰壅食凝。经云：咸能软坚。海藻咸能润下，寒能泄热，故无坚不溃，无肿不消。洗净咸味，焙干。

136.明-本草通玄-李中梓-本草通玄卷下-介部

牡蛎咸寒。化痰软坚，清热除湿。止遗泄肠滑，小便多，盗汗，心脾病，赤白浊崩带，疝瘕积块，瘿病。好古曰：牡蛎入足少阴，为软坚之剂。以柴胡引之，去胁下硬；以茶引之，消项上核；以大黄为使，能益精收涩，止小便。黄泥固济，火煅。

珍珠镇安心神，点降固翳。绢包，入腐中煮研。

海蛤咸平。主水肿，利大小肠，止喘呕咳逆，清热去湿，化痰消积及瘿瘤。

石决明咸寒，入足厥阴、少阴经。内服而翳障消除，外点而赤膜尽散。清肝、肺之风热，解白酒之味酸。火煅研末，以酒荡热，入末调匀，盖一时饮之不酸。又名千里光，以其功效名之，可以浸水洗眼，目病之外无他用也。久服令人寒中。

咸水煮或涎裹煨,磨去粗皮,研万遍,水飞用。七孔、九孔者良。

137.明-本草通玄-李中梓-附录食物性鉴赋

温热为一例

羊肉虽补虚而发热,猪肝即明目而伤神。狗肉壮阳道,补胃填精;鹿肉治喎邪,养容强力。辟恶补虚,丹鸡最效;鼠瘘虫毒,猫肉堪医。乌鸡治虚损以安胎,白鸡止消渴而利水。瓦雀起阳道,冬月食之有子;猪肚补中气,四季啖以和脾。山药有健脾益肾之功,南瓜乃脚气黄疸之忌。李子调中养肝而多食发热,杏实助心止渴而恣啖生痰。栗子滞中气,晒干为厚肠益肾之需;桃子益颜色,多食有膨胀痃疸之苦。乌骨鸡治劳怯崩中,肾肝效著;黄雌鸡主添精暖气,脾胃功多。荠菜发疮癣,差可滋肝;黄牛肉动疫气,却能补土。白枣最损脾而助湿,石榴亦病肺而生痰。杨梅虽养胃兮而损筋发疮,橘子虽止渴兮而恋膈聚饮。胡桃暖命门,痰多积热者勿食;樱桃动虚热,心病血嗽者休尝。川椒达下祛寒,花椒温中下气。鲫鱼益胃肠,补虚止痢;江鲚发疮疥,助火成痰。水肿便涩,鲇鱼虽有毒而多功;去湿去痔,河豚纵有效而勿食。橄榄消酒毒,更解河豚诸鱼毒;松子治诸风,尤理肌肤骨节风。血积丹毒,海蛇最良;动火生痰,鲜虾独甚。黄鳝入土厚肠,多食令人霍乱;鳊鱼生痔助痢,和芥益人肺经。惟壅热而动风气,小麦面有焉;生积聚而拥诸经,糯米粉甚矣。扁豆和中而止泄痢,黄豆壅气而动嗽痰。陈仓米冲淡,最益胃家;小麦曲宽中,能消积滞。红曲有健脾行血之能,饴糖乃动火生痰之物。米醋益血,酸收亦损筋而伤胃;米酒通经,辛散最夭命而昏神。酒糟消食除冷,兼成和伤止痛之勋;烧酒伤胆丧心,甚则黑胃腐肠而化。大蒜耗血坏目兮,亦能快膈化肉;芥菜豁痰通肺兮,惜其发痔损元。寒祛呕止,和中首重生姜;熟降生升,消面独推莱菔。莳萝除呕逆而滋食味,芫荽辟恶气而发痘疮。金柑解酒病宽中,香圆治痰气咳嗽。韭菜生散血而熟补中,多则神昏目暗;葱叶治伤而根发汗,过则血动气壅。獐肉祛风壮力,而瘦者损人;狐肉补虚暖中,而头则勿食。骡肉损人,孕妇尤忌;白条暖胃,冷泻偏宜。鱼鲙发奇病而难消,鲢鱼动风热而生疥。龟肉止血除风,更疗久嗽;鲩鱼和中温胃,亦发诸疮。蛏肠生冷痢而治损虚,淡菜疗崩中而消瘿气。林檎果发疮疖冷痰,胡萝卜利肠胃胸膈。

138.明-本草原始-李中立-卷之一草部上-芎䓖

香草也。四五月生叶,似水芹、胡荽、蛇床辈,作丛而茎细,其叶倍香。七八月间开碎白花,叶堪作饮。古人因其根节状如马衔,谓之马衔芎䓖;后世因其状如雀脑,谓之雀脑芎;出关中者为京芎,亦曰西芎(图6-1);出蜀中者为川芎;出天台者为台芎；出抚郡者为抚芎。皆因地而得名也，惟川为胜。故方中用芎，惟曰川芎。或曰：人头芎窿穹高，天之象也。此药上行，专治头脑诸病，故有芎䓖之名。

[气味]辛，温，无毒。臣药也。

[主治]中风入脑，头痛寒痹，筋挛缓急，金疮，妇人血闭无子。脑中冷动，面上游风去来，目泪出，多涕唾，忽忽如醉，诸寒冷气，心腹坚痛，中恶卒急肿痛，胁风痛，温中内寒。腰脚软弱，半身不遂，胞衣不下。一切风，一切气，一切劳损，一切血，补五劳，壮筋骨，调众脉，破癥结宿血，养新血。吐血、衄血、溺血，脑痈发背，瘰疬瘿赘，痔瘘疮疥。长肉排脓，消瘀血。搜肝气，补肝血，润肝燥，补风虚。燥湿，止泻痢，行气开郁。蜜和，丸芡实大，夜服，治风痰殊效。齿根出血，含之多瘥。

芎䓖，《本经》上品。

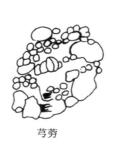

芎䓖

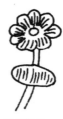

西芎多芦肉甚白，气甚辛烈

川雀脑者俗呼南芎

图 6-1　芎　䓖

已上俱根形。三、四月采根，日干。

凡用以川中大块重实，作雀脑，皮色黄黑，肉色白，不油，嚼之微辛甘者佳。他种不入药，止可为末，煎汤沐浴而已。九月采，佳。

[修治]以净水洗浸，切片，日干用。

芎䓖气厚味薄，浮而升阳也。少阳本经引经药。入手足厥阴气分。白芷为之使。畏黄连。伏雌黄。得细辛疗金疮止痛，得牡蛎疗头风吐逆。

《灵苑方》：治妇人经水三个月不行。试胎法：川芎生为末，空心浓煎，艾汤下一匙，腹中微动者是有胎。

《续十全方》：治胎气因跌扑举重，促损不安，及子死腹中，以芎䓖为末，酒服方寸匕，须臾一二服立出。

芎䓖今人所服最多，头面风不可缺也。然须以他药佐之。沈括云：予一族子旧服芎劳,医郑叔熊见之,云芎劳不可久服,多令人暴亡,后族子果无疾而卒。又朝士张子通之妻病脑风,服芎劳甚久,一旦暴亡。皆目见者。此皆单服,久则走散真气。若使他药佐使,又不久服,中病便已,则乌能至此哉?由此观之,芎劳久服为祸匪轻,奈何乡落愚民,不知药性,时采芎劳苗、蘼芜煎茶,自谓香美。体气壮健,侥幸无虞。倘涉虚赢,鲜不蹈其祸者!

139.明-本草原始-李中立-卷之一草部上-黄耆

叶似槐叶而微尖小,又似蒺藜叶而微阔大,青白色。开黄紫花,结小尖角,长寸许。根长二三尺(图 6-2)。生赤水乡,名赤水耆;生白水乡,名白水耆;生山西沁州绵上,名绵耆;一云折之如绵,故谓之绵黄耆。夫耆者,年高有德之称。耆老历年久而性不燥,此药性缓如之,故得以耆称。一云耆,长也。黄耆色黄,为补药之长,故名黄耆。俗作黄芪,非矣!

[气味]甘,微温,无毒。

[主治]痈疽久败疮,排脓止痛,大风癞疾,五痔鼠瘘。补虚,小儿百病。妇人子脏风邪气,逐五脏间恶血。补丈夫虚损,五劳赢瘦,止渴,腹痛泄痢。益气,利阴气。主虚喘,肾衰耳聋。疗寒热。治发背内补。助气,壮筋骨,长肉,补血,破癥瘕、瘰疬、瘿赘,肠风,血崩,带下,赤白痢,产前后一切病,月候不匀。痰嗽,头风热毒,赤目。治虚劳自汗,补肺气,泻肺火、心火,实皮毛,益胃气,去肌热及诸经之痛。主太阴疟疾,阳维为病苦寒热,督脉为病逆气里急。

黄耆,《本经》上品。入药佳,多歧劣。八月采根。

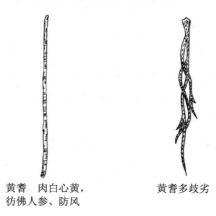

黄耆　肉白心黄,　　　　　　黄耆多歧劣
彷佛人参、防风

图 6-2　黄　耆

凡用黄耆,以长二三尺,坚实如箭干者为良,多歧者劣。一种木耆似黄耆,体虚,芦头大。苜蓿根体坚,肉色黄,折之皆脆,不似箭干。黄耆肉白心黄,折之绵软。

[修治]须去头、刮皮,以蜜炙熟为度。若治痈疽等疮,生用亦可。

黄耆气薄味厚,可升可降,阴中阳也。入手足太阴气分,又入手少阳三焦、足少阴命门。茯苓为之使。恶龟甲、白鲜皮。

《衍义》云:防风、黄耆,世多相须而用。唐许裔宗初仕陈为新蔡王外兵参军时,柳太后感风不能言,脉沉而口噤。裔宗曰,既不能下药,宜汤气熏之。药入腠理,周时可瘥。乃造防风黄耆汤数斛,置于床下,气如烟雾,其夕便得语。药力熏蒸,其效如此,因著之,使善医者知所取法焉。

140.明-本草原始-李中立-卷之一草部上-丹参

始生桐柏山谷及泰山,今陕西、河东州郡及随州皆有之。二月生苗,高一尺许。茎干方棱,青色。叶相对如薄荷而有毛。三月开花,红紫色,似苏花。根大如指,长尺余,一苗数根,赤色,故名丹参(图6-3)。并人参、沙参、玄参、牡蒙,是为五参。五色配五脏,故人参入脾,曰黄参;沙参入肺,曰白参;玄参入肾,曰黑参;牡蒙入肝,曰紫参;丹参入心,曰赤参。萧炳云:酒浸服之,治风软脚,可逐奔马,故名奔马草。

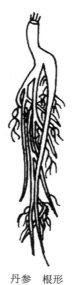

丹参　根形

图6-3　丹　参

[气味]苦、微寒,无毒。臣药也。

[主治]心腹邪气,肠鸣幽幽如走水,寒热积聚,破癥除瘕,止烦满,益气。养

血,去心腹痛疾结气,腰脊强、脚痹,除风邪留热。久服利人。渍酒饮,疗风痹足软。主中恶及百邪鬼魅,腹痛气作,声音鸣吼,能定精。养神定志,通利关脉,治冷热劳,骨节疼痛,四肢不遂,头痛赤眼,热温狂闷。破宿血,生新血,安生胎,落死胎,止血崩带下,调妇人经脉不匀,血邪心烦。恶疮疥癣,瘿赘肿毒,排脓止痛,生肌长肉。

丹参,《本经》上品。一茎数十枝,皮赤而肉白。九月、十月采根,阴干。

[修治]丹参,去土净,用酒洗,细剉,日干任用。

味苦、气平而降,阴中之阳也。入手少阴、厥阴之经。心与包络血分药也。畏咸水。反藜芦。

《圣惠方》:治寒疝,小腹及阴中相引痛,白汗出欲死,以丹参一两,杵为散,每服热酒调下二钱佳。弘景曰:性热,久服多眼赤。

141.明-本草原始-李中立-卷之二草部中-贝母

始生晋地,今河中、江陵府郢、寿、随、郑、蔡、润、滁州皆有之。二月生苗,茎细青色。叶亦青,似荞麦叶,随苗出。七月开花碧绿色,形如鼓子花。十月采根,暴干。根有瓣子,黄白色,如聚贝子,故名贝母(图6-4)。《诗》云"言采其莔",即此也。

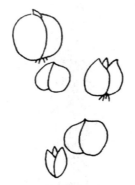

贝母两瓣成一颗,有心,色白

图6-4 贝 母

[气味]辛,平,无毒。臣药也。

[主治]伤寒烦热,淋沥,邪气疝瘕,喉痹,乳难,金疮风痉。疗腹中结实,心下满,洗洗恶风寒,目眩项直,咳嗽上气,止烦热渴、出汗,安五脏,利骨髓。服之不饥,断谷。消痰,润心肺,末和沙糖丸,含之止嗽。烧灰油调,傅人畜恶疮,敛疮口。主胸胁逆气,时疾黄疸,研末点目去肤翳。以七枚作末,酒服,治产难及胞衣

不出。与连翘同服,主项下瘤瘿疾。

贝母,《本经》中品。

贝母两瓣成一颗,有心,色白

西贝母色白,体轻,双瓣。南贝母色青白,体重单粒。

[修治]贝母,于柳木灰中炮黄,去内口鼻中有米许大心一颗后,拌糯米于鏊上同炒,待米黄,去米用。今惟去心任用。

《别录》曰:苦、微寒。厚朴、白微为之使,恶桃花,畏秦艽、莽草、矾石,反乌头。

凡用以黄白轻松者为良,油黑重硬者为劣。西者、南者俱宜入剂,而西者尤良。贝母中独颗圆,不作两瓣者,号曰丹龙睛,误服令人筋脉不收。今出近道者,叶如栝楼而细小,其子在根下如芋子,正白,四方连累相着,有分解也,入药无能,堪医马而已。近有无耻小人,以制过半夏削成两瓣,内入须心,合为一颗,仿佛西贝母形状欺人,深为可恨。买者宜细辨之。昔江左尝有商人左膊上有疮,类人面,亦无它苦。商人戏滴酒口中,其面亦赤色。以物食之,亦能食。食多则觉膊内肉胀起。或不食之,则一臂痹。有善医者教其历试金石草木之药,无苦。至贝母,其疮乃聚眉闭口。商人喜曰:此药可治也。因以苇筒毁其口灌之,数日成痂,遂愈。

142.明-本草原始-李中立-卷之二草部中-海藻

水草之有文者,黑色如乱发,叶类水藻而大。生东海池泽。横陈于海,若自澡濯然,故名海藻(图 6-5)。

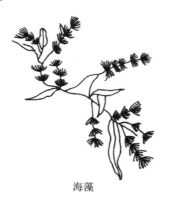

海藻

图 6-5　海　藻

[气味]苦、咸,寒,无毒。臣药也。

[主治]瘿瘤结气,散颈下硬核,痈肿癥瘕坚气,腹中上下雷鸣,下十二水肿。

疗皮间积聚暴瘕，瘤气结热，利小便。辟百邪鬼魅，治气急，心下满，疝气下坠疼痛，卵肿，去腹中幽幽作声。治奔豚气，脚气水气浮肿，宿食不消，五膈痰壅。

海藻，《本经》中品。一名落首，一名海萝，一名薄。又有一种，如短马尾，细黑色。七月七日采，暴干。

[修治]海藻洗净咸味，焙干用。气味俱咸、寒、阴沉也。反甘草。

《肘后方》：治颔下瘰疬如梅李，宜速消之，海藻一斤，酒二升，渍数日，稍稍饮之。

海藻臣。

143.明-本草原始-李中立-卷之二草部中-昆布

叶如手大，如薄苇，紫色。《吴普本草》名纶布，一名昆布。则《尔雅》所谓"纶，似纶，东海有之"者，即昆布也。纶，青丝绶也，讹而为昆耳。《医学入门》曰：昆，大也，形长大如布，故名昆布（图 6-6）。

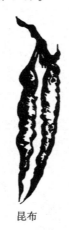

昆布

图 6-6 昆 布

[气味]咸，寒，滑，无毒。臣药也。

[主治]十二种水肿，瘿瘤聚结气，瘘疮。破积聚。治阴㿗肿，含之咽汁。利水道，去面肿，治恶疮鼠瘘。

昆布，《别录》中品。

昆布下气，久服之损人。

《千金翼》：治五瘿，昆布一两，切，加南星、半夏含咽汁则愈。

144.明-本草原始-李中立-卷之二草部中-海带

出东海水中石上。形似纸条，薄而且长，黄白色，柔软，堪以系束物，故名海带（图6-7）。

［气味］咸，寒，无毒。

［主治］催生，治妇人病及疗风，下水。治水病瘿瘤，功同海藻。

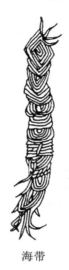

海带

图 6-7　海　带

［修治］海带入药水洗，剉用。

海带，宋《嘉祐》。此系散条作成编者，亦有结成绳者。

145.明-本草原始-李中立-卷之三草部下-半夏

始生槐里山谷，今在处有之，以齐州者佳。二月生苗，一茎，茎端三叶而光，颇似竹叶，浅绿色。江南者似芍药叶，根下相连生，上大下小，皮黄肉白。八月采根，以灰裹二日，汤洗，暴干。《礼记》:《月令》五月，半夏生。盖当夏之半也，故名半夏（图6-8）。

［气味］辛，平，有毒。使药也。

［主治］伤寒寒热，心下坚，胸胀咳逆，头眩，咽喉肿痛，肠鸣下气，止汗。消心腹胸膈痰热满结，咳嗽上气，心下急痛坚痞，时气呕逆，消痈肿，疗痿黄，悦泽面目，堕胎。消痰下肺气，开胃健脾，止呕吐，去胸中痰满。生者摩痈肿，除瘤瘿气。治吐食反胃，霍乱转筋，肠腹冷，痰疟。治寒痰及形寒饮冷，伤肺而咳，消胸中痞，膈上痰，除胸中寒，和胃气，燥湿，治痰厥头痛，消肿散结。治眉棱骨痛。补肝风虚。

半夏，《本经》下品。

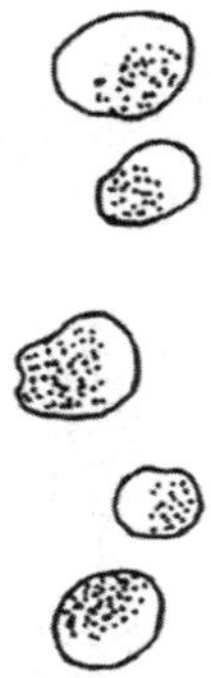

半夏　正面光，色白，背
有脐并棕眼圆白陈久者良

图 6-8　半　夏

[修治]以滚汤泡二三日，每日换汤，后以皂荚、白矾、生姜煮过，待冷，以清水洗净，切片，晒干任用。生则戟人咽喉。气味俱薄，沉而降，阴中阳也。射干、柴胡为之使，恶皂荚，畏雄黄、生姜、干姜、秦皮、龟甲，反乌头，忌羊血、海藻、饴糖。

半夏研末，以姜汁、白矾汤和作饼子，楮叶包，置篮中。待生黄衣，日干用，谓之半夏曲。

半夏曲主治同半夏，但力柔耳。治五绝：一曰自缢，二曰墙壁、木、石压，三曰溺水，四曰魇魅，五曰产乳。凡五绝皆以半夏一两，捣罗为末，丸如大豆，内鼻孔中愈。心头温者，一日可活。丸半夏，末以冷水和丸。

元素曰：半夏，味辛、苦，性温。

凡采得半夏，当以灰裹二日，汤洗暴干。

146.明-本草原始-李中立-卷之三草部下-常山

生益州山谷及汉中，今京西、淮、浙、湖南州郡亦有之。叶似茗而狭长，两两相当。茎圆有节，三月生红花青萼，五月结实青圆，三子为房。苗高不过三四尺，根似荆、黄色。而海州出者叶似楸叶。八月有花红白色。子碧色，似山楝子而小。八月采根，阴干。始产常山，故名。（图 6-9）

[气味]苦，寒，有毒。

[主治]伤寒寒热热发，温疟鬼毒，胸中痰结，吐逆。疗鬼蛊往来，水胀，洒洒恶寒，鼠瘘。治诸疟，吐痰涎。治项下瘤瘿。

常山，《本经》下品。

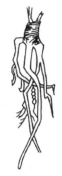

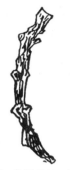

常山　真　蜀漆根也

假　色褐多刻,俗呼
金刚骨,市每充常山

图 6-9　常　山

常山择如鸡骨,色如鹅子黄色者佳。

[修治]以酒浸一宿,漉出,细剉,日干,熬捣用。近时有以酒浸,蒸熟酒拌,炒熟用,亦不甚吐人。

得甘草吐疟。畏玉札。忌葱菜,菘菜,伏砒石。老人、久病,切忌服之。

《养生主论》:王隐居驱疟汤:常山酒煮、晒干,草果、知母、贝母各钱半,水钟半,煎半熟,五更服,渣以酒浸,发前服,奇效。不能尽述,切勿加减,万无一吐者。

147.明-本草原始-李中立-卷之三草部下-夏枯草

始生蜀郡川谷,今河东、淮浙州郡亦有之。冬至后生,叶似旋覆。三月、四月开花作穗,紫白色,似丹参花。四月采。震亨曰:此草夏至后即枯,盖禀纯阳之气,得阴气即枯,故名夏枯草(图 6-10)。

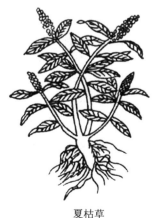

夏枯草

图 6-10　夏枯草

[气味]苦、辛,寒,无毒。

[主治]寒热瘰疬,鼠瘘头疮,破癥,散瘿结气,脚肿湿痹,轻身。

夏枯草,《本经》下品。四月收采。

《卫生简易方》:治扑伤金疮,夏枯草口嚼烂,罯上即愈。

《简要济众》:治肝虚目睛痛,冷泪不止,羞明怕日:夏枯草半两,香附一两,共为末。每一钱,不拘时,腊茶调下。

148.明-本草原始-李中立-卷之三草部下-白头翁

生嵩山山谷,今处处有之。苗作丛,状如白微而柔细,稍长。叶生茎端,上有细白毛而不滑泽。近根有白茸,正似白头老翁,故名焉(图6-11)。《本经》名野丈人,名胡王使者。《别录》名奈何草。皆状老翁之意。

《本经》下品。七、八月采根,阴干。

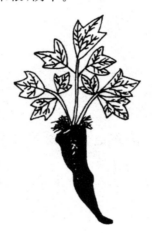

白头翁　根紫色近根有白茸

图 6-11　白头翁

[气味]苦,温,无毒。使药也。

豚实为之使。得酒良。

[主治]温疟狂易寒热,癥瘕积聚瘿气,逐血止腹痛,疗金疮。鼻衄。止毒痢、赤痢。腹痛,齿痛,百节骨痛,项下瘤疬。一切风气,暖腰膝,明目消赘。

149.明-本草原始-李中立-卷之三草部下-黄药子

原出岭南,今蘷、陕州郡及明、越、秦、陇山中亦有之,以忠州、万州者为胜。蔓生,叶似薄荷而色青黄。茎赤有节,节有枝相当。其根初采时红赤色,暴干则黄,故名黄药子。(图6-12)

［气味］苦，平，无毒。

［主治］诸恶疮肿瘘，喉痹，蛇犬咬毒，研水服之。亦含亦涂。凉血降火，消瘿解毒。治马心肺热疾。

黄药子，宋《开宝》。自木部移入此。

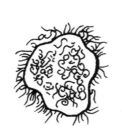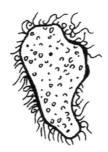

黄药子　市卖根形　皮紫黑色多须，每须处有白眼，肉黄色

图 6-12　黄药子

《兵部手集》：治鼻衄出血，以新汲水磨黄药子汁一碗，顿服立瘥。

150.明-本草原始-李中立-卷之四木部-连翘

始生太山山谷，今处处山谷有之。此物有二种，一种似椿实之未开者，壳小坚，而外完，无跗萼，剖之则中解，气甚芬馥。其实才干，振之皆落，不着茎也。《图经》曰大翘者，即此也。一种乃如菡萏，壳柔，外有跗萼抱之，无解脉，亦无香气。干之虽久，着茎不脱。《图经》曰小翘者，即此也。俗多用如椿实者。其实折之，其间片片相比如翘应，以此名尔。又一名异翘，一名连苔。（图 6-13）

［气味］苦，平，无毒。使药也。

［主治］寒热鼠瘘，瘰疬痈肿，恶疮瘿瘤，结热蛊毒，去白虫。主通利五淋，小便不通，除心家客热。通小肠，排脓，治疮疖，止痛，通月经。尤宜小儿。

［修治］连翘去蒂瓤任用。嗑口者佳，开瓣者不堪用。

连翘，《本经》草部下品，今移木部。树高数尺及丈余。

151.明-本草原始-李中立-卷之八石部-石灰

生中山川谷。颂曰：所在近山处皆有之。烧青石为灰也。又名石锻。有风化、水化二种：风化者，取锻了石置风中自解，此为有力。水化者，以水沃之，热蒸而解，其力差劣。弘景名石垩。《本经》名垩灰。《别录》名希灰。《日华子》名锻石。俗呼白虎，又呼矿灰。

［气味］辛，温，有毒。大明曰：甘，无毒。独孤滔曰：伏雄黄、硫黄、硇砂；去锡晕。

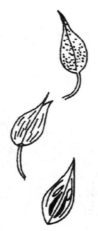

连翘　正　侧　中瓤形

图 6-13　连　翘

[主治]痈疡疥瘙，热气恶疮，瘰疾，死肌堕眉，杀痔虫，去黑子息肉。疗髓骨痈。治瘰疥，蚀恶肉，止金疮血甚良。生肌长肉，吐血，白癜病疡，瘢疵痔瘘，瘿赘疣子。妇人粉刺，产后阴不能合。解酒酸，治酒毒，暖水脏，治气。堕胎。散血定痛，止水泻血痢，白带白淫，收脱阴挺，消积聚结核，贴口喝，黑须发。

152.明-本草原始-李中立-卷之八石部-铅

生蜀郡平泽，今有银坑处有之。李时珍曰：锡为白锡，此为黑锡。许慎《说文》曰青金，而神仙家拆其字为金公，隐其名为水中金。鈆易8　流3故谓之鈆，俗名铅。

[气味]甘，寒，无毒。

[主治]镇心安神，治伤寒毒气，反胃呕哕。蛇蝎所咬，炙熨之。疗瘿瘤，鬼气疰忤。错为末，和青木香傅疮肿恶毒。消瘰疬痈肿，明目固齿，乌须发，治实女。杀虫坠痰，治噎膈，消渴，风痫。解金石药毒。

铅性能入肉，故女子以铅珠纤耳，即自穿孔。实女无窍者，以铅作铤，逐日鈝之，久久自开。此皆昔人所未知者也。

黑锡灰[主治]积聚，杀虫。同槟榔末等分，五更米饮服。

153.明-本草原始-李中立-卷之八石部-海石

《日华子》名浮石。乃海间细沙水沫凝聚日久结成者。状如石出海中，故名海石。（图 6-14）

[气味]咸，平，无毒。

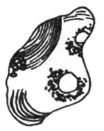

海石 体轻色褐而有光。有孔
如虫窠。海人呼为海槟榔，又
呼海石。色玲珑市者通呼海石

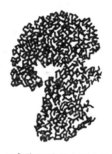

二色海石功用大同小异

图 6-14 海 石

[主治]煮汁饮,止渴治淋。杀野兽毒。止咳。去目翳。清金降火,消积块,化老痰。消瘿瘤结核,疝气下气,消疮肿。

震亨曰:海石治老痰积块,咸能软坚也。李时珍曰:浮石,乃水沫结成,色白而体轻,其质玲珑,肺之象也。气味咸寒,润下之用也。故入肺除上焦痰热,止咳嗽而软坚。消瘿瘤而散核,清其上源,故又治诸淋。

154.明-本草原始-李中立-卷之九兽部-羊

出河西川谷,今河东、陕西及近都州郡皆有之。种类甚多,入药以青色羧羊为胜。《说文》云:羊字,象头、角、足、尾之形。孔子曰:牛、羊之字,以形似也。董子云:羊,祥也,故吉礼用之。牡羊曰羖,曰羝;牝羊曰羟,曰羘。白曰粉,黑曰羭。多毛曰羖𤚩;胡羊曰羷羺。无角曰(羊童),曰羳。去势曰羯,羊子曰羔,羔五月曰羜,六月曰(羔/羊),七月曰羍,未卒岁曰羜。《内则》谓之柔毛,又曰少牢。《古今注》谓之长髯主簿云。(图 6-15)

羧羊角青色者良。[气味]咸,温,无毒。

[主治]青盲,明目,止惊悸,寒泄。久服安心,益气轻身。杀疥虫。入山烧之,辟恶鬼虎狼。疗百节中结气,风头痛,及蛊毒吐血。妇人产后余痛。烧之辟蛇。灰治漏下,退热。主山瘴溪毒。齿治小儿羊痫寒热。头骨治风眩瘦疾,小儿惊痫。脊骨治虚劳寒中,赢瘦。补肾虚,通督脉,治腹痛下痢。胫骨治虚冷劳。尾骨益肾明目,补下焦虚冷。毛治转筋,醋煮裹脚。须治小儿口疮,蠼螋尿疮;烧灰和油敷。屎,燔之,治小儿泄痢,肠鸣,惊痫疾。烧灰,理聤耳,并署竹刺入肉,治箭镞不出。烧灰淋汁沐头,不过十度即生发长黑。和雁肪涂头亦良。煮汤灌下部,治大人小儿腹中诸疾,疳、湿,大小便不通。烧烟熏鼻,治中恶,心腹刺痛,亦熏蒸诸疮中毒、痔瘘等。治骨蒸弥良。已上说用青羧羊者佳。

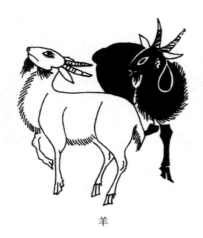

羊

图 6-15　羊

羊,《本经》中品。羊性恶湿喜燥,食钩吻而肥,食仙茅而肪,食仙灵脾而淫,食踯躅而死,饮尿而亡。物理之宜忌,不可测也。

厴[主治]气瘿。

155.明-本草原始-李中立-卷之十一虫鱼部-乌贼鱼

生东海池泽。取无时。形若革囊,口在腹下,八足聚生口旁。只一骨,厚三四分,似小舟轻虚而白。又有两须如带,可以自缆,故别名缆鱼。弘景曰:是(鹥乌)乌所化。今其口腹具存,犹颇相似,故一名乌鲗。能吸波噀墨令水溷黑自卫,以防人害。又《南越志》云:其性嗜乌,每暴水上,有飞乌过,谓其已死,便啄其腹,则卷取而食之,因名乌贼,言为乌之贼害也。(图 6-16)

海螵蛸,乌贼鱼骨也。名螵蛸,象形也。

肉[气味]酸,平,无毒。

[主治]益气强志。益人,通月经。

海螵蛸[气味]咸,微温,无毒。

[主治]女子赤白漏下,经汁血闭,阴蚀肿痛寒热,癥瘕,无子。惊气入腹,腹痛环脐,丈夫阴中肿痛,令人有子。又止疮多脓汁不燥。疗血崩,杀虫。炙研饮服,治妇人血瘕,大人小儿下痢,杀小虫。治眼中热泪,及一切浮翳,研末和蜜点之。久服之益精。亦治牛马障翳。主女子血枯病,伤肝,唾血下血。治疟消瘿。研末傅小儿疳疮,痘疮臭烂,丈夫阴疮,汤火伤,跌伤出血。烧存性酒服,治妇人小户嫁痛。同鸡子黄,涂小儿重舌、鹅口。同蒲黄末傅舌肿,血出如泉。同槐花末吹鼻,止衄血。同银朱吹鼻,治喉痹。同白矾末吹鼻,治蝎螫疼痛。同麝香吹

耳,治聤耳有脓水,及耳聋。

乌贼鱼,俗呼八带鱼,《本经》中品。

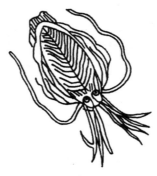

乌贼鱼

图 6-16 乌贼鱼

[修治]海螵蛸,弘景曰:炙黄用。

之才曰:恶白及、白敛、附子;能淡盐;伏硇缩银。厥阴血分药也。

156.明-本草原始-李中立-卷之十一虫鱼部-牡蛎

生东海池泽,今海傍皆有之,而南海闽中及通、泰间尤多。以大者为好。其生着石,皆以口在上。举以腹向南视之,口斜向东,则是左顾,左顾者牡也。入药用牡而大者,故名牡蛎。雄曰牡,粗大曰蛎。(图 6-17)

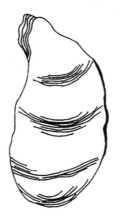

牡蛎

图 6-17 牡 蛎

牡蛎[气味]咸,平,微寒,无毒。君药也。

[主治]伤寒寒热,温疟洒洒,惊恚怒气。除拘缓鼠瘘,女子带下赤白。久服强骨节,杀邪鬼,延年。除留热在关节,营卫虚热,去来不定,烦满,心痛气结。止汗止渴,除老血,疗泄精,涩大小肠,止大小便,治喉痹咳嗽,心胁下痞热。粉身,止大人小儿盗汗。同麻黄根、蛇床子、干姜为粉,去阴汗。治女子崩中,止痛,除风热风痃,鬼交精出。男子虚劳,补肾安神,去烦热,小儿惊痫。去胁下坚满,瘰疬,一切疮。化痰软坚,清热除湿,止心脾气痛,痢下,赤白浊,消疝瘕积块,瘿疾结核。

牡蛎,《本经》上品。左顾牡蛎形。

[修治]牡蛎,宗奭曰:凡用须泥固为粉,亦用生者。敩曰:凡真牡蛎二十个,以东流水入盐一两,煮一伏时,再入火中煅赤,研粉用。

之才曰:贝母为之使。得甘草、牛膝、远志、蛇床子良。恶麻黄、辛夷、吴茱萸;伏硇砂。

157.明-本草原始-李中立-卷之十一虫鱼部-蛤蜊

生东海。似蚌而小,白腹紫唇,两片相合而生,故曰蛤。食之有利于人,故曰蜊。(图6-18)

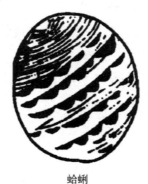

蛤蜊

图6-18 蛤 蜊

肉[气味]咸,冷,无毒。

[主治]润五脏,止消渴,开胃。治老癖为寒热。妇人血块,宜煮食之。煮食醒酒。

蛤蜊,宋《嘉祐》。

藏器曰:肉性虽冷,乃与丹石人相反,食之令腹结痛。

蛤蜊粉俗呼蛤粉。[气味]咸,寒,无毒。

[主治]热痰湿痰,老痰顽痰,疝气,白浊带下。同香附末、姜汁调服,治心痛。

清热利湿,化痰饮,定喘嗽,止呕逆,消浮肿,利小便,止遗精白浊,心脾疼痛,化积块,解结气,消瘿核,散肿毒,治妇人血病。油调,涂汤火伤。

[修治]蛤粉,以蛤蜊烧煅成粉。一方:蛤蜊壳火煅成,以熟栝楼连子同捣,和成团,风干用,最妙。

158.明-本草原始-李中立-卷之十一虫鱼部-文蛤

生东海。大者圆三寸,小者五六分。一头大,一头小,背上有花斑文者,文蛤也。(图 6-19)

海蛤小者如细麻,大者若棋子,海蛤也。李时珍曰:海蛤,海中诸蛤烂壳之总称。不专指一蛤也。

海石蛤壳在海中,久被风涛打磨礲砺,廉棱消尽,无复形质光莹。礲块杂于泥沙,有似碎石者,海石也。

海粉海石煅治为面者,海粉也。

文蛤[气味]咸,平,无毒。

[主治]恶疮,蚀五痔。咳逆胸痹,腰痛胁急,鼠瘘大孔出血,女人崩中漏下。能止烦渴,利小便,化痰软坚,治口鼻疳蚀。

海蛤[气味]苦、咸,平,无毒。

[主治]咳逆上气,喘息烦满,胸痛寒热。疗阴痿。主十二水满急痛,利膀胱大小肠。治水项下瘤瘿。清热利湿,化痰消积,疗五痔,止血痢。

海石、海粉功同海蛤,治顽痰更捷。

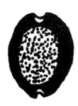

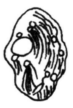

文蛤之形　　　　海蛤之形　　　　海石之形
　　　　　　　　　　　　　　　　腹有烂蛤

图 6-19　文　蛤

159.明-本草约言-薛己-卷之一-草部

海藻

味苦、咸,性寒,无毒,沉也,阴中之阴也。其用有二:利水道,通闭结之便;泄水气,消遍身之肿。(又云:散瘿破气,治疝无难。海藻咸能软坚,故主消瘰疬瘿瘤。昆布系海菜,与海藻相近同功。)

夏枯草

三四月开花,夏至时候即枯。盖禀纯阳之气,得阴气则枯也。入足阳明胃、厥阴肝。不特治瘰疬瘿瘤,散血破癥,生肌解毒,疗脚肿轻身之品。

160.明-本草约言-薛已-卷之三-菜部

紫菜

味甘,寒。下热解烦,疗瘿瘤结气。不可多食,令人腹痛发气,吐白沫,饮少醋即消。其中有小螺狮损人,须择出,凡海菜皆然。

藻

有二种,皆可食。熟挼去腥气,米面糁蒸为茹,甚佳美,饥年以充食。

一种海藻,味苦、咸、寒,无毒。主瘿瘤气,颈下核,破散结气痈肿,癥瘕坚气,腹中上下鸣,下十二水肿,疗皮间积聚暴溃,留气热结,利小便。

一名海带。

161.明-本草真诠-杨崇魁-卷之下-一集

夏枯草,味苦辛、气寒。无毒。能破瘿瘤结气,散瘰疬鼠瘘。

海带,味咸、气寒。无毒,又云:有小毒。散瘿囊气瘰,亦疗风瘙水湿。

162.明-本草真诠-杨崇魁-卷之上-三集

丹参,主恶疮、瘿赘、肿毒,排脓,止痛生肌。

连翘,主寒热鼠瘘、瘰疬,痈肿恶疮,瘿瘤结热。

川芎,主痔瘘、脑痈、发背、瘰疬、瘿赘,排脓消瘀长肉。

贝母,主喉痹、乳痈、金疮,项下瘿瘤疾,敷恶疮、人面疮,敛疮口。

白头翁,主瘤气、项下瘰疬及金疮。

蛇含,主金疮、疽痔、鼠瘘、恶疮、头疡、丹疹。夏枯草,主寒热瘰疬、鼠瘘、头疮、瘿气。

海藻,主瘿瘤、气颈。下核,破散结气、痈肿。

昆布,主瘿瘤,聚结气,瘘疮。又癫卵肿。

163.明-本草正-张景岳-本草正上-隰草部

连翘六十,味苦微辛,气微寒,气味俱薄,轻清而浮,升也,阳中有阴。入手少阴、手足少阳、阳明。泻心经客热,降脾胃湿热,去寸白、蛔虫,通月水五淋。以其味苦而轻,故善达肌表,散鼠瘘、瘰疬、瘿瘤、结热、蛊毒、痈毒、斑疹,治疮疖,止痛消肿排脓,疮家号为圣丹。以其辛而能散,故又走经络,通血凝,气滞结聚,所不可无。

夏枯草六五,味微苦微辛,气浮而升,阴中阳也。善解肝气,养肝血,故能散结开郁,大治瘰疬鼠瘘,乳痈瘿气,并治头疮目疾。楼全善云:夏枯草治目珠痛,至夜则甚者,神致;或用苦药点眼反甚者,亦神效。一男子目珠痛,至夜则重,用黄连点之更甚,诸药不效,乃用夏枯草二两,香附二两,甘草四钱,为末,每服一钱半,清茶调服,下咽即疼减,至四五服,良愈也。

164.明-本草正-张景岳-本草正下-水石草部

海藻百四五,反甘草。海带、昆布性用略同。味苦咸,性微寒,阴也,降也。善降气清热,消膈中痰壅,故善消颈项瘿瘤结核,及痈肿症积,利小便,逐水气,治湿热气急,腹中上下雷鸣,疗偏坠疝气疼痛,消奔豚水气浮肿,及百邪鬼魅热毒。

165.明-本草正-张景岳-本草正下-金石部

海石二五六,味咸,性微寒,阳中阴也。善降火下气,消食,消热痰,化老痰,除瘿瘤结核,解热渴热淋,止痰嗽喘急,消积块,软坚症,利水湿、疝气,亦消疮肿。

166.明-本草正-张景岳-本草正下-虫鱼部

海螵蛸二七五,即乌贼鱼骨。味咸,性微温,足厥阴、少阴肝肾药也。咸走血,故专治血病,疗妇人经枯血闭,血崩血淋,赤白带浊,血症气瘕,吐血下血,脐腹疼痛,阴蚀疮肿;亦治痰疟,消瘿气,及丈夫阴中肿痛,益精固精,令人有子,小儿下痢脓血,亦杀诸虫,俱可研末饮服。尤治眼中热泪,磨翳去障,并宜研末和蜜点之。为末可敷小儿疳疮痘疮,臭烂脓湿,下疳等疮,跌打出血,汤火诸疮。烧灰存性酒服,治妇人阴户嫁痛。同鸡子黄,涂小儿重舌鹅口。同蒲黄末,敷舌肿出血如泉。同槐花末吹鼻,止衄血。同麝香吹耳,治聤耳耳聋。

牡蛎二七六,味微咸微涩,气平。用此者,用其涩能固敛,咸能软坚,专入少阴肾脏,随药亦走诸经。能解伤寒温疟寒热往来,消瘀血,化老痰,去烦热,止惊痫心脾气痛,解喉痹咳嗽,疝瘕积块,痢下赤白,涩肠止便,禁鬼交遗沥,止滑精带下,及妇人崩中带漏,小儿风痰虚汗。同熟地,固精气,禁遗尿。同麻黄根,敛阴汗。同杜仲,止盗汗。同白术,燥脾利湿。同大黄,善消痈肿。同柴胡,治胁下硬痛。同天花茶,消上焦瘿瘤瘰疬结核。

167.明-本草纂要-明-方谷-卷之二草部下-南星

味苦、辛,气平,有毒。主中风口眼㖞斜,风痰麻痹不仁,气结瘿核坚积,诸疮初起红肿,跌损久滞瘀血,痰涎壅结不利,气郁停聚关格,惟此苦辛之剂,能大散风痰气结而为必用之药也。大抵此剂与半夏相同,半夏气辛而且守,南星气辛而不存;半夏之性燥而且润,南星之性燥而且急,如元虚者禁用可也。古方以牛胆制南星,名之曰胆星,盖星被胆所制,则苦寒之性制星而不燥,又胆有益肝镇惊之功,使惊风惊痰,虚火虚痰并可治矣。吾尝论之,南星治痰可治有余,胆星治痰可治不足,如元本气盛之人而遇风痰气盛之症,非南星不能散也;如元虚气弱之人而遇惊虚痰嗽之症,非胆星莫能疗也。二者施治宜当审用。

168.明-本草纂要-方谷-卷之四木部下-槟榔

味辛、苦,气温,味厚气轻,阴中阳也,无毒。主治诸气,逐水气,破滞气,祛瘴气,解恶气,除毒气,开郁气,坠痰气,去积气,消谷气,散瘿气,治脚气,杀虫气,通上气,宽中气,泄下气。又如巅顶至高之气不清,下焦后重之气不利,槟榔并皆治之。虽然此剂治气甚妙,而亦多伤元气,是以有余之气可用而不足之气禁止,必须临治之际斟酌用之可也。

169.明-本草纂要-方谷-卷之九金石部-芒硝

味苦、辛、咸,气寒,有毒。主五脏积聚,肠胃蕴热,大便不通,关格秘结;又通月水,破五淋,去痰积,行留血,软坚滞,散瘿核,为清热开结之要药也。《本草》云:辛能润燥,咸能软坚;《内经》曰:热淫于内,治以咸寒,佐以苦寒。故用大黄、芒硝相须为使。

170.明-本草纂要-方谷-药性赋

三棱、莪术能去积消痰,海藻、海带散瘿瘤结核。

171.明-补增图经节要本草歌括-胡仕可-卷之三-草部中(元编六十二种,今补增八种)

玄参(图 6-20)。

采后用蒲叶隔蒸一伏时,晒干用。味苦、咸,微寒,无毒。生河间及冤句。今处处有之。二月生苗,叶似脂麻。七月开花,青碧色。八月采根,日干。一名重台、鹿肠、正马、玄台。又名逐马。主腹中寒热积聚,散瘿瘤瘕,喉痛。恶黄耆、干姜、大枣、山茱萸。反藜芦。

玄参寒苦除风热,补肾令人眼目明。

散核消痈攻腹痛,更医喉痛去坚瘕。

海藻(图 6-21)。

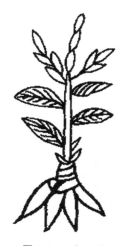

图 6-20　玄　参

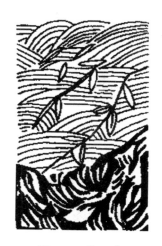

图 6-21　海　藻

　　洗去咸味,焙干。味苦、咸,寒,无毒。生东海池泽。今出登、莱诸州海岛中。根著水底石上,黑色,如乱发而粗大少许。叶类水藻而大,谓之大叶藻。七月七日采根,曝干。主瘿瘤气,颈下核,散破结气。一名落首、薄。臣。反甘草。

　　海藻咸寒主瘿瘤,一般海带更长柔。

　　专除疝气偏㿉病,水肿逢之亦可消。

昆布

　　无毒。出高丽。绳把索之如卷麻,作黄黑色,柔韧可食。今东海有之。青苔、紫菜辈,相似。凡海中菜,皆疗瘿瘤结气。

昆布咸酸性冷寒，能消水肿利溲难。

瘿瘤结硬真良剂，海藻同科气自宽。

172.明-补增图经节要本草歌括-胡仕可-卷之四-草部下（元编四十三种,今补增一十种）

连翘（图6-22）。

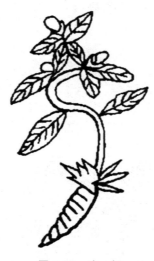

图6-22　连翘

去心用。味苦,平,无毒。生太山山谷。今近京河中府、江宁泽、润、淄、兖、鼎、岳、利州,南康军皆有之。生下湿地,或山冈上。叶青黄而狭长,如榆叶、水苏。茎赤,高三四尺。花黄可爱。秋结实似莲作房,翘出众草。八月采房,阴干。一名异翘、兰华、折根、三廉。

连翘大小分双种,主治痈疮及瘿瘤。

通利五淋行月水,若除心热亦须求。

夏枯草（图6-23）。

味苦、辛,寒,无毒。生蜀郡川谷,今河东、淮浙州郡亦有之。冬至后生叶,似旋覆。三月、四月开花作穗。其花紫白,似丹参花。五月便枯,故名曰夏枯草。《衍义》云:此是郁臭。自秋便生,经冬不瘁,春开白花,中夏结子遂枯。四月采。一名夕句、乃东、燕面。土瓜为之使。

夏枯草至夏来枯,医治头疮不可无。

散瘿破癥通结气,用疮瘰疬更能除。

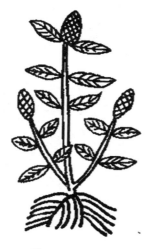

图 6-23　夏枯草

松萝

松萝又一名女萝。生熊耳山川谷松树上。五月采,阴干用。

松萝无毒苦辛温,止汗消痰吐疟瘟。

好解头风瞑怒气,破除瘤瘿项边团。

173.明-补增图经节要本草歌括-胡仕可-卷之七-虫鱼部(元编二十五种,补增一十六种)

海蛤(图 6-24)。

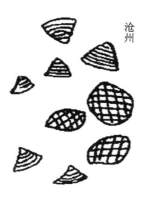

图 6-24　海　蛤

味苦、咸,平,无毒。生东海。今登、莱、沧州皆有之。以细如巨胜、润泽光净者为佳。盖海中烂壳,久为风波淘洒,自然圆净。陶隐居谓经雁食之,从粪中出者。然是海中无雁,岂有是耶?臣。蜀漆为之使。畏狗胆、甘遂、芫花。

海蛤即同文蛤类,主除水气四肢浮。

喘烦咳逆还须用,项下犹能去瘿瘤。

174.明-滇南本草-兰茂-第一卷-龙眼

龙眼。主治养血安神,长智敛汗,解蛊毒,去五脏邪气,开胃益脾。小儿未断乳者忌食。

采壳为末,作刀伤药,收口最速。

采叶晒干为末,敷搽小儿七星处,出痘疮时只出数点。而又解胎毒。又与小儿服叶七枚最良。

采核为末,治瘿疾可散。

175.明-滇南本草-兰茂-第一卷-小一支箭

白头翁,滇中最验。如白薇而柔细稍长,茎上有毛。《本经》名野犬人。气味苦,无毒。

主治温疟,狂症,寒热,症瘕积聚,气瘿,逐疗金疮,鼻衄,止毒痢,赤痢,腹痛,齿痛,百节骨痛,一切风气邪热,暖腰膝。滇中多明目退翳,解杨梅毒疮,解汞毒入筋骨疼痛。

176.明-滇南本草-兰茂-第一卷-苦马菜

苦马菜,一名羊奶菜。味苦,性大寒。纯阳之物,得向阳之处则生,凉血。治血热妄行。止一切血症:吐血、呕血、咯血、咳血、衄血、大肠下血、女子逆经倒血。消痰,消瘿瘤,消咽喉结气,化痰毒,洗疮毒。

177.明-滇南本草-兰茂-第二卷-土黄芪

土黄芪,一名芪菜叶。味辛、微甘,性温。生福建、四川者,主于补气。土生者,主于破结气,下中气,止气疼,散瘀血,祛痰,消瘿瘤。生吃令人泻,蜜炒用。

(附方)治一人生瘿瘤于项,咽喉内气粗喘促,喉内有痰声,响而不止。

土黄芪(一两,蜜炒)、皮硝(三钱)、猪眼子(五钱)、新瓦焙,去油,共为细末,蜜丸,每服(三钱),滚水送下。吃至三天后人面消瘦,至七天后痊愈。

178.明-滇南本草-兰茂-第三卷-紫背双叶草

紫背双叶草,生江边有水处,或大海边亦有之。叶似梅花五瓣,根结二果,果上有须。气味甘、辛、苦,性寒、平。无毒。主治肌肤如柴,能生血和血,肥肌健脾理中,久服延年益寿,亦治噎食转食反胃,养脾生精润肺;小儿疳疾目盲,化痰、定喘,安神。亦治气瘿、食瘿,痰结成袋,或因水生瘿袋,嚼之即散。

179.明-滇南本草-兰茂-第三卷-七星菌

莴栗菌,苦,寒,人食多生瘿滞气。

180.明-滇南本草-兰茂-第三卷-三叶还阳草

三叶还阳草,形似车前草,二苗,上有细黑子,根肥白而大。主治一切血症,性走十二经络,专补肾,乌须黑发,延年益寿。采治瘿袋,神效。子,能敷太阳,止年久偏正头风、赤眼,最效。

181.明-分部本草妙用-顾逢伯-卷之四-肺部

[贝母]

辛,平,无毒。厚朴、白薇为使,畏秦艽,反乌头。去心,拌糯米炒,待米黄,去米用。

主治:伤寒烦热,喉痹,风痉,咳嗽上气;消痰润心肺,敷敛疮口及人面疮,去目翳,胞衣不下。同连翘治项瘤瘿,散郁结痰毒。

按:贝母为肺经散郁之药,凡虚劳嗽血、肺痿肺痈、诸郁痰症所宜也。俗以半夏辛燥,贝母代之,抑知贝母乃肺药,而半夏乃脾胃药乎!脾胃湿热成痰,久则生火,痰火上攻,昏愦、僵仆、塞涩,生死旦夕,岂贝母可代乎?贝母清肺痰,半夏清脾胃痰,各有所主也,何可以性温燥而乱用乎?只据外科痰毒俱用贝母,不用半夏,即知肺主皮毛故也,尚有未明者乎?

[浮石]

咸,平,无毒。

主治:止渴,治淋,杀野兽毒,止咳,去目翳,清金降火,消积块,化老痰,消瘿瘤结核、疝气,下气,消疮肿。

按:东垣云:海石治老痰积块,咸能软坚也。时珍曰:浮石乃水沫结成也,色白而体轻,其质玲珑,肺象也;咸寒润下,故入肺,除上焦痰热,止嗽软坚,清上源,治诸淋。余琰曰:肝属木,当浮而反沉;肺属金,当沉而反浮,何也?肝实而肺虚也。故石入水则沉,而南海有浮水之石;木入水则浮,而南海有沉水之香。虚实之反若此。

182.明-分部本草妙用-顾逢伯-卷之五-肾部

[黑锡]

甘,寒,无毒。

主治：镇心安神，伤寒毒气，反胃呕哕；疗瘰疬、瘿瘤、痈肿，和青木香敷毒处；下痰，噎膈、风痫，解金石药毒。灰杀虫去积，同槟榔末米饮服。

黑锡，北方癸水之气，阴极之精，其体重，其性濡滑。能治一切阴阳混淆，上盛下虚，气升不降，发为呕吐眩晕、噎膈反胃诸疾。所谓镇坠之剂，有反正之功。但性带阴毒，不可过服，恐伤人心胃耳。

［蛤粉］

咸，寒，无毒。

主治：热湿老顽等痰，疝气，带浊；同香附末调服，主心痛；化积软坚，消瘿核肿毒，妇人血病；油调涂汤火伤。

按：蛤粉寒制火而咸润下，故能降焉；寒散热而咸走血，故能消焉。坚者软之以咸，取其属水而性润也；湿者燥之以渗，取其经火化而利小便也。实肾经血分之药，治湿咳、肾滑之疾者也。

183.明-分部本草妙用-顾逢伯-卷之七-兼经部

［海藻］

苦，咸，寒，无毒。反甘草，随引经药入十二经。

主治：瘿瘤结核，痈肿，下十二水肿；疗皮间积聚，疝气卵肿，腹鸣，五膈痰壅症。

海藻咸能润下，又能软坚，寒能泄热，又能引水，故能消瘿瘤、结核、阴㿉之坚聚，而除浮肿脚气、留饮痰气之湿热，使邪从小便出，各随引经药而奏效。逐皮间水，消膜外痰之要药也。

［昆布］

咸，寒，滑，微毒。

主治：与海藻同功。但昆布下气，久服瘦人，无此疾者不可食。

184.明-分部本草妙用-顾逢伯-卷之八-杂药部

［夏枯草］

土瓜为使，伏汞砂。

主治：寒热瘰疬，鼠瘘头疮，破癥，散瘿结气，脚肿湿痹；治目痛。

按：夏枯草为补养厥阴血脉之药，故治瘰疬、散结气有功。治目珠疼至夜尤甚者神效。方用枯草二两，香附二两，甘草四钱，为末，每服一钱，茶清调服。下咽则疼减半，四五服良愈。人以草药贱之，未知其功若是美也。

185.明-分部本草妙用-顾逢伯-卷之九-果部

[橙]

酸,寒,无毒。

洗去酸汁,切,和盐蜜煎成贮食,止恶心,去胃中浮风恶气;行风气,疗瘿。伤肝气,发虚热;与槟榔同食,发头旋恶心。

186.明-分部本草妙用-顾逢伯-卷之十-水族部

[蛤蜊]

咸,冷,无毒。与丹石人相反,食之腹痛。

主治:润五脏,止消渴,开胃,治老癖为寒热,妇人血块,宜煮食之;又能醒酒;汁点目中痘疮。

按:蛤汁可代空青,不知空青得铜之精而性寒,故可治赤目,蛤则湿者有火,不可不知也。

蛤粉能降火消燥,寒制火而咸润下也,乃肾经血分之药,故主湿嗽肾滑之疾,而遗浊者独宜之,结核瘿瘤独软而消之。

187.明-雷公炮制药性解-李中梓-卷二-草部上(四十二种)

贝母

贝母,味辛、苦,性微寒,无毒,入心、肺二经。清心润肺,止嗽消痰,主胸腹气逆,伤寒烦热,淋沥,瘕疝,喉痹,金疮、人面疮、瘰病诸恶疮。去心研用。厚朴、白薇为使,恶桃花,畏秦艽、矾石、莽草,反乌头。

按:贝母,辛走肺,苦走心,善能散郁泻火,故治胸腹云云等疾。雷公云:凡使,先于柳木灰中炮令黄,掰破,去内口鼻上有米许大者心一小颗,后拌糯米,于鏊上同炒,待米黄熟,然后去米,取出。其中有独颗团,不作两片,无皱者,号曰丹龙精,不入药中。若误服,令人筋脉永不收,用黄精、小蓝汁合服,立愈。

连翘

连翘,味苦,性微寒,无毒,入心、肝、胆、胃、三焦、大肠六经。泻六经之血热,散诸肿之疮疡,利小肠,杀白虫,通月经,疗五淋,破瘿瘤,解痘毒。鼠黏子为使。

按:连翘苦寒,虽泻六经,而心经为最。诸疮淋闭等证,俱属心火,故能疗之。《药性》曰:除六经热与柴胡同功。然此治血热,柴胡治气热之别耳。

188.明-雷公炮制药性解-李中梓-卷三-草部中（五十四种）

玄参

玄参，味苦、咸，性微寒，无毒，入心、肺、肾三经。主腹中寒热积聚，女子产乳余疾，补肾气，除心烦，明眼目，理头风，疗咽喉，消瘿瘤，散痈肿，解热毒。恶黄芪、干姜、大枣、山茱萸，反藜芦。勿犯铜器，饵之噎喉损目。

按：玄参，气轻清而苦，故能入心、肺，以清上焦之火；体重浊而咸，故能入肾部，以滋少阴之水。所以积聚等证，靡不疗之。

雷公云：凡采得，须用蒲草重重相隔，入甑蒸两伏时后出，晒干，拣去蒲草尽了用之。使用时，勿令犯铜，饵之后噎人喉，损人目。

189.明-雷公炮制药性解-李中梓-卷四-草部下

草部下（五十四种）

白头翁

白头翁，味苦，性温，有小毒，入心、肾二经。主温疟发狂，癥瘕积聚，瘿瘤瘰疬，金疮鼻衄，齿痛，腹痛，骨痛，赤毒下痢，男子阴疝偏肿，小儿头秃膻腥。豚实为使，得酒良。

按：白头翁味苦，本入心经。《经》曰："肾欲坚，急食苦以坚之"，故又入肾。温疟等证，无非水衰火旺，故治之。

夏枯草

夏枯草，味苦、辛，性寒，无毒，入肝经。主瘰疬瘿瘤，湿脾脚肿，肝虚目痛，冷泪羞明，散血破癥，生肌解毒。土瓜为使。

按：夏枯草三四月开花，是时正厥阴风木主令，其为风木肝经之剂明矣。丹溪曰：夏至即枯者，盖禀纯阳之气，得阴气则枯也。

190.明-秘传音制本草大成药性赋-徐圔-卷之一-寒门药性赋

草部

夏枯草治头疮，瘰（音颣）疬（音历）瘿（音婴）瘤并治；大戟苗驱（音区）腹水，热邪浮肿皆消。

夏枯草：味苦、辛，性寒，无毒。四月收采，洗净阴干。凡用拯疬，王瓜为使。

海藻治阴癫（音颓），散瘰（音裸）疬（音历）瘿（音婴）瘤（音留）独妙；大青解阳毒，退时瘟（音温）黄疸（音胆）便宜。

海藻：味苦、咸，性寒，无毒。反甘草。凡使，七月收采用。生乌豆、紫背天葵，用蒸一伏时，日干待用。

消水肿、散瘿（音婴）瘤，当行昆布；止夜啼、吹喉痹（音闭），难舍灯心。

昆布：味咸，性寒，无毒。凡使先用弊甑箅同煮，去咸味，焙干细剉用。每一斤，用甑箅大小十条，下东流水煮，从巳至亥，水旋添，勿令少。

虫部

蜘蛛涂蛇虺（音毁），制蜈蚣，网可系瘤（音留）缠（音躔）痔（音治）；蚬肉洗疔疮，驱（音区）酒毒，壳能止痢消痰。

蜘蛛：性微寒，有毒。凡入药方，须知选择。网布檐角者妙，腹大黑色者佳。蛇虺咬，捣汁涂。蜈蚣咬，用活吸。疔肿作膏敷退，瘰核渍酒饮消。丝网系瘤赘烂消，缠痔瘘脱落。

191.明-秘传音制本草大成药性赋-徐鼒-卷之三-温门药性赋

草部

旋花去面皯（音绀）黑色，鬼臼疗喉结赤眸。

鬼臼：一名马目毒公。味辛，性微温，有毒。畏垣衣。凡入剂中，要求真采。独茎藏土内，一叶竖茎端，状似伞般，又如虎掌。旦东向，暮西倾，随日出没。枯一茎，为一臼，逐岁增添。不入汤煎，惟研散用。

破痃（音贤）癖（音辟），止心疼（音同），宜求莪（音俄）茂（音戌）；疗瘿（音婴）瘤，清肺喘，须索杜蘅。

192.明-青囊药性赋-罗必炜-卷之上-寒性类

诸药识性，此类最寒。犀角解乎心热，羚羊清乎肺肝。泽泻利水通淋而补阴不足，海藻散瘿破气而治疝何难。

又况荆芥穗清头目便血，疏风散疮之用；瓜蒌根疗黄疸毒痈，消渴解痰之忧。地榆疗崩漏，止血止痢；昆布破疝气，散瘿散瘤。疗伤寒，解虚烦，淡竹叶之功倍；除结气，破瘀血，牡丹皮之用周。知母止嗽而骨蒸退，牡蛎涩精而虚汗收。贝母清痰，止咳嗽而利心肺；桔梗下气，利胸膈而治咽喉。

193.明-青囊药性赋-罗必炜-卷之中-草部中

海藻海带一般，疝气瘿瘤同有效。水萍虽分三种，热风瘾疹并权衡。

海藻，洗去咸味，焙干用。味苦咸寒，无毒。

昆布消瘿瘤结硬，水肿为先。

昆布，味咸酸，性冷寒，无毒。与海藻同科，治瘿瘤。

194.明-青囊药性赋-罗必炜-卷之下-草部下

连翘除心热，破瘿瘤，堪行月水。桔梗泻肺痈，清喉痛，止嗽宽胸。

连翘,味苦平,无毒。分大、小二种。利小便,专治痈疽、发背。

夏枯草最治头疮,瘰疬瘿瘤同可觅。天南星专能下气,风痰脑痛止怔忡。

夏枯草,至夏即枯,故名之。味辛寒,无毒。

山慈菰名鬼灯花,一名金灯花。疮肿、痈疽、瘰疬消毒良。

195.明-青囊药性赋-罗必炜-卷之下-虫鱼部类

消水气,去瘿瘤,无如海蛤。

海蛤,味苦咸平,无毒。治浮肿,除咳逆,定喘消烦。

196.明-仁寿堂药镜-郑二阳-卷之十上-草部上

川芎

《本草》云:川芎生武功川谷。得细辛,疗金疮止痛;得牡蛎,疗头风吐逆。

气温,味辛,纯阳。无毒。

入手、足厥阴经。少阳经本经药。

《本草》云:主中风入脑头痛,寒痹筋挛缓急,金疮,妇人血闭无子,除脑中冷动,面上游风去来,目泪出,多涕唾,忽忽如醉,诸寒冷气,心腹坚痛,中恶,卒急肿痛,胁风痛,温中除内寒。甄权曰:腰脚软弱,半身不遂,胞衣不下。大明曰:一切风,一切气,一切劳,一切血。破宿食,养心血。吐血、鼻血、溺血,脑痈发背,瘰疬瘿赘,痔瘘疮疥,长肉排脓。好古曰:搜肝气,润肝燥,补风虚。白芷为之使。畏黄连。

玄参

禹锡云:玄参散瘿瘤瘰疬。

贝母

大明曰:消痰,润心肺。傅人面疮。甄权曰:时疾黄疸,目翳,产难胞衣不出,项下瘿瘤。陈承曰:散郁结。

197.明-仁寿堂药镜-郑二阳-卷之十下-草部下

连翘

《本草》云:主寒热鼠瘘,瘰疬、痈肿、瘿瘤,结热蛊毒。去寸白虫。

海藏云:入手足少阳经,治疮疡瘤气瘿起结核有神。与柴胡同功,但分气血之异尔。与鼠粘子同用,治疮疡别有神效。

白头翁

《本草》云:主温疟狂阳寒热,癥瘕积聚瘿气,逐血止痛,疗金疮鼻衄。

海藻

《图经》云：海藻：出登、莱海中。无毒。治五膈痰壅，瘰疬，奔豚。解溪水毒，反甘草。

成聊摄云：咸味涌泄，海藻咸以泄水气。

洁古云：海藻苦、咸，寒，阴也。治瘿瘤马刀，诸疮坚而不溃。

《内经》云：咸能软坚。营气不从，外为浮肿，随各引经之药治之，无肿不消。亦泄水气。

陆机云：藻，水草。《周南诗》云"于以采藻，于沼于沚"是也。

昆布

《本草》云：昆布生东海。气寒，无毒。治诸水肿，瘿瘤结气，瘰疬。

东垣云：味大咸，治疮之坚硬者，咸能软坚也。

198.明-上医本草-赵南星-卷之三-菜部

紫菜

一名紫萸（音软）。

甘，寒。无毒。主治：热气烦塞咽喉，煮汁饮之。病瘿瘤脚气者，宜食之。

藏器曰：多食令人腹痛发气，吐白沫。饮热醋少许，即消。

龙须菜

甘，寒。无毒。主治：瘿结热气，利小便。

199.明-上医本草-赵南星-卷之四-介部

淡菜

一名海蛘（音陛），一名东海夫人。生东南海中，似珠母，一头小，中衔少毛，味甘美，南人好食之。常时烧食即苦，不宜人。与少米先煮熟，后除去毛，再入萝卜，或紫苏，或冬瓜同煮，即更妙。虽形状不典，而甚益人。淡菜生海藻上，故治瘿与海藻同功。

甘，温。无毒。主治：虚劳伤惫，精血衰少及吐血，久痢肠鸣，腰痛疝瘕，妇人带下，产后瘦瘠，产后血结，腹内冷痛，治癥瘕，润毛发，治崩中带下，烧食一顿令饱。煮熟食之，能补五脏，益阳事，理腰脚气，能消宿食，消瘿气，除腹中冷气痃癖。亦可烧汁沸出食之。

多食令人头目闷暗，发丹石，令人肠结。久食脱人发。

200.明-神农本草经疏-缪希雍-卷之九-草部中品之下

海藻

味苦、咸,寒,无毒。主瘿瘤气,颈下核,破散结气痈肿,癥瘕坚气,腹中上下鸣,下十二水肿,疗皮间积聚,暴𤺄,瘤气热结、利小便。

疏:海藻全禀海中阴气以生,故味苦咸、寒而无毒。气味俱厚、纯阴,沉也。苦能泄结,寒能除血热,咸能软坚润下,故《本经》主瘿瘤气,颈下核,破散结气痈肿,癥瘕坚气,及腹中上下鸣,下十二水肿,疗皮间积聚,暴𤺄,瘤气结热,利小便。洁古专消瘿瘤、马刀、瘰疬诸疮,坚而不溃者。《经》云:咸能软坚。荣气不从,外为浮肿,随各引经治之,肿无不消。反甘草。一云有小毒。

主治参互

危氏《得效方》治蛇盘瘰疬,头项交接者:海藻莱,以荞麦面炒过,白僵蚕等分,为末,以白梅泡汤,和丸梧子大。每服六十丸,米饮下,必泄出毒气。宜加连翘。

《范汪方》海藻酒:治瘿气及项下瘰疬。用海藻一斤,绢袋盛之,以清酒二斤浸之,春夏二日,秋冬三日,每服两合,日三,酒尽再作。其滓曝干为末,每服方寸匕,日三服。不过两剂即瘥。

昆布

味咸,寒,无毒。主十二种水肿,瘿瘤聚结气,瘘疮。

疏:昆布得水气以生,故味咸气寒而性无毒。咸能软坚,其性润下,寒能除热散结,故主十二种水肿,瘿瘤聚结气,瘘疮,东垣云:瘿坚如石者,非此不除,正咸能软坚之功也。详其气味、性能、治疗,与海藻大略相同。故同一"简误"也。

主治参互

《外台秘要》项下卒肿,其囊渐大欲成瘿者:昆布、海藻等分,为末,蜜丸杏核大。时时含咽汁。

《圣惠方》瘿气结核,瘟瘟肿硬:以昆布一两,洗去咸,晒干为散。每以一钱绵裹,好醋浸过,含之咽汁,味尽再易之。项下五瘿同此。

201.明-神农本草经疏-缪希雍-卷之十一-草部下品之下

白头翁

味苦,温,无毒。主温疟,狂易(音羊)寒热,癥瘕积聚,瘿气,逐血止痛,疗金疮、鼻衄。

疏:白头翁,《本经》味苦温无毒。吴绶益以辛寒。详其所主,似为得之。东垣谓其气厚味薄。既能入血主血，应云气味俱厚。可升可降，阴中阳也。入手足阳明经血分。暑伏足阳明经，则发温疟；伏手阳明经，则病毒痢、滞下纯血。狂易，鼻衄者，血热也。寒热者，血瘀也。癥瘕积聚，瘿气，靡不由血凝而成。积滞停留则腹痛。金疮，血凉则痛自止。苦能下泄，辛能解散，寒能除热凉血，具诸功能，故悉主之。殆散热、凉血、行瘀之要药欤！前人所谓肾欲坚，急食苦以坚之。痢则下焦虚，故以纯苦之剂坚之。男子阴疝偏坠，小儿头秃腥膻，鼻衄，无此不效。毒痢有此获功，热毒下痢紫血鲜血者，宜之。

连翘

味苦，平，无毒。主寒热，鼠瘘瘰疬，痈肿恶疮，瘿瘤结热，蛊毒，去白虫。

疏：连翘感清凉之气，得金水之性。《本经》虽云味苦平无毒，平应作辛，乃为得之。洁古谓其性凉，味苦。气味俱薄，轻清而浮，升也，阳也。海藏以为阴中阳也。入手足少阳，手阳明经，亦入手少阴心经。其主寒热、鼠瘘瘰疬、瘿瘤结热者，以上来诸证，皆从足少阳胆经气郁有热而成。此药正清胆经之热，其轻扬芬芳之气，又足以解足少阳之郁气，清其热，散其郁，靡不瘳矣。痈肿恶疮，无非荣气壅遏，卫气郁滞而成。清凉以除瘀热，芬芳轻扬以散郁结，则荣卫通和而疮肿消矣。蛊毒非热非辛则不成，热解则蛊自消。湿热盛则生虫，清其热而苦能泄，虫得苦即伏，故去白虫。甄权用以通利五淋，小便不通，除心家客热。日华子用以通小肠，排脓治疮疖，止痛通月经，东垣用以散诸经血结气聚，消肿。丹溪用以泻心火，除脾胃湿热，及治中部血证以为使。海藏用以治气秘火炎之耳聋，一皆清热散结、下气燥湿之功也。

夏枯草

味苦、辛，寒，无毒。主寒热，瘰疬，鼠瘘，头疮，破癥，散瘿结气，脚肿湿痹，轻身。（土瓜为之使。）

疏：夏枯草得金水之气，故其味苦辛，而性寒无毒。为治瘰疬、鼠瘘之要药。入足厥阴、少阳经。丹溪谓其补厥阴肝家之血，又辛能散结，苦寒能下泄除热，故治一切寒热，及消瘰疬鼠瘘，破癥散瘿结气。头疮皆由于热，脚肿湿痹，无非湿热所成，热消结散湿去，则三证自除而身亦轻矣。

主治参互

夏枯草得连翘、忍冬藤、贝母、玄参、薄荷、栝楼根、紫背天葵、蓖麻子仁、甘草，治一切瘰疬有效。

此草无毒，除治瘰疬鼠瘘，以散瘿结气，消痈肿乳毒之外，无别用，故不著"简误"。

202.明-神农本草经疏-缪希雍-卷之十四-木部下品

黄药根

孙思邈《千金月令》方:疗忽生瘿疾,以万州黄药子半斤,须紧重者为上。如轻虚,即是他州者,力慢,须用加倍。取无灰酒一斗,投药入中,固济瓶口。以糠火烧一伏时,待酒冷乃开。时时饮一杯,不令绝酒气。经三五日后,常把镜自照,觉消即停饮,不尔便令人项细也。

203.明-神农本草经疏-缪希雍-卷之二十-虫鱼部上品

牡蛎

更能止心脾气痛,消疝瘕积块,瘿瘤结核,胁下坚满等证,皆寒能除热,咸能软坚之功也。

204.明-神农本草经疏-缪希雍-卷之二十二-虫鱼部下品

蛤蜊

疏:此即蛤壳煅成粉者,其味咸,气寒无毒,为诸痰证之要药。盖痰未有不由火气上炎,煎熬津液而成。咸能软坚润下,得之则火自降,痰结自消矣。疝气、白浊、带下,皆肾经为病也。肾属水,咸为水化,气类相从,故能入肾以除其所苦也。心痛者,心虚而热邪客之也。"五脏苦欲补泻"云:心欲软,急食咸以软之。此之谓也。更有消浮肿,利小便,散瘿核肿毒,妇人血块,汤火伤疮等服。

205.明-神农本经会通-滕弘-神农本经会通卷之一-草部上

芎䓖

《日华子》云:治一切风、一切气、一切劳损、一切血,补五劳,壮筋骨,调众脉,破癥结宿血,养新血,长肉,鼻洪,吐血及溺血,痔瘘,脑痈,发背,瘰疬,瘿赘,疮疥,及排脓,消淤血。

黄芪

《本经》云:主痈疽久败疮、排脓、止痛、大风癞疾、五痔鼠瘘、补虚、小儿百病、妇人子脏风邪气,逐五脏间恶血,补丈夫虚损、五劳羸瘦,止渴、腹痛、泄痢,益气,利阴气。生白水者冷补,其茎叶疗渴及筋挛痛肿疽疮。《药性论》云:治发背,内补。主虚喘、肾衰、耳聋,疗寒热。生陇西者下补五脏。蜀白水赤皮者,微寒,此治客热用之。《日华子》云:助气,壮筋骨,长肉,补血,破癥癖瘰疬瘿赘,肠风,血崩,带下赤白痢,产前后一切病,月候不匀,消渴,痰嗽,并治头风、热毒、赤目等。药中补益,呼为羊肉。

半夏

《本经》云：主伤寒寒热、心下坚、下气、喉咽肿痛、头眩、胸胀、咳逆、肠鸣，止汗，消心腹胸膈痰热满结、咳嗽上气、心下急痛、坚痞、时气呕逆，消痈肿，堕胎，疗痿黄，悦泽面目。生令人吐，热令人下，汤洗令滑尽。《药性论》云：半夏，使。消痰涎，开胃，健脾，止呕吐，去胸中痰满，下肺气，主咳结。新生者摩涂痈肿不消，能除瘤瘿，气虚而有痰加而用之。

贝母

味辛、苦，气平，微寒，无毒。《汤》云同。《东》云：清痰，止嗽，利心肺。《疌》云：消痰，润肺，治黄淋及金疮痉、目盲、喉痹，下胎衣，兼主瘿瘤。

《本经》云：主伤寒烦热、淋沥、邪气、疝瘕、喉痹、乳难、金疮、风痉，疗腹中结实、心下满、洗洗恶风寒、目眩项直、咳嗽上气，止烦热渴、出汗，安五脏，利骨髓。十月采根，暴干。《药性论》云：贝母，臣，微寒，治虚热。主难产，作末服之。兼治胞衣不出，取七枚，末，酒下。末点眼，去肤翳。主胸胁逆气，疗时疾黄疸，与连翘同主项下瘿瘤疾。

连翘

《疌》云：排脓，医疮毒，通淋，活血经，治瘰疬瘿瘤，泻心经客热并蛊毒。

《本经》云：主寒热、鼠瘘、瘰疬、痈肿、恶疮、瘿瘤、结热、蛊毒，去白虫。八月采，阴干。《液》云：手足少阳。治疮疡、瘤气、瘿起、结核有神。《局》云：连翘大小分双种，主治痈疮及瘿瘤，通利五淋行月水，若除心热亦须求。连翘，除心热，破瘿瘤，堪行月水。

206.明-神农本经会通-滕弘-神农本经会通卷之一-草部中

白头翁

《本经》云：主温疟、狂易寒热、癥瘕积聚、瘿气，逐血，止痛，疗金疮、鼻衄。

海藻

臣也，反甘草。七月七日采，暴干。生海岛上，黑色，如乱发而大少许，叶大都似藻叶。又云：有马尾藻，生浅水，如短马尾，细黑色，用之当浸去咸。大叶藻，生深海中。

味苦、咸，气寒，无毒。《汤》云：气寒，味咸。《东》云：沉也，阴中阳也，利水道，通闭结之便；泄水气，消遍身之肿。又云：散瘿，破气，治疝。《珍》云：洗除咸味，能泄水气。

《本经》云：主瘿瘤气、颈下核、破散结气、痈肿、癥瘕、坚气、腹中上下鸣、下十二水肿、疗皮间积聚、暴癀、留气、热结、利小便。《药性论》云：海藻，臣，味咸，有小毒。主辟百邪鬼魅，治气疾急满，疗疝气下坠疼痛核肿，去腹中雷鸣幽幽作声。孟诜云：主起男子阴气，常食之消男子癀疾。陈藏器云：马藻，大寒。捣傅小儿赤白游疹、火焱热疮。捣绞汁服，去暴热、热痢，止渴。生水上，如马齿相连。《珍》云：洗水咸，泄水气。《剉》云：海藻咸寒通水道，能开透软结之便，气停水结通身肿，非此之功不得痊。《局》云：海藻咸寒主瘿瘤，一般海带更长柔，专除疝气偏癀病，水肿逢之亦可消。海藻，海带一般，疝气瘿瘤同功。

玄参

《药性论》云：玄参，使，味苦。能治暴结热，主热风喉痛、伤寒复劳，散瘿瘤瘰疬。

常山

畏玉札，忌葱及菘菜。实黄者呼为鸡骨常山，用最胜。蜀漆根也。《局》云：剉碎，酒浸一昼夜，蒸过。

味苦、辛，气微寒，有毒。《东》云：理痰结，治温疟。《逮》云：除水，治寒热瘿瘤并鬼毒，吐疟，除蛊膨、水胀及搜痰。

《本经》云：主伤寒寒热、热发、温疟、鬼毒、胸中痰结、吐逆，疗鬼蛊、往来水胀、洒洒恶寒、鼠瘘。八月采根，阴干。《药性论》云：常山，忌葱，味苦，有小毒。治诸疟，吐痰涎，去寒热，下瘤瘿。不可进多，令人大吐。

207.明-神农本经会通-滕弘-神农本经会通卷之一-草部下

昆布

一云有小毒。陶解乃是马尾海藻。

味咸，气寒，无毒。《东》云：破疝气，散瘿瘤。

《本经》云：主十二种水肿、瘿瘤聚结气、瘘疮。陶云：凡海中菜皆疗瘿瘤结气，青苔紫菜亦然。干苔性热，柔苔甚冷也。陈藏器云：主阴癀，含之咽汁。《药性论》云：微有小毒。利水道，去面肿，治恶疮鼠瘘。陈云：主癫卵肿毒，煮汁咽之。又云：紫菜，味甘，寒。主下热烦气，多食令人腹痛，发气，吐白沫，饮少热醋，消之。肖炳云：海中菜有小螺子，损人，不可多食。《局》云：昆布咸酸性冷寒，能消水肿利涩难，瘿瘤结硬真良剂，海藻同科气自宽。昆布，消水肿、结硬、瘿瘤。

夏枯草

王瓜为之使。三、四月开紫白花，结子。四月采，五月枯。

味苦、辛，气寒，无毒。

《本经》云:主寒热、瘰疬、鼠瘘、头疮,破癥,散瘿结气、脚肿湿痹,轻身。《简要》云:治肝虚、目睛疼、冷泪不止、筋脉痛及眼羞明怕日。补肝散,夏枯草半两,香附子一两,为末,每一钱,腊茶调下,不计时候。丹溪云:有补养血脉之功。盖禀纯阳之气,得阴气则枯也。与臭草即芫蔚全别,明是两物,俱生于春,但夏枯草先枯而无子,郁臭草后枯而结黑子。《局》云:夏枯草至夏来枯,医治头疮不可无,散瘿破癥通结气,鼠疮瘰疬更能除。夏枯草,治头疮、瘰疬瘿瘤。

丹参

《日华子》云:养神,定志,通利关脉,治冷热劳、骨节疼痛、四肢不遂,排脓,止痛,生肌长肉,破宿血,补新生血,安生胎,落死胎,止血崩带下,调妇人经脉不匀,血邪,心烦,恶疮疥癣,瘿赘,肿毒,丹毒,头痛,赤眼,热温狂病。

208.明-神农本经会通-滕弘-神农本经会通卷之二-木部

松萝

《药性论》云:使,味苦辛,微热。治寒热,能吐胸中客热、痰涎,去头疮,主项上瘤瘿。《日华子》云:令人得睡。《局》云:松萝无毒苦辛湿,止汗消痰吐疟瘟,好解头风瞋怒气,破除瘤瘿项边团。

209.明-神农本经会通-滕弘-神农本经会通卷之三-果部

橙子皮

树似橘树而叶大,其形圆,大于橘而香,皮厚而皱。八月熟。

味苦、辛,气温。

《本经》云:作酱醋香美,散肠胃恶气,消食,去胃中浮风气。其瓤味酸,去恶心,不可多食,伤肝气。又以瓤洗去酸汁,细切,和盐蜜煎,成煎食之,去胃中浮风。士良云:暖,无毒。行风气,发虚热,疗瘿气、瘰疬,杀鱼虫毒。

210.明-食物本草-卢和-卷一-菜类

紫菜,味甘,寒。下热解烦,疗瘿瘤结气。不可多食,令人腹痛,发气,吐白沫,饮少醋即消。其中有小螺蛳,损人,须择出。凡海菜皆然。

211.明-食物本草-卢和-卷二-金鸡瓜

藻,有二种,皆可食。熟捼去腥气,米面掺蒸为茹,甚佳美,饥年以充食。一种海藻,味苦咸,寒,无毒。主瘿瘤气,颈下核,破散结气痈肿,癥瘕坚气,腹中上下鸣,下十二水肿,疗皮间积聚暴㿉留气热结,利小便,一名海带。

212.明-药鉴-杜文燮-卷一-寒热温平四赋,增补东垣未尽之意

药性(寒门)

海藻治项间瘰疬,消颈下瘿囊。夏枯草破痈坚瘿瘤结气,散瘰疬鼠瘘头疮。

213.明-药鉴-杜文燮-卷二-连翘

气寒,味苦辛,无毒,气味俱薄,升也,阳之阳也。主治心热,破瘿瘤。经曰,诸肿疮疡,皆属心火。惟翘性凉而轻辛,故能散诸经之客热,而消诸经之痈肿也。君节草、同麻油、臣蜂蜜,能治发背诸毒。主麻黄、同山甲、入牛子,善快痘疮未发。同黄连,则入心解热。同片芩,则入肺泻火。从栀子,则引热内降。从麻黄,则引热外散。又曰为外科圣药者,得非以苦泄热,以辛散火之谓乎。

214.明-药鉴-杜文燮-卷二-海藻

气寒,味咸苦,无毒。治项间瘰疬,消颈下瘿囊,利水道,通癃闭,除胀满作痛,消坚结作疼,疗皮间积聚,止偏坠疝气。海带、昆布同功。大都寒能劫热,苦能泄实,咸能软坚。兹三药气寒味咸苦,故凡荣气不从,外为痈肿坚硬不溃者,仗此可消。要各随引经药治之,则坚无不溃,肿无不消也。反甘草。

215.明-药镜-蒋仪-卷一-温部

荆芥(三十一)

辛香而邪辟,温苦而散瘿。行胸膈积血之凝,清肠胃瘀血之腻。散乎风邪而头痛止,疏乎血热而目暗除。妇人血风血运,小儿风疹瘢疮。阳明热病,与白头蚯蚓捣汁酒吞;口眼㖞斜,以等分薄荷熬膏频服。酒调穗末,产后中风而口噤立苏;童便煎服,产后迷闷而鼻衄并醒。盖皮里膜外之风,荆芥主之,非若防风之入骨与肉也。

216.明-药镜-蒋仪-卷四-寒部

夏枯草(四十二)

散结而湿痹又消,故主瘰瘿乳痈,鼠瘘瘰疬;除热而肝血又补,故疗肝虚目痛,冷泪羞明。盖其气禀纯阳,而能补养厥阴,故治目珠夜疼,尤称独胜。

217.明-药镜-蒋仪-拾遗赋

平与寒邻,请收寒剂。海藻散瘿瘤而下水肿,脾湿宜停。

218.明-药品化义-贾所学-卷三-肝药

川芎

川芎,夫芎者,穹也,取至高之义。气香上升,能升清阳之气,居上部功多,因

其性味辛温,能横行利窍,使血流气行,为血中之气药。以其气升,主治风寒头痛,三焦风热,头面游风,暴赤眼疼,血虚头晕,用之升解。以其辛散,主治胸膈郁滞,胁肋疼痛,腰背拘急,腿足酸疼,寒痹筋挛,癥结瘿瘰,用之疏散。以其性温,流行血海,能通周身血脉,宿血停滞,女人经水不调,一切胎前产后,用之温养。但单服及久服反走散胆中真元,故丹溪云:久服能致暴亡。凡禁用者,如心虚血少,惊悸怔忡,肺经气弱,有汗骨蒸,恐此辛温香散故也。如火气升上,吐衄,咳嗽,热据痰喘,中满肿胀,恐此引气上腾故也。

219.明-药品化义-贾所学-卷八-痰药

贝母

属阴中有微阳,体滑腻,色白,气和,味苦带微辛,性凉,(云微寒,非。)能降,力清痰,性气与味俱厚而清,入心肺二经。

贝母味苦能下气,微辛能散郁,气味俱清,故用入心肺。主治郁痰、虚痰、热痰及痰中带血,虚劳咳嗽,胸胁逆气,烦渴热甚,此导热下行,痰气自利也。取其下气则毒去,散气则毒解。用疗肺痿肺痈,咽痛喉痹,瘿瘤痰核,痈疽疮毒,此开郁散结血脉流通也。

220.明-药性单方-许希周-药性单方卷之二

海藻

(注)海中水草也,一名落首,《尔雅》谓之薄,有二种,一如马尾,一大而有叶,生东海池泽,今登莱等州近海之处亦有之,七月七日采,暴干,凡用,洗去咸味,如入丸散,则焙干用之,反甘草,余说《本草》不载。味苦咸,性寒,无毒,其气下行,主治结热坚块,瘿瘤气,颈痒核,痈肿,腹鸣,疝气,利小便,下十二种水,俱与昆布同功。洁古云:治瘿瘤瘰疬诸疮,坚而不溃者。

瘿气结核(注)

凡颈下结囊欲成瘿,或结核欲成瘤者,海藻一斤洗净,清酒二升,春夏浸二日,秋冬三日,每服二合,日三次,酒尽更合饮之,以消为度。

瘿气结核(注)

昆布一二两,洗去咸味,焙干为末,蜜丸如梅李大,含而咽之。一方捣烂,每以一丸如弹大者,绵裹,于好醋中浸过,含而咽之,味尽再含,俱以消为度。

连翘

(注)连轺苗实也,一名连草,《尔雅》谓之连异。春生苗,高二三尺,有大小二种,其大者叶狭长,如榆,如水苏辈,茎赤夏开黄花可爱,秋结实似莲作房,翘出众

草,故名。亦似椿实之未开者,好生下湿之地,其小者,茎叶花实亦似大翘而差小,好生冈原之上,内含黑子如粟,干时拆裂成瓣,荆湘川蜀处处有之,八月采。

主治经络诸热,瘰疬痈肿,瘿瘤恶疮,结热蛊毒,排脓散血,通小肠,利小便。东垣云:十二经疮药中不可无。又云:诸经客热,非此不能除。海藏云:治疮疡、瘤瘿、结核有神,与柴胡同功,但分气血之异耳(柴胡治在气,连翘治在血)。与鼠粘子同用,治疮疡别有神效。

夏来枯草时,尚利于外科。

夏枯草

(注)一名夕句,一名郁臭。冬至后生叶,盖地状似旋覆,高五六寸,三四月开花,作穗,紫白色,似丹参花,结子亦作穗,经夏而枯,故名。江南平野处处有之,四月采茎叶,暴干。土瓜为之使,余说《本草》不载。味苦辛,性寒,无毒,主治寒热瘰疬,瘰核结气,头疮,喉肿,湿痹,脚气,补肝明目,外科多宜用之。愚少时见时疫喉肿盛行,先人采以救人,捣烂,渍水,去渣,少加酒服之,已病者速愈,未病者不染,诚退肿要药也。丹溪云:有补养决阴血脉之功。

221.明-药性单方-许希周-药性单方卷之四

海蛤

(注)此与文蛤一类,或谓自沙土中出,日久为风涛所磨,光泽无棱,或谓自雁屎中出,曾经雁食数次而光泽者是也,未知孰是。凡用,以地骨皮、柏叶入水煮过,又以东流水洗净,待干,研粉,蜀漆为之使,畏狗胆、甘遂、芫花。味苦咸,性平,无毒,入足少阴肾经。主治水气浮肿,欬逆上气,喘息烦满,胸胁胀急,腰痛,男子阴痿,妇人崩中带下,及消项下瘿瘤,并以粉一钱匕,沸汤调搅,待温服下。(注)俱以瘥为度。张仲景亦以治伤寒热毒,止消渴,润五脏。

222.明-神农本经会通-滕弘-神农本经会通卷之六-玉石部

石灰

有两种:风化者,取锻了石置风中自解,此为有力;水化者,以水沃之则热蒸而解,力差劣。须用风化。附诸灰在后。

草叶灰、百草灰、牛胆灰、桑薪灰、诸杂灰、伏龙灰、百草霜、铛下墨、梁上尘、锻铁灰、屋尘煤、釜底墨、灶突墨。

味辛,气温,一云:有毒。一云:味甘,无毒。一云:性至烈。

《本经》云:主疽疡疥瘙、热气、恶疮癞疾、死肌、堕眉,杀痔虫,去黑子、息肉,疗髓骨疽。《唐本注》云:用疗金疮、止血大效。若五月五日,采蘩蒌、葛叶、鹿活草、槲叶、芍药、地黄叶、苍耳叶、蒿叶合石灰捣,为团如鸡卵,暴干,末,以疗疮生肌,神验。《蜀本》云:有毒,堕胎。《药性论》云:治疬疥,蚀恶肉,不入汤服。止金疮血,和鸡子白、败船茹,甚良。《日华子》云:味甘,无毒。生肌长肉,止血,并主白癜、疬疡、瘢疵等,疗冷气、妇人粉刺、痔瘘、疽疮、瘿赘、疣子。

223.明-神农本经会通-滕弘-神农本经会通卷之十-虫鱼部

海蛤

臣也,蜀漆为之使,畏狗胆、甘遂、芫花。以大而有紫斑文者为文蛤。而海蛤、海中烂蛤久在泥沙,为风波涛洗,自然圆净。此有大小,而以小者久远为佳,不必一一雁腹中出也。文蛤,是未烂壳、犹有文理者。此乃新旧不同,止一物而二名也。然海蛤难得真烂久者,海人多以它蛤壳经风涛摩荡莹滑者伪作之,殊无力。

味苦、咸,气平,无毒。一云:味咸,有小毒。

《本经》云:主咳逆、上气、喘息、烦满、胸痛、寒热,疗阴痿。《别本注》云:主十二水满急痛,利膀胱大小肠。肖炳云:止消渴,润五脏,治服丹石人有疮。《药性论》云:臣。能治水气浮肿,下小便,治嗽逆上气,主治项下瘤瘿。《日华子》云:治呕逆、阴痿、胸胁胀急、腰痛、五痔、妇人崩中带下病。此即鲜蛤。又雁食后粪中出,有文彩者为文蛤,无文彩者为海蛤。乡人多将海岸边烂蛤者、被风涛打磨莹滑者伪作之。《图经》云:仲景《伤寒论》曰病在阳,应以汗解,反以冷水潠之,若水灌之,其热被却不得去,弥更益烦,皮上粟起,意欲饮水反不渴者,文蛤散主之。文蛤五两,一味捣末,以沸汤和一方寸匕,汤用五合。此方多用,殊效。《局》云:海蛤即同文蛤是,主除水气四肢浮,喘烦咳逆还须用,项下犹能去瘿瘤。海蛤,消水气,去瘿瘤。

224.明-药性单方-许希周-药性单方卷之一

常山

(注)蜀漆根也,一名互草。高四五尺,叶似茗而狭长,两两相对,茎圆有节似牡荆,黄色,三月开红花青萼,五月结实。江南出者八月开花红白色,似山楝子,而小堤岸处处有之。五月采叶,八月采根如鸡骨者,阴干,临用时,剉,同甘草润湿,蒸过,去甘草不用。或以酒浸一昼夜,蒸过用亦可。畏玉札,忌葱。味苦辛,性寒,有毒,主治伤寒寒热,温病鬼毒,水胀癥结,截疟吐痰,翻蛊消瘿,一切郁结皆可驱逐。丹溪云:性暴悍,能伤真气,功不掩过者也。雷公云:老人与久病人切忌之。

白头翁克坚下利。

白头翁

（注）一名野丈人，一名老翁须，一名朝王使者。正月生苗作丛，叶似芍药而大，生茎端有细白毛，二三月开一花，紫色黄，蕊似木槿。五六月结实大如鸡子，近根下有白茸，似白头老翁，故名。其苗有风则静，无风而摇，与赤箭、独活相似。南北山野处处有之，七八月采根，联干，豚实为之使，得酒良。味苦，性微寒，有小毒，其气下行，入足少阴肾经。主治伤寒温疟，下焦虚热，下利不止。补肾明目，散血消瘿，海藏云：仲景治肠垢，协热而利者，白头翁汤主之。《内经》曰：肾欲坚，急食苦以坚之。利则下焦虚，是以纯苦之剂坚之。

225.明-药性歌括四百味-龚廷贤-海藻

海藻咸寒，消瘿散疬。除胀破癥，利水通闭。（粤，海带、昆布，散结溃坚功同，反甘草。）

226.明-药性歌括四百味-龚廷贤-夏枯草

夏枯草苦，瘰疬瘿瘤。破癥散结，湿痹能瘳。（冬至后发生，夏至时枯瘁。）

227.明-药性歌括四百味-龚廷贤-白头翁

白头翁寒，散癥逐血。瘿疬疝瘕，止痛百节。

228.明-药性歌括四百味-龚廷贤-黑铅

黑铅味甘，止呕反胃。鬼疰瘿瘤，安神定志。

229.明-药性会元-梅得元-卷上-草部第一

贝母

味辛，气平、微寒。无毒。厚朴、白薇为使。恶桃花。畏秦艽、矾石、莽草。反乌头。治人面疮，烧灰油调，傅之效。《诗》言采其虻，即贝母也。大疗郁结。

主清痰、止嗽而利心胆，理伤寒，大除烦热。疗金疮、乳痈、喉痹、疝瘕、淋沥，消心腹结实胀满，消痰润肺，解热毒、恶疮，能敛口生肌。散胸中郁结之气，及久思积虑，心中不快、多愁者甚效。凡文人诗客，吟作不就，心思太甚，胸膈郁郁生痰者最妙。去劳怯热，极消瘿瘤。恶风寒，目眩项直，安五脏，利骨髓。又治久嗽、劳嗽。与石膏同用，治胃火；与瓜蒌仁同用，治上半日嗽；与陈皮、黄芩同用，治口燥咽干，痰成块核。凡使须倍于别药。去心，用龙潭白润、大个者佳。

连翘

味苦、平，性寒。升也，阴也。无毒。入手少阴心经、手少阳三焦经、手阳明太阳经、足少阳胆经、足阳明胃经药。有大小二种,根名连轺。

主泻诸经之客热,散诸肿之疮疡。排脓而消肿,除心热而破瘿瘤。堪行月水,利小便。专治寒热痈疽、发背、鼠瘘、瘰疬、恶疮,不可缺也。泻心火,降脾胃湿热,及心惊客热。疗蛊毒有神功。通利五淋,去白虫,能散诸积聚气血。凡治血症,以防风为上使,连翘为中使,地榆为下使,不可不知。《衍义》云:治痢有微血,不可执。以连翘为苦燥剂,虚者多致危困,实者宜用。

海藻

味苦、咸,气寒。沉也,阴中之阴。无毒。反甘草。

主利水道,通闭结之便。泄水气,消遍身之肿;散瘿瘤而治疝何难?消颈下结核极易。又疗痈肿癥瘕坚气,腹中上下鸣,下十二水肿,辟百邪鬼魅,气疾急满,疝气下坠,腹疼痛,核肿。疗皮间积聚。

制法:用生乌头同蒸一伏时,日干;或洗去咸味,焙干。

昆布

味辛、咸,气微寒,无毒。凡海中菜,皆治瘿瘤结气,又颓卵肿,煮汁咽之。凡使用甑箅同煮,从巳至亥,水渐添,勿令干。煮去咸味,焙干,剉用。

主破疝气,散瘿瘤,治结硬水肿。与海藻同科。治瘿瘤,治疮之坚硬者,咸能软坚也。

白头翁

味苦,性温。可升可降,阴中之阳也。无毒。

主治男子阴疝偏坠之肿,治小儿头秃腥臕之疮,疗伤寒寒热温疟之狂,破瘿瘤积聚之气。鼻衄血无此不效,痢赤毒有此见功。并治金疮,逐血止痛。

夏枯草

味苦、辛,气寒,无毒。王瓜为使。

主治寒热瘰疬,鼠瘘头疮,破癥,消瘿瘤结核,脚肿湿痹,散结气,有补厥阴肝经血脉之功。退寒热,虚者可伏。若实者,用行散之药佐之。

230.明-药性会元-梅得元-卷下-虫部第十一(附:珠类)

海蛤

味苦、咸,气平,无毒。蜀漆为使。畏狗胆、甘遂、芫花。

生消水气,去瘿瘤,消浮肿,除咳逆,定喘急,除烦燥。疗胸前痛,退寒热,并蠲阴瘘,久服可令阳起。生东海。

制法:凡使,勿用游波薵骨,其虫蛤真似海蛤,只是无面上光。若误饵,令人狂走,拟投水。时人为之犯鬼心狂,以醋解之,立瘥。凡修事,用浆水煮一伏时,却以地骨皮、柏叶二味,又煮一伏时,毕,用东流水淘二遍,拭干细捣,研如粉,每一两用地骨皮二两,并剉碎,以东流水淘用。

231.明-药性要略大全-郑宁-卷之一-《药性赋》

寒

诸药识性,此类最寒。海藻散瘿破气而治疝何难?昆布破疝气散瘿散瘤。

232.明-药性要略大全-郑宁-卷之二-草木花卉部

贝母(臣。)

清痰止咳嗽,利心胆。

注云:味辛、苦,气平,微寒,无毒。厚朴、白敛为之使。恶桃花。畏秦艽、礜石。反乌头。凡用,以滚水泡五七次,去心。入药与连翘同。治颈下瘿瘤。单用为末,可治人面疮。

雷公云:凡用先于柳木灰中炮令黄,擘破,去内口鼻。其有独颗不分瓣、无皱者,号曰丹龙精,不入药,误服令人筋脉永不收。当用黄精、小蓝汁合服立愈。

233.明-药性要略大全-郑宁-卷之四

连翘(使。)

降心火,除胃中湿热,泻诸经客热,治疮疡,排脓消肿。

《金柜》云:泻心经客热。又云:诸经邪热,非此不除。治寒热,瘰病,诸恶疮痈肿,瘿瘤结热,疮家之圣药也。去胃虫,通五淋。与柴胡同功,但分气血之异尔。

味苦,平,性微寒,无毒。升也,阴也。手足少阳三焦、胆经,阳明大肠胃经之药。采取阴干。凡治血症,黄连为主。以防风为上使,连翘为中使,地榆为下使。(一名旱莲子。)

234.明-药性要略大全-郑宁-卷之五

昆布

破疝气,散瘿瘤及结聚气瘰,治十二经水肿。

《汤液》云:利水道,去面肿,恶疮鼠瘘。多食令人腹冷痛,发气吐白沫。饮少醋消之。

味咸,性寒,无毒。一云有小毒。形如卷麻。此海中苔类也。凡海中菜皆疗瘿瘤结气。

海藻(臣。)

利水道、便闭,泄十二经水气,消浮肿。

《赋》曰:散瘿瘤,破血,治疝,科小便。治气疾急满,疗皮间积聚暴癀,留气热结。

伊训云:散结气,痈肿癥痕,坚气,腹中上下雷鸣。治颈下核。治疝气下坠。

味苦、咸,性寒,有小毒。沉也。阴中阴也。反甘草。洗去咸味,烘干入药。

235.明-药性要略大全-郑宁-卷之六

松萝:治气瘿项大。味苦、甘,气温、平,无毒。非松球。一云:即松球。

236.明-药性要略大全-郑宁-卷之七

夏枯草

最治头疮,瘰疬瘿瘤,及跌打疮伤,散血生肌,破癥结,脚肿湿痹,轻身,止筋痛。

味苦、辛,气寒、平,无毒。土瓜为之使。有紫白二种,白者不入药,其紫花者良。就生采,捣敷患处。忌铁。夏至而枯,故名之。一名四牛斗草。

治肝虚目痛,用香附为君,佐以此物及苦茗良。

白头翁(使。)

敷男子阴疝偏肿,治小儿头秃癯腥,疗鼻衄,散赤毒痢疾。

《秘要》云:主寒热,癥痕积聚瘿气,逐血止痛,疗金疮,止腹痛及百节痛,齿痛,治项下瘤疬。

仲景用之治温疟,金疮,衄血。得酒治一切风气,暖腰明目,消赘子。

味苦、甘,气温,无毒。可升可降,阴中阳也。根有白茸如须,故名翁须根。又云有毒。豚实为之使。茎叶同用。又云即女萎根。

237.明-药性要略大全-郑宁-卷之十-虫豸禽兽部

海蛤

消水气,破瘿瘤,治浮肿、咳逆,定喘消烦。

味苦、咸,气寒,无毒。

238.明-苍生司命-虞抟-首卷-药性

海藻,咸寒,消瘿散疬,咸以软坚,肿块痰核。

239.明-丹溪心法附余-方广-卷首-本草衍义补遗(凡一百五十三种)

夏枯草,无臭味,治瘰疬。臭草,有臭味,方作洁面药,即芫蔚是也。凡此两物俱生于春,但夏枯草先枯而无子,蔚臭草后枯而结黑子。又云:有补养血脉之功,三月四月开花,五月夏至时候复枯。盖禀纯阳之气,得阴气则枯也。本草云:散瘿结气,脚肿湿痹。

240.明-订补明医指掌-皇甫中撰,王肯堂订补-卷之一-药性歌

海藻咸寒,消瘿散疬,咸以软坚,肿块痰核。

241.明-寿世保元-龚廷贤-甲集一卷-本草门

海藻咸寒,消瘿散疬,除胀破癥,利水通闭。(与海带昆布散结溃坚功同,反甘草。)

芜荑味辛,驱邪杀虫,痔瘘癣疥,化食除风。(火煅用)

夏枯草苦,瘰疬瘿瘤,破癥散结,湿痹能瘳。(冬至后发生,夏至时枯。)

白头翁温,散癥逐血,瘿病疟疝,止痛百节。

黑铅味甘,止呕反胃,鬼疰瘿瘤,安神定志。

242.明-新刊东溪节略医林正宗-饶鹏-卷之一寒热温凉药赋

诸药识性,此类最寒。犀角解乎心热,羚羊清乎肺肝。泽泻利水通淋而补阴之不足,海藻散瘿破气而治疝何难?

243.明-医方捷径指南全书-王宗显-卷之一医学入门-诸品药性歌

海藻咸寒利小便,瘿瘤癥瘕毒痈全,

气停水结通身肿,非此之功不得痊。

连翘寒苦可调经,疮毒排脓又治淋,

瘰疬瘿瘤攻蛊毒,心家客热即时行。

244.明-医学启蒙汇编-翟良-卷之一-气血杂症赋

消瘿以昆布海藻,因其咸能软坚(丹溪取寒咸之剂,消坚结之瘿气)。

245.明-医学启蒙汇编-翟良-卷之六-珍珠囊赋

海藻散瘿破气,而治疝何难。

昆布破疝气,散瘿散瘤。

246.明-医学启蒙汇编-翟良-卷之六-药性歌括

海藻咸寒利小便,消肿下气破瘕疝,瘿瘤颈核宿食消,化痰通血淋堪羡。

昆布咸酸性冷寒,逐水消肿利便难,瘿瘤鼠瘰结坚硬,阴癫卵肿煮汁安。

白头翁苦温无毒,鼻洪痢赤诸痛服,兼止疟狂消瘕疝,项下瘿瘤头上秃。

常山辛苦味寒烈,逐水消痰温疟截,腹块蛊毒并项瘿,老弱虚人忌入舌,蜀漆

即是常山苗,性同更医逆气结。

夏枯草味苦辛寒,瘰疬头疮瘿结团,明目破癥除脚气,消痹轻身大滋肝。

黄药苦平主恶疮,瘘疮喉痹蛇犬伤,取根研汁遂含传,止血消瘿清热猖。

247.明-医学指南捷径六书-徐春甫-卷之三(风集)-病机药性歌赋

丹参,清心神而益血,消癥破痕;通关节之壅塞,削疰散瘿。

248.明-内科百效全书-龚居中-太医院手授经验内科百效全书卷之一-药性纂要

海藻咸寒,消瘿散疬,除胀破癥,利水通闭。(反甘草。)

249.明-痰火点雪-龚居中-卷之二-火病结核

射干(去根,一钱,消瘿散结)紫背天葵(干者,一钱,消瘿散核之要药)

250.明-伤寒论条辨-方有执-伤寒论条辨本草钞

海藻,味苦咸,寒,无毒。主瘿瘤气,项下核,破散结气,痈肿,癥痕,坚气,腹中上下鸣,下十二水肿,疗皮间积聚,暴溃,留气热结,利小便。

白头翁,味苦,温,无毒。主温疟,狂易,寒热,癥痕,积聚,瘿气,逐血,止痛。(苏恭云:甚疗毒。)

251.明-证治准绳·伤寒-王肯堂-帙之八-寒深藏

海藻气寒。味咸。有小毒。反甘草。[洁]气味俱厚,纯阴,沉也。治瘿瘤,马刀诸疮,坚而不溃者。经云:咸能软坚。荣气不从,外为浮肿,随各引经药治之,肿无不消。[成]咸味涌泄,故海藻之咸,以泄水气也。[珍]海藻咸能润下,寒能泄热,引水,故能消瘿瘤结核,阴㿉之坚聚,而除浮肿脚气,留饮痰气之湿热,使邪气自小便出也。

252.明-外科活人定本-龚居中-卷之一服药性

海藻破瘿散气,姜黄破血消痈。昆布、海蛤蚧散瘿瘤,木鳖、紫背天葵治乳痈。

253.明-外科集验方-周文采-外科集验方卷上-五发痈疽论

忍冬草

上不拘多少,根茎花叶皆可用。上入瓶内,以无灰好酒浸,以糠火煨一宿,取出晒干,入甘草少许,碾为细末,以所浸酒打面糊,圆如梧桐子大,每服五十圆至百圆,无时候酒饮任下此药,不特治痈疽,大能止渴,并治五痔诸瘿等证。

254.明-赤水玄珠-孙一奎-第二十九卷-外科

忍冬藤根、茎、花、叶皆可用。以无灰好酒浸,以糠火煨一宿,取出,晒干,入甘草少许,研为细末,以所浸酒打面糊为丸,梧桐子大,每服五十丸至百丸,不拘时,酒饮任下。此药不特治痈疽,大能止渴,并治五痔诸瘿等疾。

255.明-丹溪心法附余-方广-卷首-本草衍义补造(凡-百五十三种)

夏枯草,无臭味,治瘰疬。臭草,有臭味,方作洁面药,即茺蔚是也。凡此两物俱生于春,但夏枯草先枯而无子,蔚臭草后枯而结黑子。又云:有补养血脉之功,三月四月开花,五月夏至时候复枯。盖禀纯阳之气,得阴气则枯也。本草云:散瘿结气,脚肿湿痹。

256.明-食品集-吴禄-卷上-菜部

紫菜

味甘,寒。下热解烦,疗瘿瘤结气。不可多食,令人腹痛,发气,吐白沫,饮少醋即消。其中有小螺蛳,损人,须择出。凡海菜皆然。

蘋

一种海藻,味苦咸,寒,无毒。主瘿瘤气,颈下核破,散结气痈肿,癥瘕坚气,腹中上下鸣,下十二水肿,疗皮间积聚暴瘄,留气热结,利小便,一名海带。

257.清-本草备要-汪昂-卷一草部-半夏

燥湿痰,润肾燥,宣通阴阳。辛温有毒,体滑性燥,能走能散,能燥能润。和胃健脾(去湿)。补肝(辛散)。润肾,除湿化痰,发表开郁,下逆气,止烦呕,发音声,利水道(燥去湿,故利水;辛通气,能化液,故润燥。丹溪谓:二陈汤能使大便润而小便长)。救暴卒(葛生曰:凡遇五绝之病,用半夏末吹入鼻中即活,盖取其能作嚏也。五绝,谓缢死、溺死、压死、魇死、产死也)。

《灵枢》曰:阳气满,不得入于阴;阴气虚,故目不得瞑,饮以半夏汤,阴阳既通,其卧立安。又有喘嗽不得眠者。左不得眠属肝胀,宜清肝;右不得眠属肺胀,宜清肺)。反胃吐食(痰膈)。散痞除瘿(瘿多属痰)。俗以半夏专为除痰,而半夏之功用,不复见知于世矣。小柴胡汤、半夏泻心汤,皆用半夏,岂为除痰乎? 火结为痰,气顺则火降而痰消)。

258.清-本草备要-汪昂-卷一草部-贝母

宣,散结,泻热,润肺,清火。微寒,苦泻心火,辛散肺郁(入肺经气分,心火降则肺气宁。《诗》曰:言采其虻。虻即贝母也,取其解郁)。润心肺,清虚痰。

治虚劳烦热,咳嗽上气,吐血咯血,肺痿肺痈,喉痹(君相之火)。目眩(火热上攻),淋沥(小肠邪热。心与小肠相表里,肺为气化之源)。瘿瘤(化痰)。

259.**清-本草备要-汪昂-卷一草部-夏枯草**

补阳,散结,消瘿。辛苦微寒,气禀纯阳。补肝血,缓肝火,解内热,散结气。

治瘿疬湿痹,目珠夜痛(楼全善曰:目珠连目本,即目系也。

260.**清-本草备要-汪昂-卷一草部-海藻**

泻热,软坚痰,消瘿瘤。咸润下而软坚,寒行水以泄热。

故消瘿瘤、桔核、阴㿗之坚聚(腹痛曰疝,丸痛曰㿗,音颓)。痰饮脚气水肿之湿热。消宿食,治五膈。

261.**清-本草备要-汪昂-卷一草部-海带**

下水消瘿,功同海藻。似海藻而粗,柔弱而长。

262.**清-本草备要-汪昂-卷一草部-昆布**

功同海藻而少滑,性雄。治水肿、瘿瘤、阴㿗、膈噎(含之咽汁)。

263.**清-本草备要-汪昂-卷五金石水土部-铁**

重,坠痰,镇惊。辛平重坠。镇心平肝,定惊疗狂,消痈解毒。

针砂消水肿黄胆,散瘿瘤,乌髭发(乌须方多用之)。

264.**清-本草备要-汪昂-卷五金石水土部-浮石**

一名海石

泻火,软坚。咸润下,寒降火。色白体轻,入肺,清其上源(肺为水之上源)。止渴止嗽,通淋软坚,除上焦痰热,消瘿瘤结核(顽痰所结。咸能软坚。俞琰《席上腐谈》云:肝属木,当浮而反沉;肺属金,当沉而反浮,何也? 以肝实而肺虚也。故石入水则沉,而南海有沉水之香。虚实之反如此)。

265.**清-本草便读-张秉成-草部-水草类**

海藻(图 6-25)。

咸以软坚,消瘿利水;寒能入肾,退热除痰。

(海藻,生海中。其叶如发,即水藻之属也。咸寒润下之品,软坚行水,是其本功,故一切瘰疬、瘿瘤、顽痰胶结之证,皆可用之。然咸走血,多食咸则血脉凝涩,生气日削,致成废疾不起者多矣。)

昆布(图 6-26)。

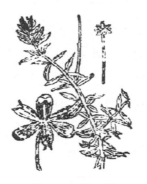

图 6-25　海　藻

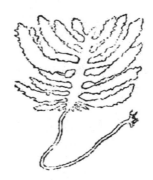

图 6-26　昆　布

功用相同海藻,治疗亦本咸寒。

(昆布,生海中,其叶如布。性味、主治与海藻相同,故每相兼而用。然有病则病当,若药过病所,则非徒无益,而又害之。)

266.清-本草便读-张秉成-金石部-金石类

海浮石(图 6-27)。

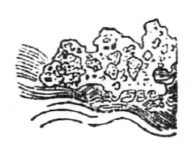

图 6-27　海浮石

体质轻浮,化痰火瘿瘤,清金利咳;咸寒润下,治浊淋积块,摩翳开光。

(海浮石,海边水沫结成。其质轻,其体空,其色白,其味咸。化痰清肺,是其所长,治淋者以其咸寒润下,又金为水之上源,源清而流洁耳。)

针砂

消水肿以除瘅,散瘿瘤而化积。辛咸无毒,镇坠多功。

(针砂,此乃作针家磨锉之细末也。醋煅用,长于平肝镇逆。肝平则脾不受克,积聚、水肿、黄瘅,皆可治也。醋煅、醋调敷瘤,渐渐敛小,甚效。)

267.清-本草崇原-张志聪-卷中本经中品-海藻

气味苦咸寒,无毒。主治瘿瘤结气,散劲下硬核痛,痈肿,癥瘕坚气,腹中上下雷鸣,治十二水肿。

海藻生东海岛中,今登莱诸处海中皆有,黑色如乱发,海人以绳系腰,没水取之。

咸能软坚,咸主润下,海藻生于海中,其味苦咸,其性寒洁,故主治经脉外内之坚结,瘿瘤结气,颈下硬核痛,痈肿,乃经脉不和而病结于外也。

268.清-本草崇原-张志聪-卷下本经下品-连翘

气味苦平,无毒。主治寒热鼠瘘瘰疬,痈肿恶疮,瘿瘤结热,蛊毒。

连翘味苦性寒,形象心肾,禀少阴之气化。主治寒热鼠瘘瘰疬者,治鼠瘘瘰疬之寒热也。夫瘘有内外二因,内因曰鼠瘘,外因曰瘰疬,其本在脏,其末在脉。此内因而为水毒之,故曰鼠瘘也。陷脉为瘘,留连肉腠,此外因而寒邪薄于肉腠之瘘,故曰瘰疬也。是鼠瘘起于肾脏之毒,留于心主之血脉。瘰疬因天气之寒,伤人身之经脉。连翘形象心肾,故治鼠瘘瘰疬也。痈肿恶疮,肌肉不和。瘿瘤结热,经脉不和。连翘味苦,其气芳香,能通经脉而利肌肉,故治痈肿恶疮,瘿瘤结热也。受蛊毒者在腹,造者在心。苦寒泄心,治造毒之原。芳香醒脾,治受毒之腹,故又治蛊毒。

269.清-本草崇原-张志聪-卷下本经下品-白头翁根

气味苦温,无毒,主治温疟,狂寒热,癥瘕积聚,瘿气,逐血,止腹痛,疗金疮。

白头翁,无风而摇者,禀东方甲乙之气,风动之象也。有风则静者,得西方庚辛之气,金能制风也。主治温疟者,温疟之邪,藏于肾脏,禀木气则能透发母邪也。狂寒热,温疟病也。治癥瘕积聚,瘿气,逐血者,禀金气则能破积聚而行瘀也。止腹痛,乃腹中之痛,有由于积滞者,积滞去,故痛止也。疗金疮,是和血行瘀之效。

270.清-本草崇原-张志聪-卷下本经下品-夏枯草

气味苦辛寒,无毒。主治寒热,瘰疬鼠瘘,颈疮,破癥瘕瘿结气,脚肿,湿痹,轻身。颈,旧作头,讹,今改正。

夏枯草禀金水之气,故气味苦辛寒,无毒。主治寒热,瘰疬鼠瘘,颈疮者,禀水气而上清其火热也。破癥瘕瘿结气者,禀金气而内削其坚积也。脚肿乃水气不行于上,湿痹乃水气不布于外。夏枯草感一阳而生,能使水气上行环转,故治脚气湿痹,而且轻身。

271.清-本草从新-吴仪洛-卷一草部山草类-贝母

宣。散结清火,润肺,化燥痰。

甘微寒,泻心火,辛散肺郁(入肺经气分,心火降则肺气宁。《诗》曰:言采其虻。虻,即贝母也,取其解郁)。润心肺,化燥痰。治虚劳烦热,咳嗽上气,吐血咯血,肺痿肺痈,喉痹目眩(火热上攻),淋沥(小肠邪热,心与小肠相为表里,肺为气化之源),瘿瘤(化痰),乳闭,产难。功专散结除热。敷恶疮,敛疮口(火降邪散,疮口自敛,非贝母性敛也。能入肺治燥。非脾家所喜(汪机曰:俗以半夏燥毒,代以贝母。

272.清-本草从新-吴仪洛-卷三草部隰草类-夏枯草

散结,消瘿,明目。

辛苦,微寒。缓肝火,解内热,散结气。治瘰疬鼠瘘,瘿瘤癥坚,乳痈乳岩,目珠夜痛,(夜痛,及点苦寒药反甚者,火为阴寒所郁故尔。夏枯能厥阴之郁火)。久用亦伤胃家。

273.清-本草从新-吴仪洛-卷四草部毒草类-半夏

燥湿痰,宣通阴阳。

辛,温。体滑性燥,能走能散。和胃健脾,除湿化痰,发表开郁,下逆气,止烦呕,发声音,救暴卒(凡遇五绝之病,用半夏末吹入鼻中,即活,盖取其能作嚏也。五绝谓:缢死、溺死、压死、魇死、产死也)。又能行水气,以润肾燥,利二便。止咽痛(辛通,使气能化液,故润燥。丹溪谓二陈汤,能使大便润而小便长。成无己《伤寒明理论》曰:半夏辛散,行水气而润肾燥。又《惠民和剂局方》半硫丸,治老人虚秘,皆取其润滑也。反胃吐食(痰膈),散痞除瘿(瘿多属痰),消肿止汗(胜湿),为治湿痰之主药(汪机曰:脾胃湿滞,涎化为痰,此非半夏,曷可治乎?若以贝母代之,翘首待毙。好古曰:肾主五液,化为五湿。本经为唾,入肝为泪,入心为汗,入肺为涕,入脾为痰。痰者,因咳而动,脾之湿也。半夏泄痰之标,不能治痰之本。治本者,治肾也。咳无形,痰有形。无形则润,有形则燥,所以为流脾湿而润肾燥之剂也。俗以半夏为肺药,非也。止呕为足阳明,除痰为足太阴。小柴胡汤用之,虽云止呕,亦助柴、芩,主寒热往来,是又为足少阳也。时珍曰:脾无湿不生痰,故脾为生痰之源,肺为贮痰之器。按:有声无痰曰咳,盖伤于肺气;有痰无声曰嗽,盖动于脾湿也。有声有痰曰咳嗽或因火、因风、因寒、因湿、因虚劳、因食积,宜分证论治。大法治嗽,当以治痰为先,而治痰又以顺气为主,气顺则火降而痰消。宜以半夏、南星燥其痰,枳壳、橘红利其气。肺虚加温敛之味,肺实加凉泻之剂)。

274.**清-本草从新-吴仪洛-卷六草部水草类石草类苔类-海藻**

泻热,软坚痰,消瘿瘤。

275.**清-本草从新-吴仪洛-卷六草部水草类石草类苔类-海带**

下水消瘿,功同海藻。似海藻而粗,柔韧而长。

276.**清-本草从新-吴仪洛-卷六草部水草类石草类苔类-昆布**

功同海藻而少滑,性雄。治瘿瘤水肿,阴㿗隔噎(含之咽汁,取其祛老痰也),顽痰积聚。性更雄于海藻,多服令人瘦削。

277.**清-本草从新-吴仪洛-卷六草部水草类石草类苔类-海苔**

软坚。

咸寒,消瘿瘤结气(《夷坚志》云:河南一寺僧,尽患瘿疾。

278.**清-本草从新-吴仪洛-卷十一菜部荤辛类柔滑类蔬菜类水菜类芝栭类-紫菜**

一名紫英。软坚,消瘿瘤。

甘寒而咸。消瘿瘤积块(咸能软坚),治热气烦塞咽喉。藏器曰,多食令人腹痛,发气,吐白沫,饮热醋少许,即消)。

279.**清-本草从新-吴仪洛-卷十一菜部荤辛类柔滑类蔬菜类水菜类芝栭类-海粉**

润,化痰。

甘寒而咸,清坚顽热痰,消瘿瘤积块(景岳曰:热痰能清,湿痰能燥,坚痰能软,顽痰能消,可入煎药,亦可入丸药)治热烦,养阴气。

280.清-本草从新-吴仪洛-卷十一菜部荤辛类柔滑类蔬菜类水菜类芝栭类-龙须菜

清热消瘿。

甘寒,微咸。清热消瘿,利小便(张华《博物志》:一种石发,似指此,与石衣之石发,同名也)以上水菜类。

281.清-本草从新-吴仪洛-卷十三金石部金类玉类石类卤石类-古文钱针砂

(重。消水肿)消水肿黄疸,散瘿瘤,乌须发。此是作针家磨镴细末也,须真钢砂乃堪用(人多以柔铁砂杂和之,飞为粉,人莫能辨)。以上金类。

282.清-本草从新-吴仪洛-卷十三金石部金类玉类石类卤石类-海石

一名浮石。软坚,消老痰结核。

咸软坚,寒润下。色白体轻入肺,清其上源(肺为水之上源,故又治诸淋)。止嗽止渴,通淋,化上焦老痰,消瘿瘤结核(顽痰所结,咸能软坚,俞琰《席上腐谈》云:肝属木,当浮而反沉;肺属金,当沉而反浮,何也?肝实而肺虚也。故石入水则沉,而南海有浮水之石;木入水则浮,而南海有沉水之香,虚实之反如此)。多服损人血气。水沫日久结成海中者,味咸更良(咳嗽不止,海浮石末,汤服,或蜜丸服)。

283.清-本草从新-吴仪洛-卷十七虫鱼鳞介部化生类卵生类湿生类有鳞类无鳞类龙类蛇类龟鳖类哈蚌类等-淡菜

补阴。

甘咸温。补五脏,益阳事,理腰脚气。治虚劳伤惫,精血衰少,及吐血久痢,肠鸣腰痛,妇人带下,产后瘦瘠。又能消瘿气。

284.清-本草撮要-陈其瑞-卷一-草部

昆布,味咸寒,入足太阳经,功专软坚破结。得海藻治瘿气结核,多服令人瘦。

285.清-本草撮要-陈其瑞-卷四-蔬部

紫菜,味甘寒咸,入手太阴经,功专消瘿瘤积块。治热气烦塞咽喉,多食令人腹痛发气吐白沫,饮热醋少许即止。

海粉,味甘寒咸,入手太阴、足阳明经,功专清坚顽热痰,消瘿瘤积块,治热烦,养阴气。

龙须菜,味甘寒微咸,入足太阳、太阴经,功专清热消瘿,利小便。

286.清-本草撮要-陈其瑞-卷五-五谷部

小麦,味甘微寒,入手少阴经,功专养心镇肝。得通草治老人五淋,得海藻消项下瘿气。麸、醋拌蒸,散血止痛。熨腰脚折伤、风湿痹痛、寒湿脚气,五易至汗出良。浮小麦味咸凉,止虚汗盗汗,劳热骨蒸,即水淘浮起者焙用。麦奴即麦将熟,穗上有黑霉,其黑霉名麦奴,取之治阳毒、温毒、渴热发狂,以及温疟甚效。陈麦柴堆在露天者最好,用三五根洗净泥,剪寸许长,煎服,治难产神效。

287.清-本草撮要-陈其瑞-卷六-金石部

海浮石,味咸寒,入手太阴、足厥阴经,功专软坚润下,止嗽止渴,通淋,化上焦老痰,消瘿瘤结核,多服损人血气。头核脑痹,头枕后生核,正者为脑,侧者为痹。白浮石烧存性为末,入轻粉少许,麻油调涂,或加干牛粪尤妙,亦治头痹。得香附、姜汁,治疝气茎缩囊肿,咳嗽不止末服良。

288.清-本草洞诠-沈穆-本草洞诠第一卷-水部

井水

井水,味甘,气平,无毒。凡井水远从地脉来者为上,从近处江湖渗者次之,城市近沟渠污水杂入者为下。井以黑铅为底,能清水散结,饮之无疾。入丹砂镇之,令人多寿。平旦第一汲为华水,天一真气浮于水面,用煎补阴之剂,及炼丹煮石甚良。夫井泉地脉也,人之经血象之。须取土厚水深,源远而质洁者食用可也。人乃地产,与山川之气相为流通,而美恶寿夭亦相关涉。金石草木,尚随水土之性,而况万物之灵者乎?贪淫有泉,仙寿有井,载在往牒,必不我欺。昔麻知几访灵台太史,见铜壶之漏水焉。太史召司水者曰:此水已三周环,水滑则漏迅,漏迅则刻差,当易新水。知几大悟,夫天下之水,用之灭火则同,濡槁则同,至于性从地变,质与物迁,未尝同也。蜀江濯锦则鲜,济源烹楮则晶,南阳之潭渐于菊,其人多寿。辽东之涧通于参,其人多发。晋之山产矾石,泉可愈疽。戎之麓伏硫黄,汤可浴疬。沧卤能盐,阿井能胶,澡垢以污,茂田以苦。瘿消于藻带之波,痰破于半夏之汋。

山岩泉水

山岩间所出泉,流为溪涧者,正出曰槛泉,悬出曰乳泉,反出曰泛泉。味甘,气平,无毒。治转筋恐入腹,宜多服之,勿令腹空,空则更服。凡山有玉石美草木者为良,有黑土毒石恶草者,不可用也。瀑涌湍急之水,服之生瘿疾。汪颖曰:曾在浔阳,忽一日马死数百,因久旱暴雨,洗出山谷中虫蛇之毒,马饮其水故也。

289.清-本草洞诠-沈穆-本草洞诠第三卷-金石部

《地镜图》云：银之气入夜正白，流散在地，其精化为白雄鸡。《宝藏论》云：银有十七种，四种真银，十三种皆药制成者，假银也。银，味辛，气平，有毒。主安五脏，定心神，止惊悸，除邪气。《抱朴子》言：银化水服成地仙者，方士谬传也。凡使金、银、铜、铁，只可浑安在药中，借气生药力而已，勿入药服，能消人脂。

铅（铅粉、铅丹、密陀僧、铅霜）

铅为五金之祖，故有五金狴犴，追魂使者之称，言其能伏五金而死八石也。气味甘寒，无毒。主镇心安神，治伤寒毒气，反胃，瘿瘤鬼疰，固牙乌须，杀虫坠痰，解金石药毒。盖铅秉癸水之气，阴极之精，色黑通肾，故黑锡丹、补真丹皆用之。

锡

锡受太阴之气而生，二百年成砒，砒二百年而成锡。锡秉阴气，故其质柔，二百年遇太阳之气乃成银。今人置酒于新锡器中，浸渍日久，或杀人者，以砒能化锡，岁月尚近故也。五金之中，独锡易制，银色而铅质，失其药则为五金之贼，得其药则为五金之媒也。味甘，气寒，微毒。治恶毒风疮。《夷坚志》云：汝人多病瘿。地饶风沙，沙入井中，饮其水则生瘿，人家以锡为井阑，或沉锡井中，则无此患。

浮石

浮石，乃江海间水沫凝聚，日久结成者。味咸，气平，无毒。清金降火，止渴治淋，消积块老痰，瘿瘤结核。盖浮石其质玲珑，肺之象也，故入肺。咸能润下，故治上焦热，咸能软坚，故治积块，清其上源，故又治诸淋也。夫烧泥为瓦，燔木为炭，水沫为浮石，皆变柔脆为坚刚也。肝属木，当浮而反沉，肺属金，当沉而反浮。石入水则沉，而有浮水之石，木入水则浮，而有沉水之香，物理之变化若此。

290.清-本草洞诠-沈穆-本草洞诠第七卷-菜部

紫菜

紫菜，甘，寒，无毒。治烦热瘿瘤脚气，凡瘿结积块之疾，宜尝食之，乃咸能软坚之义也。

291.清-本草洞诠-沈穆-本草洞诠第八卷-草部上

白头翁

近根处有白茸，状似白头老翁，故名。其苗有风则静，无风自摇，与赤箭、独活同也。气味苦温，无毒，一云寒，有毒。治温疟癥瘕瘿气，逐血，止腹痛，疗金疮,治一切风气,暖腰膝,明目消赘。仲景治热痢下重,用白头翁汤主之,盖肾欲坚,急食苦以坚之,痢则下焦虚,故以纯苦之剂坚之。男子阴疝偏坠,小儿头秃膻腥鼻䶊,无此不效。

贝母

贝母,诗谓之莔,言采其莔此也。气味辛甘苦平,一云微寒,无毒,入手太阴经。治伤寒烦热,邪气疝瘕,喉痹乳难,金疮风痉,疗腹中结实,消痰,研末点目去肤翳,和沙糖丸含止嗽,烧灰油调敷恶疮,敛疮口,以七枚作末酒服,治产难及胞衣不出,与连翘同服,主项下瘤瘿,盖贝母能散心胸郁结之气,故治愁郁甚良,而有消痰化毒之功,故治恶疮最效。唐人纪其事云:一人左脾上有疮如人面,亦无他苦,以酒滴口中,其面赤,以物食之,亦能食,多则脾肉胀起,或不食则一臂痹焉。历试诸药,金石草木之类,悉无所苦,至贝母,其疮乃聚眉闭口,因以小苇筒毁其口灌之,数日成痂遂愈,然不知何疾也。

292.清-本草洞诠-沈穆-本草洞诠第九卷-草部中

夏枯草

此草夏至后即枯,盖禀纯阳之气,得阴气则枯也。气味苦辛寒,无毒。治寒热,瘰疬鼠瘘,破癥散瘿,治脚肿湿痹。楼全善谓:夏枯草治目疼至夜则甚者,或点苦寒药反甚者,神效,盖目珠属厥阴经,夜甚及点苦寒药反甚者,夜与寒皆阴故也。夏枯禀纯阳之气,补厥阴血脉,故治此如神,以阳治阴也。一人病此,连眉棱骨及头肿痛,以夏枯草二两,香附二两,甘草四钱,为末,每服钱半,清茶调服,下咽则疼减,四五服遂愈。

常山(蜀漆)

常山,郡名,今真定也。或此药始产于此得名欤。蜀漆,乃常山苗也。常山,味苦、辛,气寒。蜀漆,味苦、辛,气平,一云微温并有毒。治诸疟,吐痰涎,疗鬼蛊水胀,治项下瘤瘿,疟家多蓄痰涎黄水,或停潴心下,或结澼胁间,乃生寒热,法当吐痰逐水,常山、蜀漆为要药。水在上焦,则常山能吐之,水在胁下,则常山能破其澼而下其水。其有纯热发疟,或蕴热内实之证,投以常山,大便点滴而下,似泄不泄者,须用大黄为佐,泄利数行可也。丹溪谓:常山性暴悍,善驱逐,能伤真气,病人稍近虚怯不可用也。苏颂亦谓:多服令人吐逆。夫常山、蜀漆有劫疾截疟之功,须在发散表邪,及提出阳分之后用之。夫疟有大经疟,五脏疟,痰湿,食积,瘴疫,鬼邪诸证,须分阴阳虚实,不可一概论也。常山、蜀漆,生用则上行必吐,酒蒸炒熟则气稍缓,得甘草则吐,得大黄则利,得乌梅、鲮鲤甲则入肝,得小麦、竹叶则入心,得秫米、麻黄则入肺,得龙骨、附子则入肾,得草果、槟榔则入脾,盖无痰不作疟,二物之功,惟是驱逐痰水而已。用之得宜,神效立见,用失其法,真气必伤耳。

293.清-本草洞诠-沈穆-本草洞诠第十卷-草部下

黄药子

黄药子,味苦,气平,一云凉,无毒。主凉血降火,治喉痹,消瘿,解蛇犬咬毒。《千金方》:治瘿疾一二年者,以万州黄药子半斤,取无灰酒一斗,投药入中,固济瓶口,以糠火烧一复时,酒冷乃开,时时饮一杯,不令绝酒气。经三五日后,常把镜自照,觉消即停饮,不尔便令人项细也。

海藻

海藻,即水藻之生海中者。气味苦咸寒,无毒,一云有小毒。治瘿瘤结气,痈肿癥瘕,腹中上下雷鸣,下十二水肿,盖海藻气味俱厚,咸能润下,寒能泄热,故能消坚聚而除浮肿,使邪气自小便而出也。海藻反甘草,而东垣治瘰疬马刀散、肿溃坚汤两用之,盖以坚积之病,非平和之药所能取效,必令反夺以成其功也。

昆布

昆布,亦藻类。《尔雅》云:纶似纶,组似组,东海有之,皆此类也。气味咸寒,滑,无毒,一云有小毒。治十二种水肿,瘿瘤结气,瘘疮,盖其咸能软坚,故瘿坚如石者,非此不除。然最下气,久服瘦人,海岛之人爱食之,服久相习故耳。

干苔

此海苔也。彼人干之为脯,海水咸,故与陟厘不同。气味咸寒,一云温,无毒。治瘿瘤结气,烧末吹鼻止衄血,汤浸捣敷手背肿痛。《夷坚志》云:河南一寺僧尽患瘿疾,有洛阳僧共寮,每食取苔脯共飧,经数月,寺僧项瘿皆消,乃知海物皆能除是疾也。

294.清-本草洞诠-沈穆-本草洞诠第十五卷-兽部

羊靥,甘、淡、温,无毒。古方治瘿多用猪羊靥,亦述类之义。王荆公瘿诗有内疗须羊靥之句。然瘿有五:气、血、肉、筋、石也。靥属肺,肺司气,故气瘿服之则效,他瘿恐亦少力。

295.清-本草洞诠-沈穆-本草洞诠第十六卷-鳞部

乌贼鱼

乌贼,《素问》作乌鰂,腹中有墨,可以书字,但逾年则迹灭,惟存空纸耳。世言乌鰂怀墨而知礼,是海若白事小吏也。肉,酸,平,无毒。益气强志,通月经,动风气。骨名海螵蛸,咸,微温,无毒,入厥阴经血分。凡血枯血瘕,经闭崩带,下痢疳疾,厥阴本病也。寒热疟疾,聋瘿少腹痛,阴痛,厥阴经病也。目翳流泪,厥阴窍病也。海螵蛸主厥阴,故皆治之。《本经》云:主癥瘕无子。《别录》云:令人有子。张鼎谓:久服无子。岂以血病无多食咸。乌鲗亦主血闭。故有此说。然经闭有有余、不足二证,有余者血滞,不足者肝伤,乌鲗所主者,肝伤血闭不足之病。《素问》治血枯用乌鲗骨,岂有令人无子之理哉。

296.清-本草洞诠-沈穆-本草洞诠第十七卷-介部

蛤蜊

蛤类之利于人者,故名。咸,寒,无毒。主润五脏,止消渴,开胃,解酒,治老癖为寒热。高武谓:痘毒入目者,以蛤蜊汁点之,可代空青。夫空青得铜之精气而生,性寒可治赤目。若痘毒是脏腑毒气上冲,非空青可治,蛤蜊虽寒,而湿中有火,岂可以点痘毒入目哉。海中蛤壳煅粉,名海蛤粉,能降能消,能软能燥。寒制火而咸润下,故能降焉;寒胜热而咸走血,故能消焉。坚者软之以咸,取其属水而性润也;湿者燥之以渗,取其经火化而利小便也。故能化积块,解结气,消瘿核,散肿毒,一切老痰顽痰,并皆治之。大抵海中蚌、蛤、蚶、蛎,性味咸寒,故能软散;江湖蚌、蛤,无盐水浸渍,但能清热利湿而已。今市肆一种状如线粉者,谓之海粉,出海中沙石间,亦能化痰软坚,名同物异,然功用亦同也。

淡菜

淡菜生海藻上。甘,温,无毒。治虚劳伤惫,精血衰少,及吐血久痢,肠鸣腰痛疝瘕,亦消瘿气,虽形状不典而甚益人。

297.清-本草二十四品-陆懋修-软坚开痞卷十五-海浮石

咸,寒。入肺。三钱。

软坚,消老痰结核,清肺上源。

止渴,止嗽,通淋。除上焦痰涎,消瘰疬、结核、瘿瘤。

多服损人气血,慎之。

298.清-本草二十四品-陆懋修-软坚开痞卷十五-海藻

苦、咸,寒。钱半。

泄热软坚,消瘿瘤结核。

消癥瘕阴痰之坚聚。

海带,下水消瘿,功同海藻。

299.清-本草二十四品-陆懋修-消痈敛痔卷二十四-夏枯草

苦、辛,微寒。入肝。钱半、三钱。

散结消瘿,明目。

专治瘰疬瘤、乳痈乳岩。缓肝火,解内热,治目珠夜痛。(用苦寒药点之反甚者,取效如神。)又能散肝之郁火,治失血后不寐,不宜半夏者代以夏枯草,饮之,其寐立至。阳得阴以化,则阳入阴中而得卧也。

久服伤胃。

300.清-本草分经-姚澜-通行经络

(补)淡菜甘、咸、温,补五脏,益阳事,治虚劳,消瘿气。

301.清-本草分经-姚澜-足厥阴肝

(和)夏枯草,辛、苦、微寒,散肝经之郁火,解内热,攻结气,消瘿。治目珠夜痛,久服伤胃。

(和)铁,辛、平,镇心平肝,定惊疗狂,解毒。铁屑、铁精、铁绣、铁华,大抵皆借金气,以平木坠下,无他义也。针砂消水肿,散瘿瘤。

302.清-本草分经-姚澜-不循经络杂品

(和)紫菜,甘、咸、寒。软坚,消瘿瘤积块,治热气烦塞咽喉。

(和)龙须菜,甘、寒、微咸。清热消瘿,利小便。

(寒)海苔,咸、寒。软坚消瘿瘤结气。

(寒)海藻,苦、咸、寒。软坚泻热,消瘿瘤结核,及痰水湿热。

(寒)海带,下水消瘿,功同海藻。

(寒)海粉,甘、咸、寒、润。化坚顽热诸痰,消瘿瘤积块,治烦热,养阴气。

303.清-本草纲目拾遗-赵学敏-卷六-木部

桑叶滋

鲜桑叶摘开其叶筋,有白汁,名桑叶滋,又名桑脂。《纲目》桑叶,载其用最广,独未及此。

性微寒,味苦。有天丝入眼,以此点之。

消瘿瘤。《秋泉秘方》:用蝌蚪一钱,蛇蜕泥球包煅为末三分,鬼馒头滋干一钱,桑滋干一钱,乳香、没药各三分,麝香一分,共为细末,饭和捣为锭。临用时,再取鬼馒头滋化开,以鸡翎搽患处,过宿即消。

绣球风,《活人书》:五倍子炒,松萝茶各五钱,研末,茶和敷。

治五瘿。《医学指南》破结散:用海蛤、通草、昆布、海藻、洗胆草、枯矾、松萝茶各三分,半夏、贝母各二分,麦麯四分,为末,酒调服,日三次。忌鲫鱼、猪肉。

304.清-本草纲目拾遗-赵学敏-卷七-藤部

松萝

《山川志》:出武当山,生高峰古木上,长者丈余。

治蛇虎伤,汤火烙伤,及顽疮等症。《药性考》:松萝,甘平。能平肝气瞋怒,痰热温疟吐痢,头风头疮,瘿瘤结聚,亦能探吐膈痰,去热。

305.清-本草纲目拾遗-赵学敏-卷八-果部下

酒杯藤子

甘、辛,平,无毒。消食下气,消酒止渴,辟邪疟,消痈肿,杀蛔虫。治尸蛀劳瘵虫蛊,瘰疬瘿瘤结核,痈疽溃烂,食果成积。用酒杯藤子烧灰,糖拌,服下五、七钱,自效。

306.清-本草纲目拾遗-赵学敏-卷八-诸蔬部

石衣(石耳)

味甘气清,性寒无毒。清膈热,利小水,化痰,消瘿结滞气,有补血明目之功。妇人食之,能洁子宫,易于受胎;男子食,益精增髓。

307.清-本草纲目易知录-戴葆元-卷一-草部(一)

丹参

气平而降,味苦色赤,入心经与包络血分。破宿血,生新血,安生胎,落死胎,调经脉,除烦渴,功兼四物,为女科要药。养神定志,通利关脉。治冷热劳,骨节疼痛,腰脊强楚,风痹足软,四肢不遂,温热狂闷,头痛眼赤,肠鸣腹痛,癥瘕积聚,寒疝急疼。止血崩带下,调血邪心烦。主中恶邪魅,腹痛肿毒丹毒,疮癣瘿赘,排脓生肌。反藜芦。

白头翁

辛苦而寒。凉血逐血,明目消赘,入手阳明经血分。治热毒血痢,下重腹痛,温疟狂易,寒热齿痛,百节骨痛,鼻衄金疮,瘰疬瘿气,癥瘕积聚,阴疝偏肿,一切风气。暖腰膝。得酒良。

川贝母

味淡微寒,色白体润,手太阴肺经药。润心肺,清虚痰,安五脏,利骨髓,能散心胸郁结之气,而清虚咳、喘促之痰。治虚劳烦热,汗出恶风,咳嗽上气,吐咯衄血,肺痿肺痈,及时邪结胸,喉痹乳难,黄疸淋沥,瘰疬瘿瘤,胞衣不下。除烦止渴,顺产安胎,敛疮口,点目翳。反乌头。凡用去心。

浙贝母

味苦气薄,色白而枯,入肺经气分。功专散结除热、消肿败痈。疗腹中结实,心下满,洗洗恶风,伤寒烦热,头痛目眩,寒热汗出,喉痹乳难,胁疼项肿,时疾黄疸,淋沥疝瘕,金疮风痉。酒服,疗产难,下胞衣。同连翘服,消项下瘿瘤。烧灰,油调,傅恶疮。反乌头。

马蹄香(杜衡、土细辛)

辛,温。消痰饮,破留血,下气杀虫。治风寒咳逆,气奔喘促,消项间瘿瘤。作汤浴,香人衣体。

夏枯草

辛、苦,微寒。气禀纯阳,补肝血,缓肝火,解内热,散结气。治寒热瘰疬,鼠瘘头疮,湿痹脚肿,破癥散瘿,疗目珠夜痛。

连翘

苦,平,味薄,形似心,故入手少阴心、手厥阴心包络气分,兼入手足少阳、手阳明经。除脾胃湿热而泻心火。治寒热鼠瘘,瘰疬瘿瘤,痈肿恶疮,结热蛊毒。通月经,去白虫,治耳聋,利五淋,通小肠,利小便。疗中部血证,以为使。散诸经血凝气聚,消肿排脓,为十二经疮家圣药。

瘰疬结核:连翘、脂麻等分,末,时时食。

308.清-本草纲目易知录-戴葆元-卷二-草部(二)

常山

苦,寒,有毒。能引吐,行水,祛胸中痰结积饮,消项下瘿瘤。治伤寒寒热,热发温疟,及诸疟蛊毒,而吐痰涎。疗水胀,鼠瘘,鬼蛊。然悍暴,能损真气,弱者慎用。酒炒性少缓,亦不作吐。忌葱、菘菜,伏砒石。

半夏

辛,温,有毒。体滑,性燥,能走能散,能燥能润。和胃健脾,补肝润肾,除湿化痰,发表开郁。下逆气,止烦呕,发音声,利水气,救暴卒,疗痿黄,开心腹坚积,去胸膈痰满。治伤寒寒热,咳逆头眩,痰厥头痛,眉棱骨痛,时气呕吐,目不得瞑,形寒饮冷,肺伤咳嗽,咽肿喉痛,腹冷痰疟,反胃吐食,霍乱转筋,男子遗浊,女人白带。生者,摩涂痈肿,除瘤瘿气,消肿止痛。妊妇慎用,反乌头,忌羊血、海藻、饴糖。水浸七日,姜汁、甘草、白矾水煮干用。

黄药子

根,苦,平。凉血降火,消瘿解毒。止咯吐衄血,诸恶疮肿喉痹疮瘘,蛇犬咬毒。研水服,亦含亦涂。

时珍曰:原出岭南,今处处栽之。茎高二三尺,柔而有节,似藤实非藤。叶大如拳,长三寸。其根长尺许,外褐内黄。捣汁可染蓝。

项下瘿气:黄药子一斤,剉,酒一斗浸之。每日早晚服一盏。忌毒物,戒怒。《千金方》用瓶盛,糠火煨一时,待退冷。时时饮一杯,不令绝酒气。三五日常把镜照,消即停饮,不尔令人项细。又方:用烧酒水煮瓶,不煨。

海藻

咸,润下而软坚,寒,行水以泄热,故消瘿瘤结核阴溃之坚聚,痰饮脚气水肿之湿热,使邪气利小便而出。散皮间积聚,痈肿癥瘕,腹中上下雷鸣,幽幽作声,下十二水肿。治气急心下满,及奔豚气,疝气,卵肿,宿食不消,五膈痰壅。辟百邪鬼魅。反甘草。

海藻酒:治瘿气,及项下瘰疬。海藻一斤,绢袋盛,以酒二斤浸,春夏二日,秋冬三日。每服二合。酒尽再作,其滓曝,末,每汤服一匙,两剂自消。

瘿气初起:海藻二两,黄连一两,末。时时舔咽。先断一切厚味。

蛇盘瘰疬,颈项交接:海藻,荞麦面炒,僵蚕炒等分,末,白梅泡汤丸梧子大。每米饮下六十丸,必泻出毒气愈。

海带

咸,寒。主催生,治妇人病,疗风下水。消瘿瘤,功同海藻。

海蕴

咸,寒。下水。主水癥。治瘿瘤结气在喉间。(缊,乱丝也。其叶似之,故名蕴。)

昆布

酸、咸,寒,滑。功同海藻而性较雄。破积聚,利水道,去面肿。治十二种水肿,软瘿瘤坚结如石,结气,瘘疮。恶疮鼠瘘。阴㿉肿者,含之咽汁。久食瘦人。洗去咸用。

瘿气结核,瘟瘰肿硬:昆布一两,洗去咸,晒干,末。每以一钱棉裹,醋中浸过,含之咽汁,味尽再易。

昆布臛:治膀胱结气,急宜下气。用昆布一斤,米泔浸一宿,洗去咸味,水煮熟,入葱白一握,切。同煮,乃下盐醋豉掺姜橘椒末食。

项下卒肿,囊渐大,欲成瘿:昆布、海藻等分,末,蜜丸杏核大。时含咽。

干苔

咸,寒。疗痔杀虫。消茶积。治瘿瘤结气。止霍乱呕吐。下一切丹石,诸药毒。俱煮汁服。心腹烦闷者,冷水研如泥,饮之即止。纳木孔中,杀蠹虫。烧末吹鼻,止衄血。汤浸捣,傅手背肿痛。

时珍曰:此海苔也。生海中,长尺馀。干之为脯。以肉杂蒸食极美。河南一僧患项赘,教每食取苔脯同餐。数月,赘瘿尽消。

309.清-本草纲目易知录-戴葆元-卷二-谷部

小麦

甘,微寒。心之谷也。养心气、肝气,心病宜食之。润脏燥,利小便,除客热,烦渴咽燥,止漏血唾血。令女人易妊。煎汤饮,治暴淋。陈者煎饮,止虚汗。炒末服,杀肠中蛔虫。烧炭末,油调,涂诸疮汤火伤灼。

项下瘿气:小麦一升,醋一斗渍之,晒干,末,海藻三两,洗,晒干,末,和匀。每以酒服一匙。

310.清-本草纲目易知录-戴葆元-卷三-菜部

紫菜

甘,寒。治热气烦,塞咽喉,煮汁饮。病瘿瘤积块脚气人,宜常食。以其咸能软坚也。

藏器曰:多食令人腹痛发气,吐白沫。饮热醋少许,即消。诜曰:紫菜生南海中,附石。正青色,取而干之则紫色。时珍曰:闽、越海边悉有之。大叶而薄。彼人揉成饼状,晒干货之,色正赤。

311.清-本草纲目易知录-戴葆元-卷三-果部

橙

酸,寒。洗去酸汁,切,和盐、蜜煎藏食,止恶心,能去胃中浮风恶气。行风气,消瘿气瘰疬,杀鱼、蟹毒。生多食,伤肝气,发虚热。

312.清-本草纲目易知录-戴葆元-卷四-木部

柳花(柳絮)

苦,寒。止血。治吐血咯血,风水黄疸,面热带黑,湿痹膝疼,四肢挛急,痂疥恶疮金疮。焙末,和麝香少许,匀搽,走马牙疳,金疮血出,封之即止。

项下瘿气:取水涯柳三十斤煎汁,糯米三斗,如常酿酒,日饮。

白杨

木皮,苦,寒。治毒风脚气肿,四肢缓弱不随,毒气游易在皮肤内,痰癖等证,及扑损瘀血,俱酒煎服。煎汤日饮,止妊痢。醋煎含漱,止牙痛。煎汁酿酒饮,消瘿气。浆水煎汁,入盐含漱,治口疮。又主风痹宿血,折伤,血沥在骨肉周痛甚,及皮肤风瘙肿,俱杂五木煎汤,浸损处。煎膏贴,续筋骨。

项下瘿气:秫米三斗蒸熟,取圆叶白杨木皮十两,勿令见风,切,煮汁二升,渍曲末五两,如常酿酒。日饮,自消。

松寄生(松萝)

苦,甘。平肝邪,利水道,止虚汗头风,解瞋怒邪气,女子阴寒肿痛,疗痰热温疟,可为吐汤。治寒热,胸中客热痰涎,去头疮、项上瘤瘿,令人得眠。

313.清-本草纲目易知录-戴葆元-卷五-鳞部

乌贼鱼

骨(海螵蛸),咸,温。厥阴血分药。疗疟,消瘿,止血,点臀。

海蛇晕船(水母、海折)

咸,温。治妇人劳损,积血带下,小儿风疾丹毒,汤火伤。疗河鱼之疾,消时毒发颐,及项瘿瘰疬。(葆验。)

314.清-本草纲目易知录-戴葆元-卷五-介部

马蛤(马刀、鑢)

咸,微寒,有毒。补中,去厥痹,利机关,止烦满,破石淋。治妇人漏下赤白,寒热。消水瘿、气瘿、痰饮。能除五脏间热,杀禽兽贼鼠,其肉性同蚌肉。

海蛤

苦、咸,平。清热利湿,化痰饮,消积聚,润五脏,起阴痿,止消渴,疗呕逆。治咳逆上气,喘息烦满,胸痛寒热,胁胀腰疼,项下瘿瘤,血痢五痔,伤寒搐搦,中风瘫痪,主十二水满急痛,利膀胱大小肠,疗水气浮肿,从下小便,妇人带下崩中,及血结胸,服丹石人有疮。

蛤蜊

肉,咸,冷。煮食,润五脏,止消渴,开胃醒酒。治老癖为寒热,妇人血块。

蛤蜊壳粉(海蛤粉),咸,寒。清热利湿,化痰饮,定喘嗽,止呕逆,消浮肿,利小便,化积块,解结气,消瘿核,散肿毒。治热痰,湿痰,老痰,顽痰,疝气,白浊带下。同香附等分,末,姜汁调服,主心气痛,止遗精白浊,治妇人血痞。油调,涂汤火伤。

淡菜（海蛭、东海夫人）

甘，温。煮食，补五脏，益阳事，消瘿气，理腰脚气，能消宿食，除腹中冷气，痃癖癥瘕，补虚劳伤惫，精血衰少，吐血，久痢，肠鸣腹痛，妇人崩带，产后瘦脊，血结冷痛。

按阮氏云：淡菜，生海藻上，故治瘿，与海藻同功。《日华》曰：不宜多食，令人头目闷暗，发丹石，令人肠结。

315.清-本草纲目易知录-戴葆元-卷六-兽部

腽，治项下瘿气，瓦焙研末，每夜酒服一钱。

瘿气：猪腽七枚，酒熬，入瓶中露一夜，炙食。又，开结散：猪腽四十九枚焙，乳香二钱，朱砂罐煅二钱，沉香二钱，橘红四钱，为末。临卧，冷酒徐徐服二钱。五服见效。除日合之。忌酸、咸、油腻。

腽（即会咽），甘、淡，温。治气瘿。

时珍曰：瘿，有气、血、肉、筋、石五种也。而腽属肺，司气，故治气瘿。

项下气瘿：《外台》用羊腽一具，去脂，酒浸，炙熟，含之咽汁。日一具，七日瘥。《千金》用羊腽一具阴干，海藻、干姜各二两，桂心、昆布、逆流水边柳发各一两，为末，蜜丸芡子大。每含一丸，咽津。《杂病治例》用羊腽、猪腽各二枚，昆布、海藻、海带各二钱，洗，焙，牛蒡子，炒，四钱，为末，捣二腽和，丸弹子大。每服一丸，含化咽汁。

腽，煮食，治喉痹气瘿，古方多用之。

腽，治气瘿，以酒渍，炙干，再浸酒中，含咽汁，味尽易，十具愈。

316.清-本草纲目易知录-戴葆元-卷七-土部

蜣螂转丸

咸、苦，大寒。汤淋绞汁服，疗伤寒时气，黄疸烦热，及霍乱吐泻。烧灰酒服，治项瘿。涂一切瘘疮。

317.清-本草纲目易知录-戴葆元-卷七-金部

自然铜

辛、甘。安心，止惊悸，消瘀血，排脓，破积聚，化项瘿，治折伤扑损，能续筋骨，散血止痛，疗产后血邪。火炼醋淬七次，研水飞用。

项下气瘿：自然铜安水瓮中，日饮食皆用此水，瘿自消。或置火烧烟，久吸亦消。

铅（铅、黑锡）

甘，寒。镇心安神，固牙明目，杀虫坠痰，疗风痫，乌髭发，治伤寒毒气，噎膈消渴，反胃呕哕，消瘰疬、瘿瘤、痈疽、痤疖。作条纤，穿女耳。作挺，开女阴实。解砒霜、硫黄、金石药毒。蛇蝎咬，炙热熨之。

针砂，功同铁粉。平肝气，散项瘿，消积聚肿满黄疸。和没食子染须发。

318.清-本草纲目易知录-戴葆元-卷七-石部

石灰

辛，温，有毒。内服止水泻血痢，白带白淫，疟疾，酒痢，老幼暴嗽，卒暴吐血，误吞金银。外用，消积聚结核，收脱肛阴挺，白癜疬疡，瘢疵痔瘘，瘿赘疣痣，疽疮疥瘙。

海石（浮石、水花）

咸，寒。乃水沫结成，色白体轻，肺之象也。故入肺而清上焦痰热，止咳嗽而软坚。清金降火而止渴，化老痰，消积块，去目翳，消瘿瘤结核。咸润下，又能下气，通淋，治疝气痛肿，杀野兽毒。

319.清-本草害利-凌奂-肝部药队［泻肝次将］

铁落

［利］辛平，镇心平肝，定惊疗狂，消痈解毒。铁屑、铁精、铁锈、铁华，大抵借金气以平木坠下解毒，无他义也。铁砂，消水肿黄疸，散瘿瘤，重以镇坠，能伤气，肝肾气虚者，忌用。

320.清-本草害利-凌奂-肝部药队［凉肝次将］

夏枯草

［利］辛苦微寒，缓肝火，解内热，散结气，治瘰疬、鼠瘘、瘿瘤、乳痈、乳岩，目珠夜痛，能散厥阴之郁火故也。土瓜为使，伏汞砂。

321.清-本草害利-凌奂-肺部药队［凉肺次将］

海浮石

［害］大寒润下。咳逆由于虚气上冲者勿用。痰饮由于脾胃元虚者忌之。多服损人血气。

［利］咸寒，入肺。清金降火，能润下，止浊淋，化积块止痰，消瘿瘤结核。

322.清-本草汇-郭佩兰-卷六-外科病机略

瘿气结核肿破，《圣惠》以昆布一两，洗去咸，捣为末，绵裹于好醋中，浸过含咽;《肘后》以海藻一斤,洗去咸,酒浸饮之。

323.清-本草汇-郭佩兰-卷八-百病主治药二

瘿瘤疣(音油,即瘤类)痣

内治:贝母、海藻、白头翁、连翘、丹参、桔梗、败壶卢(烧,搽腋瘤)、夏枯草、木通、玄参、当归、常山(吐)、天冬、瞿麦、三棱、射干、香附、山药(同蓖麻生涂项核)、白杨皮、自然铜(浸水日饮)、猪屎(血瘤出血,涂之)、人精(粉瘤,入竹筒内,烧沥频涂)。

324.清-本草汇-郭佩兰-卷十一-药草部三(四十九种)

夏枯草(八七)

苦、辛,气寒。独入足厥阴经。破癥坚瘿瘤结气,散瘰疬鼠漏头疮;疗脚肿湿痹,止目珠羞痛。

按:夏枯草禀纯阳之气,夏至后得阴气即枯,故名夏枯。大治瘰疬散结气,有补养厥阴血脉之功。又治目疼,以沙糖水浸一宿,取其能解内热,缓肝火也。娄全善云:此草治目珠疼,至夜则甚者,神效。或用苦寒药反甚者,亦神效。盖目属厥阴之经,夜甚及点苦寒药反甚者,夜与寒亦阴故也。夏枯草,其性纯阳,补厥阴血脉,故治此如神,以阳治阴也。除治前证之外,并无别用矣。然久用,亦防伤胃,与参术用,方可久服无弊。

连翘(即连轺。百二五)

苦、寒。气味具薄,轻清而浮,升也,阳也。入手足少阳、手阳明经,又入手少阴经。疗疮疡之结热,除诸经之客热;去心经之郁热,除中部之湿热(第可施于上中二部,而下部实非其性);既有清热之功,又有散结之妙。

《本经》主治寒热鼠瘘、瘰疬、瘿瘤、结热者,以诸证皆从足少阳胆经,气郁有热而成。此药正清胆经之热,其清扬芬芳之气,又足以解足少阳之郁气,清其热,散其郁,靡不瘳矣。又治痈肿恶疮,无非营气壅遏,卫气郁滞而成,清凉以除瘀热,芬芳轻扬以散郁结,则营卫通和而疮肿消矣。

325.清-本草汇-郭佩兰-卷十二-药草部四(五十七种)

海藻(百八一)

味苦、咸,寒,小毒。气味俱厚,沉也,阴中之阴也。入足少阴经。破积聚,通闭结之便;治痰壅,消遍身之肿;去腹中幽幽作声,疗皮间十二水肿。

《本草》主瘰疬瘿瘤、项下结核者,苦能泄结,寒能除热,咸能软坚也。故无坚不溃,无肿不消耳。

昆布(百八二)

酸、咸,寒、滑。沉也,阴中之阴也。入足少阴经。治顽痰结气,散积聚瘿瘤。

按:昆布之性雄于海藻,噎症恒用之,盖取其祛老痰也,故瘿坚如石者,非此不除。善下气,久服令人腹痛发气吐沫,以热醋少许解之。凡海菜寒中,有小螺者,尤损人,胃虚者,勿服。

326.清-本草汇-郭佩兰-卷十七-药介部(八种)

蛤蜊粉(三百八一)

味咸,气寒。入足少阴经。治气虚水肿(大蒜十个,捣如泥,入蛤粉,丸梧子大,食前白汤下十二丸),疗白浊遗精(洁古云:阳盛阴虚,故泄精也。蛤粉一斤,黄柏新瓦炒过一斤,为末,白水丸。每服百丸,空心温酒下,日二次。蛤粉味咸,而且能补阴,黄柏苦而能降心火也);清热利湿,化结消瘿;散浮肿,利小便。

327.清-本草汇-郭佩兰-卷十八-药金石部(三十六种)

浮石(四百四五)

咸、平,大寒。清金降火,止渴治淋;积块老痰逢便化,瘿瘤结核遇旋消。

按:浮石,乃江海间水沫结成。白质体轻,肺之象也。气味咸寒,润下之用也。不独入肺清源,又治一切淋病。俞琰《席》云:肝属木,当浮而反沉;肺属金,当沉而反浮,何也?肝实而肺虚也,故石入水则沉,而南海有浮水之石;木入水则浮,而南海有沉水之香,虚实之反如此。多服损人气血。

328.清-本草汇-郭佩兰-补遗

黄药(五)

味苦,气凉。气薄味厚,降多升少,阴也。入手少阴、足厥阴经。凉血降火,消瘿解毒。

按:黄药得土中至阴之气,能消项下瘿气。须选紧重者,入无灰好酒一斗,固口上,以糠火烧一时,俟冷时饮。不令绝酒气。三五日后,觉瘿消即止,否则并项亦细。同忍冬、夏枯草、白及、白蔹、紫花地丁、甘菊、茜草、连翘、白芷、贝母、白药子之属,治一切疔肿痈疽。日华:以治马之心肺热疾,亦取其苦寒之意也。痈疽已溃,及发时不焮肿、不渴、色淡、脾胃作泄者,均不宜服。尤宜于外敷妙。

329.清-本草汇笺-顾元交-卷之一-贝母(山草之四十)

贝母(图 6-28)能散心胸郁结之气。《诗》云"言采其蝱",一作蝱,言根状如蝱也。作《诗》者本以不得志而言,今用治心中气不快、多愁郁者殊有功,信矣。用入心肺一切痰症,以此导热下行,痰气自利。以其能散结解毒,故肺痿肺痈、瘿瘤痰核、痈疽疮毒,俱宜用之。但今人以半夏治痰,恶其有毒,代以贝母,此悖谬之甚。贝母治肺家燥痰,半夏治脾家湿痰,性用相反,何可代耶?

贝母得瓜蒌则开结痰,与连翘同服,主项下瘿瘤疾。

贝母

图 6-28　贝　母

330.清-本草汇笺-顾元交-卷之三-王不留行(隰草之三十八)

王不留行(图 6-29),下乳引导用之,取其能走血分而利血脉。其治金疮,止血逐痛,出刺,痈疽、瘿乳、风痹等症,亦稍资其活血之用。其性走而不住,孕妇忌之。

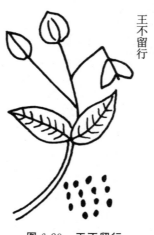

王不留行

图 6-29　王不留行

331.**清-本草汇笺-顾元交-卷之四-海藻（水草之五）**

海藻（图6-30）纯阴,气味沉厚,治瘿瘤、马刀诸疮坚而不溃者。经云咸能软坚,营气不从,外为浮肿,随各引经药治之,肿无不消。咸味涌泄,故用以泄水肿。

海藻酒,治瘿气及项下瘰疬:用海藻一斤,绢袋盛之,渍清酒二斤,春夏二日,秋冬三日,每服两合,日三服,酒尽再作。其滓曝干为末,每服方寸匕,亦日三服,不过两剂即瘥。

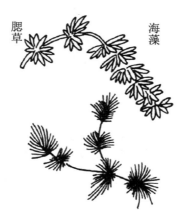

图 6-30　海　藻

332.**清-本草汇笺-顾元交-卷之四-昆布（水草之六）**

昆布（图6-31）之性雄于海藻,故破积消瘿利水之功为胜。但久服瘦人,无此疾者不可服。海岛人爱食之,因无别菜,服久相习,病亦不生,异方人不宜也。盖凡海中菜,皆能损人。

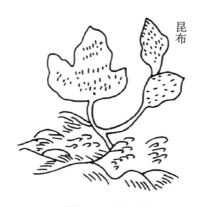

图 6-31　昆　布

333.清-本草汇笺-顾元交-卷之八-乌贼鱼骨(无鳞之四)

乌贼鱼骨(图6-32)即海鳔鮹。味咸走血,入厥阴肝经。凡血枯、血瘕、经闭、带下、痢、疳疾,厥阴本病也;寒热疟疾、聋、瘿、少腹痛、阴痛,厥阴经病也;目翳流泪,厥阴窍病也。故乌贼骨皆能治之,其条析具在本草。但气温不宜于血热,若外用则总无碍。

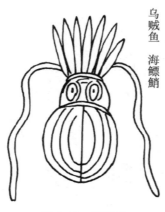

乌贼鱼 海鳔鮹

图6-32 乌贼鱼

334.清-本草汇纂-屠道和-卷一-温补

黄芪,专入肺,兼入脾。味甘性温,质轻皮黄肉白。补肺气实腠理,益胃气去肌热,泻阴火去虚热。东垣云:黄芪、人参、甘草三味,退热之圣药也。入肺补气,入表实卫,为补气诸药之最,是以名芪。生用则能固表,无汗能发,有汗能收。熟则生肌排脓内托,为疮疡圣药。痘疮不起,阳虚无热最宜。治痈疽久疟,败疮排脓止痛,大疯癞疾,五痔鼠瘘,补虚小儿百病。助气壮筋骨,长肉补血,破癥瘕、瘰疬、瘿赘、肠风,且治崩带淋浊,取其补中升气。人参气味甘平,阳兼有阴,此则性秉纯阳,而阴气绝少。

335.清-本草汇纂-屠道和-卷一-滋水

黑铅,专入肾。甘寒,无毒。补水之精,坠痰降气。镇心安神,明目固齿,乌须发,疗瘿瘤鬼气。消瘰疬痈肿,解金石药毒。凡一切水亏火炽,而见噎膈反胃,呕吐眩晕,痰气上逆等症,服此立效。但必煅制得宜,不令渗入压膀胱,又生他变。

336.清-本草汇纂-屠道和-卷一-寒涩

蛤蜊粉,专入肾,兼入肺、肝。即海内水蚌壳煅而为粉也。性咸寒。解毒化痰,止嗽敛寒,治肿。治热痰、老痰、湿痰、顽痰、疝气、白浊、带下,同香附末、姜汁调服,主心痛。清热利湿,化痰饮,定喘嗽,止呕逆,止遗精白浊,心脾疼痛,化积块,解结气,散肿毒,消瘿核。油调涂汤火伤。治水肿以大蒜十个,捣泥入蛤粉为丸,食前白汤下。文蛤性兼利水,止渴除烦,并治血热崩中、带下等症。海蛤亦属利水消肿止嗽之品。

337.清-本草汇纂-屠道和-卷一-吐散

常山,专入心下。辛苦而寒,有毒。吐心下疟痰积饮。功专引吐行水,为除疟疾老痰积饮要药。治伤寒寒热、温疟诸疟、胸中痰结吐痰涎,疗鬼蛊往来、水胀、洒洒恶寒、鼠瘘,治项下瘿瘤。

338.清-本草汇纂-屠道和-卷一-温散

半夏,专入脾、胃、胆,兼入心。辛温有毒。体滑性燥,能走能散,能润能燥,和胃气,燥脾湿,补肝润肾,燥脾胃湿痰。治眉棱骨痛,痰厥头痛,除腹胀及目不得眠,消痰下肺气,开胃健脾,去心腹胸膈痰满,咳逆头眩,咽喉肿痛,心下急痛坚痞,吐食反胃,霍乱转筋,肠腹冷,痰疟,肠鸣下气,止汗,堕胎,疗痿黄。生者摩痈肿,除瘤瘿气,开郁结。

339.清-本草汇纂-屠道和-卷二-平散

夏枯草,专入肝。辛苦微寒,无毒。散结消瘿明目,缓肝火,解内热,治瘰疬湿痹,目珠夜痛,头疮鼠瘘,破癥散瘿,乳肿乳岩,脚痛。多服伤胃,如内有火亦忌。目白珠属阳,故昼点苦寒药则效;黑珠属阴,故夜点苦寒药反剧。一人至夜目珠疼,连眉棱骨痛,及头半边肿痛,用黄连膏点之反甚,诸药不效。灸厥阴少阳,疼随止旋作,乃以夏枯草二两,香附二两,甘草四钱,为末,每服一钱半,茶清调服,下咽则疼减半,至四五服全愈矣。

340.清-本草汇纂-屠道和-卷二-泻水

海藻专入肾。苦咸气寒,无毒。泄热散结软坚。治瘿瘤结气,散颈下硬核痛,瘰疬癥瘕,痈肿,心下满气急,腹中上下雷鸣,或幽幽作声,疝瘕(凡腹痛则曰疝,丸痛则曰瘕),及痰饮脚气,奔豚水肿,利小便,辟百邪鬼魅。凡水因热成而致隧道不通,小便秘塞,硬结不解者,用此坚软结泄,邪退热解,使热尽从小便出而病愈。若病非实结及脾寒有湿者,勿服。海带下水消瘿催生,治妇人病功同海藻,但稍粗柔韧而长,皆反甘草。略洗去咸水用。偏方有同甘草以治瘰疬者,盖激之以溃其坚耳。丹溪治瘿气初起,用海藻一两,黄连二两,为末,时时舐咽,先断一切厚味。

昆布专入肾。气味咸寒滑,无毒。功同海藻而少滑,性雄破结利水。治十二种水肿,瘿瘤阴㿗,膈噎结气,瘘疮,去面肿,利水道,治恶疮鼠瘘,顽痰积聚。性更雄于海藻,多服令人瘦削。出登莱者,搓如绳索;出闽越者,大叶如菜。略洗去咸味用。

341.清-本草汇纂-屠道和-卷二-降痰

贝母,专入肺,兼入心。辛苦微寒,无毒。泻心火,散肺郁,清心肺热痰。治伤寒及虚劳烦热,肺痿肺痈,咯血吐血,咳嗽上气,疗腹中结实,心下满,洗洗恶风寒,目眩项直,喉痹,止汗,化燥痰,除淋沥邪气,疝瘕瘿瘤,乳闭难产,金疮风痉,恶疮不敛等症。研末点目,去肤翳。以七枚研末酒服,治产难及胞衣不下。与连翘同服,主项瘿瘤疾。

342.清-本草汇纂-屠道和-卷二-泻热

连翘,专入心。味苦微寒,无毒。解心经热邪,为泻心要剂。除心家客热,泻心火,除脾胃湿热,治耳聋浑浑焞焞,散诸经血凝气聚,利水通经,排脓止痛,治痈毒五淋、寒热鼠瘘瘰疬、痈肿恶疮瘿瘤、热结蛊毒等症。书载泻六经郁火,亦以心为火主,心清则诸脏皆清矣。经言诸痛疮疡,皆属心火,连翘实疮家圣药也。凡痈肿而痛者为实邪,肿而不痛为虚邪,肿而赤者为热结,不赤者为留气痰饮。脾胃不足慎之,痈疽溃后勿服。

海石,专入肺、肾。味咸气寒,无毒。软坚,消老痰结核,散上焦积热,破下焦积块。一名浮石,系水沫结成,浮于水上,故以浮名。色白体轻,入肺清其上源,止嗽止渴,治上焦痰热,目翳痘痈,积块瘿瘤,通淋消疝,下气,疗疮肿,杀野兽毒。但实则宜投,虚则宜慎,多服损人血气。水沫日久结成海中者,味咸更良。

343.清-本草汇纂-屠道和-卷二-温血

海螵蛸,专入肝,兼入肾。味咸气微温,无毒。入肝肾血分,通血脉,除寒湿,治血枯。此即乌贼鱼骨也。止吐血衄血,目翳泪出,聤耳出脓,肠风崩漏,涩久虚泻痢,腹痛环脐,丈夫阴中肿痛,又止疮多脓汁不燥,妇人赤白漏下经汁,血闭,阴蚀肿痛,寒热癥瘕,无子,血瘕血枯病,伤肝唾血下血,治疟消瘿。

344.清-本草汇纂-屠道和-卷三-下血

丹参,专入心包络,兼入肝。味苦色赤,性平而降。入心包络,破血瘀,安神志。治头痛目赤,寒热积聚,百邪鬼魅,腹痛气作,声音鸣吼,肠鸣幽幽如走水,除风邪留热,心腹痛疾结气,邪气骨节疼痛,四肢不遂,腰脊强,冷热痨,风痹足软脚痹。破宿血,生新血,安生胎,堕死胎,除烦养神定志,调经脉活血,通心包络,并除崩带,癥瘕疝痛,疮疥癣瘘,肿毒丹毒,排脓生肌止痛。总由瘀去则病除,非真能生新安胎,养神定志也。妊娠大便不实者切忌。虽能生血,究长于行血,若无瘀者须斟酌用之。

345.**清-本草汇纂-屠道和-附录:日食菜物-菜部**

龙须菜,甘寒无毒,微咸。清热,消瘿,利小便。

木耳,甘平,有小毒。益气不饥,轻身强志,利五脏,宣肠胃,治五痔及一切血症。

346.**清-本草汇纂-屠道和-附录:日食菜物-鳞部**

淡菜,甘温,无毒。补五脏,益阳事,理腰脚气,消宿食,除腹中冷气痃癖及瘿气。治虚劳伤惫,精血衰少,及吐血,久痢肠鸣,腰痛疝瘕,产后瘦瘠。疗产后血结,腹内冷痛并癥瘕,润毛发,治崩中带下。烧食令饱。其外多食发丹石,令人肠结,并脱发。

347.**清-本草辑要-林玉友-卷之一-金部**

针砂〔此作针家磨鑢细末,须真钢砂乃堪入药。〕消水肿、黄疸、瘿瘤,乌髭发。(乌发方多用之)。

348.**清-本草辑要-林玉友-卷之一-石部**

浮石(一名海石。)

咸,寒。润下降火。除上焦痰热,止嗽止渴,通淋,消瘿瘤结核。(顽痰所结,咸能软坚。俞琰《席上腐谈》云:肝属木,当浮而反沉;肺属金,当沉而反浮,何也?肝实而肺虚也。故石入水则沉,而南海有浮水之石;木入水则浮,而南海有沉水之香,虚实之反如此。)

349.**清-本草辑要-林玉友-卷之二-山草部**

白头翁

苦,寒。入手、足阳明经血分。苦坚肾,寒凉血。治热毒血痢,(仲景治热痢,有白头翁汤,合黄连、黄柏、秦皮。东垣曰:肾欲坚,急食苦以坚之。痢则下焦虚,故以纯苦之剂坚之。)温疟寒热,齿痛骨痛,(肾主齿骨,龈属阳明。)鼻衄秃疮,瘿病疝瘕,血痔偏坠,(捣傅患处。)明目消疣。

贝母

苦、辛,微寒。泻火除热,散结解郁。(入肺经气分,心火降则肺气宁。《诗·鄘风》:言采其蝱,取其散郁。蝱与莔通。《尔雅》:莔,贝母。)润心肺,清虚痰。

（俗以半夏燥毒,代以贝母,不知贝母寒润,主肺家燥痰;半夏温燥,主脾家湿痰。脱或误用,贻误匪浅。故凡风寒湿食诸痰,贝母非所宜也,宜用半夏南星。）治虚劳烦热,咳嗽上气,吐血咯血,肺痿肺痈,喉痹（君相之火。）目眩,（火热上攻。）淋沥（小肠邪热,心与小肠相表里,肺为气化之源。）瘿瘤,（与连翘同服。）乳闭产难。（以七枚作末,酒服。治产难及胞衣不出。）傅恶疮,敛疮口。（火降邪散,疮口自敛,非贝母性收敛也。）

杜衡（俗名马蹄香,又名杜葵。）

辛,温。下气消痰,行水破血,散头目风寒。治项间瘿瘤。

香与细辛相似。（药肆代充细辛,但其气浊,不能搜涤少阴经中之寒耳。）取根用。

350.清-本草辑要-林玉友-卷之三-隰草部

夏枯草

苦,辛,寒。入足厥阴经。补肝血,缓肝火,解内热,散结气。治瘰疬、湿痹,目珠夜痛。（楼全善曰:目珠连目本,即目系也。夜痛及点苦寒药更甚者,夜与寒皆阴也。夏枯气禀纯阳,补厥阴血脉,故治此如神,以阳治阴也。目白珠属阳,故昼痛,点苦寒药则效;黑珠属阴,故夜痛,点苦寒药反剧。）

351.清-本草辑要-林玉友-卷之三-水草部

海藻

苦,咸,寒。润下软坚,行水泄热。消瘿瘤、结核、阴㿗之坚聚,除痰饮、脚气、水肿之湿热。治宿食不消、五膈痰壅。

出东海,有大叶、马尾二种。（亦作海菜食。）洗去咸水用。（切庵云:其用在咸,不宜过洗。）酒浸治瘿气,项下瘰疬。（用海藻一斤,绢袋盛之,以清酒二升浸之,春夏二日,秋冬三日。每服两合,日三。酒尽再作。其滓曝干为末,每服方寸匕,日三服,不过两剂即瘥。）反甘草。（东垣治瘰疬、马刀,海藻、甘草并用,盖激之以溃其坚也。）

海带

咸、寒。下水消瘿,功同海藻。（刘禹锡曰:下水胜于海藻、昆布。）

似海藻而粗,柔韧而长。

昆布

咸、寒,滑。治水肿瘿瘤,阴㿗膈噎。（含之咽汁。）

出登、莱者搓如绳索;出闽越者大叶如菜。洗去咸味用。（东垣曰:瘿坚如石者,非此不除。与海藻同功。)

352.清-本草辑要-林玉友-卷之四-谷部

小麦

甘、微寒。养心除烦,利溲止血。得通草,治老人五淋;得海藻,治项下瘿气。

353.清-本草辑要-林玉友-卷之六-鱼部

海粉

咸,寒。能散瘿瘤,解热毒。(路玉云:碧色微咸,专行肝肾。云是海中介属,得东南水土之气而成,与蜂之酿蜜无异。)脾胃虚者勿食。(其性寒滑也。)

354.清-本草辑要-林玉友-卷之六-介部

淡菜(浙人呼为壳菜。)

甘,温。能消瘿气,兼补阴虚劳伤,及妇人崩带。(或云多食,令人阳痿不起,脱人头发。)

355.清-本草经疏辑要-吴世铠-卷四-草部下

连翘

味苦,平,无毒。主寒热,鼠瘘,瘰疬,痈肿恶疮,瘿瘤,结热蛊毒,祛白虫。

连翘感清凉之气,得金水之性,气味俱薄,轻清而浮,升也阳也。入手足少阳、手阳明、手少阴经。甄权主通利五淋,除心家客热。日华主通小肠,排脓,治疮疖,止痛。东垣主散结消肿。丹溪主泻心火,除脾经湿热。时珍为十二经疮家圣药,皆清热散结,下气燥湿之功。得贝母、白芷、甘草、金银花、元参、薄荷、夏枯草、白及,能消瘰疬。加雄鼠粪、人爪甲、山豆根、蒲公英,消乳痈、乳岩。

清而无补之品。痈疽已溃勿服,火热由于虚者勿服,脾胃薄弱易于作泄者勿服。

白头翁

[批]涂外痔痛。

味苦,温,无毒。主温疟狂,易寒热,癥瘕积聚,瘿气,逐血止痛,疗金疮,鼻衄。

白头翁,《本经》味苦温。吴绶益以辛寒,详其所主,似为得之。东垣谓其气厚味薄,入血主血,入胃、大肠经血分。暑热伏于二经,此苦能下泄,辛能降散,寒能除热凉血,故主之。吴绶曰:热毒下痢紫血鲜血,及小儿秃头,腥膻,鼻衄,无此不效,乃散热凉血行瘀之要药。仲景白头翁汤,治热痢下重,同黄连、木香,治下痢,咽肿。用鲜者,捣涂外痔肿痛。苦寒之品滞下,而胃虚不思食,及下利完谷不化;泄泻由于虚寒寒湿,而不由于湿毒者,皆忌之。

夏枯草

[批]肝虚目痛。

味苦、辛,寒,无毒。主寒热,瘰疬,鼠瘘,头疮,破癥,散瘿结气,脚肿湿痹,轻身。

除治瘰疬鼠瘘,瘿气,痈肿乳毒之外,他用甚稀。

黄药子根

味苦,平,无毒。主诸恶肿疮瘘,喉痹,蛇犬咬毒,亦含亦涂。

黄药根得土中至阴之气,气薄味厚,降多升少,阴也。入心、肝经,二经得苦凉之气,则血热解,营气和。时珍主凉血、降火、消瘿、解毒。日华治马心肺热病。盖马性热,取其苦寒除热之义耳。

海藻

[批]反甘草。

味苦、咸,寒,无毒。主瘿瘤气,颈下核,破散结气痈肿,癥瘕坚气,腹中上下鸣,下十二水肿。疗皮间积聚、暴溃,瘤气热结,利小便。

海藻禀海中阴气以生,气味俱厚,纯阴,沉也。苦能泄结,寒除血热,咸能软坚润下。洁古专主消瘿瘤、马刀、瘰疬诸疮,坚而不溃者。荣气不从,外为浮肿,随各引经治之,肿无不消。

单用酒浸服,治瘿气及项下瘰疬。

脾家有湿者勿服。

昆布

味咸,寒,无毒。主十二种水肿,瘿瘤聚结气,瘘疮。

昆布得水气以生,咸能软坚润下,寒能除热散结。东垣云:瘿坚如石者,非此不除。忌与海藻同。

常山

味苦、辛,寒、微寒,有毒。主伤寒热,热发温疟鬼毒,胸中痰结吐逆,疗鬼蛊往来,水胀,洒洒恶寒,鼠瘘。治诸疟,吐痰涎,项下瘿瘤。

356.清-本草经疏辑要-吴世铠-卷七-禽虫介鱼部

牡蛎

[批]阴汗,虚劳盗汗。

牡蛎得海气结成。气薄味厚,阴也,降也。入肾、肝、胆经。善消疝瘕积块,瘿瘤结核,胁下坚满,除一切火热为病。更能止渴止汗,收敛浮阳,固脱镇惊,皆寒能除热,咸能软坚之功也。

蛤蜊

蛤粉:味咸,寒,无毒。主热痰、湿痰、老痰、顽痰、疝气、白浊、带下,消瘿核,利小便。

357.**清-本草求原-赵其光-卷之一山草部-元参**

丹参色赤,禀君火之气,下交中土;元参色黑,禀寒水之气,上交于肺。

咽痛,喉痹,(同牛蒡,半生半炒末服。)瘰疬,(捣敷,又同翘、贝、薄、甘、花粉、枯草、牡蛎煎服。)鼠瘘,(浸酒日饮。)赤脉贯瞳,(研,以米泔煮猪肝,日点食。)鼻生疮,(研涂。)胃热发癍,(同升、犀、大黄。)小肠疝气,(炒为丸,酒下。)是上、中、下血中之热结皆治也。《别录》又言咸能软坚,故治血滞癥瘕,颈核肿毒,瘿瘤。

358.**清-本草求原-赵其光-卷之一山草部-浙贝母**

气平,味苦辛,内开郁结,外达皮肤,功专解毒,兼散痰滞。治疝瘕,喉痹,乳难,金疮,风痉,(方解俱见上。)吹乳作痛,(研,吹鼻。)乳痈,(初起,研酒服;或同白芷、蒺藜服,令人吮之。)项下核及瘤瘿,(同连翘。)一切结核,瘰疬,乳岩,(俱同乙金、橘叶、翘、蒡、花粉、枯草、山豆根、山茨、元参。)妊娠尿难,(同苦参、归。)便痈,(同白芷煎,酒服,渣贴。)紫白癜斑,(同南星,或同百部末,生姜汁调擦。)人面疮,(烧灰油调,或加青黛。)蜘蛛、蛇蝎咬,(缚定咬处,勿令毒行,为末,酒服至醉,疮口出水尽,以末塞之。)敛疮口。(火郁散则敛,应是川贝。)去心用。

359.**清-本草求原-赵其光-卷之一山草部-杜衡[一名马蹄香,又名杜葵。(又见芳草部)]**

辛,温,无毒。形似细辛,药肆以之代充细辛,亦能散头目风寒,下气行水,止咳消痰,破血,杀虫,治瘿瘤。

360.**清-本草求原-赵其光-卷之一山草部-白头翁**

(仲景治热入厥阴,急则承气下之,缓则猪苓汤分利。不合分攻者,以白头翁同连、柏、秦皮泄肝热以散阳邪,四味皆苦,救肾阴以清脾湿。)并治毒痢,血痢,(升阳散火,是下者举之也。)下痢,咽肿,(同黄连清上,木香醒中。)温疟,狂佯寒热,(邪久伏而伤肾阴,仍取木气透发母邪。)癥瘕积聚,瘿瘤,瘰疬,逐血,止腹痛,(皆热邪内结之病,结散则血活痛止。)疗金疮,(逐瘀解毒之功。)阴㿉偏坠,(捣涂一夜,当作疮而愈。)齿痛,(肾主之骨。)骨节痛,衄血,秃疮,(捣敷。)外痔。(捣涂。)

361.清-本草求原-赵其光-卷之二芳草部-川芎

太阳羌活,阳明白芷,少阳柴胡,太阴苍术,少阴细辛,厥阴吴萸。痛甚加蔓荆。)寒冷气,疝气,湿泻,(皆通阳散郁之功。)血痢,(散血归肌腠,痢自止。)脑痛,疮疡,瘰疬,瘿赘,痔瘘,(皆荣血不行所致。)排脓长肉,产后乳长垂至小腹。(名曰乳悬,苦痛危亡。同归各八两煎,频服。另以之烧烟熏口鼻,又用蓖麻肉贴顶心。)

362.清-本草求原-赵其光-卷之三隰草部-夏枯草

冬至后发生,夏至后枯。气寒,味苦辛,是具寒水之阴气,遇阳而生,迨饱三阳之气,即阳尽而趋阴以化,阳得阴化则血生。(与苦寒制阳不能化血者殊。)故凡阳盛于上不得阴化,致气结而血亦结者宜之。主治寒热,(厥阴郁结所致。)瘰疬,(同翘、贝、元、薄、栝楼、银花、紫背天葵、蓖麻、甘草。)马刀,(不问已溃未溃,日久成漏,一味熬汁,炖成膏服,并涂。虚甚,以十全大补,加贝、远、香附。)鼠瘘,(皆肝胆阳结不化。)破癥,散瘿,结气,乳痈,乳岩,(同蒲公英。)消一切痈疽肿毒,(煎浓汁,同紫地丁、半枝莲、银花、翘、及、菝、甘、地、芷、菊。)时疫头痛喉肿,(捣烂渍水,去渣,加酒服。未病服之不染。)脚肿湿痹,(得三阳之化,自下彻上。)肝虚睛痛,冷泪不止,血脉痛,羞明怕日、至夜尤甚,点苦寒药更甚。(见寒则阳愈结也。同香附研末,茶调下。)失血后不寐,(阳不入阴也。古方有半夏秫米汤治不寐。半夏亦遇一阴而枯,但性燥,血症不宜,故以此代之。)血崩,(为末,米饮调。)产后血晕,心气欲死,(捣汁服。)皆阳化归阴而肝血生化之功。

363.清-本草求原-赵其光-卷之三隰草部-连翘

体轻浮易落,故散三焦胆经结热。味苦,故泻心经客热,(治气聚而致血结。)气平,(得秋金凉气,泻胃湿热。)主寒热,(三焦胆经为阴阳开合之枢,热结则阴阳不和。)鼠瘘瘰疬,(胆经在颈腋。)痈肿恶疮,(诸痛痒疮,皆属心火。)瘿瘤结核,(热结于脉。)蛊毒,(热结在脏。)为十二经疮家圣药。(皆清热、散郁、下气、燥湿之功。但苦寒止治热肿,溃后脓清、色淡、胃弱,均忌。)止痛,排脓,通五淋经闭,及热闭耳聋。(胆病。)

364.清-本草求原-赵其光-卷之五水草、石草部-海藻

生东海岛中。色黑如乱发,气寒,(除血热。)味苦,(泄结。)咸,(软坚润下。)无毒。能除经脉内外之坚结,治瘿瘤结气,散颈下硬核痛,痈肿。此皆经脉不和,

病结于外,坚而不溃者也。癥瘕坚气,腹中上下雷鸣。是经脉不和,病结于内也。海藻形如乱发,主通经脉,故治之。又治十二经水肿。经脉流通,水肿自消也。单用浸酒饮,治瘿气,及项下瘰疬马力。脾有湿忌之。

365.清-本草求原-赵其光-卷之五水草、石草部-昆布

得水中阴气以生。咸能软坚润下,寒能除热。无毒。主十二种水肿,凡瘿瘤聚结,气瘘疮毒坚如石者,非此不除。脾湿忌。

366.清-本草求原-赵其光-卷十五菜部-龙须菜

形如柳,根长尺余,白色。甘,寒,无毒。利水,去肉热,治瘿结气。醋拌,或和肉食佳。

367.清-本草求原-赵其光-卷十五菜部-紫菜

甘,咸,寒,无毒。去热气烦满,咽喉不利,瘿瘤脚气。
中寒食之,腹痛吐涎沫,饮热醋可解。

368.清-本草求原-赵其光-卷十六鳞部-乌贼骨(即墨鱼骨,一名海螵蛸。)

治惊气入腹,腹痛环脐,(肝主惊,惊伤则营气不舒,故痛。)阴中肿痛,(烧末酒下。)疟疾,聋瘿,(皆厥阴经病。)目翳热泪,(厥阴窍病。为末,蜜点。)脐疮出血脓,(同干胭脂末,油开搽。)聤耳出脓,(肾窍病。性能燥脓收水,为末,加麝吹之。)鼻疮疳(匿/虫),(同白及、轻粉末搽。)痢疾。(又同五灵末蒸猪肝,食治目翳。)

369.清-本草求原-赵其光-卷十七介部-牡蛎

味咸能软坚,故入血而治赤痢,消疝瘕、痞积、块瘿、结核,(同贝母消积癖痰结,同柴胡去胁下硬,同茶消项上结核,同大黄消股间肿。)

370.清-本草求原-赵其光-卷十七介部-蛤粉

遗精白浊,(煅,同炒黄柏,水为丸,酒下。)雀目夜盲,(研炒,黄蜡为丸,入猪腰内蒸食。)消坚癖,散瘿瘤核肿,(咸奭坚。)

371.清-本草求原-赵其光-卷十七介部-蛤蜊肉

咸,冷,无毒。止渴,开胃,润肠。治老癖为寒热,去血块,醒酒,(煮食。)服丹石毒,消水肿,利水化痰,治崩带,瘤瘿,五痔。
诸海蛤肉功同。

372.清-本草求原-赵其光-卷十七介部-淡菜

甘,寒,无毒。生咸水中而味淡,补阴虚劳损,精血衰少。治妇人崩中、漏下、

带下、吐血、久痢、血结、疝瘕,消宿食、冷痛、肠鸣、腰痛、产后瘦瘠,理腰脚气,为消瘿上品。但多食令人阳痿脱发。一切海中苔菜皆然,不独此也。(一名海夫人,去毛良。)

373.清-本草求原-赵其光-卷十七介部-海粉

是海中介物,吐沫于沙石而成。如蜂之酿蜜不殊,形如粉线,色碧。咸,寒,无毒,入肝肾。养阴,清散顽痰、瘿瘤、积块、热毒。(景岳曰:"热痰能清,湿痰能燥,坚痰能软,顽痰能消,可煎可入丸药。")

374.清-本草求原-赵其光-卷二十兽部-牛

膉,即肺系肉团,能引药入肺以通气。治喉痹、气瘿。(烘干研,酒下。)

375.清-本草求原-赵其光-卷二十兽部-猪

膉,(喉系下红团肉。)治项下瘿。(焙末,酒下,或酒熬,露一夜,炙食。或同沉香、陈皮、朱砂为末,临卧酒下。忌咸、酸、油腻。)

376.清-本草求原-赵其光-卷二十三土部-诸土

蜣螂转丸土,(在地中如丸。)大寒。治反胃,时气黄疸,吐泻,(汤淋汁饮。)顶上瘿瘤。(醋涂,并烧存性,酒服。)

377.清-本草求原-赵其光-卷二十四金部-针砂

虚寒滑利,(同玉桂、枯矾,凉水调,涂脐上下,干则润之。)项下气瘿。(入水缸中浸,取水常饮食,十日一换沙,半年自消散。)

铁铫内煅红,醋沃,置阴处半月,结块生黄,化尽铁性用。

378.清-本草求原-赵其光-卷二十五石部-海石(即浮石)

消积块、老痰、瘤瘿、结核、疔肿、恶疮,(同没药,醋糊丸,冷酒下。)止渴,(煮汁,或同青黛、花粉,或加麝、蛤粉、鲫鱼,胆汁为丸,水下。)

379.清-本草求真-黄宫绣-卷四-平散

夏枯草(二百零一)(隰草)[批]散阴中结热。

夏枯草(专入肝)。辛苦微寒。按书所论治功,多言散结解热,能治一切瘿病湿痹,目珠夜痛等证,似得以寒清热之义矣。(汪昂曰:按目珠属阳,故昼痛点苦寒药则效;黑珠属阴,故夜痛点苦寒药反剧。

又药何以枯名,以其冬生而夏枯也。茎叶同用。

380.**清-本草求真-黄宫绣-卷五泻水(渗湿泻湿泻水降痰泻水泻热下气平泻)-泻水**

海藻(二百五十二)(水草)[批]泄热散结软坚。

海藻(专入肾)。凡其水因热成,而致隧道闭塞,小便不通,硬结不解者,用此坚软结泄、邪退热解,使热尽从小便而出,而病自无不愈也。(丹溪治瘿气初起,用海藻一两、黄连二两,为末,时时舐咽,先断一切厚味。)至有病非实结,最不宜用,非独海藻为然,即凡海中诸药,无不如是。海带有似海藻而粗,柔韧而长,主治无异。昆布亦同海藻、海带,俱性带滑且雄,凡瘿坚如石者,非此不除。且其下气最速,久服多令人瘦。至云海岛人常食,以其水土不同故耳。

皆反甘草,略洗去咸水用。(偏有同甘草以治瘰疬,盖激之以溃其至耳。)

381.**清-本草求真-黄宫绣-卷五-降痰**

贝母(二百六十三)(山草)[批]清肺心痰热。

贝母(专入肺,兼入心)。目眩淋沥,(火移小肠。)瘿瘤乳闭,难产,恶疮不敛等证服之,卒能有效。(承曰:贝母能散心胸郁之气,故诗云言采其莔是也。

382.**清-本草求真-黄宫绣-卷六-泻热**

海石(专入肺、肾)。盖既有升上之能,复有达下之力,其曰能治上焦痰热,目翳痘痈者,以其气浮上达之谓也;能治诸淋积块瘿瘤者,以其咸润软坚之意也。(余琰《席上腐谈》云:肝属木当浮而反沉;肺属金当沉而反浮何也。

383.**清-本草述-刘若金-卷之一-水部**

井泉水

戎之麓伏硫黄,汤可浴疠;扬子宜荈;淮莱宜醴;沧卤能盐;阿井能胶;澡垢以污,茂田以苦,瘿消于藻带之波,痰破于半夏之洳。冰水咽而霍乱息,流水饮而癃闭通,雪水洗目而赤退,咸水濯肌而疮干。

384.**清-本草述-刘若金-卷之四-五金部**

针砂

[主治]功同铁粉。消积聚肿满黄疸,平肝气,散瘿。

针砂醋煮炒干,猪苓、生地龙各三钱。

为末,葱涎研和,傅脐中约一寸厚,缚之,待小便多为度,日二易之。入甘遂更妙。

项下气瘿,针砂入水缸中浸之,饮食皆用此水,十日一换砂,半年自消散。

385.清-本草述-刘若金-卷之五-石部

浮石

[主治]疝气,化老痰,消积块及瘤瘿结核,下气治淋。

至于治老痰积块,消瘤瘿结核,似亦不越前义矣。《日华子本草》云治淋,想亦治沙石之淋。第方书之治淋者不少概见,何哉?

386.清-本草述-刘若金-卷之七上-山草部上

《日华子》所云破癥癖瘕疬,瘿赘肠风,血崩带下,则由阳而及阴者种种明著矣。

387.清-本草述-刘若金-卷之七下-山草部下

曰:得厚朴可开脾郁而清气,助知母可疗肺疾而滋阴,芩、连而火郁能消,参、术而行补不腻,归、芍而行气和荣,黄柏而诸疮可疗,君玄参而喉痹立消,臣桔梗而肺痈速解,连翘同治项下瘤瘿,抚芎和解遍身气痛。作末酒调,可下难产胎衣;

388.清-本草述-刘若金-卷之二十八-鳞部

海螵蛸

气味,咸,微温,无毒。

时珍曰:乌贼骨,厥阴血分药也,其味咸而走血也。故血枯血瘕,经闭崩带,下痢疳疾,厥阴本病也;寒热疟疾,聋,瘿,少腹痛,阴痛,厥阴经病也;目翳流泪,厥阴窍病也。

389.清-本草述-刘若金-卷之二十九-介部

海蛤

[主治]咳逆上气,喘息烦满,胸痛寒热,疗十二水满急痛,并水气浮肿,止消渴,润五脏,利膀胱大小肠,疗痰饮,胸胁胀急,腰痛及伤寒血结,项下瘤瘿,五痔疝证,妇人血结胸,并崩中带下。《别录》曰:疗阴瘘。

《内经》明言其邪客于藏府矣,是真阴实大损也。兹味之治,固导邪水而益真阴,以还其生水液之源也,真阴益,则阳不孤行,而消渴除,五脏润矣。阳不孤行,即附于阴,故在下焦之膀胱及大小肠,所谓气化斯出者,先受其益,以其开窍于二阴之故也。且并阴之已成血者,阴得阳化,而亦不病于孤行,如伤寒血结之类是也。推而疗痰饮及胸膈胀急,为水液之所结,更血之所结如瘿瘤类,何莫非此不孤行之阴阳以奏功乎?至于妇人崩中带下,固亦以其阳不孤行者守之;妇人血结,并以其阴不孤行者化之矣。

海蛤粉

气味,咸,寒,无毒。(谓寒者误)

[主治]喘息嗽逆,化痰饮,解结气,软坚积,愈心脾疼痛,消水肿,利小便,止遗精白浊,疗癥疝,消瘿核,散肿毒,治妇人血病,油调涂汤火伤。

390.**清-本草述钩元-杨时泰-卷一-水部**

井泉水

瘿消于藻带之波,痰破于半夏之泇。

391.**清-本草述钩元-杨时泰-卷四-五金部**

针砂

气味主治,功同铁粉。消积聚、肿满、黄疸,平肝气,散瘿。

脾劳黄病,针砂四两,醋炒七次,干漆烧存性二钱,香附三钱,平胃散五钱。为末,蒸饼丸梧子大,任汤使下。项下气瘿,针砂入水缸中浸之,饮食皆用此水,十日一换针砂,半年自消散。

392.**清-本草述钩元-杨时泰-卷五-石部**

浮石

气味咸平。治疝气,化老痰,消积块及瘤瘿结核,下气,治淋。

还即以其偶然,固藉气以为推移耳。至于治老痰积块,消痰瘿结核,似亦不越前义。《日华子》更云治淋,想于沙石之淋尤宜。

393.**清-本草述钩元-杨时泰-卷七-山草部**

贝母

同连翘主项下瘤瘿,和抚芎解遍身气痛。烧灰油调,敷恶疮人面。作末酒服,下难产胞衣。

394.**清-本草述钩元-杨时泰-卷十一-蔓草部**

黄药子

在处栽之。茎高三、二尺,柔而有节,似藤实非藤也。叶大如拳,根长尺许,围三、二寸,外褐内黄,亦有黄赤色者。捣其根入染蓝缸中,云易变色也。黄药、红药,一物二名。至白药子,方书亦用之,未审何物。

味苦气平,平即兼凉,气薄味厚。降多升少,阴也。入手少阴足厥阴经。凉血降火,治肺热咳唾血,鼻衄舌衄,舌肿咽喉肿痛。疗诸恶肿疮瘘,消瘿,(不越凉血和营散结之义)解毒。

395.清-本草述钩元-杨时泰-卷十二-水草部

海藻

苦咸而寒,气味俱厚。纯阴,沉也。反甘草。主瘿瘤结气,散颈下硬核痛,痈肿癥瘕坚气。(瘿瘤诸疮,坚而不溃者,随经各引,肿无不消。)起男子阴消及癀疾,疝气下坠,疼痛卵肿。治奔豚气脚气,水气浮痛。下十二水肿,腹中上下雷鸣,胸膈痰壅,利小便。南方人多食良,北人效之,倍生诸疾。(诜)咸能润下,寒能泄热,引水使邪气从小便出。(濒湖)与甘草本相反,东垣散肿溃坚汤,治瘰疬马刀,二味并用,欲其反夺以成厥功也。治瘿气。海藻酒。海藻一斤,绢袋盛之,浸以清酒二升,春夏二日,秋冬三日,每服两合。日三,酒尽再作。其渣晒干为末,酒服方寸匕,日三服,不过两剂瘥。

[修治]洗净咸味,焙干用。

昆布

气味咸酸,寒滑。下气,治十二种水肿,瘿瘤结聚气。(瘿结如石者非此不除)疗瘘疮,及阴癀肿。利水道,去面肿,久服瘦人。

[修治]东流水煮半日,去咸味,焙干。

第如诸般结气,气属阳,本不聚而成形。所患瘿瘤癀肿,大抵皆阴蓄乎阳耳。此类破阴之蓄以达阳,须更有佐其破阴者。如海藻酒之治瘿,必借酒以行。昆布曋治膀胱结气,必合葱姜椒橘之力以为功也。

缪氏:二物脾家有湿者,弗服。

396.清-本草述钩元-杨时泰-卷二十八-鳞部

乌贼鱼骨

其味咸而走血,为厥阴血分药。故血枯、血瘕、经闭、崩带、下痢、疳疾,厥阴本病也。寒热疟疾、聋瘿、少腹痛、阴痛,厥阴经病也。

397.清-本草述钩元-杨时泰-卷二十九-介部

牡蛎

治气虚崩带,敛虚汗,止虚渴,除烦满,心胁下痞热坚满,祛留热在关节营卫,虚热去来不定。利水湿,化老痰,软积气之痞,消疝瘕积块,瘿疾结核。

海蛤

治项下瘤瘿,五痔疝证,妇人血结胸,并崩中带下。

398.清-本草详节-闵钺-卷之三-草部

贝母

主消膈痰,散郁结,末和沙糖丸含止嗽,除烦热渴,喉痹,时疾,黄疸,疝瘕,瘿瘤,产难,胞衣不下,乳难,乳痈,目中肤翳,金疮,风痉,人面恶疮。

连翘

主泻心火及脾胃湿热,诸经血结气聚,耳聋,五淋,月闭,诸疮疡,瘤瘿、结核,排脓、消肿、止痛。

木通

根,主绞汁,治瘿瘤。

399.清-本草详节-闵钺-卷之四-草部

常山

主瘴疟寒热,破胸腹停水,水胀,洒洒恶寒。又治疟母及腹中积聚、蛊毒、鬼疰、项下瘿瘤。

海藻

主利小便,下十二种水,腹中幽幽作声,奔豚气,疝气,脚气,瘿瘤结气,颈下硬核痛,积聚癥瘕,痈肿,五隔痰壅。

按:海藻,咸能软坚、润下,寒能泄热、引水,故能治瘿瘤等疾,使湿热邪气自小便出也。惟北人不宜。

海带

味咸,气寒。比藻粗长,色黄白,形似纸条,薄而且长,柔软堪系物。

主催生,风淫,兼下水湿、瘿瘤。

白头翁

味苦、辛,气寒。可升可降,阴中阳也。生各处。苗作丛,柔软而长,叶生茎端,有细白毛而不滑泽,风来反静,无风则摇,近根底白茸寸余,根紫色。入胃、大肠经。

主温疟,阳狂,寒热,癥瘕积聚,瘿瘤,瘰疬,鼻衄,疝肿,赤毒下痢,金疮,秃疮。

黄药子

主凉血降火,瘿瘤、喉痹、恶肿、疮瘘、蛇犬咬毒。治马心肺热。

干苔

味咸,气寒。生海中。如韭菜,彼人干之为脯,与陟厘生水中石上者不同。

主瘿瘤结气,心腹烦闷。吹鼻,止衄血。消茶积。

400.清-本草详节-闵钺-卷之七-菜部

紫菜

味甘,气寒。闽、粤海中附石生。大叶而薄,接成饼状,晒干色紫。

主热气烦塞咽喉,瘿瘤,脚气。

龙须菜

味甘,气寒。东海石上丛生。根须甚长,白色。

主瘿结热气,利小便。

401.清-本草详节-闵钺-卷之十一-鳞部

乌贼鱼骨

按:螵蛸,肝经血分药也,味咸而走血。故血枯、血瘕、经闭、崩带、下痢、疳疾,肝之本病也;寒热疟疾、聋、瘿、少腹痛、阴痛,肝之经病也;目瞖流泪,肝之窍病也。皆肝伤血闭不足之症。乌贼骨性温,通血脉,祛寒湿,而诸症自除也。经云血病无多食咸,此则能淡盐,则又当别论矣。

402.清-本草详节-闵钺-卷之十一-介部

牡蛎

主伤寒寒热、温疟洒洒,除留热在关节,营卫虚热,去来不定,止消渴,疗咳嗽化痰,除心脾气痛、胁下痞热,定惊恚怒气,止盗汗,除老血,涩大小肠,男子虚劳鬼交,女子崩中带下,小儿惊痫及痈肿、鼠瘘、瘿核。

马刀

主水瘿、气瘿、痰饮。

淡菜

味甘,气温。生东南海中。形状不典,而甚益人。

主补五脏,益阳事,理腰脚气、腹中冷气、疝瘕、瘿气。

403.清-本草新编-陈士铎-卷之四(癥集)-海藻

海藻,味苦、咸,气寒,无毒。云有毒者非。反甘草。入脾。治项间瘰疬,颈下瘿囊,利水道,通癃闭成淋,泻水气,除胀满作肿,辟百邪鬼魅,止偏坠疝疼。此物专能消坚硬之病,盖咸能软坚也。然而单用此一味,正未能取效,随所生之病,加入引经之品,则无坚不散矣。

予游燕赵,遇中表之子,谈及伊母生瘿,求于余。余用海藻五钱、茯苓五钱、半夏一钱、白术五钱、甘草一钱、陈皮五分、白芥子一钱、桔梗一钱,水煎服,四剂而瘿减半,再服四剂,而瘿尽消。海藻治瘿之验如此,其他攻坚,不因此而可信乎。

404.清-本草新编-陈士铎-卷之五(羽集)-铅(铅霜、黄丹、自然铜)

铅,味甘,无毒。禀北方壬癸阴极之精,性懦而滑,色黑而缁。镇心安神,主鬼疰瘿瘤,止反胃呕吐。蛇蝎伤毒,炙熨亦良。

405.清-本草易读-汪昂-本草易读卷三-白头翁(二十三)

(得酒良)。

甘,苦,辛,温,有小毒。治温疟,疗金疮,止鼻衄,除腹痛。散症瘕积聚,消瘿瘤瘰疬。毒痢血痢要药,偏坠秃疮灵丹。热毒下痢,紫血黑血者最宜。

406.清-本草易读-汪昂-本草易读卷三-贝母(三十九)

(去心拌糯米炒用。白微为使,畏秦艽、莽草,反乌头)。

散心下郁满之气,疗腹中结实之疴,平瘿瘤而敛疮口,除淋沥而点目赤。为消痰止嗽之神剂,

407.清-本草易读-汪昂-本草易读卷四-夏枯草(八十二)

辛,苦,微寒,无毒。散瘿破症,平瘰治瘘。止目睛之夜疼,解脚气之肿满。

408.清-本草易读-汪昂-本草易读卷四-牛蒡子(九十六)

牛蒡根叶

苦,寒,无毒。疗一切痈疽、恶疮、杖疮、金疮、反花,治诸般风疾,中风、弱风、劳风、弱风。

项上瘿疾,用根或煎或丸。

409.清-本草易读-汪昂-本草易读卷四-连翘(百二十一)

微苦,辛,凉,无毒。入手足少阳,手阳明、少阴、厥阴。排疮脓,消肿毒,通月经、治五淋。散诸经血结气聚,除心肺客热湿热。瘘疬瘿瘤之疾,蛊毒白虫之邪。为十二经疮家圣药。叶茎治心肺积热。

410.清-本草易读-汪昂-本草易读卷五-海藻(百七十九)

咸,寒,无毒。泻热行水,软坚化痰。消瘿瘤结核,解癫疝症结。平水肿而利二便,治奔豚而疗脚气。诸膈痰壅之疾,痈肿宿食之疴。

海带(下气消瘿,功同海藻。)

绢袋盛,浸酒中数日,服尽再作。将渣丸服。治瘿气瘰疬。

411.**清-本草易读-汪昂-本草易读卷五-昆布(百八十)**

(煮去咸味,焙干用)。

咸,寒,无毒。治水肿瘿瘤,阴㿗膈噎,功同海藻。

瘿气结核,为散,每一钱,用绵包好,醋中浸过,含咽汁,味尽再易之。(验方第一。)膈噎,含咽汁。(第二。)

412.**清-本草易读-汪昂-本草易读卷五-黄药子(百九十四)**

苦,平,无毒。凉血降火,消瘿解毒。

413.**清-本草易读-汪昂-本草易读卷七-白杨白皮(三百零八)**

性酸,冷,无毒。去风痹宿血,治扑损折伤,除脚气肿满,疗四肢缓弱。退皮肤之风痒,开痰痹之坚硬。作膏可续筋骨,煎汤能止妊痢。漱齿口之疼痛,消项下之瘿瘰。

414.**清-本草易读-汪昂-本草易读卷八-牡蛎(三百八十二)**

(收遗尿滑脱,消瘿疬结核。降胆气而消痞,敛心神而息惊。除虚劳之烦热,退温疟之寒热。崩痢浊带之脱,疝瘕症块之结。

415.**清-本草易读-汪昂-本草易读卷八-海浮石(四百四十一)**

咸,寒,无毒。止渴治淋,明目除嗽,清金降火,破积化痰。消瘿瘤结核,疗疮肿疝气。

416.**清-本草择要纲目-蒋居祉-寒性药品-连翘**

［主治］泻心经客热,去上焦诸热,为疮家圣药。疮疡瘤瘿结核,治有神功者,以其状似人心两片合成,其中有仁甚香,乃少阴心经厥阴胞络气分主药也。

417.**清-本草择要纲目-蒋居祉-寒性药品-海藻**

［主治］瘿瘤马刀诸疮坚而不溃。凡营气不调,外为浮肿,海藻咸能软坚,随各引经之药治之,可反夺以成其功。

418.**清-本草择要纲目-蒋居祉-寒性药品-牡蛎**

［主治］化痰软坚,清热除湿,止心脾气痛,痢下赤白浊,消疝瘕积块瘿疾结核。

419.**清-本草择要纲目-蒋居祉-寒性药品-贝母**

与连翘同服主项下瘿瘤,故伤寒寒实结胸,外无热症者,三物小陷胸汤主之,白散亦可,以其内有贝母也。

420.**清-本草择要纲目-蒋居祉-寒性药品-昆布**

[主治]十二种水肿,瘿瘤聚结,去面肿,疗恶疮鼠瘘。但昆布下气,久服瘦人。大抵海中菜皆能损人,不可多食。

421.**清-本草择要纲目-蒋居祉-寒性药品-夏枯草**

[主治]寒热瘰疬,鼠瘘头疮,破癥痕,散瘿结气,脚肿湿痹,取其能解内热缓肝火也。

422.**清-本草择要纲目-蒋居祉-温性药品-海带**

[主治]妇人病及疗风下水,亦可催生。治瘿瘤结核功同海藻。

423.**清-本草择要纲目-蒋居祉-温性药品-白头翁**

[主治]温疟狂惕,寒热癥瘕积聚瘿气,逐血止腹痛,疗金疮鼻衄,止毒痢赤痢,腹痛,百节骨痛,项下瘤疬,一切风气,暖腰膝,明目消赘。

424.**清-本草择要纲目-蒋居祉-温性药品-杜衡**

[主治]风寒咳逆,作浴汤香人衣体,止气奔喘促,消痰饮,破留血项间瘿瘤之疾,下气杀虫。古方吐药往往用杜衡者,非杜衡也,乃及已也。及已似细辛而有毒,吐人。

425.**清-本草择要纲目-蒋居祉-平性药品-黄药子**

根

[气味]苦平无毒。

[主治]诸恶肿疮瘘喉痹,蛇犬咬毒,研水服之。亦含亦涂。凉血降火,消瘿解毒。

426.**清-本草正义-张山雷-卷之一-草部山草类上**

丹参

有治冷热劳,热温狂闷,破宿血,生新血,安生胎,落死胎,止血崩带下,调妇人经脉不匀,恶疮疥癣,瘿赘丹毒,排脓止痛,生肌长肉等语,杂乱无章,全是凭空虚构。

427.**清-本草正义-张山雷-卷之二-草部山草类下**

白头翁

《本经》:味苦,温。主温疟狂易,寒热癥瘕积聚,瘿气,逐血止痛,疗金疮。

[正义]白头翁之气味,《本经》以为苦温,吴绶改作苦辛寒,石顽改作微寒。详《本经》主温疟狂易等症,仲景以治热痢下重,决非温性,改者是也。温疟狂易,

皆属热病。惟苦能泄降,寒能胜热,是以主之。寒热癥瘕积聚、瘿气,有由于血热瘀滞者。苦辛泄散而入血分,则癥瘕积聚瘿气可消,故并能逐血止痛、疗金疮也。鼻衄,皆血热上涌之症。苦能泄降,而寒以胜热,症治皆合。

象贝母

[广义]日华:消痰止嗽。甄权:主胸满逆气,时疾黄疸,散项下瘿瘤。

428.清-本草正义-张山雷-卷之三-草部湿草类上

夏枯草

《本经》:味苦辛。主寒热,瘰疬,鼠瘘,头疮,破癥,散瘿结气,脚肿,湿痹,轻身。

429.清-本草正义-张山雷-卷之四-草部湿草类下

连翘

《本经》:味苦,平。主寒热,鼠瘘,瘰疬,痈肿,恶创,瘿瘤,结热,蛊毒。(创,今本作"疮")

《本经》治瘰疬痈肿、疮疡瘿瘤、结热蛊毒,固以诸痛痒疮,皆属于热,而疏通之质,非特清热,亦以散其结滞也。六朝以降,皆以古说心与小肠为表里,谓清心之品,能通小肠,则即可开泄膀胱,导小水,祛下焦之湿热,是以甄权谓通利五淋,小便不通,除心家客热,实则附会之说,必不可信。日华谓其治疮疖,排脓止痛。东垣谓其散诸经血结气聚,消肿。丹溪谓其泻心火,除脾胃湿热。石顽谓其轻清而浮,主治诸疮,为结者散之之义。缪仲淳谓:主瘰疡瘿瘤,皆足少阳胆经气郁有热。海藏以主耳聋,亦气火上壅之证耳。

430.清-本草正义-张山雷-卷之七-草部毒草类

半夏

[广义]甄权谓:开胃健脾。盖胃以下行为顺,此能滑润下气,即所以助脾胃消化之力。又谓:生者摩痈肿,除留瘿气,则外敷之剂,辛能消散,故洁古亦谓其消肿散结。

431.清-本草正义-张山雷-卷之七-水草类

海藻

《本经》:味苦,寒。主瘿瘤气,颈下核,破散结气,痈肿,癥瘕坚气,腹中上下鸣,下十二水肿。

[考异]今本作"主瘿瘤结气,散颈下硬核痛、痈肿癥瘕坚气"。"鸣"字上有

"雷"字,兹从孙氏问经堂辑本。

[正义]海藻生长海中,咸苦而寒,故能软坚散肿。瘿瘤结核,皆肝胆火炎,灼痰凝络所致,寒能清热,固其专长,而阴寒凝聚之结核,非其治矣。

昆布

[发明]昆布咸寒滑利,性情物质,本与海藻不殊,故诸家所治诸证亦多近似。《别录》谓:主十二种水肿,瘿瘤结气。孙真人谓:可破积聚。

海带

陈氏《本草拾遗》有海蕴,藏器谓:味咸寒,主治瘿瘤结气,下水。

432.清-本经逢原-张璐-卷一土部-诸土

醋调涂项上瘿瘤。土蜂窝上细土,主头风肿毒及蜂虿伤,醋和敷之。

433.清-本经逢原-张璐-卷一石部-浮石

消瘿瘤结核疝气,然惟实证宜之。

434.清-本经逢原-张璐-卷一山草部-白头翁

《本经》主温疟狂猖,寒热癥瘕积聚,瘿气,逐血,止腹痛,疗金疮。

435.清-本经逢原-张璐-卷二隰草部-夏枯草

《本经》主寒热瘰疬,鼠瘘,头疮,破癥散瘿结气,脚肿湿痹,轻身。

发明,夏枯草,《本经》专治寒热瘰疬,有补养厥阴血脉之功。以辛能散结,苦能除热,而癥结瘿气散矣。

436.清-本经逢原-张璐-卷二隰草部-连翘

《本经》主寒热鼠瘘,瘰疬痈肿,恶疮瘿瘤,结热蛊毒。

《本经》专主寒热鼠瘘,疬瘰瘿瘤、结热等病,皆由足少阳胆经气郁而成,此药正清胆经郁热。

437.清-本经逢原-张璐-卷二蔓草部-黄药子

《千金》治瘿疾,以黄药子半斤,无灰酒一升浸药,固济瓶口,糠火煨,候香,瓶头有津即止。时饮一杯不令绝,三五日即消。

438.清-本经逢原-张璐-卷二水草部-海藻

苦咸寒,小毒。反甘草。

《本经》主瘿瘤结气,散颈硬核,疗痈肿癥瘕坚气,腹中上下雷鸣,下十二种水肿。

发明,海藻咸能润下,寒能泄热利水,故《本经》主瘿瘤结核,痈肿癥瘕,散十二经水及除浮肿、香港脚留饮痰气之湿热,使邪从小便而出。

439.**清-本经逢原-张璐-卷二水草部-昆布**

发明,咸能软坚,故瘿坚如石者,非此不能除。

440.**清-本经逢原-张璐-卷二苔草部-倒挂草**

甘苦,无毒。

发明,倒挂草生井口边,《千金》断酒方于端午午时取烧研水服,勿令知,即恶酒不饮。其树孔中生者,《千金》用治瘿瘤,取其倒垂而根不着也。

441.**清-本经逢原-张璐-卷三菜部-紫菜**

发明,凡瘿结积块之疾宜常食之,咸能软坚之义。多食令人腹痛,发冷气,吐白沫,饮热醋少许即消。

442.**清-本经逢原-张璐-卷四鱼部-海粉**

发明,海粉色碧微咸,专行肝肾,云是海中介属得东南水土之气而成,与蜂之酿蜜无异。土人采得而货之以供食品。能散瘿瘤,解毒热,但性寒滑,脾胃虚人勿食。

443.**清-本经逢原-张璐-卷四鱼部-乌贼骨**

寒热疟疾,聋瘿,少腹痛,阴痛,厥阴经病也。目翳流泪,厥阴窍病也。厥阴为藏血室,少阴为隐曲之地,故诸血病、阴病皆治之。

444.**清-本经逢原-张璐-卷四介部-蛤蜊**

发明,大都咸寒之物皆能清热、开胃、止渴。其壳煅赤,杵粉,能清肺热,滋肾燥,降痰清火,止咳定喘,消坚癖,散瘿瘤,无不宜之。

445.**清-本经逢原-张璐-卷四介部-淡菜**

发明,淡菜生咸水而味不沾咸,为消瘿之善药。兼补阴虚劳伤,精血衰少,及妇人带下,理腰脚气。不宜多食、久食,令人阳痿不起及脱人发。一切海中苔菜皆然,不独淡菜也。

446.**清-本经逢原-张璐-卷四兽部-牛**

牛血性温,能补脾胃诸虚,治便血、血痢,一切病后赢瘦咸宜食之。其靥乃肺系肉团,瓦上焙干为末,酒服,治喉痹气瘿,古方多用之或以制药益佳,取引入肺经以通气结耳,与猪羊靥疗治不殊。牛齿烧灰治小儿痫。牛乳补虚赢,止渴,噎膈反胃,大便燥者宜之。

447.清-本经经释-姜国伊-中品-连翘

连翘者,析其子而片片相连也。苦破结而平不峻也。经恶疮者,疮属心而癖着脉也。瘿瘤者,瘿小核而瘤大赘也。

448.清-本经经释-姜国伊-中品-海藻

海藻,水草而生海中也,有文而洁如澡也。主瘿瘤结气者,结于脉而气不行也。

449.清-本经疏证-邹澍-第八卷-海藻

味苦,咸。寒。无毒。主瘿瘤气、颈下核,破散结气、痈肿,癥瘕坚气,腹中上下鸣,下十二水肿。疗皮间积聚、暴癀、留气、热结,利小便。

瘿瘤为气结,硬核为痰结,痛及痈肿为热结,

是瘿瘤、瘰疬,虽根于五脏,其患止能及颈腋,不能上头者,正为海藻之所主,较之于荷、于蒲专治头目之疾者,可对待观矣。

虽然瘿瘤、硬核但不上头耳,不能必结于经脉所至之处,即以经脉所至之处而起,及其渐大,亦不能不旁溢及他,癥瘕、腹鸣,则断断非经脉间病。

450.清-本经疏证-邹澍-第十一卷-白头翁

味苦。温。无毒,有毒。主温疟,狂易,寒热,癥瘕,积聚,瘿气,逐血止痛,疗金疮、鼻衄。一名野丈人,一名胡王使者,一名奈何草。生高山山谷及田野。四月采。

《后汉书·陈忠传》狂易杀人注:狂易,狂而易性也。当是狂易之误),苦本主降,性温则主发,故也。他如热依于血为癥瘕,依于饮为积聚,依于痰为瘿气,依于肠胃中脂液而腹痛者并能主之。

451.清-本经疏证-邹澍-第十一卷-连翘

味苦。平。无毒。主寒热,鼠瘘,瘰疬,痈肿,恶疮,瘿瘤,结热,蛊毒,去白虫。一名异翘,一名兰华,一名折根,一名轵,一名三廉。生泰山山谷。八月采。阴干。

若蛊毒则但沉于脏,瘿瘤、痈肿则但浮于脉,咸属寒热为病。

及夫结为瘿,漫为瘤,又何? 虽然,《本经》以寒热起,以热结终,而胪列诸证,其间当亦必有意义。盖鼠瘘、瘰疬无偏寒偏热之证,痈肿、恶疮、瘿瘤则有但因寒结者,故宜以寒热、鼠瘘瘰疬为句,以痈肿、恶疮、瘿瘤热结为句,而用连翘斯无误矣。

452.清-本经序疏要-邹澍-卷六-瘿瘤

海藻,寒。主瘿瘤气,颈下核,破散结气。

昆布,寒。主瘿瘤聚结气。

半夏,平,生微寒,热温。除瘿瘤气,虚而有痰气,加用之(《药性论》)。

贝母,平,微寒。与连翘同治颈下瘿瘤(《药性论》)。

通草,平。根治项下瘿瘤(《药性论》)。

松萝,平。主项上瘿瘤。

连翘,平。主瘿瘤结热。

白头翁,温。主积聚瘿气。

海蛤,平。治项下瘿瘤(《药性论》)。

杜蘅,温,臣。主项间瘿瘤(《药性论》)。

按:古人谓险阻气多瘿(《淮南·坠形训》),轻水所多秃与瘿人(《吕览·尽数》),何哉?盖生其地者袭其气,食其畜者践其形。气应上达,血应潜趋,当达不达,以其地势有以撄之也。当趋不趋以其力微,不能前进也。是二说者,一似言瘿(《淮南》),一似言瘤(《吕览》),以瘿与瘤本系同类,特随处结聚曰瘤,但居颈项曰瘿。从义言之,婴绕抱也(《淮南·要略训》以与天和相婴薄注),留滞守也(《庄子·山木无》留居注),滞守者不能择地,绕抱者必倚险要,故曰:瘿,颈瘤也(《说文》)。瘿,婴也,在颈婴喉也(《释名》)。瘤,肉起疾也(《广韵》)。瘤,流也,气血流聚而生肿也(《释名》)。犹不可见泛称则为瘤,在颈则为瘿耶。即瘿专主气,瘤兼主血,亦于此可识矣。血有定届,气无定行,则宜瘤有常处,瘿无常处,乃适相反,又气能鼓激,聚则迫急,血主流行,聚止盈科,则应瘿急瘤宽,瘤垂瘿突,乃复相反何哉?夫成瘿者非有余之气,为瘿者乃气阻之血,气缘不足,故不能通达而陷于险,血缘气阻故反能鸠合而结为垒,则瘿如缨络之垂,瘤似榴球之湛,非无由也。虽然,气本因疲乏不尽欲行之量,血亦因气滞乃故违流动之趋,是其责皆应在气,故本篇少独治瘿瘤之物,有之惟一味耳(白头翁),且见颈项四样者,十四味中复居其七,是可晓行气则血自流,解郁则血自顺,开结则血自通,化痰则血自利,除火则血自宁耳。曾谓竞不治血哉。

453.清-本经续疏-邹澍-卷六-下品:草十三味,木三味,兽一味,虫二味,菜一味

结癥脚肿湿痹,皆阴陷于下不生阳也,瘰疬瘿气鼠瘘头疮,皆阳极于上不化阴也。

454. 清-得配本草-严洁、施雯、洪炜-卷一-金部（十七种）

针砂（即作针家磨镶细末也）

治黄疸，消积聚肿满，平肝气，散瘿。

455. 清-得配本草-严洁、施雯、洪炜-卷二-草部（山草类五十一种）

苦，寒。入手足阳明经血分。治热毒血痢，疗吐血衄血，驱温疟阳狂，消瘿瘤瘰疬，涂疗疮疽痈，围毒气散漫。

川贝母

得厚朴，化痰降气。配白芷，消便痈肿痛。配苦参、当归，治妊娠尿难。配连翘，治瘿瘤。配瓜蒌，开结痰。（导热下行，痰气自利。）配桔梗，下气止嗽。

456. 清-得配本草-严洁、施雯、洪炜-卷三-草部（毒草类二十七种）

半夏

辛，温，有毒。入足太阴、阳明、少阳经气分。利窍和胃，而通阴阳，为除湿化痰、开郁止呕之圣药。发声音，救暴卒，治不眠，疗带浊，除瘿瘤，消痞结，治惊悸，止疟疾。

457. 清-得配本草-严洁、施雯、洪炜-卷四-草部（蔓草类三十七种）

黄药子

苦，平。凉血降火，消瘿解毒。治产后时疫热狂。

458. 清-得配本草-严洁、施雯、洪炜-卷四-草部（水草类七种）

海藻

苦、咸，寒。软坚泄热。消瘿瘤，止疝，辟鬼邪，除浮肿，去痰饮，通淋闭。

海带

咸，寒。治水病，去风湿，消瘿瘤，催产难。

昆布

咸，寒。软坚破结，利水消肿。除瘅疝，去顽痰，治瘿瘤。

459. 清-得配本草-严洁、施雯、洪炜-卷四-草部（苔草类八种）

干苔（即海苔，俗呼苔菜。）

咸，寒。治瘿瘤结气，止呕吐心烦，消茶积，贴疮毒。

460. 清-得配本草-严洁、施雯、洪炜-卷五-谷部（麻麦稻粟类十五种）

畏汉椒、萝卜。

得通草,治五淋。调海藻,消瘿瘤。略炒研细,以京墨汁或藕节汁调服,止内损吐血。

461.清-得配本草-严洁、施雯、洪炜-卷五-菜部(水菜类五种)

海粉

咸,寒。行肝肾二经。散瘿瘤,解热毒。

462.清-得配本草-严洁、施雯、洪炜-卷八-介部(蚌蛤类十一种)

牡蛎

合花粉,消瘿瘤,并治伤寒百合变渴。

蛤蜊壳(肉)

咸,寒。入足阳明、少阴经血分。利湿化痰。去浮肿。散瘿瘤,治疝气白浊,疗阴痿心痛。

463.清-得宜本草-王子接-中品药遵经一百一十八种-昆布

味咸寒。功专软坚破结。得海藻治瘿气结核。

464.清-得宜本草-王子接-中品药遵经一百一十八种-小麦

味甘,入手太阴经。功专养心镇肝。得通草治老人五淋。得海藻消项下瘿气。

465.清-法古录-鲁永斌-《法古录》天集-草部

丹参,奔马草。

《本经》:治心腹邪气,寒热,积聚,破癥除瘕,止烦满,益气。

《别录》曰:养血,去心腹痛疾,结气,腰脊强,脚痹,除风邪留热,久服利人。

《日华子》曰:养神定志,通利关脉,治冷热劳,骨节疼痛,四肢不遂,头痛,赤眼,热温狂闷,破宿血,生新血,安生胎,落死胎,止血崩带下,调妇人经脉不匀,血邪心烦,恶疮疥癣,瘿赘肿毒,丹毒,排脓止痛,生肌长肉。

时珍曰:活血,通心包络,治疝痛。

半夏,水玉。

《本经》:治伤寒寒热,心下坚,胸胀胁逆,头眩,咽喉肿痛,肠鸣,下气,止汗。

《别录》:消心腹胸膈痰热满结,咳嗽上气,心下急痛坚痞,时气呕逆,消臃肿,疗痿黄,悦泽面目,堕胎。

甄权曰:消痰,下肺气,开胃健脾,止呕吐,去胸中痰满。生者,摩臃肿,除瘤瘿气。

贝母,空草。

《日华子》云:消痰,润心肺,末和沙糖丸,含止嗽。傅传人兽恶疮,敛疮口。

甄权曰:主胸胁逆气,时疾黄疸,吐血咯血,肺痿肺痈。以七枚作末酒服,治产难及胞衣不出。与连翘同服,主项下瘤瘿疾。

夏枯草,乃东。

震亨曰:此草夏至后即枯,盖禀纯阳之气,得阴气则枯,故有是名。《本经》:治寒热,瘰疬鼠瘘,头疮,破癥,散瘿结气,脚肿湿痹,轻身。

海藻落首《本经》:治瘿瘤结气,散颈下硬核痛,痈肿癥瘕坚气,腹中上下雷鸣,下十二水肿。《别录》:疗皮间结聚暴癀,瘤气结热,利小便。甄权曰:治气急心下满,疝气下坠,疼痛卵肿,去腹中幽幽作声。元素曰:海藻气味俱厚,纯阴,沉也,治瘿瘤马刀诸疮,坚而不溃者。《经》云:咸能软坚,营气不从,外为浮肿,随各经药治之,肿无不消。时珍曰:咸能润下,寒能泄热引水,故能消瘿瘤结核阴癀之坚聚,而除浮肿脚气留饮痰气之湿热,使邪气自小便出也。按:之才曰:反甘草,而东垣治瘰疬马刀,有散肿溃坚汤,海藻、甘草两用之,盖以坚积之病,非平和之药所能取捷,必令反夺以成其功也。

海带《嘉祐》曰:催生,治妇人病,及疗风下水。时珍曰:治水病瘿瘤,与海藻同。禹锡曰:用以下水,胜于海藻、昆布。

昆布,纶布。

《别录》曰:治十二种水肿,瘿瘤积聚结气,瘘疮。藏器曰:治阴癀,膈噎,含之咽汁。杲曰:咸能软坚,故瘿坚如石者,非此不除,余与海藻同功。诜曰:昆布下气,久服瘦人,无此疾者,不可食。又曰:凡是海中菜,皆损人,不可多食。时珍曰:海藻、海带、昆布,俱洗净咸味,焙干用。

连翘,三廉。

杲曰:散诸经血结气聚,消肿。十二经疮药中,不可无此,乃结者散之之意。好古曰:手足少阳之药,治疮疡瘿瘤结核有神,与柴胡同功,但分气血之异,与鼠粘同用,治疮疡更效。《本经》:治寒热鼠瘘,瘰疬,痈肿恶疮,瘿瘤。结热,蛊毒。

芎劳,川芎。

《日华子》曰:一切风,一切气,一切劳损,一切血,补五劳,壮筋骨,调众脉,破癥结宿血,养新血,吐血鼻血溺血,脑痈发背,瘰疬瘿赘,痔瘘疮疥,长肉排脓,消瘀血。

常山,恒山。

《别录》:疗鬼蛊往来,水胀,洒洒恶寒,鼠瘘。甄权:治诸疟,吐痰涎,治项下瘤瘿。又曰:味苦,有小毒。柄曰:得甘草吐疟。

紫菜。

孟诜曰:热气烦塞咽喉,煮汁饮之。时珍曰:病瘿瘤脚气者,宜食之。震亨曰:凡瘿结积块之疾,宜常食紫菜,乃咸能软坚之义。

466.清-法古录-鲁永斌-《法古录》人集-金部

铅,黑锡,金公。

《大明》曰:镇心安神,反胃呕哕,蛇蝎所咬,炙熨之。藏器曰:疗瘿瘤,鬼气疰忤。时珍曰:消瘰疬痈肿,明目固牙,乌须发,治实女,杀虫坠痰,治噎膈消渴风瘌,鲜金石药毒。

鍼砂藏器曰:此是作针家磨镬细末也。须真钢砂乃堪用。功同铁粉。和没石子染须,至黑。时珍曰:消积聚肿满黄疸,平肝气,散瘿瘤。乌须方多用之。

467.清-法古录-鲁永斌-《法古录》人集-石部

浮石,海石,水花。

时珍曰:水沫结成,色白体轻,肺之象也。气味咸寒,润下之用也。故入肺除上焦痰热,止欬嗽而软坚。清其上源,又治诸淋疝气,消瘿瘤结核,下气,消疮肿。

石灰,石垩。

《大明》曰:生肌长肉,吐血,白癜疬疡,瘢疵痔瘘,瘿赘疣子。

468.清-法古录-鲁永斌-《法古录》人集-兽部

水牛靥,时珍曰:治喉痹气瘿,古方多用之。

469.清-法古录-鲁永斌-《法古录》人集-鳞部

乌贼骨

骨名海螵蛸时珍曰:乌贼骨厥阴血分药也,其味咸而走血。故血枯血瘕,经闭崩带,下痢疳疾,厥阴本病也;寒热疟疾,聋,瘿,少腹阴痛,厥阴经病也;目翳流泪,厥阴窍病。厥阴属肝,肝主血,故诸血病皆治之。恭曰:亦治牛马障翳。时珍曰:治女子血枯病,伤肝唾血下血,治疟消瘿。

470.清-法古录-鲁永斌-《法古录》人集-介部

牡蛎,牡蛤。

时珍曰:蛤蚌之属,皆有胎生、卵生。独此化生,纯雄无雌,故得牡名。曰蛎,言其粗大也。盐水煮一伏时,煅粉用,亦有生用者。化痰耎坚,清热除湿,止心脾气痛,痢下赤白浊,消疝瘕积块,瘿疾结核。

蛤粉,蛤蜊粉,海蛤粉。

按吴球云:取紫口蛤蜊煅灰最妙。清热利湿,化痰饮,定喘嗽,止呕逆,消浮肿,利小便,止遗精白浊,心脾疼痛,化积块,鲜结气,清瘿核,散肿毒,治妇人血病。油调,涂汤火伤。

淡菜。

藏器曰:虚劳伤惫,精血衰少,及吐血,久痢肠鸣,腰痛疝瘕,妇人带下,产后瘦瘵。孟诜曰:产后血结,腹中冷痛,治癥瘕,崩中带下。《日华子》云:煮熟食之,能补五脏,益阳事,理腰脚气,能消宿食,除腹中冷气痃癖。亦可烧汁沸出食之。时珍曰:消瘿气。按阮氏云:淡菜生海藻上,故治瘿。与海藻同功。

471.清-类经证治本草-吴钢-手太阴肺脏药类-凉[二十一品(又附十五品)]

贝母

辛、苦,微寒。散心肺郁火,虚痰,虚劳发热,咳嗽上气,吐血咯血,肺痈肺痿,喉痹,目眩,淋沥,瘿瘤;开乳难产,散结除热,传恶疮,敛疮口。

浮石

咸,寒,入肺。清上源,止渴、嗽,通淋软坚,除上焦痰热,消瘿瘤结核。

472.清-类经证治本草-吴钢-手太阴肺脏药类-散[十九品(今删去一品,又附二十品)]

牛蒡

时珍曰:治头面忽肿,项下瘿疾,小便不通,石瘿出脓,积年恶疮,月水不通、胀痛胁肋欲死。作浴汤,治皮间习习如虫行。

杨柳

根白皮及枝,治痰热淋疾,洗风肿瘙痒,浴小儿百五日寒热。煎服治黄疸白浊,酒煮熨诸痛肿,走注风气痛,酒服治项下瘿气,杀精鬼,疗鬼疟。

473.清-类经证治本草-吴钢-手少阴心脏药类-补[十四品(今删去一品,又附十四品)]

小麦

项下瘿气。以一升,酒一升,煮沸去渣,分三服,经水至时前日夜、次日早及天明服之,能断产。治伤米食积。畏汉株、萝菔。

474.清-类经证治本草-吴钢-手太阳小肠腑药类-泻[十三品(今删去一品，又附九品)]

木通

根，时珍曰:治项下瘿瘤。

475.清-类经证治本草-吴钢-足太阴脾脏药类-泻[二十三品(又附六品)]

针砂

咸，寒。消水肿黄疸，散瘿瘤，乌髭发。堪外用，不可轻服。

476.清-类经证治本草-吴钢-足太阴脾脏药类-温[十五品(今增上一品，又附九品)]

半夏

治咳逆头眩，痰厥头痛，眉棱骨痛，咽痛，胸胀，伤寒，寒疟，不眠，反胃吐食，散结，消瘿肿、水肿。但血家、汗家、渴家、孕妇均忌之。

蓼实

辛，温。温中明目，耐风寒，下水气。市人以汁作酒曲。《汇言》曰:煮酒服，消疡疬瘿瘤。蓼草花子也。

477.清-类经证治本草-吴钢-足厥阴肝脏药类-补[十五品今删去一品(又附二十四品)]

乌贼骨

时珍曰:治惊气入腹，杀虫，伤肝唾血，下血，治疟，消瘿、痘疮臭烂。

478.清-类经证治本草-吴钢-足厥阴肝脏药类-凉[二十三品(又附十八品)]

夏枯草

辛、苦，寒。气阳，缓肝火，补肝血，散内热结气，瘿疬，湿痹，目珠夜痛。士材曰:久用伤胃。时珍曰:治马刀疬，汗斑。冬生夏枯用茎叶。土瓜为使。

橙

酸，寒，无毒。去胃中浮风恶气，行风气，消瘰疬瘿气，杀鱼蟹毒。多食伤肝发虚热。大如橘而香，皮厚而皱。

479.清-类经证治本草-吴钢-足少阴肾脏药类-补[二十三品(又附四十一品)]

淡菜

甘、咸，补五脏不足，益男女阳事，理腰脚虚软，疗吐血，治产后虚损，消瘿瘤。

诚斋曰:专能补女子房劳,益妇人阳事,暖子宫,已女人阴痛,阴内诸疾。

480.清-类经证治本草-吴钢-足少阴肾脏药类-泻[十四品(今删去三品,又附三品)]

海澡

咸,寒。软坚润下,行水泄热,消痰瘿、结核、阴癀之坚聚,痰饮、脚气、水肿之湿热。消宿食,治五膈。产于浙闽大叶似菜不长,登州者佳,性味亦同海藻而少滑性,雄壮,能消项下卒肿及瘿气。皆反甘草。

481.清-类经证治本草-吴钢-经外药类-畜类[九品(又附六十一品)]

猪

咽,主项下瘿气,瓦焙研末,每夜酒服一钱。

羊

咽,主气瘿。

482.清-类经证治本草-吴钢-经外药类-蔓草类[二十九品(又附六品)]

黄药

苦,平。凉血降火,消瘿解毒。治天泡水疮,产后血运。出岭南及明越,以忠州、万州者良。茎高三四尺,柔而有节,似藤非藤。叶大如拳,长三寸许。

483.清-类经证治本草-吴钢-经外药类-苔草类(七品)

海苔

咸,寒。治瘿瘤结气,痔疮,杀虫,霍乱呕吐不止,心腹烦闷。下一切丹石药毒,消茶积。烧末吹鼻,止衄。傅手背肿痛。长尺余,大小如韭叶,彼人干之为脯。

484.清-类经证治本草-吴钢-经外药类-柔滑类(二十品)

孟娘菜

苦,小温。主妇人血结羸瘦,男子阴囊湿痒,强阳道,令人健行不睡,补虚乏,去痔疮,瘰疬瘿瘤。生四明诸山。冬夏常有,叶似升麻,方茎。

485.清-山居本草-程履新-《山居本草》卷二-谷部

小麦

项下瘿气(用小麦一升,醋一升渍之,晒干为末,以海藻洗,研末三两,和匀。每以酒服,方寸匕,日三。)

486.清-山居本草-程履新-《山居本草》卷二-造酿部

［海藻酒］

治瘿气。海藻一斤,洗净,浸酒,日夜细饮。

［黄药酒］

治诸瘿气。万州黄药切片,袋盛,浸酒煮饮。

487.清-山居本草-程履新-《山居本草》卷三上-菜部上

紫菜

生闽越海边,大叶而薄,揍成饼状,晒干用。

性寒,味甘。

主治:热气烦塞咽喉,煮汁饮之,瘿瘤积块脚气者,宜常食之。(多食令人腹痛,发气,吐白沫,饮热醋少许即消。)

龙须菜

主治:瘿结热气,利小便。

海带菜

主治:催生,治妇人病,疗风下水,散结气,消瘿瘤,颈下硬核痛。

项下瘿疾(鼠粘子根一升,水三升,煮取一升半,分为三服,或为末,蜜丸常服之。)

海藻

主治:瘿瘤结气,散颈下硬核痛,痈肿,癥瘕,坚气,腹中上下雷鸣,下十二种水肿,疗皮间积聚,暴溃,瘤气,结热,利小便,辟百邪鬼魅,治气急心下满,疝气下坠痛,卵肿,奔豚气,脚气浮痛,宿食不消,五膈痰壅。

488.清-山居本草-程履新-《山居本草》卷三下-菜部下

夏枯草

主治:寒热,瘰疬,鼠瘘,头疮,破症,散瘿结气,脚肿湿痹。

昆布

主治:十二种水肿,瘿瘤结聚,气破积聚,利水道,去面肿,恶疮鼠瘘治阴溃肿含之咽汁。

腋下瘤瘿(用长柄茶壶卢烧存性,研末搽之,以消为度。一府校老妪右腋生一瘤,渐长至尺许,其状如长瓠子,久而溃烂。一方士,教以此法用之,遂出水,消尽而愈。)

[川芎]

以其升散,主治胸膈郁滞,胁肋疼痛,腰背拘急,腿足酸疼,寒痹筋挛,癥瘕瘿瘰,用之疏散。

489.清-山居本草-程履新-《山居本草》卷四上-果部上

[核仁]以汤浸去皮尖,研碎用。如治风寒,则留皮尖,取其发散也。

疝痔、瘿痫、疮肿,万病皆愈,久服通灵,不死云云,衍文不录。

490.清-山居本草-程履新-《山居本草》卷五上-竹树花卉部上

[瘿节]

主治:风痉鬼邪。

附方

三木节散[治风劳,面色青白,肢节沉重,脊间痛,或寒、或热、或躁、或嗔,思食不能食,被虫侵蚀,证状多端。天灵盖(酥炙,研)二两,牛黄、人中白(焙)各半两,麝香二钱,为末。别以樟木瘤节、皂荚木瘤节、槐木瘤节各为末五两,每以三钱,水一盏,煎半盏,去滓,调前末一钱,五更顿服,取下虫物为妙。]

项下瘿气(水涯露出柳根三十斤,水一斤,煮取五升。以糯米三斗,如常酿酒,日饮。)

[木皮]

性寒,味苦。

主治:毒风脚气肿,四肢缓弱不随,毒气游易在皮肤中,痰癖等。酒渍服之,去风痹,宿血,折伤,血沥在骨肉间,痛不可忍,及皮肤风瘙肿。杂五木为汤,浸损处,治扑损瘀血。并煎酒服。煎膏,可续筋骨。煎汤日饮,止孕痢。煎醋含漱,止牙痛。煎浆水,入盐,含漱,治口疮。煎水酿酒,消瘿气。

附方

妊娠下痢(白杨皮一斤,水一斗,煮取二升。分三服。)

项下瘿气[秫米三斗(炊熟),取圆叶白杨皮十两(勿令见风,切),水五升,煮取二升。渍曲末五两,如常酿酒。每旦一盏,日再服。]

491.清-山居本草-程履新-《山居本草》卷六-水火土金石部

蜣螂转丸

又名土消,乃蜣螂所推丸也。藏在土中,掘地得之,正圆如人捻作,弥久者佳。

性寒,味咸苦。

汤淋绞汁服,疗伤寒时气,黄疸烦热,及霍乱吐泻。烧存性,酒服,治项瘿。涂一切瘘疮。

自然铜

项下气瘿(自然铜贮水瓮中,逐日饮食,皆用此水,其瘿自消。或火烧烟气,久久吸之,亦可。)

铅

主治:镇心安神,治伤寒毒气,反胃呕哕,坠痰,去噎膈、消渴、风痫,瘿瘤,鬼气,痓忤。消瘰疬痈肿,明目固齿,乌须发,治实女,杀虫,解金石毒。错为末,和青木香,敷疮肿恶毒,蛇蝎所咬,炙熨之。

[针砂]此是作针家磨钑细末也。须真钢砂乃可用,人多以柔铁砂杂和之,须辨明。亦染皂。

功同铁粉。消积聚肿满,黄疸,平肝气,散瘿。和末食子,染须至黑。

项下气瘿(针砂入水缸中浸之,饮食皆用此水,十日一换砂,半年自消散,甚良。)

492.清-神农本草经百种录-徐大椿-下品

连翘味苦,平。主寒热,(火气所郁之寒热。)鼠瘘瘰疬,痈肿恶疮,瘿瘤结热,(皆肝经热结之证。)蛊毒。(湿热之虫。)

夏枯草味苦辛,寒。主寒热,瘰疬,鼠瘘头疮,(火气所发。)破癥散瘿结气,(火气所结。)脚肿湿痹,(湿热之在下者。)轻身。(湿火退则身健也。)

493.清-神农本草经读-陈修园-卷之四下品-连翘

气味苦、平。主寒热,鼠瘘,瘰疬,痈肿,恶疮,瘿瘤,结热,蛊毒。

494.清-神农本草经读-陈修园-卷之四下品-夏枯草

气味苦、辛,寒。主寒热,瘰疬,鼠瘘,头疮,破癥,散瘿,结气,脚肿,湿痹,轻身。

495.清-神农本草经赞-叶志诜-卷二中经-海藻

味苦寒,主瘿瘤气颈下核,破散结气,痈肿癥瘕坚气,腹中上下鸣,下十二水肿,一名落首,生池泽。

496.清-神农本草经赞-叶志诜-卷三下经-白头翁

味苦温,主温疟狂易,寒热癥瘕,积聚瘿气,逐邪止痛,疗金创,一名野丈人,一名胡王使者。生山谷。

497.清-神农本草经赞-叶志诜-卷三下经-连翘

味苦平,主寒热鼠瘘,瘰疬痈肿,恶创瘿瘤,结热蛊毒,一名异翘,一名兰华,一名轵,一名三廉,生山谷。

498.清-神农本草经赞-叶志诜-卷三下经-夏枯草

味苦辛寒,主瘰疬,鼠瘘,头疮,破癥散瘿,结气脚肿,湿痹轻身,一名夕句,一名乃东,生川谷。

499.清-神农本经校注-莫枚士-凡例

凡言主治称病名,如死肌寒热、强痉、瘦、欬逆上气、泄利白沃、蚀疮痛胀、闭癃、盲聋、泪出(亦作"泣出")、烦满漏下、消渴阴痿、黄疸、脓血痛肿、疽、痔、疥瘙、眩、惊悸绝伤、面皯、拘挛、火烂、水气、隐疹痒、跌筋结肉、疝瘕、疟、癫痫、邪狂易、短气、奔豚、淋露、乳难、脑动、心悬、少食常饥、鼻塞、绝子、螫、瘘、恶风、疼痹、淫肤膜酸、面皯、涕吐吸、秃、涎唾余沥、见鬼、不能喘息、饱皶、恚怒、缓带下重弱、囟不合、痂痛、崩中、厥、臀眇、恶肉、呕吐、汗、忘、不嗜食、赤气惑、吐舌、瘿瘤核、鸣、衄、㵧洗洗、冷癣癫淫淫、偏枯不仁、痣、瘰疬、魇缩痦引、瘕疝、夜啼、疣如刀刺、恐、痱、悲伤、恍惚不寐、摇头弄舌、遗溺、瞑瞑、喎僻、哽噎、起脱(次经文,不次病)。凡百卅余种,皆当取《病源》《千金》《外台》等书读之,始知其状。《经》独不及哕,而仲景以橘皮治哕,则逆气即哕也。《说文》"哕,气牾也"。牾即逆,并详泉所撰《证原》中。

500.清-神农本经校注-莫枚士-神农本经序录

夫人病之主,有中风、伤寒、寒热温疟、中恶霍乱、大腹水肿、肠澼下利、大小便不通、奔豚上气、欬逆呕吐、黄疸、消渴、留饮、澼食、坚积癥瘕、惊邪癫痫、鬼疰、喉痹、齿痛、耳聋、目盲、金疮、蹉折、痈肿、恶疮、痔、瘘、瘿瘤、男子五劳七伤、虚乏羸瘦、女子带下、崩中、血闭、阴蚀、虫蛇蛊毒所伤。此大略宗兆,其间变动枝叶,各宜依端绪以取之(取,一作"收")。

501.清-神农本经校注-莫枚士-卷上-海藻

味苦,寒。主瘿瘤气,颈下核,破散结气,痈肿,癥瘕,坚气,腹中上下鸣,下十二水肿。一名落首。

502.清-神农本经校注-莫枚士-卷下-白头翁

味苦,温。主温疟,狂易寒热,癥瘕,积聚瘿气,逐血止(《纲目》"止"下有"腹"

字)痛,疗金疮。一名野丈人,一名胡王使者。

案:《说文》:"翁,颈毛也。"草之茎像人之颈,此草茎有白毛,故名。"狂易寒热"四字,申"温疟";"积聚瘿气"申"癥瘕"。言"狂易"者,独蜙蝓与此言变易常时也。此药亦表里并治者,故甄权云主腹痛,骨节痛。《纲目》采《别录》"止鼻衄"三字,疑此"疗金疮"三字亦《别录》文。

503.清-神农本经校注-莫枚士-卷下-连翘

味苦,平。主寒热鼠瘘,瘰疬,痈肿(《纲目》及顾本、徐本,"肿"下有"恶疮"二字),瘿瘤,结热蛊毒。一名异翘,一名兰华,一名折根,一名轵("轵"当为"轺"之误),一名三廉。

案:《玉篇》《药性》皆以为旱莲子。

案:"寒热鼠瘘瘰疬"半表里也,"痈肿恶疮瘿瘤"纯表也,"结热"纯里也。

504.清-神农本经校注-莫枚士-卷下-夏枯草

味苦辛(卢本作"微",今从顾本、徐本改),寒。主寒热瘰疬,鼠瘘,头疮,破癥,散瘿结气,脚肿湿痹。轻身。一名夕句,一名乃东。

案:"头"谓颈也,"瘿结气"即今气头颈,"脚肿湿气"即今脚气。寻此药所治之症,皆半表里也。此药为芜蔚别种,夕句、乃东即芜蔚二字之反切。

505.清-淑景堂改订注释寒热温平药性赋-李文锦-卷一-寒性(凡八十四品)

散瘿瘤之海藻,佐昆布而才堪。

瘿瘤凸起,湿热势强,必软坚破滞之药猛以攻之,方能消散。主海藻而佐昆布,殆为才力相堪耳。

506.清-随息居饮食谱-王孟英-蔬食类

海带,咸甘凉。软坚散结,行水化湿。故内而痰饮、带浊、疝胀、疝瘕、水肿、奔豚、黄疸、脚气,外而瘿瘤、瘰疬、痈肿、瘘疮,并能治之。解煤火毒,析酲消食。荤素佥宜。短细者良。海藻、昆布,粗不中食,入药功同。

紫菜,甘凉。和血养心,清烦涤热。治不寐,利咽喉,除脚气、瘿瘤,主时行泻痢,析酲开胃。淡干者良。

海粉,甘凉清胆热,去湿化顽痰,消瘿瘤,愈瘰疬。

苔菜,咸凉。清胆,消瘰疬、瘿瘤,泄胀化痰,治水土不服。

507.清-随息居饮食谱-王孟英-鳞介类(附蚕蛹、蟸)

淡菜,甘温补肾,益血填精。治遗带崩淋、房劳产怯、吐血久痢、膝软腰疼、疝癖癥瘕、脏寒腹痛、阳萎阴冷、消渴瘿瘤。干即可以咀食,味美不腥。产四明者,肉厚味重而鲜,大者弥胜。

508.清-汤液本草经雅正-钱雅乐、钱敏捷、钱质和-卷一-山草部

白头翁(下品)

气味:苦,温,无毒。

主:温疟狂易寒热,癥瘕积聚瘿气,逐血止腹痛,疗金疮。

509.清-汤液本草经雅正-钱雅乐、钱敏捷、钱质和-卷二-隰草部

夏枯草(下品)

气味:苦,辛,寒,无毒。

主:寒热,瘰疬鼠瘘头疮,破癥,散瘿结气,脚肿湿痹。

如病阳盛而不得阴化,则气结而血亦结,此味于治瘰疬鼠瘘、癥瘿结气,以辛能散结,苦能除热(石顽)。

连翘(下品)

气味:苦,平,无毒。

主:寒热鼠瘘瘰疬,痈肿恶疮瘿瘤,结热蛊毒。

510.清-汤液本草经雅正-钱雅乐、钱敏捷、钱质和-卷三-水草部

海藻(中品)

气味:苦、咸,寒,无毒。

主:瘿瘤结气,散颈下硬核痛,痈肿癥瘕坚气,腹中上下雷鸣,下十二水肿。

《诗》云藻:"于以采藻",藻之言澡也(《诗笺》)。水草之有文(安国),洁净如澡浴,故名为藻。主上部瘿核,又名落首(时珍)。秉海中阴气以生,形如乱发,主通经络(隐庵)。苦能泄结,寒除结热(仲淳),咸能软坚(《内经》),故主治皆留饮痰气湿热,使邪气自小便出也(时珍)。

昆布(《别录》),本名纶布,纶似纶,组似组,东海有之(《尔雅》)者,即昆布也(时珍)。昆,大也,长大如布(中立)。与海藻同功(东垣),阴癀膈噎,顽痰积聚(㓜庵),瘿坚如石者,非此不除(东垣)。

海带(《嘉祐》),味兼甘凉,软坚散结,行水化湿,故内而痰饮、带浊、疳胀、疝瘕、水肿、奔豚、黄疸、脚气,外而瘿瘤、瘰疬、痈肿、疮瘤(孟英)。功同藻、昆(时珍),而下水胜之(禹锡)。

海粉(孟英),甘,平(恕轩),清胆热,祛湿化顽痰,消瘿瘤,愈瘰疬(孟英)。

紫菜(《食疗》),咸,甘(丹溪),寒主热气烦塞(诜),和血养心,清烦涤热,治不寐

(孟英),利咽喉(诜),时行泻痢,析醒开胃(孟英),又治脚气(时珍),瘿疮(丹溪)。

511.清-汤液本草经雅正-钱雅乐、钱敏捷、钱质和-卷七-石部

海石(日华)

气味:咸,平,无毒。

清金降火,消积化痰(中立),消瘿、结核、疝气、老痰(时珍),非本来沉痼之疾。即此品水气之偶结,似石而甚轻虚,还不离于浮沫之气者,取其结之出于偶然,而散之还即以其偶然,固借气以为推移耳(若金)。

512.清-汤液本草经雅正-钱雅乐、钱敏捷、钱质和-卷九-介部

海蛤(上品)

血之所结(若金),如瘿瘤(权)之类,何莫非阴阳之不孤行以奏厥效乎(若金)?

蛤蜊壳,主热痰湿痰,老痰顽痰,疝气,白浊带下(丹溪),心痛,定喘嗽,止呕逆,利小便,消浮肿,止遗浊,化浊,解结气,消瘿核。

淡菜(《嘉祐》)

补五脏,益阳事,理腰脚(日华),消瘿气(时珍),治崩中带下(诜),性同乌贼(孟英)。

513.清-调疾饮食辩-章穆-卷一上-总类

诸水有毒

《本草纲目》曰:

两山夹水及流水有声音者,久饮令人成瘿疾。

514.清-调疾饮食辩-章穆-卷一下

土茯苓汁

古方有土茯苓一两,薏苡仁、金银花、防风、木瓜、木通、白藓皮各三钱,皂角子炒研四钱,甘草、当归各五钱,酒煎,一日三服。切忌饮茶,及牛、羊、鸡、鹅、鱼、鳖、虾、蟹、诸禽卵、烧酒、房室。救命金丹也。盖其性平味甘,能解大毒,不独梅疮,一切痈疽疗毒,结核瘿瘤,用以代茶或煎酒,皆有奇效,但须多饮,少则无功耳。

515.清-调疾饮食辩-章穆-卷二-谷类

海藻酒

洗净煮酒频饮,勿令酒气间断,主益阴利血,散结消瘿。凡人身上有结核者,不拘痛与不痛,溃与未溃,均宜饮之。

516.**清-调疾饮食辩-章穆-卷三-菜类**

海藻

《本经》曰：消瘿瘤结气，散项下硬核痈肿，破癥瘕坚气，治腹中上下雷鸣，下十二水肿。凡病血亏气滞者宜食之。

紫菜

一名紫菜。《纲目》曰：生闽、粤海边。大叶而薄。彼人搓成饼，曝干华之。色紫。病瘿瘤及脚气者宜之，咸故软坚，滑能利下也。

龙须菜

《纲目》曰：生东南海边石上。丛生，无枝叶，状如柳根之须，长者尺余，白色。醋拌、肉煮皆可食。性能消瘿结，解热气，利小便。《博物志》之石发似指此物，与苔类之石发名同物异也。

517.**清-调疾饮食辩-章穆-卷六上-鱼虫类**

蛤蜊

蛤粉，《纲目》曰：能解热利湿，定喘嗽，消浮肿，利小便，解结气，消瘿核，及妇人一切血病。

518.**清-握灵本草-王翃-东皋《握灵本草》序例一卷**

夫大病之主，有中风伤寒，寒热温疟，中恶霍乱，大腹水肿，肠澼下利，大小便不通，奔豚上气，咳逆呕吐，黄疸消渴，留饮癖食，坚积癥瘕，癫邪惊痫，鬼疰，喉痹齿痛，耳聋目盲，金疮踒折，痈肿恶疮，痔瘘瘿瘤，男子五劳七伤，虚乏羸瘦，女子带下崩中，血闭阴蚀，虫蛇蛊毒所伤。此大略宗兆，其间变动枝叶，各宜依端绪以收之。

519.**清-握灵本草-王翃-卷之一-金部**

铜落与自然铜接骨之功诚不可诬，但接骨之后，便当理气活血尔。

项下气瘿。自然铜贮水瓮中，逐日饮食，皆用此水，其瘿自消。或火烧烟气，久久吸之亦可。

针砂

做针家磨下细末也。须真钢砂乃堪用。

项下气瘿。针砂浸水，饮食皆用，十日一换砂，半年自消散。

520.**清-握灵本草-王翃-卷之三-草部二**

贝母

［主治］贝母，辛，平，无毒。主伤寒烦热，淋沥邪气疝瘕，喉痹乳难，金疮，风

肿。消痰润心肺,散心胸郁结,疗恶疮,治项下瘿瘤。

521.清-握灵本草-王翃-补遗卷-草部

黄药子

原出岭南,今处处有之。

主消瘿解毒。

项下瘿瘤。黄花子一斤锉,酒一斗浸之。每日早晚常服一盏。忌一切毒物及怒,以线逐日度之,乃知其效也。

海藻

生东海池泽,黑色如乱发。

苦、咸,寒,无毒。主瘿瘤。有海藻酒,海藻一斤,酒浸服。酒尽再作,不过两三剂即瘥。

昆布

咸,寒,无毒。主十二种水肿,瘿瘤。

咸能软坚,故瘿坚如石,非此不除。与海藻同功。

项下瘿气渐大。昆布、海藻等分,蜜丸,杏核大,时时含之,咽汁。

522.清-握灵本草-王翃-补遗卷-虫鱼部

淡菜

一名东海夫人。淡以味,别名以形。

甘,温,无毒。能消瘿气。盖淡菜生在海藻上,故治瘿与海藻同功。

523.清-务中药性-何本立-卷一-草部

半夏

半夏除湿化痰涎,和胃健脾肾肝连,

发表开郁咳上气,胸胀烦呕利水能,

伤寒寒热反胃吐,咽痛声闭疟不眠,

痈肿瘿痞眉骨痛,痰厥头眩及头疼。

附释:瘿,颈瘤也。痞,心下满硬痛者为结胸,硬而不痛者为痞气。眩,悬也,目视动乱,如悬物遥遥然不定也。

贝母

贝母微寒泻心火,辛散肺郁清痰颗,

虚劳烦热咳上气,吐血咯血肺痿妥,

喉痹目眩便淋沥,瘿瘤乳闭产难颇,

功专散结除痰热,敷疮敛口生肌可。

海藻

海藻润下以泄热,软坚行水消痰核,

瘰疬瘿瘤癥瘕聚,阴癀疝气痛肿结,

脚气水肿湿热病,消食利便治五膈,

昆布海带形虽异,功性相同免分别。

时珍曰:海藻咸能润下,寒能泄热引水,故能消瘿瘤、结核、阴癀之坚聚,而除浮肿、脚气、留饮、痰气之湿热,使邪气自小便出也。

524.清-务中药性-何本立-卷六-草部

萆薢

萆薢甘苦味性平,入足厥阴足阳明,

祛风去湿固下焦,阴痿遗浊小便勤,

补肝益肾坚筋骨,腰痛久冷水湿凝,

痔漏恶疮因风湿,缓弱(扩帚)痹风湿成。

益精明目,治风寒湿痹,腰痛久冷,关节老血,膀胱宿水,阴痿失溺,茎痛遗浊,痔瘘恶疮。

525.清-务中药性-何本立-卷七-草部

夏枯草

夏枯草辛苦微凉,生性之气禀纯阳,

补肝缓火解内热,鼠瘘瘰疬用者常,

破癥治瘿散结气,湿痹肿毒亦称强,

目内黑珠惟夜痛,以阳治阴理上详。

黄药子

黄药子性平无毒,凉泻马心肺热服,

诸疮恶毒能敷散,吐血衄血止血速,

项下瘿瘤第一方,同酒糟火内煨熟,

蛇犬咬伤涂疮口,天泡水疮研末扑。

黄药子根气味苦平,无毒。《大明》曰:性凉,能治马心肺热疾,诸恶疮肿、喉痹,蛇犬咬毒,研水服之,亦含亦涂,能凉血降火,消瘿解毒。颂曰:孙思邈《千金月令》方,疗忽生瘿瘤一二年者,以黄药子根半斤,用无灰酒一斗,投药入瓶,固济瓶口,以糠烧一复时,待酒冷乃开,时时饮一杯,不令绝酒气,经三五日后,常把镜自照,觉消即停饮,不尔便令人项细也。

马钱子

马钱子性毒如狼,又名番木鳖古传,

俗云人吃则解热,狗若吃了则断肠,

此言半信半莫信,打药入厘胀非常,

既知有毒何必用,不若莫用更为强。

言浅,不注。

附:马蹄细辛,味辛温,无毒。主治风寒咳逆。作浴汤,香人体。止气奔喘促,消痰饮,破留血,项间瘿瘤之疾。下气杀虫。

526.清-务中药性-何本立-卷十一-金石部

自然铜

自然铜性味辛平,能治折伤死血凝,

协同理气活血药,续筋接骨委实灵,

项下瘿气瘫痪病,产后心悸安神魂,

火煅醋淬过七次,甘草水飞用要陈。

铁

铁性重坠能镇心,铁粉化痰治急惊,

善怒发狂饮铁落,针砂黄疸水肿瘿,

铁锈恶疮虫疥癣,女人阴脱用铁精,

铁华脱肛洗痔漏,铁类多端难分清。

海石

海石味咸色微白,轻浮清肺上焦热,

降火止渴止咳嗽,咸能软坚化痰结,

头核脑痹去目翳,消瘤散瘿散痰核,

疔疮发背耳底脓,疝气消肿通淋塞。

海石,一名浮石,一名水花,其味咸,能润下;其性寒,能降火。色白体轻,入肺清其上源,肺为水之上源。能止渴止咳,通淋软坚,除上焦痰热,消瘿瘤结核,顽痰所结,咸能软坚。

527.清-务中药性-何本立-卷十四-菜部

紫菜:甘寒,无毒。能治咽喉肿塞,瘿瘤脚气,惟过食则腹痛,以热醋解之。

528.清-务中药性-何本立-卷十六-鳞介部

风瘙阴户蚀痒疼,疮瘘疬疡崩带痔,

乌贼鱼

乌贼鱼性能益气,骨名海漂蛸便是,

专主肝经血分枯,崩瘕癥带月经闭,

吐衄泻血一切血,虫疮疟瘿止下痢,

聤耳出脓及耳聋,眼赤热泪点目翳。

时珍曰:乌贼骨,厥阴血分药也。其味咸而走血也。故血枯、血癥、经闭、崩带、下痢疳疾,厥阴本病也。寒热疟疾、聋、瘿、小腹痛、阴痛,厥阴经病也。目翳、流泪,厥阴窍病也。厥阴属肝,肝主血,故诸血病皆治之。

529.清-夕庵读本草快编-浦士贞-卷之一-水类总论

沧卤成盐,阿井成胶。瘿消于藻带之波,痰破于半夏之洳。冰水咽而霍乱息,流水饮而癃闭通。雪水洗目而红退,碱水濯肌而疮干。麻沸能助阳行经,生熟能止呕升降。酸浆化积,醴泉疗痼。千变万殊,言不可尽。烹煮日用,行药助势,岂可忽哉?况贪淫有泉,仙寿有井,清水音小,浊水音大,湍水人轻,迟水人重,两山夹水,人多瘿。

530.清-夕庵读本草快编-浦士贞-卷之一-金石卤类

浮石(《日华》),海石。

浮石乃水沫结成,色白体轻,其质玲珑,肺之象也。气味咸寒,润下之用也。故降火清金,除上焦之烦热,化痰止咳,消颈项之瘿瘤。

531.清-夕庵读本草快编-浦士贞-卷之二-隰草类

连翘(《本经》),根名连轺。

连翘味苦性凉,气味俱薄,轻清而浮,升阳之品也。为手少阴主药,兼入手足少阳、阳明四经气分。治瘿瘤结核有神者,《经》所谓甲乙之气,浮于头项,少阳得舒,则结聚自散矣。若其根,仲景取治伤寒瘀热在里者有效。

恶实(《别录》),鼠粘,牛蒡。

牛蒡子辛平而苦,阳中之阴,升也,为手太阴之药。故能宣肺气,理痘疹,散咽喉之风热,化鼠瘘之结核,利腰膝凝滞之气,除疮疡热壅之毒,明目驱风又其次也。

532.清-夕庵读本草快编-浦士贞-卷之三-水草类

海藻(《本经》),蕁(音单)。

海藻苦咸而寒,气味俱厚,纯阴而沉也。咸能润下,寒能泄热,兼有引水之功,故消瘿瘤结核以及阴癀之坚聚,除浮肿脚气而化留饮痰涎,使湿热之邪从小便而出,无不效也。

昆布(《别录》),纶布。

昆布气味咸寒,柔滑之物也。或问其散瘿瘤,破坚积,治阴癫,化鼠瘘。盖咸能软坚,我无疑矣。

533.清-夕庵读本草快编-浦士贞-卷之三-苔类总论

海苔积盐寒之味,能除瘿瘤结气,止呕而消茶积;木苔受甘淡之气,能温中化谷,强胃止痢,作脯除渴,又可造纸。

534.清-夕庵读本草快编-浦士贞-卷之四-水菜类

紫菜(《食疗》)紫萸(音软)

紫菜附海石而生,气味甘寒,生时青色,曝干则紫,肝之肾药也。故热气烦塞,咽喉胀痛,瘿瘤九瘘,以及脚气不利,腹中积块者宜之。盖取其咸能软坚,寒能清火也。若过食之,令人腹痛发气,口吐白沫,少饮热醋则旋消矣。

535.清-夕庵读本草快编-浦士贞-卷之六-无鳞鱼类

乌贼鱼(《本经》),乌鲗,墨鱼。

墨鱼酸平,益气强志,通经走血之品也。骨名海螵蛸,则味带咸而性则温矣!夫咸走血,酸入肝,如血枯血瘕,经闭崩带,下痢痔疾,皆厥阴本病也;寒热疟疾,耳聋瘿瘰,少腹痛,阴户痛,乃厥阴经病也;目翳,赤白攀睛,胬肉雀盲,流泪,亦厥阴窍病也;用之直达其所,无不效尔。

536.清-夕庵读本草快编-浦士贞-卷之六-介类

牡蛎(《本经》)

牡蛎咸寒,为软坚之剂,乃足少阴药也。故能强骨节而除拘缓,涩大小肠而止精带。伤寒寒热,湿疟洒淅,痞疝瘿结,顽痰咳嗽,无不宜之。

石决明(《别录》)千里光

以此广之,则瘿气癫疝亦可疗矣!且水飞可以点翳,久服更可轻身。千里光之誉,其虚立哉?

蛤蜊(宋《嘉祐》)

蛤类中之利于人者,故名。壳以紫口者良。

湿者燥之以渗,取其经火化而利小便也。故痰涎咳喘,遗精带渴,积聚瘿核,并皆治之。

537.清-夕庵读本草快编-浦士贞-卷之六-人类

《淮南子》云：山气多男，泽气多女，水气多暗，风气多聋，林气多癃，木气多伛，石气多力，下气多尰，阴气多瘿，谷气多痹，丘气多狂，广气多仁，陵气多贪，暑气多夭，寒气多寿，轻土多利，重土多迟，中土多圣贤。

538.清-药性粗评全注-黄彝皀-药性粗评全注

白头翁克坚下利。（白头翁，一名野丈人，苦温无毒。《本经》云：主温疟狂狷寒热，癥瘕积聚，瘿气，逐血，止腹痛，疗金疮，得酒良。）

海藻攻坚而破肿。（海藻苦咸无毒，《本经》云：主瘿瘤结气，散颈下硬核痛痈肿，癥瘕坚气，腹中上下雷鸣，下十二水肿，洗去盐。）

血凝蓄水，洗昆布以疏通。（昆布咸寒滑无毒。《别录》云：主十二种水肿，瘿瘤聚结气，瘘疮。）

诸经客热，路沮连翘。（连翘苦平无毒，入手足少阳手阳明经，又入手少阴经。《本经》云：主寒热，鼠瘘，瘰疬，痈肿，恶疮，瘿瘤，结热，蛊毒。）

夏来枯草，时独尚于外科。（夏枯草一名燕面，苦辛寒无毒。《本经》云：主寒热瘰疬，鼠瘘头疮，破癥散瘿结气，脚肿湿痹，轻身。）

龙须菜根下如龙，不妨瘿结。（龙须菜甘寒无毒，时珍云：主瘿结热气，利小便。）

539.清-药性分类主治-屠道和-上篇药性主治-瘿瘤

半夏、黄芪、黑铅、蛤蜊粉、石灰、海藻、昆布、龙须菜、贝母、连翘、海螵蛸。

540.清-药性简要三百首-廖云溪-草部

夏枯苦寒气纯阳，目珠夜痛解热强，能散结气治瘿疬，肝中血火补缓良。

海藻咸寒瘰疬丸，功专除热软坚痰，瘿瘤结核服而愈，阴溃坚聚用亦痊。

541.清-药性纂要-王逊-卷一-水部

瘿消于海带之波，痰破于半夏之洳；冰水咽而霍乱息，流水饮而癃闭通；雪水洗目而赤退，咸水灌肌而疮干。

《淮南子》云：土地各以类生人。是故山气多男，泽气多女，水气多暗，风气多聋，林气多癃，木气多伛，下气多尰，石气多力，险气多瘿，暑气多夭，寒气多寿，谷气多痹，丘气多狂，广气多仁，陵气多贪。

诸水有毒（《拾遗》）

两山夹水，其人多瘿。流水有声，其人多瘿。花瓶水饮之杀人，腊梅尤甚。

炊汤洗面,令人无颜色;洗体,令人成癣。

542.清-药性纂要-王逊-卷一-石部

浮石(《日华》)

一名海石(《纲目》)。

味咸,气寒。色白体轻,质玲珑而象肺。能软坚化痰,消瘿瘤结核,积块疝气,诸淋,种种皆由津液凝结成病。夫水性本寒而润下,流动之物也,浮石乃水沫积久而成,变柔为刚。今以虚浮结成之物,即随人身之气,引至津液凝结之所,使聚者仍散,此从治之法也。

543.清-药性纂要-王逊-卷二-草部

海藻(《本经》中品)

近海诸地采取,洗净咸味,焙干用。

味苦咸,气寒。咸能润下,寒能泄热引水,故消瘿瘤、结核、阴㿗之坚聚,而除浮肿、脚气、留饮、痰气之湿热,使邪气自小便出也。

昆布(《别录》中品)

海岛之人食之无病,北人食之皆生病,水土不宜耳。凡是海中菜皆损人,不宜多食。

味咸,气寒滑。咸能软坚,故瘿坚如石者非此不除,与海藻同功。

544.清-药性纂要-王逊-卷三-菜部

紫菜(《食疗》)

味甘,气寒。治热气烦塞咽喉,煮汁饮之。病瘿瘤脚气者宜食。

545.清-药性纂要-王逊-卷四-虫部

乌贼鱼(《本经》中品)

味酸,气平。益肝,通月经。骨,名海螵蛸,味咸走血,入厥阴血分。故血枯血瘕,经闭崩带,下痢疳疾,厥阴本病也;寒热疟疾,聋瘿,少腹痛,阴痛,厥阴经病也;目翳流泪,厥阴窍病也。

546.清-药性纂要-王逊-卷四-介部

淡菜(《嘉祐》)

一名东海夫人。

生海藻上,治瘿与海藻同功。

547.清-要药分剂-沈金鳌-卷二-宣剂下

乌鲗鱼骨

一名海螵蛸。味咸,性微温,无毒。禀水中之阳气以生。可升可降,阴中阳也。恶白及、白蔹、附子,又名墨鱼。

主女子血枯病伤肝,吐血下血,治疟,消瘿。

寒热疟疾,聋瘿,少腹痛阴痛,厥阴经病也。目翳流泪,厥阴窍病也。厥阴属肝,肝主血,故诸血病皆治之。

淡菜

味甘,性温,无毒。海物皆咸,惟此味淡,故以为名。

(日华)消瘿气。(《纲目》)

前论,《日华子》曰:此虽形状不典,而甚益人。阮氏曰:淡菜生海藻上,故治瘿与海藻同功。

548.清-要药分剂-沈金鳌-卷六-泻剂上

元参

热风头痛,伤寒劳复,暴结热,散瘿瘤瘰疬。(甄权)治游风,心惊烦躁,骨蒸,传尸邪气。

白头翁

主治,主温疟狂扬寒热,癥瘕积聚,瘿气,逐恶血,止腹痛,疗金疮。(《本经》)止毒痢。(弘景)赤痢腹痛,齿痛,百节骨痛,项下瘿瘤。(甄权)

海藻

主治主瘿瘤结气,散颈下硬核痛,痈肿,癥瘕坚气,腹中上下雷鸣,下十二水肿。(《嘉祐》)下水,消瘿,功同海藻。(吴普)

前论,洁古曰:凡瘿瘤马刀诸疮,坚而不溃者用之。经曰:咸能软坚,营卫不调,外为浮肿,随各引经药治之,肿无不消。

昆布

主治,主十二种水肿,瘿瘤聚结气,瘘疮。(《别录》)破积聚。(思邈)

前论,东垣曰:咸能软坚,故瘿坚如石者,非此不除。与海藻同功。

夏枯草

治,主主寒热瘰疬,鼠瘘头疮。破癥,散瘿结气,脚肿湿痹。(《本经》)

549.清-要药分剂-沈金鳌-卷七-泻剂下

海浮石

味甘咸,性平,无毒。

主治,主止咳。(弘景)煮汁饮,止渴,治淋,杀野兽毒。(《大明》)清金降火,消积块,化老痰。(丹溪)消瘿瘤结核,疝气,下气。(《纲目》)

海蛤粉

主治,主热痰、湿痰、老痰、顽痰,疝气,白浊,带下。同香附末、姜汁调服,主心痛。(丹溪)定喘嗽,止呕逆。消浮肿,利小便,止遗精白浊,化积块,解结气,消瘿核,散肿毒。治妇人血病,油调,涂汤火疮。(《纲目》)

550.清-要药分剂-沈金鳌-卷八-轻剂

针砂

味咸,性平,无毒。

主治,主安心神,除百病,体健能食。(《开宝》)化痰,抑肝气,消积聚肿满,黄疸,散瘿。(叔微)和没食子,染须至黑。(藏器)

青铅

主治,主镇心安神,伤寒毒气,反胃呕吐。(《大明》)疗瘿瘤,鬼气疰忤。(藏器)明目,固牙,乌须发,杀虫坠痰,治噎膈,风痫。

551.清-要药分剂-沈金鳌-卷九-滑剂

牡蛎

(李珣)去胁下坚满,瘰疬一切疮。(好古)化痰软坚,清热除湿,止心痹气痛,赤白痢白浊,消疝瘕积块,瘿疾结核。(《纲目》)

552.清-医学要诀-张志聪-草诀-神农本经上品

丹参主心腹邪闭,肠鸣幽幽如走水;寒热积聚破癥瘕,烦恼风痹并益气。丹参味苦色赤,其性微寒,能益心气而清心火。能安生胎,落死胎,止血崩带下,散瘿赘恶疮,辟邪魅鬼祟,皆益心养血之功也。(眉批:心为阳中之太阳,阳盛则阴鬼自消。)

牡蛎伤寒主寒热,温疟洒洒心气结;烦满惊恚怒气除,女子带下淋赤白;拘缓鼠瘘杀鬼邪,久服延年强骨节。能破厥阴积气,故又主瘰疬、疝瘕、瘿瘤、结核。能固心肾之气,故主盗汗遗尿,鬼交精出。

553.清-医学要诀-张志聪-草诀-神农本经中品

川芎中风入头脑,寒痹筋挛缓急扰;金疮目泪心腹坚,妇人血闭无子好。大能行血止血,破瘀养新,兼之辛能发散,故主头脑风痛,寒痹拘挛。能行气开郁,故主治痈疽瘰疬,瘿赘瘕癥,吐血溺血及心胸郁结之证。(眉批:开郁宜用抚芎。)

贝母辛平主伤寒,烦热淋沥邪气良;金疮风痉消痰嗽,喉痹疝瘕并乳难。贝母色白,形亦如肺,手太阴药也。又主明目去翳,吐血衄血,瘰瘤痈毒,黄疸恶疮,盖苦寒而能开郁结也。(眉批:䘌,贝母也。治人面疮,故曰恶疮。《别录》曰:苦微寒。)

海藻瘿瘤结气散,硬核肿痛结在项;痈肿荄瘕坚气水,腹中雷鸣水肿患。咸能软坚,咸能润下。

海螵蛸咸气微温,女子赤白漏下平;经汁血闭阴蚀痛,寒热癥瘕无子妊。乌贼一名墨鱼,腹中有墨可用,生于海水,肾经水脏之物也。眼中热泪浮翳,血枯血瘕经闭,疟痢疳虫,聋瘿舌肿,吐血衄血,痘烂血崩,是皆厥阴少阴之证。

554.清-医学要诀-张志聪-草诀-神农本经下品

连翘寒热鼠瘘清,瘰疬痈肿及瘤瘿;恶疮结热并蛊毒,除心客热通五淋。翘味苦平而性凉,其形象心,清君相二火之药也。瘰疬在于颈腋者,乃鼠瘘寒热之毒气。其本在脏,其末留于脉而不去,心主脉也。是以赤脉贯瞳子者不治,心脉上系于目也。痈肿恶疮,皆属心火。瘤瘿之患,亦寒热相抟,随气凝结于脉。淋为热病,心与膀胱为表里也。是以痘疹用之者,君相二火,发原于肾,痘之火毒,亦出于肾也。

半夏咳逆及头眩,伤寒寒热心下坚;胸胀咽喉中肿痛,肠鸣下气止汗涎。《月令》五月半夏生,感一阴初动之气而生,至夏而大,得阴中之生气者也。色白味辛,气分之药也。气化则咳逆寒热诸证自除,故又主痰结留饮,反胃霍乱,胸满腹胀,呕吐哕逆,白浊梦遗,痰疟带下,痈肿瘘黄,瘤瘿痞膈。消肿散结,开胃健脾,皆取其行气之功焉。(眉批:气味辛平。《别录》曰:生寒熟温。色白形圆,阳明药也。)

夏枯草寒主湿痹,破癥散瘿诸结气;寒热瘰疬鼠瘘消,明目轻身脚肿利。此草气味苦辛,夏至后即枯,盖禀纯阳之气,得阴气即枯。是以大治瘰疬者,乃鼠瘘寒热毒气,其本在脏,其末在于颈项经脉之中。盖脏脉皆属于阴,此草能启阴而散结也。瘿则但浮于脉,癥则但着于脏,脚肿湿痹,皆属于阴,统名寒热病。娄全善治目珠疼痛,用凉药而夜反痛甚者,用此草治之立愈,盖能启阴而补厥阴血也。徐氏治赤白带下,血崩不止,亦取其启阴之义。

常山苦寒主伤寒,寒热热发温疟强;胸中痰结及吐逆,鬼毒瘿瘤诸疟痰。桐君云:味辛有毒。丹溪云:性暴悍,善驱逐,有劫痰截疟之功。盖无痰不作疟,疟家多蓄痰涎黄水,或停潴心下,或结澼胁间,乃生寒热者宜用之。苗名蜀漆,性味功能,与常与相同。(眉批:常,恒也。生于北之真定,故又名恒山,一云:山泽通气,故有是名。)

555.**清-医学要诀-张志聪-草诀-别录下品**

昆布性味滑咸寒,瘿瘤聚结气瘘疮;主治十二种水肿,瘰疬项肿阴溃良。此海中所生之菜,其形如带,故又名纶布。咸滑能软坚,瘿坚如石者,非此不能除。消水肿结核,与海藻同功。

556.**清-医学要诀-张志聪-草诀-开宝本草**

木鳖子主消结肿,恶疮生肌止腰痛;折伤乳痈痔瘰瘘,疳积痞块肛门肿。木鳖子,其形似蟹鳖,故又名木蟹。味苦甘温,有小毒。主黄胆脚气,痢疾水泻,痞块疳疾,肠风泻血,耳肿牙疼,瘰疬丹瘤,肛门痔漏。番木鳖苦寒无毒。主伤寒热病、痞块、喉痹。

荔枝止渴益颜色,通神益智健气力;定躁消烦发痘疮,瘰疬瘿瘤兼肿赤。丹溪曰:荔枝甘平属阳。主散无形质之滞气,故瘤赘赤肿者用之。主发痘疹者,亦取其去滞也。又主治牙疼呃逆。核,甘温涩。治心痛,小肠气,疝气痛,妇人血气刺痛。壳,止赤白痢。

557.**清-医学要诀-张志聪-药性备考-金石部**

矿甘寒,有小毒。镇心安神,明目固齿,黑发乌须。治反胃呕哕,噎膈消渴,杀虫坠痰,水肿风痫,奔豚上逆。疗瘿瘤鬼疰,瘰疬痈疽。

铁落辛寒微毒。镇心神,安五脏,定惊痫,清鬼疰。治恶疮,黑须鬓,化痰涎,消积聚肿满黄疸。平肝气,散瘿瘤,去贼风。铁砂同功。刀环主出声,秤锤主下胎,取意耳。

石灰《本经》中品。辛温有毒。主疽疡疥瘙,热气恶疮,癞疾,死肌堕眉,杀痔虫,去瘢疵息肉。治金疮瘿疣、痔瘘结核,散血定痛,长肉生肌。止水泻血痢,白带白淫。收脱肛阴挺,产门不闭。消积聚,贴口喎,黑须发。时珍曰:此止血神品也,但不可着水,着水即烂肉。今医家多于腊月以牛胆制用。

558.**清-医学要诀-张志聪-药性备考-草部**

白头翁苦温。有小毒。主温疟狂狊寒热。癥瘕积聚,瘿气;逐血,止腹痛,疗金疮,治热利下重。

杜衡一名土细辛,一名马蹄香,辛温。主风寒咳逆喘促,痰饮留癖,破留血瘿瘤。

黄药子苦平。主诸恶肿疮瘘,瘿气喉痹,咯血吐血。

559.**清-医学要诀-张志聪-药性备考-菜部**

败瓢苦平。治中满鼓胀,脑漏流脓,赤白带下,痔漏下血。烧灰搽瘤瘿,及汤火伤。

海苔菜咸寒。主瘿瘤结核,霍乱呕吐,心腹烦闷。止鼻血,杀痔虫。

560.**清-医学要诀-张志聪-药性备考-虫部**

蜣螂咸寒有毒。治小儿惊痫,腹胀寒热,大人癫疾狂阳,退肠痔管。转丸,咸苦大寒。汤淋绞汁服,疗伤寒时气,黄疸烦热,霍乱吐泻。烧存性酒服,治项瘿。涂瘘疮。

561.**清-玉楸药解-黄元御-卷一-草部**

丹参,叶甘,气平,入足厥阴肝经。行血破瘀,通经止痛。癥瘕崩漏兼医,磨坚破滞,行瘀血,调经安胎,一切痈疽、痂癞、瘿瘤、疥癣皆良。《本草》谓其破宿血,生新血,落死胎,疏通血脉,治脚膝痿痹。走及奔马,行血之良品也。

木鳖子味苦,微温,入足厥阴肝经。软坚化结,消肿破瘀,治恶疮乳痈、痔瘘瘿瘤、瘰疬粉刺、黚斑癣块、疝气之证。

夏枯草,味苦、辛,气寒,入足厥阴肝、足少阳胆经。凉营泻热,散肿消坚,治瘰疬,瘿瘤,扑伤,血崩,带下,白点汗斑诸证。

常山,味苦,性寒,入手太阴肺、足阳明胃经。吐痰泻水,消胀除瘿。

海带,味咸,性寒,入足太阳膀胱经。行痰泻火,消瘿化瘤。

海带咸寒疏利,清热软坚,化痰利水,治鼓胀瘿瘤,与昆布、海藻同功。

昆布咸寒清利,治气臌水胀,瘿瘤瘰疬,癀疝恶疮,与海带、海藻同功。

562.**清-玉楸药解-黄元御-卷三-金石部**

海浮石咸寒通利,能化老痰,消积块,止渴,通淋涩,去翳障,平瘿瘤,清金止嗽,泻湿消疝。亦兼治疔毒恶疮。

石灰温暖燥烈,收湿驱寒,治痈疽疥癣,瘰疬癥瘕,痔瘘瘿疣,白癜黑痣,松刺瘜肉,水泄红烂,赤带白淫,脱肛阴挺,囊坠发落,牙疼口㖞,止痛合疮,生肌长肉,坠胎杀虫,染发乌须,收金疮血流。但可外用熏敷涂,不可服饵。

自然铜燥湿行瘀,止痛续折,治跌打损伤,癥瘕积聚,破血消瘿,宁心定悸,疗风湿瘫痪之属。

针砂镇定心神,疏通水道,治惊痫,扫痰饮,治水胀,除黄疸,缩瘿瘤,染须发。然金石重坠,未宜轻服。炒熨手足,去湿痹疼痛,甚效。

563.**清-玉楸药解-黄元御-卷四-果部**

香橙,味酸,入手太阴肺经。宽胸利气,解酒消瘿。

香橙善降逆气,止恶心,消瘰疬瘿瘤。

564.**清-玉楸药解-黄元御-卷六-鳞介鱼虫部**

蛤粉咸寒清利,凉金退热,利水泻湿,治咳嗽气逆,胸满痰阻,水胀溺癃,崩中带下,瘿瘤积聚。

乌贼骨行瘀固脱,兼擅其长,故能著奇功。其诸治效,止吐衄崩带,磨翳障癥痕,疗跌打汤火,泪眼雀目,重舌鹅口,喉痹耳聤,缩瘿消肿,拔疔败毒,敛疮燥脓,化鲠止痢,收阴囊湿痒,除小便血淋。

565.**清-长沙药解-黄元御-卷二-白头翁**

白头翁苦寒之性,并入肝胆,泻相火而清风木,是以善治热利。其诸主治,消瘿瘤,平瘰疬,治秃疮,化癥块,清咽肿,断鼻衄,收血利,止腹痛,医外痔,疗偏坠。

566.**清-长沙药解-黄元御-卷二-芎䓖**

芎䓖辛烈升发,善达肝郁,行结滞而破瘀涩,止疼痛而收疏泄,肝气郁陷者宜之。其诸主治,痈疽发背、瘰疬瘿瘤、痔漏疥疬诸疮皆医,口鼻、牙齿、便溺诸血皆止。

567.**清-长沙药解-黄元御-卷三-贝母**

贝母苦寒之性,泻热凉金,降浊消痰,其力非小,然轻清而不败胃气,甚可嘉焉。其诸主治,疗喉痹,治乳痈,消瘿瘤,去努肉,点翳障,敷疮痈,止吐衄,驱痰涎,润心肺,解燥渴,清烦热,下乳汁,除咳嗽,利水道。

568.**清-长沙药解-黄元御-卷四-连翘**

连翘清心泻火,利水开癃,善除郁热之证,尤能行血通经,凉营散结,疗痈疽瘰疬之病,擅消肿排脓之长。

569.**清-长沙药解-黄元御-卷四-海藻**

海藻咸寒下行,走膀胱而通水道,善疗奔豚脚气,气鼓水胀之疾。而软坚化痞,尤为擅长,且凡瘿瘤瘰疬,溃疝癥瘕,一切痈肿坚顽之病皆医。

570.**清-长沙药解-黄元御-卷四-牡蛎**

牡蛎咸寒降涩,秘精敛神,清金泻热,安神魂而保精液。凡心悸神惊、遗精盗汗之证皆医,崩中带下,便滑尿数之病俱疗。善消胸胁痞热,缘少阳之经,逆而不降,则胸胁硬满,而生瘀热,牡蛎降摄君相之火,甲木下行,经气松畅,硬满自消。一切痰血癥瘕、瘿瘤瘰疬之类,得之则化,软坚消痞,功力独绝,粉身止汗最良。

571.清-植物名实图考-吴其濬-卷之十八-水草类

昆布,《别录》中品。今治瘿瘤瘰疬多用之。

海蕴,《本草拾遗》始著录。主治瘿瘤、结气在喉间,下水。盖海藻之细如乱丝者。

572.清-植物名实图考-吴其濬-卷之二十-蔓草类

黄药子

与古方仅治项瘿、咯血者不同。然则以李时珍所据之黄药,而强以治古人所治之证,其能效乎? 滇南又有一种与斑庄绝肖者,秋深开小白花,叶亦微似杏。

菝葜

山氓营窟林箐中,寒而瘿,湿而痹,炙而暑,刺而风,恶虫怪鸟,泄其毒而为瘴疠、疡痈。人非木石,何以堪此? 乃使之日饮啜于良药嘉草之中,潜消其疹戾而不之觉,不识不知,顺帝之则。

573.清-孙丰年先生幼科-孙丰年-幼儿科说要六之五-幼科药性

紫菜

紫菜味甘咸气寒,凡瘿瘤积块之疾,宜常食之,咸能软坚,多食令人腹痛,发冷气,吐白沫,饮热醋少许即消,温以散之也。

574.清-孙丰年先生幼科-孙丰年-幼儿科说要六之末-幼科药性

燕窝(海粉)

海粉色碧,微咸寒滑,专行肝肾,能散瘿瘤,解热毒,是海中介属,得东南水土之气而成。

575.清-证治合参-叶盛-卷之十八-古今治验食物单方

小麦

项下瘿气,用小麦一升,醋一升渍之,晒干为末,以海藻研末三两和匀,每以酒服方寸匕,日三。白癜风癣,用小麦摊石上,以烧铁物压出油,搽之效。浮小麦、黑料豆、龙眼肉各等分,煎汤服,大止盗汗。内损吐血,飞罗面略炒,以京墨汁、藕节汁调服。衄血,白面入盐少许,冷水调服。妇人吹奶,白面炒黄,醋煮为糊,涂之即消。远行脚跈成泡,水调生面涂之,一夜即平。跌打青肿,生面调山栀末,水和顿热,罨患处。疮中恶肉,寒食面二两,巴豆五分,水和作饼,烧末掺之。

食积,白面一两,白酒曲二丸,共炒为末,每服三匙,白汤下。如伤肉,山楂煎汤下。

576.清-李氏医鉴-李文来-卷之一-瘿瘤瘰疬结核

瘿,(或隐僻处。)劳瘵结核,(连数个耳边,或聚或散也。)瘤等(亦同)。鼠瘘(音漏)。

连翘(治瘿瘰结核有神效)、荆芥、石灰、夏枯草(要药)、海藻、昆布、芒硝、大黄(酒拌炒,马刀症)、海藻、甘草(并用,盖激之以溃坚也)、蛤粉(丹溪云散瘿核)回燕窝泥(瘿瘤忌宜,俱同瘰疬兼宜)、薜荔、半夏、文蛤、南星、通草、生姜、蒜(灸肿核)。

577.清-千金方衍义-张璐-卷二十六食治方(凡五类)-菜蔬第三

海藻,味咸寒滑无毒,主瘿瘤结气,散颈下硬核痛。

578.清-摄生总论-王梅-卷之一-药性总赋

药辨寒性

考究其源,此类性寒。盖犀角解乎心热,羚羊清乎肺肝。泽泻利水通淋而补阴不足;海藻散瘿破气而治疝何难。

579.清-疑难急症简方-罗越峰-卷二-产

淡菜甘温补肾,益血填精,治遗带崩淋,房劳产怯,吐血久痢,膝软腰疼,疵癖瘕瘕,脏寒腹痛,阳痿阴冷,消渴瘿瘤。干即可以咀食,味美不腥。产四明者,肉厚味重而鲜大弥胜。

(越谓:患怯者,正可食,勿轻视。)

580.清-诊验医方歌括-坐啸山人-诊验医方歌括下-药性赋

寒性

诸药识性此类最寒。犀角解乎心热,羚羊清乎肺肝,泽泻利水通淋而补阴不足,海藻散瘿破气而治疝何难。昆布破疝气散瘿散痛,疗伤寒解虚烦淡竹叶之功倍,

581.清-病机纂要-赵勇-气血杂症赋

消瘿以昆布海藻,因其咸能软坚。斯先贤之妙秘,传后进以有闻。

582.清-医学辨正-张学醇-卷二-苦寒

连翘,气味苦寒。主热结,鼠瘘,瘰疬,痈肿,恶疮,瘿瘤,虫毒,排脓止痛。为疮家之要药。

白头翁,气味苦寒。治热毒血痢,温疟,鼻衄,秃疮,瘰疬,疝瘕,血痔,偏坠,明目消疣。

583.清-医学阶梯-张叡-卷之三-药性论

昆布泻火而疗瘿瘤,其性清散;海带清热散肿消瘿,其性清发;

584.清-易范医疏-茅松龄-第四卷-四十六重卦脏腑药证象

[连翘]

《神农本草经》云:"连翘,味苦平,主寒热鼠瘘,瘰疬痈肿,恶疮瘿瘤,结热蛊毒。"艮止而寒,震动而热,热以制寒,寒以制热。艮为鼠,故主鼠瘘。瘰疬出于阳明、少阳,而瘰疬多在身半以上者,震火炎上而艮止在上卦也。痈肿恶疮,艮合兑之附决,义详前大壮卦。《易》曰"山泽通气",又曰"二气感应以相与",兑之中有艮,艮之中有兑也。张华《博物志》云:"山居多瘿,饮泉水之不流也。"即蒙卦艮止坎水之象也。瘿必在颈缺盆、大迎之间,坎之阳明经脉也。阳明经脉不独在颈,而瘿必在颈者,艮止在上卦之象也。若瘤亦患在身半以上,但不尽在颈尔,血气留止之处即患瘤。热结于艮太阳,则烁肉消脂,小便为之出白,是即所谓蛊毒。

585.清-古今医诗-张望-第三卷-草部

海藻咸寒试且尝,润下软坚水放塘。瘿瘤结核阴癀消,海带昆布类挂(音卦,悬也)墙。

586.清-古今医诗-张望-第三十四卷-项瘿(婴上声)治诗

瘿生项下针砂水,针砂浸在瓦缸底(饮、食皆用此水)。十天一换(砂)半年消,《仁斋直指》恺(开上声)而悌(音体。恺,乐也;悌,易也。言其怀和乐平易之心以教人也)。

587.清-四明心法-高鼓峰-卷中-药论

昆布:本是纶布,纶音关,误纶为昆,故呼昆布。东垣肥气痞气用之,大抵《千金》有破积聚之语。与缪氏云咸能软坚,其性润下,寒能治热散结,故主十二种水肿瘿瘤,聚结瘰疮,是又三阳并用者。

588.清-续编医学三字经-胥紫来-五、药物性能

海藻寒,水肿驱,破瘿瘤,治痈疽。

味咸,无毒,性沉。入下焦。行水软坚,泄热,消痰食结气。

贝母平,润肺心,解烦郁,痰咳清。

味苦辛。入心肺。治喉痹瘿瘤,敛疮口,治吐血淋沥。

589.清-一见能医-朱时进-卷之八-用药须知

疸病茵陈,瘿病天冬。

590.清-医家四要-程曦、江诚、雷大震-卷四药赋新编-寒性门

散核消瘿须海藻。[(水草)洗去咸水。反甘草。东垣治瘰疬马刀之证亦常并用,益激之以溃坚也。]

善清肝火,散结消瘿用夏枯。[(隰草)同连翘、银花、贝母、花粉、紫背天葵,治一切瘰疬。又可代柴胡升发,并代甘菊清肝。]

591.清-医理辑要-吴德汉-景岳本草(上)卷十二-隰草部

续断

川产者色灰黑尖瘦多芦,形如鸡脚。皮断而皱者是味苦而涩。苦重涩轻,气微凉,用川者良。能入血分,调血脉,消肿毒乳痈、瘰疬痔瘘。

连翘

以其味苦而轻,故善达肌表,散鼠瘘、瘰疬、瘿瘤,结热蛊毒,痈毒斑疹。

夏枯草

味微苦、微辛,气浮而升。善解肝气,养肝血,故能散结开郁,大治瘰疬、鼠瘘、乳痈、瘿气。并治头疮目疾。

592.清-医理辑要-吴德汉-景岳本草(上)卷十二-水石草部

海藻

味苦咸,性微寒。善消颈项瘿瘤结核,及痈肿癥积;利小便,逐水气;治湿热气急,腹中上下雷鸣;疗偏坠疝气疼痛,消奔豚水气浮肿热毒。

593.清-医理辑要-吴德汉-景岳本草(下)卷十三-金石部

海石

味咸,性微寒。善降火下气,消食,消热痰,化老痰,除瘿瘤结核,解热渴热淋,止痰嗽喘急,消积块,软坚症,利水湿疝气,亦消疮肿。

594.清-医理辑要-吴德汉-景岳本草(下)卷十三-虫鱼部

牡蛎

同杜仲,止盗汗。同白术,燥脾利湿。同大黄,善消痈肿。同柴胡,治胁下硬痛。同天花粉,消上焦瘿瘤、瘰疬结核。

595.清-医林纂要探源-汪绂-卷二药性-蔬部

藻

咸，寒（有马尾藻、薀藻二种。今所谓薀筛也，细如绿丝者，青紫可爱。大如鸭舌者次之。摘嫩芽，挼去腥水，皆可作菹）。补心行水，消痰软坚（能消瘿瘤，破结核，消水肿，疗脚气，通噎隔，消积食，皆咸之功也。凡水藻可蔬可药，海藻尤佳，以咸味尤厚耳）。凡水菜，忌甘草。

海带

咸，寒，滑（长而厚，色赤黑。有圆短稍白者，曰海白菜）。补心行水，消痰软坚（消瘿瘤结核，攻寒热瘕疝，治脚气水肿，通噎隔）。

石花

心主血脉，使血脉有所涩滞不行，如瘤瘿、瘕疝、痰阻之类，即是心病火衰，神明有所窒而不舒处也，咸以散瘀攻滞，非补心而何）。

清-医林纂要探源-汪绂-卷二药性-草部（上）

贝母

又治瘿瘤，散郁结之效也）。

596.清-医林纂要探源-汪绂-卷二药性-草部（下）

夏枯草

辛、苦，微寒（丛生，叶似苦蕺而糙，花附茎端如麦穗，或红或白）。坚肾、补肝、泻心，行于东方，散结气，除内热（冬至生，入夏枯。阴方掩阳，则能达之，阳气已盛，则气亦尽，是以散结除热，亦解暑。且治瘿、瘰、温痹诸疾，萃胆肾之气而能明目）。

597.清-医林纂要探源-汪绂-卷三药性-金石部

铁砂：辛、苦、咸，寒（琢针所错落者）。行水消肿，兼济心肾（治疽散瘿，染须发。凡铁汁色黑，皆染缁）。

浮水石

咸，寒（水中浮沫所结，故不沉，以出海中者佳）。补心，泻上焦火，清肺金，以渗水消痰（咸则补心，色白体轻，上浮入肺，是泻火于肺中而清水之源也。可止渴、止嗽、消痰，能消瘿瘤结核，亦通淋下气，令人善泄屁）。

598.清-医脉摘要-萧涣唐-附：《药性赋》三篇

（羚羊角）清热明目，（夏枯草）散结消瘿。

599.清-医门初步-廖云溪-寒热温平药性赋

寒性

诸药识性,此类最寒。犀角解乎心热,羚羊清乎肺肝。泽泻利水通淋而补阴不足,海藻散瘿破气而治疝何难。

昆布破疝气,散瘿散瘤。

600.清-医宗宝镜-邓复旦-卷一药性-寒药性赋

诸药识性,此类最寒。

犀(之精华在)角(苦、酸、咸、寒)解乎心(中之)热(泄肝清胃,解毒疗血),羚羊(之精在角,苦、咸、微寒。羊属火,而羚羊属木,故能)清乎肺肝(与心)。泽泻(苦、寒,消肿,所以)利水(除湿,所以)通淋而(苦寒之药)补阴(则)不足,海藻(咸、寒,咸能软坚,故)散瘿破气而(除胀破癥)治产何难。

况荆芥穗(辛、寒)清头风便血,疏风散疮之用;瓜蒌根(苦、寒)疗黄疸毒痈,消渴解痰之忧。地榆(苦、甘、酸、寒)疗崩漏(止下焦不禁之月经),止血止痢(主下部积热之血痢);昆布(苦、咸、寒)破滞气,(咸能软坚,故能)散瘿散瘤。疗伤寒解虚烦,淡竹叶(辛、淡、甘、寒)之功;除结气破瘀血,牡丹皮(苦、寒)之用。

601.清-医宗宝镜-邓复旦-卷三论证-病机赋

定惊悸须索牛黄、琥珀(镇坠之剂,故能定惊);化虫积必仗鹤虱、雷丸。通闭以葵菜、菠薐,取其滑能利窍;消瘿以昆布、海藻,因其咸能软坚。斯先贤之秘妙,矧后进之无传。

602.清-医宗说约-蒋示吉-卷之首-药性炮制歌

夏枯草寒,瘰疬瘿瘤,散血破癥,目痛须求。

603.清-妇科指归-曾鼎-卷四-妇幼两科合用药性

常山

苦,寒,有毒。治伤寒,瘟疟,鬼毒,胸中痰结,项下瘿瘤等症。时行平疟,不宜乱用。

海藻

苦,咸,寒,无毒。治瘿瘤,结气,下骨鲠。

海带

咸,寒,无毒。治水肿瘿瘤,结气恶疮。

昆布

咸,寒,滑,无毒。治水肿瘿瘤,结气恶疮。

海螵蛸

咸,微温,无毒。治催生开骨之要药。女子血闭,阴肿,久疟,消瘿,傅小儿疳痘疮,并涂汤火跌扑等伤。

蛤粉

咸,寒,无毒。清热,利湿,化痰,定喘,消肿,治白浊瘿核,并妇人一切血病。

604.清-资蒙医径-张中和-新镌张介石先生意著必读资蒙医径卷之下-药性

海藻破结聚,消瘿瘤癥疝坚疽。昆布、海带,能散瘿瘤破气;海蛤止嗽消瘿。狼毒散瘰疬瘿瘤,能销铅死汞。

605.清-伤寒尚论辨似-高学山-厥阴经总说-《伤寒尚论辨似》药品性味及主治大略表

海藻,性寒,味苦咸,无毒,主瘿瘤气,破散结气,下十二水肿。

606.清-伤寒溯源集-钱潢-卷之十-厥阴篇

海藻咸能润下,寒能泄热引水,故能消瘿瘤结核,除浮肿脚气,留饮湿热,使邪气自小便出也。

607.清-伤寒瘟疫条辨-杨璿-卷六-寒剂类

夏枯草

味苦辛,性微寒。入肝经。主瘰疬瘿瘤,疗湿痹脚肿,肝虚目珠夜疼,(夏枯草、香附等分,甘草减半,水煎服。)两眼冷泪羞明,散血破瘕,生肌解毒。按,夏枯草冬至生苗,三月开花,正厥阴风木主令,其为肝经之剂无疑矣。丹溪云:夏至即枯者,盖禀纯阳之,气得阴气则枯也。

608.清-伤暑论-徐鹤-卷一药汇篇-燥脾理湿之品

净针砂:消水肿黄疸。散瘿瘤,乌须发。

609.清-伤暑论-徐鹤-卷一药汇篇-消痰软坚之品

海石:色白体轻,止嗽通淋。化上焦老痰,消瘿瘤结核。

海带:下水消瘿,功同海藻。

昆布:功同海藻,而少滑性雄,治瘿瘤、水肿、阴㿗、膈噎。

海苔:咸寒软坚,消瘿瘤结气。

610.清-友渔斋医话-黄凯钧-药笼小品一卷

[夏枯草]苦寒,散肝经郁火,故治瘰疬鼠瘘瘿瘤,证坚乳痈,目珠夜痛,此皆肝火为患也。久服亦伤胃。

[昆布],用同海藻而性雄,除顽痰积聚,治瘿瘤阴溃。

611.清-冯氏锦囊秘录-冯兆张-杂症痘疹药性主治合参卷二-草部中

夏枯草

禀纯阳之气,故冬至生,夏至枯也。且得金水之气,故味苦辛,性微寒,无毒。入足厥阴、少阳经。辛能散结,苦能泄热。故治一切寒热瘰疬,破癥坚瘿乳痈乳岩及火郁目珠痛极怕日羞明之要药。茎端作穗,开淡紫花,采阴干用之。

夏枯草,味辛苦而性微寒,散结气而解内热,补肝血缓肝火,破癥坚瘿瘤,散瘰疬鼠瘘,寒热并治,湿痹兼却,更治目珠疼痛,至夜则甚者如神,此草禀纯阳之性,夏至后得阴气即枯,所以治厥阴火郁之目疾,及郁怒所成乳岩乳痈,并一切痈肿也。(目眦白珠属阳,故昼痛,点苦寒药则效;黑珠属阴,故夜痛,点苦寒药反剧。夏枯草,气禀纯阳,补厥阴血脉,故治夜痛如神,以纯汤之气,而胜浊阴,且散厥阴郁火耳。

612.清-冯氏锦囊秘录-冯兆张-杂症痘疹药性主治合参卷三-草部下

黄药根

禀土中至阴之气以生,故色黄味苦,气良无毒。入手少阴、足厥阴经。经曰:一阴一阳结为喉痹。一阴者,少阴君火也;一阳者,少阳相火也。解少阴之热,相火自不妄动,而喉痹瘳矣。主诸恶肿疮蛇犬咬毒者,亦以其苦寒凉血,且得土气之原,解百毒也。

黄药根,外利多用,主咽喉痹塞诸恶疮疽,治蛇犬咬伤,心肺积热,生捣取汁,可含可涂。子肉味酸,消瘿甚捷,收须浸酒日饮数杯,见效即停,否则项缩。

海藻

全禀海中阴气以生,故味苦、咸寒,无毒。气味俱厚,纯阴沉也。苦能泻结,寒能除血热,咸能软坚润下,故主消瘿病结核瘰疬,破坚散结,十二水肿之要药。宜淡白对先洗净,再用生乌头并紫背天葵同蒸,一伏时晒干用。

海燥,性反甘草,治项间瘰疬,颈下瘿囊,癥瘕痈肿,痰饮湿热,利水通癃闭成淋,泻水除胀满作肿,辟百邪鬼魅止偏堕疝疼。海带多用催生,亦治风淫,兼下水湿,功同海藻。昆布顽痰结气,积聚瘿瘤,功同海藻而少滑性雄,故溃疝弥噎,散结溃坚,并有奇效,多服久服,令人削瘦。

白头翁,主温疟阳狂,寒热癥瘕,积聚腹痛,逐血愈金疮,驱风暖腰膝,消瘰疬瘿瘤,小儿头秃膻腥,两鼻衄血神效。男子阴疝偏肿,百节骨痛殊功,赤毒痢必用,牙齿疼亦除,涂疗肿痈症,围毒气散漫。

613.清-冯氏锦囊秘录-冯兆张-杂症痘疹药性主治合参卷五-石部

铅,镇心安神,治伤寒毒气,消渴烦热,主鬼疰瘿瘤,止反胃呕哕,蛇蝎伤毒,炙熨尤奇。若脾胃虚寒,阳火不足者忌之。熔出者名铅,灰能治瘰疬。铅霜性冷,亦铅炼成,止惊悸驱热,解酒毒消痰,疗胸膈闷烦,逐中风痰实,生津止渴,并治吐逆。铅丹一名黄丹,乃炒铅所作,外科多用,煎膏敷金疮,生长肌肉,住痛湿疮恶疮,血症臁疮,膏药必需。掺药亦用,既能解毒散热,复能除湿生新。入药治痫疾,收敛神气,镇惊安魂,堕痰杀虫,除毒热脐,止反胃吐逆。

浮石

浮石,清金降火,止浊治淋,积块老痰,瘿瘤结核,并堪祛治。盖石性沉而反浮,象肺金也,水沫聚而凝成,象痰结也,且味咸而软坚得水性而润下,故专走肺经,善治一切痰结诸病。

614.清-冯氏锦囊秘录-冯兆张-杂症痘疹药性主治合参卷八-果部

荔枝肉

荔枝肉,悦容颜,祛烦止渴,益智慧,健气通神,能散无形滞气,瘿瘤赤肿,多啖能消,但过度亦生虚热。花并根煎,咽喉痹痛神方。核煅存性酒调,治卒心痛疝痛。壳烧解秽,种痘宜求。

615.清-冯氏锦囊秘录-冯兆张-杂症痘疹药性主治合参卷十一-虫鱼部

蜘蛛

蜘蛛,大人狐疝偏痛,睾丸或时上下者能瘥。小儿大腹丁奚,行步三年蹉躄者堪愈,久疟寒热可断,霍乱干呕堪驱。蛇虺咬捣汁涂,蜈蚣咬用活吸。疗肿作膏敷退。瘿瘤渍酒饮消,丝网疗健忘。七夕取食能使人巧。

牡蛎粉,专入肾经,盐能消疮,禁遗尿遗精,敛阴汗盗汗,老痰老血可消,气虚带下皆治,鼠瘘喉痹,咳嗽可除,烦满心痛,气结亦却,能止渴涩肠,散瘿病尿浊,总酸涩而微寒,为消痰软坚收敛固涩之剂,然久服亦能寒中。

616.清-顾松园医镜-顾松园-本草必用卷一-草部

连翘[辛苦寒,入心、胆大肠三经。捣碎。]除心经客热,[为心经、包络气分之主药,最泻心火。]祛脾胃湿热。治耳聋而通月经,[三焦经病则耳聋,热气上壅之故,直入三焦,清热则愈。通经者,清热散血结之功也。]祛白虫而解蛊毒。[湿热除则虫自去,蛊毒非辛热不成,热解则蛊自消。]利五淋小便不通,[心与小肠为表里,泻心火而小肠之热亦除。]散诸经血结气聚。[十二经疮家必用,乃结者散之之义。又诸经客热,非此不除。]消瘰疬瘿瘤,[皆胆经气郁有热而成。轻扬芬芳,以散郁结,清凉以除郁热,则自消矣。]医痈肿恶疮。[无非营气壅遏,卫气郁滞而成。]

海藻[苦咸,寒,入肝、胃、肾三经。反甘草。]消瘰疬瘿瘤,除卵肿疝疼。[苦能泄结,咸能软坚,寒能除热故也]。

昆布[咸寒,入肝、胃、肾三经。洗净。]瘿坚如石者,非此不除;老痰成噎者,用之可祛。散结软坚,除热之品,与海藻相同,多服令人瘦削。

常山[辛苦寒有毒,入肝经。酒炒令透,则不发吐。]驱痰饮有灵,截疟疾必效;[无痰不成疟,善祛老痰积饮,故能截积年久疟有神]。散瘴气寒热,治项下瘿瘤。[散瘴邪祛老痰之功。]

617.清-顾松园医镜-顾松园-本草必用卷二-金石部

海浮石[咸平,入肾经。]能化积块老痰,可消瘿瘤结核。[咸能软坚故也。]水沫结成,体轻虚而性润下,故有清金降火之功。

618.清-活人心法-刘以仁-卷二-药性炮制歌

夏枯草寒,瘰疬瘿瘤,散血破癥,目痛须求。

619.清-家藏蒙筌-王世钟-卷十五-本草上卷

夏枯草

味微苦微辛,无毒。禀纯阳之气,故冬至生,夏至枯,入足厥阴、少阳经。养肝血,解肝气,能破癥坚瘿瘤,大治瘰疬、鼠瘘、寒热,并疗湿痹,兼却散结气,而复解郁热,败毒疮,而又医目疼。李时珍《本草》曰:楼全善云:夏枯草治目珠痛夜则甚者,神效。或用苦寒药点眼反痛甚者,亦神效。一男子目珠痛,至夜则甚,用黄连点之更甚,诸药不效,乃以夏枯草、香附各二两,甘草四钱为末,每服一钱半,清茶调服,下咽即疼减,至四五服全愈。

海藻

味微苦咸,性微寒。阴也,降也。咸润下而软坚,寒行水以泄热,降气除痰,故消瘰疬瘿瘤,及痈肿癥瘕,利便逐水,治湿热气急,腹中上下雷鸣,除疝气下坠疼痛,消奔豚水气浮肿,能使湿热邪气自小便而出也。

620.清-家藏蒙筌-王世钟-卷十六-本草下卷

海石

味咸性微寒,阳中阴也。善降火下气消食,消热痰,化老痰,除瘿瘤结核,解热渴热淋,止痰嗽喘急,消积块,软坚癥,利水湿疝气,亦消疮肿。

石灰

系青石烧成,味辛气温。有毒。内郁火气,性能灼物,以黄牛胆汁和纳胆中,风干,能止金疮血流,生肌长肉,敷痈毒阴疮、瘿瘤结核、恶肉腐肉、白癜皯斑、息肉,收脱肛阴挺,杀痔漏诸虫。或为末掺之,或醋或麻油俱可调敷。若用内服,宜风化者良,圹墓灰亦良。用砂罐盛之,炭火煅过,取出用,倍加白茯苓末,蜜为丸,服之能止水泻,更疗妇人白带白淫。

荔枝

味甘,本草虽云气平,其实气温。鲜时味微酸,极甘美,多津液,故能止渴。甘温益血助荣,故能益人颜色,益智健气通神,能散无形滞气、瘿瘤赤肿,多啖可消,若食之过多,令人发热或衄血,齿痛目疼,故病齿(匿/虫)及火病忌之。若食多被醉者,以壳浸水,饮之即解,或蜂蜜调水服之亦能解。

621.清-罗氏会约医镜-罗国纲-卷十八本草(下)-鳞介鱼虫部

四二九、牡蛎(味咸,寒,性涩,入肾经。贝母为使,恶麻黄、辛夷、吴茱萸。火煅,童便淬,研粉用)专入肾经,亦随药以走诸经。化老痰、结血、瘰疬(有方在瘰疬门)、结核(颈核用茶调服,上焦瘿瘤同天花粉、茶叶用。凡属结积,同贝母用),去胁下积块(同柴胡用),消痈肿(同大黄用),皆咸能软坚也。治遗精、崩带(性涩),止嗽(肺虚可用),敛汗(用麻黄根、黄芪等分末服,止虚汗),禁遗尿(同熟地用),皆涩以收脱也。疗虚劳烦热,利湿(同白术用。水病囊肿,牡蛎粉二两,干姜炮五钱,为末,水调,或葱汁白面调敷,干则频上,囊大热,小便消即愈),截疟(化疟痞),止渴,皆微寒清热以补水也。

622.清-脉药联珠药性食物考-龙柏-卷四-药性考·浮脉应用药品

类鼻酸温,形同豨莶,治湿痿痹,丸服痛减。问荆味苦,调急气喘,疏经散结,瘿瘤消敛。〔问荆似木贼,节节连续,煮汁服能消结气。(批)类鼻用根,问荆用茎。〕

醍醐菜甘,行血通经,孟娘菜苦,散结益阴,补虚瘦弱,壮阳健筋,利湿除痒,疗痔消瘿。〔出四明山,性温,食之补益,治血癥,可为茹。(批)醍醐菜用汁,孟娘菜用茎、叶。〕

松罗甘平，能平肝气，瞋怒痰热，温疟吐利，头风头疮，瘿瘤结聚，亦能探吐，膈痰热去。［松寄生同此蔓生也，利水导痰，除胸中热。（批）松上寄生，树性味同。］

枫脂香苦，解毒活血，止痛生肌，咯吐便结，齿痛风疹。痈疽疮节。皮疗水肿，霍乱痢疾。［皮煎汤浴，去刺风。根、叶疗痈疽，酒服，滓贴。（批）微炒，研如泥，入丸。用其瘿瘤，南巫刻人形，以致鬼神。］

鸡翅木苦，白质黑章，多瘿坚致，造器最良。铁力木黑，沉水坚橿，海航作碇，不异铁钢。［有椽木、槺木皆不蠹，坚细可为桌、椅、箱、床。（批）椽木有青白黄三色，槺木白蚁不伤，皆佳材也。］

黑铅甘寒，坠痰杀虫，安神解毒，散肿消痈，明目固齿，下积调中，瘿瘤鬼气，实女能通。［治风痫、肾气、哕逆，解砒霜、金石、药毒，乌须。（批）熔化，滤净渣，脚炒成灰用。若入煎剂，则剪细同煎。］

623.清-脉药联珠药性食物考-龙柏-卷五-药性考·沉脉应用药品

丹参味苦，入心与胞，生新去瘀，经脉堪调，肠鸣癥痛，肿毒瘿消，骨疼崩带，寒疝虚劳。［功兼四物，能养神定志，通利血脉，反藜芦。（批）用根。］

杜衡芳香，辛温散寒，咳逆喘促，破血虫疴，瘿瘤结疾，逆气停痰，噎食膈气，吐血宜参。［治喉痹肿痛、风寒头痛、血瘀等症，似细辛。（批）用根。］

半夏辛温，体滑性燥，和胃健脾，开郁利窍，胸胀头痛，咳逆眩掉，散痞除瘿，逐痰力效。［治湿痰要药。止呕逆，反乌头，茎涎涂发落。（批）用根，或造曲，或姜制。］

常山苦辛，通行腑脏，五种积饮，吐下得畅，专治诸疟，瘿核结项，鬼蛊水肿，逐痰消瘴。［苗即蜀漆，主治略同，老人及久病者俱禁。（批）用根，以甘草水浸，或酒浸蒸，醋制。］

荨麻辛苦，性寒大毒，能疗蛇伤，风疹涂浴。格注草辛，性温大毒，蛊疰垂危，亦堪少

博落回毒，疗疮鼻瘜，蛊恶精魅，瘤赘瘿疬。山慈石苦，带下能截。参果根苦，鼠瘘可绝。［又马肠根，味苦性寒，除蛊毒及一切疮疾。（批）博落回用茎，大毒不可入口。马肠叶亦疗疮疥。］

海藻咸寒，最利小便，消水泄热，瘿瘤结疝，阴㿉脚气，胫核可散，五肿五膈，沉牢痼患。［功在软坚行水，不伤正气，反甘草或并用。（批）用茎，洗净盐水，焙干用。］

昆布酸咸，性冷寒滑，能消水肿，瘿瘤结核，阴癞疮瘘，行水破积，功同海藻，

能通便结。[胃虚者勿服,专治瘿瘤,登莱闽粤皆有之。(批)用茎叶,淡水煮去咸味,晒,焙用。]

海蕴酸寒,下水散结,瘿瘤积气,常食其叶。石帆甘咸,石淋服汁,妇人血闭,煮服消释。[又有水松,味甘咸寒,治溪毒水肿,催生效。(批)鲜者佳,或曝干用。]

干苔咸寒,专治瘿瘤,散结热症,霍乱堪投,杀虫疗痔,鼻衄能瘳,止烦解渴,茶积消抽。[干苔乃生海者,可以作脯,非寻常青苔也。(批)有咳嗽人忌食,干苔乃海产者。]

防己苦辛,太阳经药,疗水肿喘,诸痹温疟,脚气伤寒,湿热病作,通十二经,痈疽疮恶。[子甘寒除三焦热,开胃利便,根消瘿瘤效。(批)根苗并用,实代茶治脱肛。]

自然铜辛,性凉微涩,安心定痛,消瘀破积,接骨续筋,散脓瘿疾,疗肿恶疮,磨用矿石。[专疗折伤,定惊,矿中石治腋臭,驴马脊疮。(批)捶碎煅,醋淬七次,研极细,水飞用。]

铁绣苦涩,涂虫咬伤,舌疮癣疥,油醋调将。针砂治疸,水肿急黄,散瘿消积,止痢湿疮。[又铁粉是钢飞炼成者,能化痰,镇心抑肝。(批)俱堪染皂,黑须发。]

猪卵甘温,治惊痫疾,鬼疰蛊毒,五癃疝急,茎疼腹痛,阴阳病易。屬治瘿气,焙研酒食。[猪肤甘寒,煮汁治少阴下痢,咽痛烦满效。(批)卵阴干用。]

鼍甲酸温,有毒破癥,妇人阴痛,带下血崩,齿疳疮疥,癥瘕瘿瘤,惊风阴疟,痔疾调停。[肝治五尸病,脂摩风疾及一切恶疮效。(批)甲酥炙,或酒炙。]

蛤粉咸寒,清热化痰,肺热咳嗽,浮肿呕安,带浊疝气,瘿核消堪,妇人血病,精滑宜餐。[痰壅上焦,嗽逆面肿不得卧,和青黛调服。(批)煅,研用,不入汤剂。]

海藻黄药,酒消瘿速。

624.清-脉药联珠药性食物考-龙柏-卷六-药性考·迟脉应用药品

鹿脂疗痹,痈肿能消。脑堪泽面,出刺涂饶。精补虚损,筋钓鲠牢。屬消瘿核,皮治疮烧。[粪研服催生,胆散毒消肿,齿疗鼠瘘、心痛。(批)筋治尘沙眯目,嚼烂入目。]

土黄辛热,砒药合成。木鳖巴豆,石脑团均。枯瘤赘痔,瘰疬瘘疔。又有火药,小毒味辛。杀虫癣疥,辟疫除瘟。又有神丹,飞金石并。诸药合就,却病长生。烟药辛毒,疗痔瘤瘿。瘰疬疮瘘,亦是和成。以上四种,制炼须明。[(批)火药乃硝黄、杉木炭合成,烟药用黄石、青桂、干姜等烧成。]

625.清-脉药联珠药性食物考-龙柏-卷七-药性考·数脉应用药品

贝母苦寒,辛解肺郁。虚劳烦热,咳嗽咯血。喉痹目眩,肺痈喘急。敷疮敛口,亦疗淋沥。[功专散结,治乳闭、产难、瘿瘤、痰核。反乌头。(批)用根先于柳木灰中炮去心,用糯米炒用。]

巴棘草苦,又名女木。恶疥虫疮,只宜洗濯。鼠姑草苦,治寒热疟。咳逆瘿疮,洗服良药。[巴棘有毒,不宜服。鼠姑非牡丹,另是一草。(批)巴棘有毒,用根茎。鼠姑草用根。]

黄药子苦,无毒性凉。降火止血,喉痹恶疮。消瘿神效,煎酒缓尝。蛇犬咬毒,研服亦良。[又名红药子,产后恶物冲心,同红花煎服。(批)用根,马热病要药。]

白杨木皮,苦疗脚气。牙痛口疮,折伤风痹。消瘿瘑肿,妊娠下痢。枝叶俱寒,口齿同治。[皮煎膏续筋骨、去痰癖,枝叶漱齿痛口糜。(批)以铜刀刮去粗皮,蒸,阴干用。]

蜣螂转丸,苦咸除热。伤寒时气,黄疸烦急。霍乱吐泻,服当淋汁。烧灰存性,敷瘿疮疾。[一名土消,乃粪丸也,掘地得之,陈久者良。(批)烧灰酒服,消项下瘿瘤。]

锡甘微毒,其性寒凉。消瘿置井,服解砒霜。杨梅疮恶,燃照熏良。能令铜响,铸镜生光。[结砂涂玻璃为镜,锡器中置食,隔夜有毒。(批)锡为五金之贼,因能化砒,故有毒。又淘沙得者曰斗锡,无毒,用良。]

浮石咸寒,化积老痰。清金降火,嗽止翳删。消瘿结核,疝气肿宽。诸淋消渴,疮毒能安。[除野兽毒,疳疮耳脓、脑痹。有晕石通石淋。(批)研极细末用,或煮饮。晕石磨汁服。]

牛胆止痢,明目镇肝。汁酿槐子,黑豆同班。南星末拌,治热风痰。谷疸痔瘘,消肿除顽。[靥治喉痹气瘿,喉疔呷气反胃,醋炙末用。(批)胆用黄汁,青牛者良,靥用水牛,喉同。]

牦牛角咸,止血疗惊。黄治癫痫,其味苦平。牦牛喉靥,能治气瘿。海山(牛堂)犛,月支五名。[五种牛皆犀类,异形。角黄主治俱同牦牛。(批)其角无纹,其黄不香,所以异于犀也。]

瘿瘤脑漏,敷用旧匏。赤白带下,便血服瓤。[(批)梭刺尖刺手心,男左女左。(批)治噎塞,用钥匙汤下效。(批)瓢瓤瓠,皆旧壶芦也,俱烧灰酒服,便血加黄连,带下加莲房。]

626.清-脉药联珠药性食物考-龙柏-卷八-食物考

长流水行,瀑布水遄,壑水生瘿,涛水增悸。

紫菜咸寒,消瘿脚气,利水散热,咽喉痛闭。多食吐沫,饮醋即住。石莼咸平,利肠风秘。[石莼下水通便,散脐下结气,治痔疾五膈。(批)皆海产之物,能软坚、利水、破结,用时勿太洗,淡减力。]

海带咸寒,拌食味美,解热利脏,疗风下水。消瘿瘰疬,结痰清理,催生下胎,散癥化痞。[山居之人多瘿宜食,故山陕人充蔬作菜。(批)其白色者切丝漂淡,干之名披蛰,庖丁用以充燕窝,颇相似。]

龙须菜寒,利气消瘿,又名石发,解热便清。睡菜甘寒,清热定神,胸膈邪散,睡得安宁。[睡菜叶似慈菇,根如细藕,食之令人思睡。(批)龙须菜又名石发,与石衣之石发不同。]

香蕈甘平,开胃通秘,破血引毒,调鼎美味。杉菌甘辛,心脾痛利。皂菌辛毒,荡垢涤腻,肿毒涂消,肠风血住。葛花菌苦,醒酒积去。天花菌甘,蛔虫能制。萑菌咸平,心痛消弃,杀腹中虫,白秃涂坚。舵菌咸寒,清瘿结气。

荔枝甘酸,性热爽口,下气宽膈,止渴解酒。消瘿去瘰,瘤赘解纽,多食鼻衄,火病特抖。[荔,火果也,形如心,多食血溢,饮壳水解之。(批)鲜者味美而热甚,曝干则性味俱变,酸多甘少,福产者佳。]

淡菜甘温,补虚止痢,散血疗崩,赤白带治,兴阳消瘿,癥瘕积聚,多食脱发,动风之弊。[多食令人闷暗肠结,发丹石毒,微利即止。(批)以少米先煮熟去毛,同萝卜或紫苏、冬瓜同煮佳。]

627.清-寿身小补家藏-黄兑楣-卷之七-痘家忌用各药(内有前之宜用,复重出忌用者,当知痘症用药,毫不可乱,故不惮其烦也)

百十七,夏枯草。

味苦微辛,气浮而升,阴中阳也。善解肝气,养肝血,散结开郁,大治瘰疬鼠瘘,乳痈瘿气,头疮目疾,更治目珠痛至夜则甚者,神效。一男子目珠痛至夜则重,用黄连点之更甚,诸药不效,及用夏枯草二两,香附二两,甘草四钱为末,每服一钱半,用清茶调服,下咽而疼者即减,数服愈。

二二四,海螵蛸。

即乌贼鱼骨。味咸,性微温,善入肝肾,专治血症,妇人血枯经闭,血崩血淋,吐血下血,血癥气瘕,赤白带浊,脐腹疼痛,阴蚀疮肿,痰疟瘿气,丈夫阴中肿痛,益精固精,令人有子,小儿下痢脓血,亦杀诸虫,尤治眼中热泪,磨翳去障,宜研末和蜜点之。又以此研末,可治痘疮臭烂,脓湿而下疳等疮,以末傅之;又跌打出血,并汤火诸疮,以此烧灰存性,用热酒调服;又妇人阴户肿痛,此研末同鸡蛋黄捣,浓涂之;又小儿重舌鹅口,研末,同蒲黄末傅之;又舌肿出血如泉,亦同蒲黄末傅之;又鼻血不止,研末,同槐花末吹入;又停耳耳聋,同麝香少许,吹入此物。治症虽多,惟治妇人血枯经闭最为大效,以其补血益精也。

二二五,牡蛎。

味微咸涩,气平,能固敛软坚,解伤寒温疟,寒热往来,消瘀血,化老痰积块,赤白利下,涩肠止便,止滑精带下及崩淋遗浊,治小儿风痰虚汗。同熟地能固精并遗尿,同麻黄根能敛阴汗,同杜仲能止盗汗,同白术燥脾利湿,同大黄善消痈肿,同柴胡治胁下鞭痛,同天花粉善以消上焦瘿瘤、瘰疬、结核。

628.清-嵩厓尊生书-景日昣-卷之三药性部-药性赋(计二百七十六味)

海藻,瘿瘤马刀有功,咸能软坚消肿。

629.清-素仙简要-奎瑛-卷之一-平性药品

夏枯草缓肝消瘿,止目珠之痛;昆布、海藻疗五膈,治癫疝瘿瘤。紫菜开胃以消瘿。

630.清-素仙简要-奎瑛-卷之一-温性药品

白药子消瘿止血,黄药子解热除痰。

631.清-医钞类编(四)-翁藻-卷二十三-本草金部

鍼砂(俗针砂),功同铁粉,即作针之家磨鑢细末也。须正真钢砂乃堪用,以磨之非杂铁粉也。能消积聚肿满,黄疸,平肝气,散瘿瘤,和没食子染须,即最黑。

632.清-医钞类编(四)-翁藻-卷二十三-本草玉石部

海石即浮石。系水沫结成,浮于水上,故以浮名。色白体轻,味咸气寒。(时珍曰:其质玲珑,肺之象也。)既有升上之能,复有达下之力。其曰能治上焦痰热、目翳痘痈者,以其气浮上达之谓也。能治诸淋积块瘿瘤者,以其咸润软坚之意也。(余琰《席上腐谈》云:肝属木当浮而反沉,肺属金当沉而反浮,何也?肝实而肺虚也。故石入水则沉,而南海有浮水之石;木入水则浮,南海有沉水之香,虚实之反如此。)至于实则宜投,虚则忌服者,以其有克削之气也。味咸者良,煅过水飞用。[(批)《纲目》云:浮石清金降火,消积块,化老痰。]

633.清-医钞类编(四)-翁藻-卷二十三-本草草部

《素问》曰:胃不和则卧不安。半夏能和胃气而通阴阳),反胃吐食(痰膈),散痞除瘿(瘿多属痰),消肿止汗(胜湿)。孕妇忌之。

贝母,味苦而辛,其性微寒。能治心肺燥郁、痰食壅盛及虚劳烦热,肺痿肺痈,喉痹,咯血吐血(火刑于肺),目眩淋沥(火移小肠),瘿瘤乳闭,难产,恶疮不敛等证。

夏枯草,辛,苦,微寒。散结解热,治瘿病湿痹,目珠夜痛等证,似得以寒清热之义矣。

海藻咸润下而软坚,寒行水以泄热,故消瘿瘤、结核阴㿗之坚聚(腹痛曰疝,丸病曰㿗,音颓)。痰饮脚气水肿之湿热,消宿食,治五膈。[(批)肿家有湿者勿服。]出东海,有大叶马尾一种,亦作海菜食。海带似海藻而粗,柔韧而长。下水消瘿,功用同。昆布功用亦同,但性少滑且雄。治水肿瘿瘤(坚如石者,非此不除),阴㿗膈噎(含之咽下,取其祛老痰也)。然下气最速,久服令人瘦削。出登、莱者搓如绳索,出闽、越者大叶如菜,皆反甘草。(东垣治瘰疬与甘草同用,盖激之以溃其坚耳。)略洗去咸(水用)。

634.清-医钞类编(四)-翁藻-卷二十四-本草果部

橙(俗名香圆),苦、甘、酸、辛而平。下气消食,快膈化痰,解酒毒,去肠胃中恶气,散愤懑之气,愈痰气咳嗽。无滞而虚者禁用。洗去酸汁,切片,和盐蜜煎食。止恶心,行风气,疗瘿气,发㿗病,杀鱼蟹毒。皮苦,辛温,散肠胃恶气,消食下气。糖作橙丁,甘美,消痰下气,和膈宽中,解酒毒,多食发虚热。(叶用葱白捣,贴太阳穴,治头风痛。)

635.清-医钞类编(四)-翁藻-卷二十四-本草菜部

紫菜,甘寒而咸。治热气烦塞咽喉,煮汁饮之。病瘿瘤、脚气人宜食。时珍曰:亦石衣之属,多食令人腹痛发,吐白沫,饮热醋少许即消。

海粉,甘寒而咸。清坚顽热痰,消瘿瘤积块(景岳云:热痰能清,湿痰能燥,坚痰能软,顽痰能消。可入煎药,亦可入丸药)。治热烦,养阴气。

636.清-医钞类编(四)-翁藻-卷二十四-本草介部

淡菜,甘温。治虚劳伤惫,精血衰少,及吐血久痢,肠鸣腰痛,产后血结,腹内冷痛。治癥瘕,润头发,崩中带下。时珍曰:淡菜生海藻上,故治瘿与海藻同功。常时烧食,即苦不益人。与小米先煮熟,后除去毛,再入萝卜,或紫苏,或冬瓜同煮更妙。

637.清-医法青篇-陈璞、陈玠-卷之三-《内经》疮疡

夏枯草、生香附、丹皮、山栀、连翘、郁金、赤芍、橘红。

脉左数右长,颈项结瘿,时衄,是血热痰滞,宜凉血消瘀。

生地、丹皮、犀角、夏枯草、生钩藤、黑栀、土贝母、昆布、海带、生薄荷。

燥急善怒,气火结瘿,烁筋为痛,热郁化风,阻滞痹塞,则腹鸣脘胀,苟非开怀欢畅,不能向安。

土贝母、山栀、瓜蒌皮、郁金、白芥子、海藻、昆布、夏枯草。

638.清-医法青篇-陈璞、陈玠-卷之八-药性

白头翁(泻热凉血)。

苦坚肾,寒凉血,入阳明血分大肠、胃经。治热毒血痢,温疟寒热,齿痛骨痛,鼻衄秃疮,瘿疬疝瘕,血痔偏坠(捣敷患处),明目消疣。

贝母(散结热,润肺清火)。

微寒,苦泻心火,辛散肺郁,入肺经气分,润心肺,清虚痰。治虚劳烦热,咳嗽上气,吐血咯血,肺痿肺痈,喉痹目眩,淋沥瘿瘤,乳闭产难。功专散结除热,敷恶疮,敛疮口,川产开瓣者良。去心,糯米拌,炒黄,捣用。厚朴、白薇为使,畏秦艽,反乌头。

夏枯草(补阳,散结,消瘿)。

辛苦微寒,气禀纯阳,补肝血,缓肝火,解内热,散结气。治瘿瘤湿痹,目珠夜痛。冬至生,夏至枯,故名。用茎叶。

半夏(燥湿痰,润肾燥,宣通阴阳)。

辛温有毒,体滑性燥,能走能散,能润能燥,和胃健脾,补肝润肾,除湿化痰,发表开郁,下逆气,止烦呕,发音声,利水道,救暴卒。治咳逆头眩,痰厥头痛,眉棱骨痛,咽喉胸胀,伤寒寒热,痰疟不眠,反胃吐食,散痞除瘿,消肿止汗。孕妇忌之,陈久者良。法制切片,生姜汁拌。柴胡、射干为使,畏生姜、秦皮、龟甲、雄黄,忌羊血、海藻、饴糖,恶皂荚,反乌头。(如法造曲良。)

海藻(泻热软坚,痰消瘿瘤)。

咸润下而软坚,寒行水以泄热,故消瘿瘤、结核、阴㿉之坚聚,痰饮、脚气、水肿之湿热。消宿食,治五膈。反甘草。

海带(功同海藻)。

下水消瘿,似海藻而粗,柔韧而长,作海菜食。

昆布(功同海藻)。

而少滑性雄,治水胎瘿瘤,阴㿉膈噎。

铁(坠痰镇惊)。

辛平重坠,镇心平肝,定惊疗狂,消痈解毒。诸药多忌,畏磁石、皂荚。烧红

打落者,名铁落,治怒狂。如尘飞起者,名铁精。器物生衣者,名铁锈。盐醋浸出者,名铁华。针砂消水肿、黄疸,散瘿瘤,乌须。

浮石(一名海石,泻火软坚)。

咸润下,寒降火,色白体轻,入肺,清其上源,止渴止嗽,通淋软坚,除上焦痰热,消瘿瘤结核。水沫日久结成,海中者。

639.清-医经允中-李熙和-卷之十七-寒泻

夏枯草

土瓜为使,伏汞砂。入足厥阴经。

苦、辛,气寒,无毒。主治寒热瘰疬,破癥瘕,散结气,脚肿湿痹目痛。

治目珠疼,方用枯草二两,香附二两,甘草四钱,为末,每服一钱,茶清调服,下咽疼减。久服亦防伤胃。

640.清-医经允中-李熙和-卷之十八-性平

贝母

厚朴为使,畏秦艽,反乌头。去心用。

辛,平,无毒。主治喉痹咳嗽,散气消痰,止消渴,润心肺。人面恶疮敷敛收口,同连翘治头项瘤瘿,散郁结痰毒。

浮石

即海石。盖海水沫结成,色白体轻象肺。

咸,平,无毒。主治去目翳,清金降火,止咳通淋,消瘿瘤核,老痰积块,咸能软坚也。入肺除上焦痰热止嗽,咸寒润下也。

641.清-医经允中-李熙和-卷之十九-寒泻

蛤粉

咸,寒,无毒。主治热湿老痰。同香附末调服止心痛,化积软坚,消瘿核肿毒。油调涂汤火伤。

642.清-医经允中-李熙和-卷之二十-寒泻

海藻

反甘草。随引使药入十二经。

苦、咸,寒,无毒。主治瘿瘤结核痈肿,下十二经水肿,疗皮间积聚、五膈痰壅。咸能润下,又能软坚消肿,利水道,故治诸前症,逐皮间水,消膜外痰之要药也。但不宜于北人。又种粗长者名海带,疗风淫,下水湿。

643.清-医经允中-李熙和-卷之二十一-杂药部

黄药根

苦,平,无毒。主治喉痹,诸恶疮疽,蛇犬咬伤。子肉味酸,消瘿甚捷。收须酒浸,日饮数杯,见效即停,不尔项缩。

644.清-医经允中-李熙和-卷之二十二-菜部

紫菜

甘、咸,寒,无毒。主治瘿瘤结滞,宜常食之。多食令人腹痛吐白沫,饮醋可解。

645 清-医经允中-李熙和-卷之二十三-水族部

蛤蜊

与丹石人相反,食之腹痛。

咸,冷,无毒。主治止消渴开胃,治老癖为寒热,妇人血块宜之。又能醒酒,汁点目中痘疮,软结核瘿瘤。

海粉

咸,寒,无毒。主散瘿瘤,解热毒。但性寒滑肠,虚者弗服。

646.清-本草经解要-叶天士-卷二-草部下

夏枯草,气寒味苦辛,无毒。主寒热,瘰疬鼠瘘,头疮破癥,散瘿结气,脚肿湿痹,轻身。

夏枯草气寒,禀天冬寒之水气,入足太阳膀胱寒水经;味苦辛无毒,得地火金之味,入手少阴心经、手太阴肺经。遇火令而枯,禀金水之气独全,水制火,金平木,故专主少阳相火、风木胆经之症。气味轻清,少阳也。太阳主表,表邪外入,则太阳有病而恶寒发热矣;其主之者,味辛可以散表寒,味苦可以清热也。瘰疬鼠瘘,皆少阳胆经风热之毒;夏枯草禀金水之气味,所以专入少阳,解风热之毒也。头乃太阳行经之地,膀胱湿热则生头疮;其主之者,气寒清热,味苦燥湿也。积聚而有形可征谓之癥,乃湿热结气也;味辛可以散结,味苦可以燥湿热,所以主之也。瘿亦少阳之症,其主之者,以夏枯草专治少阳之症,而辛散之功也。湿邪伤下,脚肿湿痹,无非湿也;苦能燥湿,所以主之。且入肺与膀胱,而有祛湿之力,湿胜则身重,既有祛湿之功,所以能轻身也。

连翘,气平味苦,无毒。主寒热鼠瘘瘰疬,痈疽恶疮,瘿瘤结热,蛊毒。(去心用。)

连翘气平,禀天秋平之金气,入手太阴肺经;味苦无毒,得地南方之火味,入手少阴心经、手厥阴心包络经。气味俱降,阴也。心包络者,臣使之官,喜乐出焉,其经别属三焦,出循喉咙,出耳后,合少阳,郁则包络之火上炎经络,而成寒热鼠瘘瘰疬矣;连翘轻清平苦,轻而扬之,因而越之,结者散而寒热愈也。痈疽恶疮,皆生于心火;连翘味苦清心,所以主之。瘿瘤结热,亦心包络之郁结火也;其主之者,轻扬有散结之功也。蛊毒因辛热而成,辛热则生虫也;连翘平能清而苦能泄,热解虫化而蛊自消也。

第七章 瘿病的医案

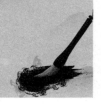

第一节 概　　述

基于"百病皆由痰作祟"的理论,古代医家同样认为瘿病大多数也是因痰作祟所引起的,因此在治疗上也大多使用化痰软坚散结的药物,常用的药物也不外乎海藻、昆布、海蛤、黄药子、牡蛎等等。除此之外,对于动物类含有甲状腺素的药物,例如:羊靥、猪靥、鹿靥等也得到众多医家的共识,丰富了在治疗瘿病的临床实践中单一使用海藻、昆布这样大量含碘的药物。南北朝的《曾深集方》中所记载的"五瘿丸"是关于此类药物治疗瘿病最早的记载。

按五瘿论治古代医家根据瘿病的病因及特点,将其划分为五种不同的类型,即"五瘿",但是对于"五瘿"的划分存在不同的见解。宋代赵佶《圣济总录》中有关五瘿的记载为"石瘿、泥瘿、劳瘿、忧瘿、气瘿,是为五瘿。"然宋代陈无择的《三因极一病证方论》却认为五瘿即石瘿、肉瘿、筋瘿、血瘿、气瘿,并对五瘿的特点进行了描述:"坚硬不可移者,名曰石瘿;皮色不变,即名肉瘿;筋脉露结者,名筋瘿;赤脉交络者,名血瘿;随忧愁消长者,名气瘿。"而孙思邈《备急千金要方》中认为五瘿为石瘿、气瘿、劳瘿、土瘿与忧瘿五种。无论是以瘿病的临床表现来划分五瘿,还是以瘿病的病因来划分五瘿,均是为临床选方用药提供依据。

有医家认为,虽然瘿病有五瘿的区别,但是总的病机不外本虚标实,气痰瘀互结,因此认为五瘿病可以合而治之。对于五瘿的合治方,在《古今图书集成·外科瘿瘤疣痣门》中,有使用"琥珀黑龙丹"来治疗的记载:"治五瘿六瘤,不论新久,但未穿破者,并宜服之。"认为无论瘿病病程的长短,只要瘿核没有溃破,均可以使用此方来治疗五瘿病。而《备急千金要方》中,则使用鹿靥制成"五瘿丸方"来治疗瘿病,认为五瘿病均可用此方来治疗。此外,还有破结散、破血散、深师五瘿丸方、五瘿方、陷肿散等多个方药用于治疗五瘿的记载。

亦有医家认为,既然五瘿已经区分出来,则应该分别治之。对于五瘿的分别论治,清代林佩琴《类证治裁》中有这样的记载:"筋瘿者,筋脉呈露,宜玉壶散、破结散。血瘿者,赤脉交络,宜化瘿丹合四物汤。肉瘿者,皮色不变,宜人参化瘿丹。气瘿者,随忧思消长,宜白头翁丸、消瘿散、归脾丸。石瘿者,坚硬不移,宜破结散。"而《医宗金鉴》却对五瘿的选方用药有着不同的见解,总结起来归纳为"筋瘿、筋瘤,宜清肝解郁,养血舒筋,清肝芦荟丸主之。""血瘿、血瘤,宜养血凉血、抑火滋阴、安敛心神、调和血脉,芩连二母丸主之。""肉瘿、肉瘤,宜理脾宽中、疏通戊土、开郁行痰、调理饮食,加味归脾丸主之。""气瘿、气瘤,宜清肺气、调经脉、理劳伤、和荣卫,通气散坚丸主之。""石瘿、骨瘿,海藻玉壶汤主之。"

按病程论治《景岳全书》记载了肘后治瘿方,"凡项下卒结囊欲成瘿者,用海藻一斤,洗去咸,浸酒饮之,不可间断,须要时时饮二三杯,有酒气方妙。"认为当颈部初起结块,尚未发展成瘿病之前,可用海藻浸酒后服,时时饮可阻断病情进一步发展成瘿病。同样,据《古今图书集成·外科瘿瘤疣痣门》记载,可用木通散来治疗"颈下卒生结囊欲成瘿"。在颈部突然出现结块,瘿病欲成未成之时,可用木通散来治疗。据清代雲川道人《绛囊撮要》记述:"治瘿瘤初起方:樱桃核〔醋磨〕敷之消。"认为当瘿病初起之时,可用醋浸樱桃核,研磨后外敷颈部来消散颈部肿块。随着病情的进展,瘿病已成之后,在《古今图书集成·外科瘿瘤疣痣门》中尚有多个方药的记载。其中,对"六军丸"的记载为"治瘿瘤已成未溃,不论年月新久,并宜服之。"认为当瘿病已成,颈部肿块已经形成,但尚未溃破流脓时,不论病程长短,均可用六军丸来治疗。对"活血散瘿汤"的记载为"治瘿瘤已成日久渐大无痛无痒气血虚弱者。"认为当患者患上瘿病,颈部肿块已经形成,且随着病程日久,颈部肿块日渐增大,虽不痛不痒,但患者有气血虚弱之象的,可以用活血散瘿汤来治疗。对"陷肿散"的记载为"治二三十年瘿瘤及一切瘤。"认为即使瘿病病程日久,仍可用陷肿散来治疗。此外,《医学入门》中还有这样一段记载"初起者,十六味流气饮、单蜘蛛方;稍久者,蜡矾丸,常服自然缩小消磨。"认为当患者瘿病初起,宜用十六味流气饮、单蜘蛛方治疗;随着病程日久,则用蜡矾丸治疗。

经方验方在经验用药方面,《古今图书集成·外科瘿瘤疣痣门》中对"神效开结散"的记载为"治瘿疾不问年岁极验。"指出在治疗瘿病时,不论患者的年龄是长还是少,均可以用神效开结散来治疗。在《仁斋直指》中尚有"海藻丸,瘿瘤通用。""蜡矾丸,瘿瘤通用,常服自然缩小消磨。""秘传治瘿方治一切瘿瘤神效。"的记载,认为不管何种瘿病,均可用海藻丸、蜡矾丸、秘传治瘿方来治疗,无不效验。而明清医案方剂中治疗瘿瘤药物多样,但总体治疗思路仍然从理气、祛痰两个方向下手。瘿瘤病的基本病机责之为无形之气郁滞与有形之痰凝结。海藻、昆布、海蛤壳等海中之品,性味咸寒,能软瘿瘤的颈部结块,散结之力强,此外还可以消痰。配以半夏加强散结化痰之功效,木通、连翘消肿散结,古代病瘿瘤者,颈部常为肿块,多考虑为痰结或者气结,所以多加以散结之品。木香、陈皮健脾行气化痰,健脾以消痰之源,行气以调畅气机。痰为阴邪,非温不化,古代医家在化痰散结药的基础上,用肉桂等温热之品加强化痰之力,从明清医案的用药特点中可以看出古代医家完全遵循中医传统辨证论证来治疗瘿瘤的用药思路。查阅古方可以发现,几乎所有本草著作中海藻、昆布都作为散结气消瘿软坚的最常用药物,《神农本草经》曰:"海藻,味苦,寒。主瘿瘤气……"。《备急千金要方》记载:"海藻,味咸寒滑,无毒,主瘿瘤结气,散颈下硬核痛。"《名医别录》曰:"昆布,味咸,寒,无毒。主治十二种水肿,瘿瘤聚结气……"。《本草乘雅半偈》记载:"昆布,气味功能,与海藻无别。"故可推知在古代海藻和昆布治疗瘿气方面具有举重若轻的作用。沿袭古代治瘿之法,当代中医也用海藻、昆布等药治疗甲状腺疾病。《实用中医内科学》根据同有烦热、心悸、失眠、自汗、急躁易怒、眼球突出、手指颤抖、多食易饥、形体消瘦、乏力、舌质红、脉弦数或细数等临床表现,将"瘿气"与西医学之甲状腺功能亢进症相对应。认为忧恚郁怒,情志内伤,痰气壅结,郁久化火,火旺阴伤是瘿气的主要病机,这又与《仁斋直指方论》所描述的瘿气病机"忧恚所生……;随忧愁而消长"相应。以养阴清火,化痰散结为治疗大法,方用二冬汤合消瘰丸,以海带煎汤送服,取海带化痰软坚散结之效。

中医外治法除了内服方药治疗以外,中药外敷治疗在瘿病的治疗中也占据着重要的地位。据《外科证治全书》言:"瘿证鲜有瘘者……外用蛛丝缠法,或甘草缩法,缓缓消磨亦能缩愈。切勿轻用刀、针,致血出不止,立见危殆。"在《黄帝内经》中就有关于中药散剂外敷的记载,仲景的《伤寒杂病论》、晋代葛洪的《肘后方》以及明代李时珍的《本草纲目》均有其详细的记载。中医经典中曾记载:"若其病既有定所,在皮肤筋骨之间……用药包敷之,闭塞其气。"古文献中有用夏枯草和土豆和泥外敷来治疗瘿病的记载,取夏枯草清热解毒、散结消肿之功,对于甲状腺肿大的患者尤为适宜;提出瘿病患者极少有自行痊愈的,除了内服方药治疗以外,还可用蛛丝外缠肿块的方法,或者甘草外敷的方法,都能让颈部肿块缓缓缩小而痊愈。《古今图书集成·外科瘿瘤疣痣门》云:"治瘿瘤,枯药落后,用此搽贴,自然生肌完口。"认为可以用枯药外搽敷贴来治疗瘿病。据前《绛囊撮要》

记述,瘿病初起时可用樱桃核研末外敷来促进瘿核消散。在《外科正宗》中,尚有使用"煮线方"来治疗瘿病的记载:"治诸痔及五瘿六瘤,凡蒂小而头面大者,宜用此线系其患根自效。"认为可用芫花与壁钱同煮白线后,用线外缠瘿核根部,而使其慢慢缩小则愈。

关于针灸治疗瘿病的最早记载见于晋代皇甫谧的《针灸甲乙经》,文中云:"瘿,天窗及臑会主之。瘤瘿,气舍主之。"经查阅大量文献发现臑会穴一般配伍天窗、扶突治疗甲状腺肿大,起到散结通络的作用。在查阅关于针灸治疗瘿病的文献中,经过总结发现古代的针灸医家对于瘿病的治疗更加注重近部取穴,大多分布于颈项部和上肢部,而腧穴间的配伍以局部配穴为主。使用频率较高且效果显著的穴位主要有:天突、肩髃、气舍、天府、臑会。

早在春秋战国时期就有灸法的记载,《庄子》中云:"越人熏之以艾。"《孟子》中云:"七年之病求三年之艾。"由此可见灸法历史源远,经历代医家的研究认为灸法不仅有温通经脉、行气活血、祛寒逐湿等功效,其特点还在于它对功能亢进起到抑制作用,对于衰退的机能又能起到兴奋的作用,使得人体趋于生理平衡状态,因此对于甲状腺疾病尤为适宜。《备急千金要方》言:"诸瘿,灸肩髃左右相对宛宛处,男左十八壮,右十七壮,女右十八壮,左十七壮,或再三取瘥,止,又灸风池百壮……耳后发际一百壮。又,头冲……各随年壮。"孙思邈在《备急千金要方》解毒杂治方瘿瘤第七中云:"瘿上气短气,灸肺俞百壮。瘿上气胸满,灸云门五十壮。瘿恶气,灸天府五十壮。

虽然对于瘿病的治疗古代医家并不主张积极手术割除治疗,但是对于瘿病的记载,却多见于中医外科类古籍中。在宋代严用和《严氏济生方》中对于瘿病的治疗有着这样的描述:"五瘿不可决破,破则脓血崩溃,多致夭枉。"认为瘿病的治疗不宜轻易刺破肿块,恐脓血崩溃而致人死亡。《医学入门》中对瘿瘤的治疗亦有这样的记载:"切不可轻用针刀决破,破则脓血崩溃,渗漏无已,必至杀人。"在《刘基·郁离子》中有"瘿不可割也"的记载。在宋代真德秀《大学衍义》中云:"咽之瘿,近而不可割也。"均认为瘿病不能采用外科手术割取的方法来治疗。据《三国志·魏书》引《魏略》在对贾逵因愤怒患瘿病一段的描述中有载:"吾闻十人割瘿九人死。"说明古代医家并不推崇外科手术切除的方式来治疗瘿病,且手术治疗病死率极高。

总的说来,通过对古籍文献的查阅,发现对于瘿病病名的认识,虽有瘿气、瘿瘤、影袋等不同的名称,但总可归为瘿病一名。对于瘿病的病因病机,古代医家早已认识到本病的发生与地理环境、饮食水土及情志因素密切相关,其发病与五脏皆有关,但病变脏腑主要在肝脾肾,与肝的关系尤为密切,病机不外本虚标实,病理因素为气滞、痰凝、血瘀互结所致。因此,古籍中通常将瘿病划分为五瘿进行论治,虽然瘿病的论治多记载于中医外科古籍中,但古代医家却并不十分推崇"割瘿法",其治疗仍是以内服、外敷,配合针灸治疗为主。时至今日,历代医家对瘿病的认识、治则和治法仍对后世起着重要的指导作用,因此,查阅古籍文献,了解历代医家的思维、见解和临证经验,对于医师更加全面地认识疾病、指导治疗具有重要的参考价值。

第二节 医案的中医古籍精选

1.南宋-医说-张杲-医说卷第六-肿瘿

井锡镇瘿

汝州人多病颈瘿,彼境地饶风沙,沙入井中,饮其水则生瘿。故今房间人家井,以锡为井栏,皆以夹锡钱镇之,或沉锡其中,则饮者免此患。华亭有一老僧,昔行脚河南,管下寺僧僮仆无一不病瘿,时有洛僧共寮,每食取携行苔脯同餐,经数月,僧项赘尽消,若未尝病。寺仆叹讶,乃知海岸咸物,能除是疾。(《癸志》)

2.金-儒门事亲-张从正-卷八-外积形

新寨妇人,年四十余,有瘿三瓣。戴人令以咸吐之,三涌三汗三下,瘿已半消,次服化瘿之药,遂大消去。夫病在上者,皆宜吐,亦自有消息之法耳。

3.明-名医类案-江瓘-卷第九-肿瘿

安康伶人刁俊朝,其妻巴妪,项瘿初若鸡卵,渐巨如升。积五年,大如数斛之鼎,重不能行,有声如音乐。积数年,瘿外生小穴如针芒者不知几千亿,每天阴欲雨,则穴中吹白烟霏霏如丝缕,渐高布散,结为屯云,雨则立降。其家少长惧之,咸请远送岩穴。妻惧送,请决拆之。俊朝即淬利刃,将及之,中轩然有声有声,遂四分披裂,有一大猱跳跃而去。即以白絮裹之,瘿疾顿愈。时大定中也。后犹有说,不具论。(《续元怪录》)

汝州人多病颈瘿,其地饶风沙,沙入井中,饮其水则生瘿。故金、房人家井以锡为栏,皆以夹锡钱镇之,或沉锡其中,则饮者免此患。

华亭有一老僧，昔行脚河南管下，寺僧童仆无一不病瘿。时有洛僧共寮，每食取携行苔脯同餐，经数月，僧顶赘尽消，若未尝病。寺徒仆叹呵，乃知海崖咸物能除是疾。（《癸志》）

倪仲贤治顾显卿妻，年五十余，患瘿，始生如块，近三年如盆，一首，痛楚不可忍。群医视之，投药不效。老人曰：是少阳经为邪所攻耳。即投以其药，服之月余而愈。

江应宿治一妇人，颈瘿，知其为少阳厥阴肝胆因郁怒痰气所成，治以海藻三两，昆布一两五钱，海带一两，俱水洗净，半夏制、小松萝、枯矾、蛤粉、通草各一两，龙胆草洗，三两，小麦面炒去湿，四两，共为细末，食后用酒调下三钱，去枕睡片时，或临卧服，以消止药，不必尽剂，一月愈。

4.明-幼科医验-秦昌遇-卷下-疮疡

一儿，咽喉左边肿痛有核。此由衣被太厚，常近火侧，多食炙博，痰火内郁而成也。若失治恐成瘿瘤。

柴胡、前胡、大力子、黄芩、新会皮、枳壳、元参、炒僵蚕、花粉、嫩桔梗。

5.明-证治准绳疡医-王肯堂-卷之五-瘿瘤

张子和，治新寨一妇人，年四十馀，有瘤三瓣。戴人令以咸吐之，三涌、三汗、三下，瘿已消半，次服化瘿之药，遂大消去。夫病在上者，皆宜吐，亦自有消息之法耳。又在西华，众人皆讪以为吐泻而已。一日，魏寿之与戴人入肆中，见一夫病一瘤，正当目上纲内眦，色如灰李，下垂覆目，睛不能视物。戴人谓寿之曰：吾不待食熟，立取此瘤。魏未之信也，戴人曰：吾与尔取此瘤何如？其人曰：人皆不敢割！戴人曰：吾非用刀割，别有一术，其人从之。乃引入一小室中，令俯卧一床，以绳束其胕，刺委中大出血，先令以手揉其目，瘤上亦刺出雀粪，立平。出户，寿之大惊。戴人曰：人之有技可尽窥乎。邺城，戴人之乡也，一女子未嫁，年十八，两手背皆有瘤，一类鸡距，一类羊角，腕不能钏，向明望之如桃胶然，夫家欲弃之。戴人见之曰：在手背者为胶瘤，在面者为粉瘤。此胶瘤也，以鈚针十字刺破，按出黄胶脓三二匙，立平。瘤核更不再作，婚事复成。非素明者，不敢用此法耳。

6.清-种福堂公选良方-叶天士-卷一-续医案

沈（十七），兀坐目注针黹，少阳气火上升，阳明气血因热怫逆，遂有结瘿瘰疬之累。（按：疮疡瘰疬。）前医不明解郁两和肝胃之治，致病日加增。今每日寒热，心躁若裂，经水较前已少，须虑热炽血干。且纳谷大减，难投重剂清寒。

生鳖甲、牡丹皮、川贝母、香附、谷芽、夏枯草花。

7.清-妇科宝案-叶天士-虚劳

刘(女)年十六,天癸不至,颈项瘿痰,入夏寒热咳嗽。乃先天禀薄,生气不来,夏令发泄致病,真气不肯收藏,病属劳怯,不治。

8.清-谦益斋外科医案-高秉钧-上编-项部

瘿瘤

薛,肝主筋膜,其脉并少阳之经,与督脉会于巅顶。性散多急,肝阳亢逆,津液聚结为痰,久凝如石,附着颈项,所谓夹瘿是也。兹诊脉数口干,心中烦乱,阳化内风,煽烁震动,君主神明,宜用静药,坚和阴阳,勿用攻消之剂,若能安养,可望消散,姑用天王补心丹。

俞,气火结瘿,当以消散。

9.清-外证医案汇编-余景和-卷一-项部

刘女年十六,天癸不至,颈项瘿痰,入夏寒热咳嗽,乃先天禀薄,生气不来,夏令发泄致病,阳气不肯收藏。病属劳怯,不治。

戊己汤去白术。

糜氏,颈项结核,腹膨足肿,肝木犯中,痰气凝滞。

牡蛎(二两)、泽泻(一两五钱)、夏枯草(三两)、半夏(炒二两)、厚朴(一两五钱)、橘红(一两)、神曲(二两五钱)、茯苓(二两)、生香附(一两)。

水磨汁泛丸。

气郁痰核。

夏枯草、生香附、丹皮、山栀、连翘、赤芍、郁金、橘红。

王(十四),脉左数右长,颈项结瘿,时衄。

生地、丹皮、犀角、鲜夏枯草、钩藤、山栀(炒)、土贝、薄荷。

失荣一症,其名不可思议,大约与马刀侠瘿类同名异也。

又性情躁急,阳动太过,气火上升,郁于隧窍。由春深病加,失其条达之性。经言:春气病在头也。考五行六气,迅速变化,莫若风火。脑热暗泄,而为鼻渊。隧道失和,结成瘿核。夫东垣升阳散火,丹溪总治诸郁,咸取苦辛为法。然药乃片时之效,欲得久安,以怡悦心志为要旨耳。

连翘心、土贝、海藻、昆布、黑山栀川芎、香附、郁金。

屠(三四),秋痢半年未愈,瘰坚硬痛,疡脓郁久成热。腑经病浅,可冀其愈。

夏枯草、香附、茯苓、苡仁、川贝、丹皮。

陈,躁急善怒,气火结瘿,烁筋为痛。热郁化风,气阻痹塞,则腹鸣脘胀(木已克土,当兼健脾开郁。听注。)苟非开怀欢畅,不能向安。

土贝母、郁金、海藻、白芥子、夏枯草、瓜蒌皮、山栀、昆布。

瘰疬一症,其名虽多,不外乎外感六淫风寒暑湿之邪,内伤七情忧愁思虑之郁。外感者气血未亏,属表属经,阳症易治。内损者营卫已伤,属里属脏,阴症难愈。丹溪曰:瘰疬皆起于少阳一经。余细考《内经》,惟少阳经有马刀侠瘿。曰:其痈坚而不溃者,名曰马刀挟瘿,急治之。

10.清-外证医案汇编-余景和-卷二-口部

吴,脉弦涩数,颈项结瘿,咽喉肿痛痹阻,水谷难下,此皆情志郁勃,肝胆相火,内风上循清窍,虽清热直降,难制情怀之阳,是以频药勿效也。

鲜枇杷叶、射干、牛蒡子、苏子、大杏仁、紫降香。

11.清-丁授堂先生医案-丁授堂-第三卷-二四、牡疟

童年面乏英华,肌肤甲错,肘腋发流注,颈项发瘿核。此先天禀赋极弱,营卫环周不捷,流注、瘿核等恙由是而发。旬日前家庭礼忏,起拜过劳,兼以早起晏眠,致为薄寒所侵,袭于经隧膜原之间,遂令营气不谐于卫气。

12.清-孤鹤医案-佚名-二十二、杂记

(案11)木郁气阻,虚痰结瘿,归于颔之右偏。此太阴厥阴兼症,急切难效。

香附(三钱)、半夏(一钱半)、橘红(一钱)、蒌仁(三钱)、枳壳(一钱半)、山栀(一钱半)、川贝(二钱)、浮石(三钱)。

加枯草、紫菜。

(案12)营阴素亏,少阳真气亦弱,虚痰结瘿,聚于颔下,舌干,少阴虚火不潜,脉形濡细。拟用柔剂滋补。

炒生地(四钱)、蛤粉拌阿胶(二钱)、麦冬(三钱)、茯神(三钱)、桑椹子(二钱)、远志(一钱)、制首乌(三钱)、橘红(一钱)、元参(二钱)、枣仁(三钱)、夏枯草(一钱半)、荷叶(一角)。

13.清-临证指南医案-叶天士-卷一-虚劳

刘(女)年十六,天癸不至,颈项瘿痰,入夏寒热咳嗽。乃先天禀薄,生气不来,夏令发泄致病,真气不肯收藏,病属劳怯,不治。戊己汤去白术。

14.清-临证指南医案-叶天士-卷六-郁

吴(三八)脉弦涩数,颈项结瘿,咽喉痛肿阻痹,水谷难下。此皆情志郁勃,肝胆相火内风,上循清窍,虽清热直降,难制情怀之阳,是以频药勿效也。(木火上

升喉肿痹）

鲜枇杷叶、射干、牛蒡子、苏子、大杏仁、紫降香。

15.清-临证指南医案-叶天士-卷八-疮疡

王（十四）脉左数右长，颈项结瘿，时衄。（瘿）

生地（三两）、丹皮（一两半）、犀角（二两）、生夏枯草（一两半）、生钩藤（一两半）、黑山栀（二两）、土贝母（二两）、生薄荷（五钱）。

陈，躁急善怒，气火结瘿，烁筋为痛，热郁化风，气阻痹塞，则腹鸣脘胀。苟非开怀欢畅，不能向安。

土贝母、山栀、瓜蒌皮、郁金、白芥子、海藻、昆布、夏枯草。

16.清-奇症汇-沈源-卷之三-项

《奇疾方》云：有人患头项肿大，又非瘿瘤，忽痛忽不痛，外现五色之纹，按之半空半实，此乃痰病结成，似瘤非瘤，似瘿非瘿也。方用海藻、半夏、白芥子、南星、人参、桔梗、贝母各三钱，茯苓五钱，昆布一钱，附子一分，甘草一钱，水煎服，此方乃消上焦之痰圣药也。又有海藻、昆布，以去其瘿瘤之外象，消其五色之奇纹，妙在消痰而仍不损气，则胃气健而痰易化也。一剂知，二剂消大半，三剂则全消，四剂永不再发也。

《续玄怪录》云：安康伶人刁俊朝，其妻巴妪，项生一瘿，初若鸡卵，渐大如升。积五年，大如数斛之鼎，重不能行，有声如音乐。积数年，瘿外生小穴，如针芒者，不知几千亿。每天阴欲雨，则穴中吹白烟，霏霏如线缕，渐高布散，结为屯云，雨则立降。其家少长惧之，咸请远送岩穴。妻惧送，请决折之。后朝即淬利刀，将及之中，轩然有声，逐四分破裂，有一大猱，跳跃而去。即以白絮裹之，瘿疾顿愈。时大定中也，后犹有说不具论。

17.清-沈芊绿医案-沈金鳌-痰饮

痰气之郁，咽嗌不利，肝肺为病，久则为瘿，及为梅核气。

旋覆花、北沙参、瓜蒌子、橘红、茯苓、海浮石、川贝母。

18.清-思补山房医案-丁甘仁-卷二-陈男（阳）

徐右，颧面浮肿渐减，颌下瘿瘤未消，肢节酸楚。血虚不能养筋，痰湿入络也。再宜和荣通络，助化痰湿。

19.清-徐批叶天士晚年方案真本-叶天士-杂症

周（塘栖，廿五岁），湿是阴邪，肤腠中气升，瘿结病起，大便自泻，从太阴治。

生白术、淡熟小附子、细川桂枝尖、茯苓块。

20.清-续名医类案-魏之琇-卷三十四-疣(附瘿)

孙真人治瘿一二年者,以万州黄药子半斤,须紧实者,若虚而轻,即他处产者,用一斤取无灰酒一斗浸,固封器口,以糠火烧一伏时,停待酒冷,却开令患者日饮之,不令酒气绝。经三五日后,以线围颈觉消即停饮,否则令项细也。用火时不可多,惟烧酒气出瓶头,有津即止火,不待经宿也,已验如神,忌毒食。

一妇人年四十余有瘿三瓣,张令以咸吐之,三涌三汗三下,瘿已半消,次服化瘿之药,遂大消去。夫病在上皆宜吐,亦自有消息之法耳。

陶氏佃民有病瘿者,尝与陶仆输谷如市,道远劳极,瘿攘其颈,气几不接。陶仆素愚,匆遽间削竹为锐铦刺之,瘿穿气溢,颈复完,复荷担而起,一无所苦。(《说颐》)(雄按:可谓其愚不可及也。)

气颈之症,乃人项下坠如长瘤也,山东多有此症,虽风水所致,亦卧热炕,过食辛辣而然。他方间有此,根由足厥阴肝经之脉循喉咙之后,上入颃颡属肝,统于足阳明胃经,此盖起于肝胃二经,瘤长挂下,虽非致命,大不美观,古今并无治法。钱访海上仙方,遇异人传授,用青皮六钱疏肝,桔梗六钱引导,木馒头,一名鬼馒头,煅存性一两,消瘿散肝胃二经结气,共末,酒下一钱,凡气颈小者,三四月消,大者,七八月或一年消。其功虽缓,其方百发百中,即钱已治兰溪王元直、兖州赵瑚琏二人矣,不惜良方,普利后世。

会溪黄元亮文士也,年五旬,颈生气瘤,候其六脉冲旺,荣卫俱足,精神元气亦厚,止肝部沉滞,气结成瘤。钱告之曰:公无病人也。气瘤结于颈下,不过不美观耳,然无大害。书云凡粉瘤、痰瘤、蛊瘤、石瘤、腿瘤、虱瘤、发疽瘤可治,凡气瘤、筋瘤、肉瘤、肩瘤、瘿瘤、血瘤、肋瘤、乳瘤、肘臂瘤不可治,治之破膜泄气不救,宜绝此念,勿信庸愚,以轻性命也。黄拜谢而去。

21.清-叶氏医案存真-叶天士撰,叶万青编-卷一

据述泻血五日,血止即患咳呛,左胁下有形如梗,身动行走,必眩晕欲仆。春夏减食,秋冬稍加。交冬,人迎脉络结瘿,诊脉虚,左关尺数。此肝肾精血因惊恐忧劳所伤,阳失阴恋,络中空隙,阳化内风,鼓动不息,日就消烁不肯复,为郁劳之症。四旬以外,生气已浅,非治病可却。春夏,身中真气不耐发泄可知,屏绝家务,开怀颐养,望其病缓。

石决明、女贞实、杞子、黑芝麻、桑叶、阿胶、寄生、柏子仁、茯苓、炒当归。

22.清-叶天士晚年方案真本-叶天士-杂症

周（塘栖，廿五岁），湿是阴邪，肤腠中气升，瘿结病起，大便自泻，从太阴治。

生白术、淡熟小附子、细川桂枝尖、茯苓块。

23.清-种福堂公选医案-叶天士-疮疡瘰疬

沈（十七），兀坐目注针黹，少阳气火上升。

阳明气血因热怫逆，遂有结瘿瘰疬之累，前医不明解郁两和肝胃之治，致病日加增。今每日寒热，心躁若裂，经水较前已少，须虑热炽血干，且纳谷大减，难投重剂清寒。

生鳖甲、牡丹皮、川贝母、香附、谷芽、夏枯草花。